Testtrainer Medizinertest: TMS, EMS und MedAT bestehen

Kurt Guth Marcus Mery Anna Klement

Testtrainer Medizinertest: TMS, EMS und MedAT bestehen

Die optimale Vorbereitung auf das Auswahlverfahren für medizinische Studiengänge Testsimulationen mit allen Lösungswegen und Erklärungen

AUSBILDUNGS Park

Kurt Guth • Marcus Mery • Anna Klement
Testtrainer Medizinertest: TMS, EMS und MedAT bestehen | Die optimale Vorbereitung auf das Auswahlverfahren für medizinische Studiengänge
Testsimulationen mit allen Lösungswegen und Erklärungen

Ausgabe 2024

2. Auflage

Umschlag: Simone Prinz, bitpublishing
Illustrationen/Grafiken: bitpublishing
Lektorat: Andreas Mohr

Bildnachweis:
Archiv des Verlages
Umschlagfoto: © FoToArtist_1 – Envato.com
S. 359 (Akramn): © Yuri Arcurs – Fotolia.com
S. 361 (Vjdurn): © iofoto – Fotolia.com
S. 361 (Lyhrat): © Robert Kneschke – Fotolia.com
S. 362 ff (Redepft): © Jonas Glaubitz – Fotolia.com
S. 362 ff (Saprit): © Dron – Fotolia.com
S. 363 (Kinklim): © Robert Kneschke – Fotolia.com
S. 363 (Tomsa): © iofoto – Fotolia.com
S. 364 ff (Geskit): © Robert Kneschke – Fotolia.com
S. 364 (Trogj): © Andrew Lever – Fotolia.com

Bibliografische Information der Deutschen Nationalbibliothek –
Die Deutsche Nationalbibliothek verzeichnet diese Publikation in der Deutschen Nationalbibliografie; detaillierte bibliografische Daten sind im Internet über http://dnb.dnb.de abrufbar.

Gedruckt auf chlorfrei gebleichtem Papier

Bettinastraße 69, 63067 Offenbach
Printed in Germany

Satz/Layout: bitpublishing, Schwalbach
Druck: Ausbildungspark Verlag, Offenbach

ISBN 978-3-95624-162-8

1312 – AP TMS – 4d23

Inhaltsverzeichnis

Einführung

Wunschtraum Medizinstudium: Allein in Deutschland bewerben sich jedes Jahr rund 50.000 Abiturientinnen und Abiturienten für einen medizinischen Studiengang. Vergleichbar stark ist der Andrang in Österreich und in der Schweiz. Doch die Sache hat einen Haken: Rein rechnerisch gibt es nur für einen Bruchteil der Kandidaten* auch tatsächlich einen Studienplatz.

Wer kein Spitzen-Abi vorweisen kann, dem bleibt nur der langwierige Weg über mehrere Wartesemester – oder über spezielle Auswahlprüfungen wie den TMS, EMS und MedAT. An österreichischen Universitäten ist der Aufnahmetest sogar generell Pflicht, in der Schweiz handhabt man das flexibel je nach dem Bewerberaufkommen. Geprüft wird neben naturwissenschaftlichen Kenntnissen auch dein analytisches Denken, deine visuelle Auffassungsgabe und dein Arbeitsverhalten.

Gut vorbereitet mit diesem Buch

Mit dem „Testtrainer Medizinertest" hast du alles zur Hand, was du brauchst, um das bestmögliche Ergebnis im Auswahlverfahren zu erzielen. Du möchtest wissen, welche Themen im Test vorkommen und wie der genaue Ablauf ist? Dann blättere um zum Einführungskapitel. Du willst originalgetreue Aufgaben üben und deine Fähigkeiten verbessern? In diesem Buch findest du zahlreiche Fragen mitsamt ausführlichen Lösungswegen, Erklärungen und nützlichen Tipps.

Originale Musterprüfungen ermöglichen die realistische Testsimulation. Lege dir dazu die angegebenen Arbeitsmaterialien bereit, folge den Bearbeitungshinweisen und halte dich an die Zeitvorgaben. Schließe eine Simulation vollständig ab, bevor du die Antworten und Erklärungen nachschlägst. Um dein Wissen zu vertiefen, beziehe möglichst viele Simulationen in deine Vorbereitung ein. So gewöhnst du dich an die Prüfungssituation und den Testablauf – und hast beste Chancen, die „echte" Prüfung erfolgreich zu meistern.

Du suchst mehr Informationen zum Thema Ausbildung, Studium und Berufseinstieg? Besuche uns auf dem Bewerberportal www.ausbildungspark.com. Hier findest du alles rund um Berufsbilder, Bewerbungsverfahren und Einstellungstests in verschiedensten Bereichen. Eine gute Vorbereitung und viel Erfolg in der Prüfung wünscht

Dein Ausbildungspark-Team

Kontakt

Ausbildungspark Verlag GmbH
Kundenbetreuung
Bettinastraße 69
63067 Offenbach

Telefon +49 (69) 40 56 49 73
Telefax +49 (69) 43 05 86 02
kontakt@ausbildungspark.com
www.ausbildungspark.com

* Wenn im Text überwiegend die männliche Form genutzt wird, dann ausschließlich, um die Lesbarkeit zu verbessern.

TMS: Aufbau und Ablauf

Der TMS – ausgeschrieben „Test für Medizinische Studiengänge" – ist die im deutschsprachigen Raum am weitesten verbreitete Auswahlprüfung für angehende Medizinstudierende. Entwickelt im Auftrag der deutschen Kultusministerkonferenz, wurde das Testverfahren erstmals 1986 in der Praxis eingesetzt und seitdem mehrfach aktualisiert und überarbeitet.

In der aktuellen Version dauert der TMS ungefähr fünf Stunden, hinzu kommt eine Stunde Mittagspause. In einer festen Reihenfolge sind acht Untertests zu bearbeiten. Sie umfassen insgesamt 184 Aufgaben, von denen am Ende jedoch nur 158 in die Wertung eingehen: Der Rest sind sogenannte „Einstreuaufgaben", die die TMS-Entwickler zu Testzwecken nutzen. Diese Einstreuaufgaben sind im Test nicht als solche erkennbar.

Untertest	Aufgaben	Zeitvorgabe*	erreichbare Punktzahl
Muster zuordnen	24	30 Min.	20
Medizinisch-naturwissenschaftliches Grundverständnis	24	60 Min.	20
Schlauchfiguren	24	15 Min.	20
Quantitative und formale Probleme	24	60 Min.	20
1 Stunde Mittagspause			
Figuren lernen (Einprägephase)	20 Einheiten	4 Min.	
Fakten lernen (Einprägephase)	15 Einheiten	6 Min.	
Textverständnis	24	60 Min.	18
Figuren lernen (Reproduktion)	20	5 Min.	20
Fakten lernen (Reproduktion)	20	7 Min.	20
Diagramme und Tabellen	24	60 Min.	20
Gesamt:	**184**	**307 Min.**	**158**

*Stand 2023; *reine Bearbeitungszeit (ohne Pause, Kommentare und Hinweise der Prüfungsleiter)*

EMS: Aufbau und Ablauf

Der EMS oder auch „Eignungstest für das Medizinstudium" kommt seit 1998 in der Schweiz zum Einsatz. Dabei handelt es sich um eine Weiterentwicklung des TMS, die zwischenzeitlich auch an Universitäten in Österreich genutzt wurde.

Die Unterschiede zwischen TMS und EMS sind relativ gering. Die auffälligste Eigenheit des eidgenössischen Testverfahrens besteht darin, dass es keine Einstreuaufgaben gibt: Viele Untertests enthalten daher weniger Aufgaben, die dafür allesamt bewertet werden. Die Bearbeitungszeit wird entsprechend angepasst und beträgt insgesamt gut vier Stunden, verteilt auf zwei Prüfungsabschnitte mit einer 60-minütigen Mittagspause dazwischen.

Untertest	Aufgaben	Zeitvorgabe*	erreichbare Punktzahl
Muster zuordnen	18	16 Min.	18
Medizinisch-naturwissenschaftliches Grundverständnis	18	45 Min.	18
Schlauchfiguren	18	10 Min.	18
Quantitative und formale Probleme	18	45 Min.	18
1 Stunde Mittagspause			
Figuren lernen (Einprägephase)	18 Einheiten	4 Min.	
Fakten lernen (Einprägephase)	15 Einheiten	6 Min.	
Textverständnis	18	45 Min.	18
Figuren lernen (Reproduktion)	18	5 Min.	18
Fakten lernen (Reproduktion)	18	6 Min.	18
Diagramme und Tabellen	18	45 Min.	18
Konzentriertes und sorgfältiges Arbeiten	1.600 Zeichen	8 Min.	18
Gesamt:	**144 + 1.600 Zeichen**	**235 Min.**	**162**

*Stand 2023; *reine Bearbeitungszeit (ohne Pause, Kommentare und Hinweise der Prüfungsleiter)*

MedAT-H: Aufbau und Ablauf

Der Medizinische Aufnahme-Test (MedAT) wurde 2013 als Auswahlprüfung für medizinische Studiengänge in Österreich eingeführt. Abgestimmt auf das konkrete Studienfach gibt es zwei Testvarianten: den MedAT-H für Humanmedizin und den MedAT-Z für Zahnmedizin. Der MedAT-H dauert etwas mehr als vier Stunden. Er gliedert sich in 13 Aufgabengruppen, gebündelt zu vier Testteilen, welche in der Auswertung verschieden stark gewichtet werden.

Testteil / Aufgabengruppe	Aufgaben	Zeitvorgabe*	erreichbare Punktzahl
Basiskenntnistest für Medizinische Studien / BMS (Gewichtung 40 %)			
Biologie	40	30 Min.	40
Chemie	24	18 Min.	24
Physik	18	16 Min.	18
Mathematik	12	11 Min.	12
Textverständnis / TV (Gewichtung 10 %)			
Textverständnis	12	35 Min.	12
1 Stunde Mittagspause			
Kognitive Fähigkeiten und Fertigkeiten / KFF (Gewichtung 40 %)			
Figuren zusammensetzen	15	20 Min.	15
Merkfähigkeit (Einprägephase)	8 Einheiten	8 Min.	
Zahlenfolgen	10	15 Min.	10
Wortflüssigkeit	15	20 Min.	15
Merkfähigkeit (Reproduktion)	25	15 Min.	25
Implikationen erkennen	10	10 Min.	10
Sozial-emotionale Kompetenzen / SEK (Gewichtung 10 %)			
Emotionen regulieren	12	18 Min.	12
Emotionen erkennen	14	21 Min.	14
Soziales Entscheiden	14	21 Min.	14
Gesamt:	**221**	**258 Min.**	**221**

*Stand 2023; *reine Bearbeitungszeit (ohne Pause, Kommentare und Hinweise der Prüfungsleiter)*

MedAT-Z: Aufbau und Ablauf

Für angehende Zahnmedizin-Studenten in Österreich gibt es mit dem MedAT-Z ein eigenes Testformat. Es unterscheidet sich nur geringfügig vom MedAT-H: Die Abschnitte „Textverständnis" und „Implikationen erkennen" entfallen, an ihre Stelle tritt der Testteil „Manuelle Fertigkeiten" mit den Aufgabengruppen „Formen spiegeln" und „Draht biegen". Außerdem ändert sich die Gewichtung.

Testteil / Aufgabengruppe	Aufgaben	Zeitvorgabe*	erreichbare Punktzahl
Basiskenntnistest für Medizinische Studien / BMS (Gewichtung 40 %)			
Biologie	40	30 Min.	40
Chemie	24	18 Min.	24
Physik	18	16 Min.	18
Mathematik	12	11 Min.	12
Manuelle Fertigkeiten / MF (Gewichtung 20 %)			
Formen spiegeln	5	30 Min.	
Draht biegen	2	30 Min.	
1 Stunde Mittagspause			
Kognitive Fähigkeiten und Fertigkeiten / KFF (Gewichtung 30 %)			
Figuren zusammensetzen	15	20 Min.	15
Merkfähigkeit (Einprägephase)	8 Einheiten	8 Min.	
Zahlenfolgen	10	15 Min.	10
Wortflüssigkeit	15	20 Min.	15
Merkfähigkeit (Reproduktion)	25	15 Min.	25
Sozial-emotionale Kompetenzen / SEK (Gewichtung 10 %)			
Emotionen regulieren	12	18 Min.	12
Emotionen erkennen	14	21 Min.	14
Soziales Entscheiden	14	21 Min.	14
Gesamt:	**206**	**273 Min.**	**199**

*Stand 2023; *reine Bearbeitungszeit (ohne Pause, Kommentare und Hinweise der Prüfungsleiter)*

Dein Fahrplan für die Prüfung

- Frage frühzeitig nach: Welche Hilfsmittel (z. B. Taschenrechner) sind im aktuellen Verfahren erlaubt? Welche Materialien (Stift, Papier, Lineal ...) musst du mitbringen, welche werden dir gestellt?
- Verschiebe wenn möglich deinen Prüfungstermin bei schwereren Erkrankungen.
- Erscheine ausgeschlafen und pünktlich, plane genügend Zeitreserve für Verzögerungen ein. Und vergiss das Frühstück nicht: Wer mit nüchternem Magen in die Prüfung geht, baut schneller ab und ist weniger leistungsfähig.
- Folge den Erklärungen der Prüfungsleiter aufmerksam. Nur so erfährst du, wie der Test abläuft und wie du dabei vorgehen musst.
- Studiere die Bearbeitungshinweise sorgfältig, kläre eventuelle Verständnisfragen nach Möglichkeit vor Testbeginn.
- Behalte die Uhr im Auge und teile dir deine Zeit gut ein.
- Achte jederzeit auf Hinweise deiner Prüfungsleiter.
- Wenn ein „Blackout“ droht: durchatmen, einen Schluck Wasser trinken und erst einmal leichtere Aufgaben in Angriff nehmen.
- Lies dir jede Aufgabenstellung gründlich durch und halte dich an vorgegebene Bearbeitungswege.
- Bei Multiple-Choice-Fragen werden falsche Antworten in der Regel nicht bestraft. Setze auch dann ein Kreuz, wenn du nicht ganz sicher bist – einen Versuch ist es wert.
- Lass dich nicht aus der Ruhe bringen. Die Tests sind so konzipiert, dass kaum jemand im vorgegebenen Zeitrahmen alle Aufgaben korrekt lösen kann.
- Anstatt an einer Aufgabe zu verzweifeln, gehst du lieber zur nächsten über. Mit den übersprungenen Fragen kannst du dich – begonnen mit der leichtesten – später beschäftigen, wenn die Bearbeitungszeit in der Aufgabengruppe ausreicht.
- Plane etwas Zeit ein, um deine Lösungen auf Flüchtigkeitsfehler und andere kleine Patzer zu kontrollieren.
- Korrigiere falsche Antworten stets eindeutig und nachvollziehbar.

Testtrainer
Medizinertest

TMS / EMS I

Bearbeitungszeit:
TMS-Simulation: 307 Minuten
EMS-Simulation: 235 Minuten
+ 60 Minuten Pause

Hilfsmittel TMS: schwarzer Fineliner, Konzeptpapier, Textmarker (bei Bedarf)
Hilfsmittel EMS: Bleistift, Spitzer, Radiergummi, Konzeptpapier, Textmarker (bei Bedarf)

Die Auswertung mit allen Lösungen, Bearbeitungstipps und Kommentaren findest du hinter der Prüfung.

Antwortbogen TMS

Bitte nutze diesen Antwortbogen für die Simulation des TMS. Trenne den Bogen vorsichtig heraus, lies dann die Bearbeitungshinweise und starte die Prüfung. Bei der Auswertung zählen ausschließlich die richtigen Markierungen auf dem Antwortbogen.

Muster zuordnen

	A	B	C	D	E
1.	☐	☐	☐	☐	☐
2.	☐	☐	☐	☐	☐
3.	☐	☐	☐	☐	☐
4.	☐	☐	☐	☐	☐
5.	☐	☐	☐	☐	☐
6.	☐	☐	☐	☐	☐
7.	☐	☐	☐	☐	☐
8.	☐	☐	☐	☐	☐
9.	☐	☐	☐	☐	☐
10.	☐	☐	☐	☐	☐
11.	☐	☐	☐	☐	☐
12.	☐	☐	☐	☐	☐
13.	☐	☐	☐	☐	☐
14.	☐	☐	☐	☐	☐
15.	☐	☐	☐	☐	☐
16.	☐	☐	☐	☐	☐
17.	☐	☐	☐	☐	☐
18.	☐	☐	☐	☐	☐
19.	☐	☐	☐	☐	☐
20.	☐	☐	☐	☐	☐
21.	☐	☐	☐	☐	☐
22.	☐	☐	☐	☐	☐
23.	☐	☐	☐	☐	☐
24.	☐	☐	☐	☐	☐

Med.-nat. Grundverständnis

	A	B	C	D	E
25.	☐	☐	☐	☐	☐
26.	☐	☐	☐	☐	☐
27.	☐	☐	☐	☐	☐
28.	☐	☐	☐	☐	☐
29.	☐	☐	☐	☐	☐
30.	☐	☐	☐	☐	☐
31.	☐	☐	☐	☐	☐
32.	☐	☐	☐	☐	☐
33.	☐	☐	☐	☐	☐
34.	☐	☐	☐	☐	☐

⋮

	A	B	C	D	E
35.	☐	☐	☐	☐	☐
36.	☐	☐	☐	☐	☐
37.	☐	☐	☐	☐	☐
38.	☐	☐	☐	☐	☐
39.	☐	☐	☐	☐	☐
40.	☐	☐	☐	☐	☐
41.	☐	☐	☐	☐	☐
42.	☐	☐	☐	☐	☐
43.	☐	☐	☐	☐	☐
44.	☐	☐	☐	☐	☐
45.	☐	☐	☐	☐	☐
46.	☐	☐	☐	☐	☐
47.	☐	☐	☐	☐	☐
48.	☐	☐	☐	☐	☐

Schlauchfiguren

	A	B	C	D	E
49.	☐	☐	☐	☐	☐
50.	☐	☐	☐	☐	☐
51.	☐	☐	☐	☐	☐
52.	☐	☐	☐	☐	☐
53.	☐	☐	☐	☐	☐
54.	☐	☐	☐	☐	☐
55.	☐	☐	☐	☐	☐
56.	☐	☐	☐	☐	☐
57.	☐	☐	☐	☐	☐
58.	☐	☐	☐	☐	☐
59.	☐	☐	☐	☐	☐
60.	☐	☐	☐	☐	☐
61.	☐	☐	☐	☐	☐
62.	☐	☐	☐	☐	☐
63.	☐	☐	☐	☐	☐
64.	☐	☐	☐	☐	☐
65.	☐	☐	☐	☐	☐
66.	☐	☐	☐	☐	☐
67.	☐	☐	☐	☐	☐
68.	☐	☐	☐	☐	☐

⋮

	A	B	C	D	E
69.	☐	☐	☐	☐	☐
70.	☐	☐	☐	☐	☐
71.	☐	☐	☐	☐	☐
72.	☐	☐	☐	☐	☐

Quantitative und formale Probleme

	A	B	C	D	E
73.	☐	☐	☐	☐	☐
74.	☐	☐	☐	☐	☐
75.	☐	☐	☐	☐	☐
76.	☐	☐	☐	☐	☐
77.	☐	☐	☐	☐	☐
78.	☐	☐	☐	☐	☐
79.	☐	☐	☐	☐	☐
80.	☐	☐	☐	☐	☐
81.	☐	☐	☐	☐	☐
82.	☐	☐	☐	☐	☐
83.	☐	☐	☐	☐	☐
84.	☐	☐	☐	☐	☐
85.	☐	☐	☐	☐	☐
86.	☐	☐	☐	☐	☐
87.	☐	☐	☐	☐	☐
88.	☐	☐	☐	☐	☐
89.	☐	☐	☐	☐	☐
90.	☐	☐	☐	☐	☐
91.	☐	☐	☐	☐	☐
92.	☐	☐	☐	☐	☐
93.	☐	☐	☐	☐	☐
94.	☐	☐	☐	☐	☐
95.	☐	☐	☐	☐	☐
96.	☐	☐	☐	☐	☐

Textverständnis

	A	B	C	D	E
97.	☐	☐	☐	☐	☐
98.	☐	☐	☐	☐	☐
99.	☐	☐	☐	☐	☐
100.	☐	☐	☐	☐	☐
101.	☐	☐	☐	☐	☐
102.	☐	☐	☐	☐	☐
103.	☐	☐	☐	☐	☐
104.	☐	☐	☐	☐	☐
105.	☐	☐	☐	☐	☐
106.	☐	☐	☐	☐	☐
107.	☐	☐	☐	☐	☐
108.	☐	☐	☐	☐	☐
109.	☐	☐	☐	☐	☐
110.	☐	☐	☐	☐	☐
111.	☐	☐	☐	☐	☐
112.	☐	☐	☐	☐	☐
113.	☐	☐	☐	☐	☐
114.	☐	☐	☐	☐	☐
115.	☐	☐	☐	☐	☐
116.	☐	☐	☐	☐	☐
117.	☐	☐	☐	☐	☐
118.	☐	☐	☐	☐	☐
119.	☐	☐	☐	☐	☐
120.	☐	☐	☐	☐	☐

Figuren lernen

	A	B	C	D	E
121.	☐	☐	☐	☐	☐
122.	☐	☐	☐	☐	☐
123.	☐	☐	☐	☐	☐
124.	☐	☐	☐	☐	☐
125.	☐	☐	☐	☐	☐
126.	☐	☐	☐	☐	☐
127.	☐	☐	☐	☐	☐
128.	☐	☐	☐	☐	☐
129.	☐	☐	☐	☐	☐
130.	☐	☐	☐	☐	☐

...

	A	B	C	D	E
131.	☐	☐	☐	☐	☐
132.	☐	☐	☐	☐	☐
133.	☐	☐	☐	☐	☐
134.	☐	☐	☐	☐	☐
135.	☐	☐	☐	☐	☐
136.	☐	☐	☐	☐	☐
137.	☐	☐	☐	☐	☐
138.	☐	☐	☐	☐	☐
139.	☐	☐	☐	☐	☐
140.	☐	☐	☐	☐	☐

Fakten lernen

	A	B	C	D	E
141.	☐	☐	☐	☐	☐
142.	☐	☐	☐	☐	☐
143.	☐	☐	☐	☐	☐
144.	☐	☐	☐	☐	☐
145.	☐	☐	☐	☐	☐
146.	☐	☐	☐	☐	☐
147.	☐	☐	☐	☐	☐
148.	☐	☐	☐	☐	☐
149.	☐	☐	☐	☐	☐
150.	☐	☐	☐	☐	☐
151.	☐	☐	☐	☐	☐
152.	☐	☐	☐	☐	☐
153.	☐	☐	☐	☐	☐
154.	☐	☐	☐	☐	☐
155.	☐	☐	☐	☐	☐
156.	☐	☐	☐	☐	☐
157.	☐	☐	☐	☐	☐
158.	☐	☐	☐	☐	☐
159.	☐	☐	☐	☐	☐
160.	☐	☐	☐	☐	☐

Diagramme und Tabellen

	A	B	C	D	E
161.	☐	☐	☐	☐	☐
162.	☐	☐	☐	☐	☐
163.	☐	☐	☐	☐	☐
164.	☐	☐	☐	☐	☐
165.	☐	☐	☐	☐	☐
166.	☐	☐	☐	☐	☐
167.	☐	☐	☐	☐	☐
168.	☐	☐	☐	☐	☐
169.	☐	☐	☐	☐	☐
170.	☐	☐	☐	☐	☐
171.	☐	☐	☐	☐	☐
172.	☐	☐	☐	☐	☐
173.	☐	☐	☐	☐	☐
174.	☐	☐	☐	☐	☐
175.	☐	☐	☐	☐	☐
176.	☐	☐	☐	☐	☐
177.	☐	☐	☐	☐	☐
178.	☐	☐	☐	☐	☐
179.	☐	☐	☐	☐	☐
180.	☐	☐	☐	☐	☐
181.	☐	☐	☐	☐	☐
182.	☐	☐	☐	☐	☐
183.	☐	☐	☐	☐	☐
184.	☐	☐	☐	☐	☐

Antwortbogen EMS

Bitte nutze diesen Antwortbogen für die Simulation des EMS. Trenne den Bogen vorsichtig heraus, lies dann die Bearbeitungshinweise und starte die Prüfung. Bei der Auswertung zählen – mit Ausnahme des Konzentrationstests – ausschließlich die richtigen Markierungen auf dem Antwortbogen. Übersprungene Aufgabennummern gehören zu TMS-Aufgaben, die für die EMS-Simulation nicht bearbeitet werden.

Muster zuordnen

	A	B	C	D	E
1.	☐	☐	☐	☐	☐
2.	☐	☐	☐	☐	☐
3.	☐	☐	☐	☐	☐
5.	☐	☐	☐	☐	☐
6.	☐	☐	☐	☐	☐
7.	☐	☐	☐	☐	☐
10.	☐	☐	☐	☐	☐
11.	☐	☐	☐	☐	☐
12.	☐	☐	☐	☐	☐
13.	☐	☐	☐	☐	☐
14.	☐	☐	☐	☐	☐
15.	☐	☐	☐	☐	☐
16.	☐	☐	☐	☐	☐
18.	☐	☐	☐	☐	☐
19.	☐	☐	☐	☐	☐
21.	☐	☐	☐	☐	☐
22.	☐	☐	☐	☐	☐
23.	☐	☐	☐	☐	☐

Med.-nat. Grundverständnis

	A	B	C	D	E
25.	☐	☐	☐	☐	☐
26.	☐	☐	☐	☐	☐
27.	☐	☐	☐	☐	☐
29.	☐	☐	☐	☐	☐
30.	☐	☐	☐	☐	☐
31.	☐	☐	☐	☐	☐
32.	☐	☐	☐	☐	☐
34.	☐	☐	☐	☐	☐
35.	☐	☐	☐	☐	☐
36.	☐	☐	☐	☐	☐

⋮

	A	B	C	D	E
38.	☐	☐	☐	☐	☐
39.	☐	☐	☐	☐	☐
41.	☐	☐	☐	☐	☐
42.	☐	☐	☐	☐	☐
43.	☐	☐	☐	☐	☐
45.	☐	☐	☐	☐	☐
47.	☐	☐	☐	☐	☐
48.	☐	☐	☐	☐	☐

Schlauchfiguren

	A	B	C	D	E
49.	☐	☐	☐	☐	☐
51.	☐	☐	☐	☐	☐
52.	☐	☐	☐	☐	☐
53.	☐	☐	☐	☐	☐
54.	☐	☐	☐	☐	☐
55.	☐	☐	☐	☐	☐
56.	☐	☐	☐	☐	☐
57.	☐	☐	☐	☐	☐
58.	☐	☐	☐	☐	☐
60.	☐	☐	☐	☐	☐
61.	☐	☐	☐	☐	☐
63.	☐	☐	☐	☐	☐
64.	☐	☐	☐	☐	☐
65.	☐	☐	☐	☐	☐
66.	☐	☐	☐	☐	☐
67.	☐	☐	☐	☐	☐
68.	☐	☐	☐	☐	☐
72.	☐	☐	☐	☐	☐

Quantitative und formale Probleme

	A	B	C	D	E
73.	☐	☐	☐	☐	☐
74.	☐	☐	☐	☐	☐
75.	☐	☐	☐	☐	☐
78.	☐	☐	☐	☐	☐
79.	☐	☐	☐	☐	☐
81.	☐	☐	☐	☐	☐
83.	☐	☐	☐	☐	☐
84.	☐	☐	☐	☐	☐
85.	☐	☐	☐	☐	☐
86.	☐	☐	☐	☐	☐
88.	☐	☐	☐	☐	☐
89.	☐	☐	☐	☐	☐
90.	☐	☐	☐	☐	☐
91.	☐	☐	☐	☐	☐
92.	☐	☐	☐	☐	☐
93.	☐	☐	☐	☐	☐
95.	☐	☐	☐	☐	☐
96.	☐	☐	☐	☐	☐

Textverständnis

	A	B	C	D	E
97.	☐	☐	☐	☐	☐
98.	☐	☐	☐	☐	☐
99.	☐	☐	☐	☐	☐
100.	☐	☐	☐	☐	☐
101.	☐	☐	☐	☐	☐
102.	☐	☐	☐	☐	☐
103.	☐	☐	☐	☐	☐
104.	☐	☐	☐	☐	☐
105.	☐	☐	☐	☐	☐
106.	☐	☐	☐	☐	☐
107.	☐	☐	☐	☐	☐
108.	☐	☐	☐	☐	☐
115.	☐	☐	☐	☐	☐
116.	☐	☐	☐	☐	☐
117.	☐	☐	☐	☐	☐
118.	☐	☐	☐	☐	☐
119.	☐	☐	☐	☐	☐
120.	☐	☐	☐	☐	☐

Figuren lernen

	A	B	C	D	E
121.	☐	☐	☐	☐	☐
123.	☐	☐	☐	☐	☐
124.	☐	☐	☐	☐	☐
125.	☐	☐	☐	☐	☐
126.	☐	☐	☐	☐	☐
127.	☐	☐	☐	☐	☐
128.	☐	☐	☐	☐	☐
129.	☐	☐	☐	☐	☐
130.	☐	☐	☐	☐	☐

...

	A	B	C	D	E
131.	☐	☐	☐	☐	☐
133.	☐	☐	☐	☐	☐
134.	☐	☐	☐	☐	☐
135.	☐	☐	☐	☐	☐
136.	☐	☐	☐	☐	☐
137.	☐	☐	☐	☐	☐
138.	☐	☐	☐	☐	☐
139.	☐	☐	☐	☐	☐
140.	☐	☐	☐	☐	☐

Fakten lernen

	A	B	C	D	E
141.	☐	☐	☐	☐	☐
142.	☐	☐	☐	☐	☐
143.	☐	☐	☐	☐	☐
144.	☐	☐	☐	☐	☐
145.	☐	☐	☐	☐	☐
146.	☐	☐	☐	☐	☐
147.	☐	☐	☐	☐	☐
148.	☐	☐	☐	☐	☐
149.	☐	☐	☐	☐	☐
150.	☐	☐	☐	☐	☐
151.	☐	☐	☐	☐	☐
152.	☐	☐	☐	☐	☐
153.	☐	☐	☐	☐	☐
154.	☐	☐	☐	☐	☐
155.	☐	☐	☐	☐	☐
156.	☐	☐	☐	☐	☐
157.	☐	☐	☐	☐	☐
158.	☐	☐	☐	☐	☐

Diagramme und Tabellen

	A	B	C	D	E
161.	☐	☐	☐	☐	☐
162.	☐	☐	☐	☐	☐
164.	☐	☐	☐	☐	☐
165.	☐	☐	☐	☐	☐
166.	☐	☐	☐	☐	☐
168.	☐	☐	☐	☐	☐
169.	☐	☐	☐	☐	☐
170.	☐	☐	☐	☐	☐
171.	☐	☐	☐	☐	☐
172.	☐	☐	☐	☐	☐
174.	☐	☐	☐	☐	☐
175.	☐	☐	☐	☐	☐
176.	☐	☐	☐	☐	☐
177.	☐	☐	☐	☐	☐
179.	☐	☐	☐	☐	☐
180.	☐	☐	☐	☐	☐
183.	☐	☐	☐	☐	☐
184.	☐	☐	☐	☐	☐

TMS: Bearbeitungshinweise

Bitte beachte diese Hinweise für die realistische TMS-Simulation!

Die reine Bearbeitungszeit dieser TMS-Simulation beträgt insgesamt ca. 5 Stunden. Nach knapp 3 Stunden – vor dem Untertest „Figuren lernen" – ist eine 60-minütige Pause vorgesehen.

Zu jedem Untertest erhältst du die vorgesehene Bearbeitungszeit und Erklärungen zur Aufgabenstellung. Lies dir diese Hinweise gründlich durch, damit du die Aufgaben richtig bearbeiten kannst. Manche Untertests enthalten speziell gekennzeichnete Angaben für den EMS, die du für die TMS-Simulation ignorieren kannst. Der Untertest „Konzentriertes und sorgfältiges Arbeiten" wird nur im EMS geprüft.

Markiere bitte zu jeder Multiple-Choice-Aufgabe genau einen Lösungsbuchstaben (A, B, C, D oder E) auf dem Antwortbogen durch Ankreuzen. Markierungen im Prüfungsteil werden nicht berücksichtigt. Um versehentlich falsch markierte Antworten zu korrigieren, umkreise die entsprechende Markierung und kreuze einen anderen Lösungsvorschlag an.

Hierzu ein Beispiel:

Aufgabe im Prüfungsteil

1. **Wie viel ergibt 4 × 3?**

   A. 12
   B. 17
   C. 19
   D. 10
   E. Keine Antwort ist richtig.

	Markierung auf dem Antwortbogen					***Korrektur (irrtümlich C markiert)***				
	A	B	C	D	E	A	B	C	D	E
1.	☒	☐	☐	☐	☐	☒	☐	⊗	☐	☐

Wenn du die Aufgaben eines Untertests vor Ablauf der Bearbeitungszeit gelöst hast, darfst du deine bisherigen Antworten in diesem Untertest noch einmal überprüfen. Das Umblättern zu anderen Aufgabengruppen ist jedoch strikt untersagt!

Innerhalb eines Untertests stehen in der Regel die einfachen Fragen am Anfang und die schwereren am Ende. Arbeite schnell und sorgfältig – aber behalte die Ruhe, wenn du die eine oder andere Aufgabe zeitbedingt nicht bearbeiten kannst. Dieser Test ist so konzipiert, dass kaum jemand in der angesetzten Bearbeitungszeit alle Aufgaben richtig lösen kann. Halte dich nicht übermäßig lange mit Aufgaben auf, die dir schwerfallen.

Bitte nutze außer einem schwarzen, dokumentenechten Fineliner, etwas Konzeptpapier und bei Bedarf einem Textmarker keine weiteren Hilfsmittel. Für Notizen und Nebenrechnungen kannst du auch die freien Flächen dieser Prüfungssimulation verwenden.

EMS: Bearbeitungshinweise

Bitte beachte diese Hinweise für die realistische EMS-Simulation!

Die reine Bearbeitungszeit dieser EMS-Simulation beträgt insgesamt ca. 4 Stunden. Nach knapp 2 Stunden – vor dem Untertest „Figuren lernen" – ist eine 60-minütige Pause vorgesehen.

Zu jedem Untertest erhältst du die vorgesehene Bearbeitungszeit und Erklärungen zur Aufgabenstellung. Lies dir diese Hinweise gründlich durch, damit du die Aufgaben richtig bearbeiten kannst.

Einige Untertests enthalten im EMS weniger Aufgaben als im TMS. Einen entsprechenden Hinweis, welche Fragen für die EMS-Simulation auszulassen sind, erhältst du jeweils in der Kopfzeile über der ersten Aufgabe. In den betreffenden Untertests gelten für die TMS- und EMS-Simulation auch verschiedene Bearbeitungszeiten. Hier findest du in der Kopfzeile zwei separate, mit „TMS" oder „EMS" gekennzeichnete Zeitangaben.

Markiere bitte zu jeder Multiple-Choice-Aufgabe genau einen Lösungsbuchstaben (A, B, C, D oder E) auf dem Antwortbogen durch eine diagonalen Strich (von links unten nach rechts oben oder rechts unten nach links oben). Markierungen im Prüfungsteil werden nicht berücksichtigt (Ausnahme: Untertest „Konzentriertes und sorgfältiges Arbeiten"). Um versehentlich falsch markierte Antworten zu korrigieren, radiere den betreffenden Strich sauber aus und markiere einen anderen Lösungsvorschlag.

Hierzu ein Beispiel:

Aufgabe im Prüfungsteil

1. **Wie viel ergibt 4 × 3?**

   A. 12
   B. 17
   C. 19
   D. 10
   E. Keine Antwort ist richtig.

Markierung auf dem Antwortbogen

	A	B	C	D	E
1.	☒	☐	☐	☐	☐

Wenn du die Aufgaben eines Untertests vor Ablauf der Bearbeitungszeit gelöst hast, darfst du deine bisherigen Antworten in diesem Untertest noch einmal überprüfen. Das Umblättern zu anderen Aufgabengruppen ist jedoch strikt untersagt!

Innerhalb eines Untertests stehen in der Regel die einfachen Fragen am Anfang und die schwereren am Ende. Bearbeite die Fragen schnell und sorgfältig – aber behalte die Ruhe, wenn du die eine oder andere Aufgabe zeitbedingt nicht bearbeiten kannst.

Dieser Test ist so konzipiert, dass kaum jemand in der angesetzten Bearbeitungszeit alle Aufgaben richtig lösen kann. Halte dich nicht übermäßig lange mit Aufgaben auf, die dir schwerfallen.

Bitte nutze außer einem weichen Bleistift, einem Spitzer, einem Radiergummi, etwas Konzeptpapier und bei Bedarf Markierungsstiften keine weiteren Hilfsmittel. Für Notizen und Nebenrechnungen kannst du auch die freien Flächen dieser Prüfungssimulation verwenden.

TMS / EMS I

Muster zuordnen — *Aufgabenerklärung*

Dieser Untertest prüft deine Fähigkeit, Teile einer komplexen Abbildung wiederzuerkennen.

Zu jeder Aufgabe erhältst du ein Muster und fünf Musterausschnitte A bis E. Entscheide, welcher Ausschnitt deckungsgleich aus dem vorgegebenen Muster stammt. Die Ausschnitte sind weder vergrößert noch verkleinert, weder gedreht noch gespiegelt.

Hierzu ein Beispiel

Aufgabe

1.

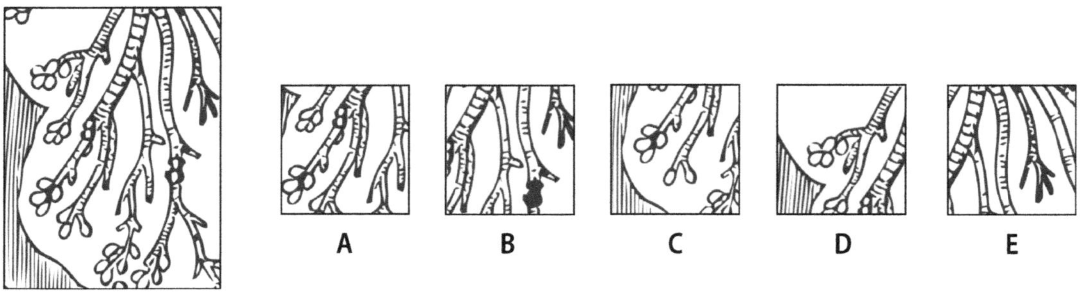

Antwort

1.

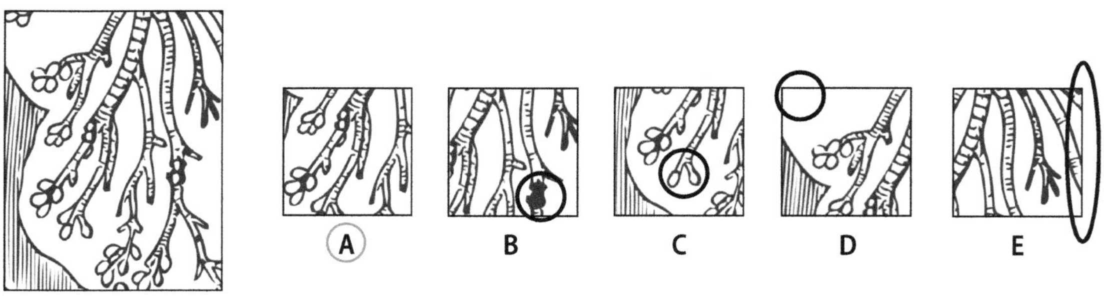

Nur Musterausschnitt A ist identisch mit einem Teil des Originals, er stimmt deckungsgleich überein mit dem Zentrum des Bildes. Die übrigen Ausschnitte weichen ab: In Ausschnitt B wurde eine Stelle geschwärzt, in den Ausschnitten C und D fehlt jeweils ein kleines Objekt und Grafik E überschreitet den Rahmen der Vorlage.

Bearbeitungstipps

Der beste Lösungsweg führt über das Ausschlussverfahren: Suche nicht nach dem einen richtigen Musterausschnitt, sondern finde die vier falschen. In der Regel unterscheiden sie sich nur geringfügig vom Original-Muster. Dabei gibt es mehrere Möglichkeiten:

- Der Musterausschnitt überschreitet den Rahmen des vorgelegten Musters. Bereiche am Rand des Ausschnittes sind im Original-Muster also gar nicht enthalten.
- Es wurden Objekte hinzugefügt, entfernt oder verschoben. Je nachdem, wie auffällig die betreffenden Elemente sind und wo sie sich befinden, ist es mehr oder weniger leicht, die Veränderung zu erkennen.

Ein paar hilfreiche Strategien, um schnell möglichst viele Ausschnitte ausschließen zu können:

- Untersuche zuerst die Randbereiche der Musterausschnitte. So erkennst du direkt, ob ein Ausschnitt zum Teil außerhalb des Original-Musters liegt. Auch hinzugefügte, entfernte oder veränderte Objekte fallen am Rand rasch auf.
- Gehe vom Großen zum Kleinen: Nimm die Details erst dann unter die Lupe, wenn beim Vergleich der größeren Strukturen keine Fehler aufgefallen sind.
- Streiche als falsch identifizierte Ausschnitte sofort deutlich durch, damit du bei der weiteren Arbeit nicht davon abgelenkt wirst.

EMS-Simulation: *Die Aufgaben 4, 8, 9, 17, 20, 24 entfallen.*

Muster zuordnen

Bearbeitungszeit 30 Minuten (TMS)
16 Minuten (EMS)

Bearbeite bitte die folgenden Aufgaben, indem du jeweils den Lösungsbuchstaben des passenden Musterausschnitts auf dem Antwortbogen markierst.

1.

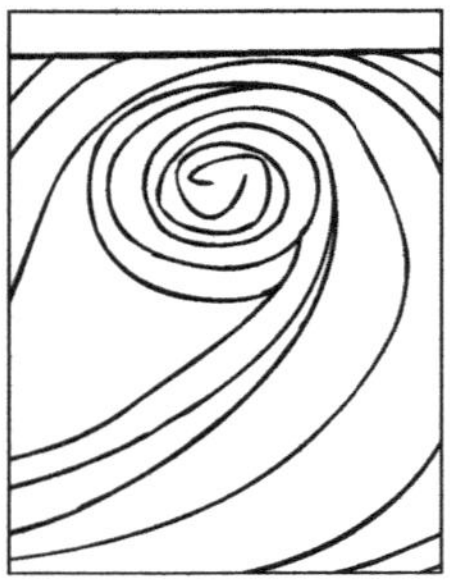

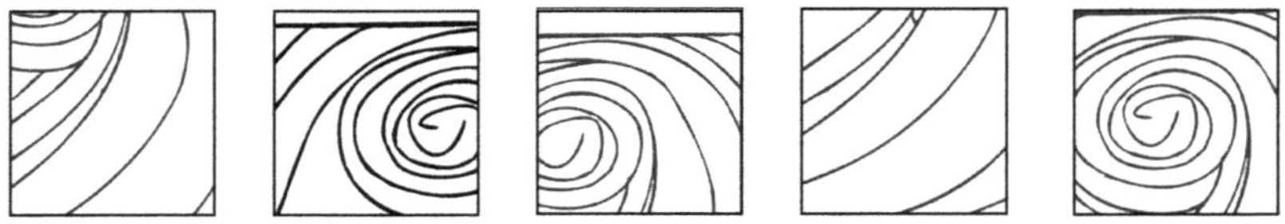

A B C D E

2.

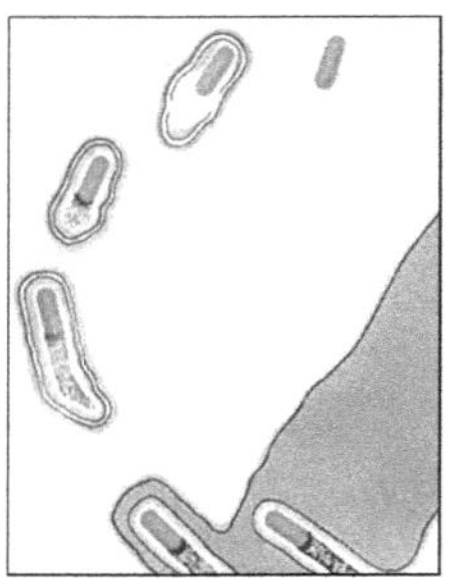

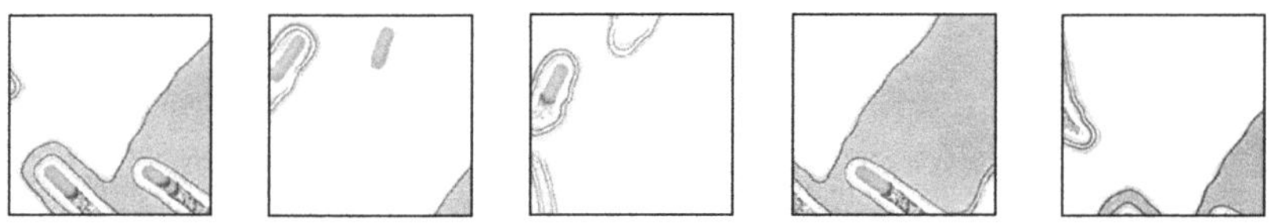

A B C D E

3.

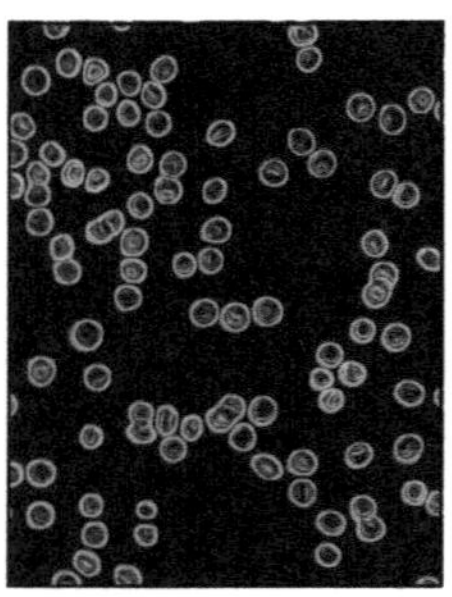

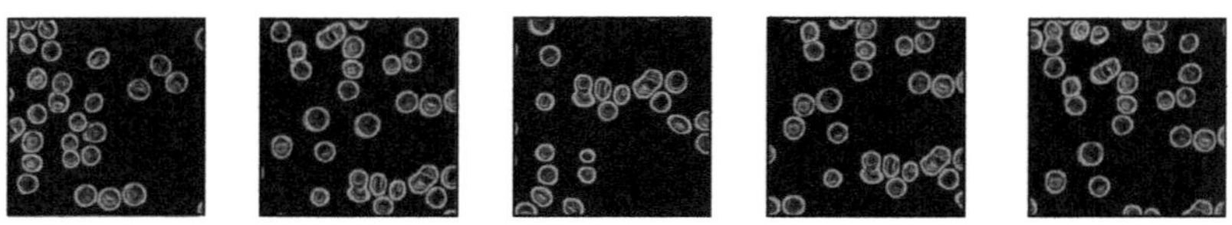

A B C D E

4. 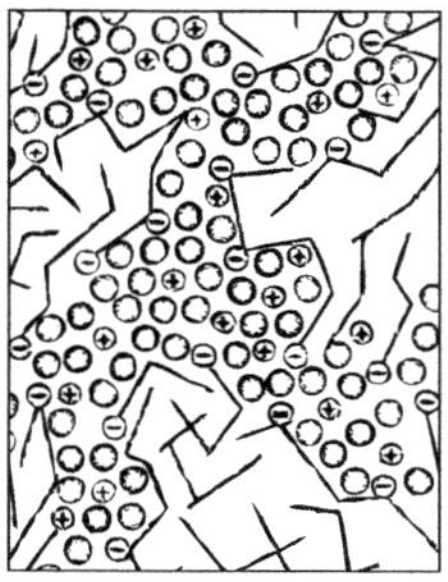

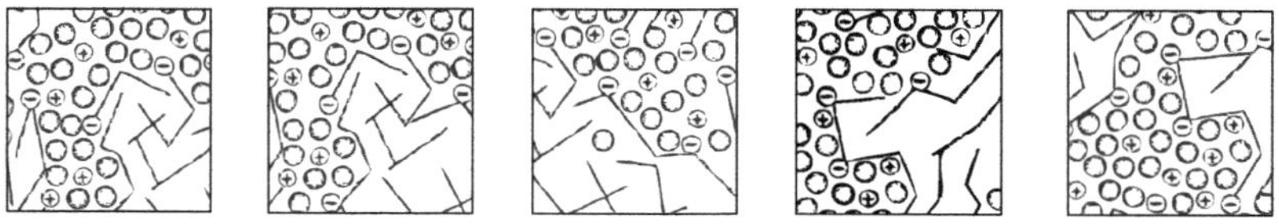

A B C D E

5. 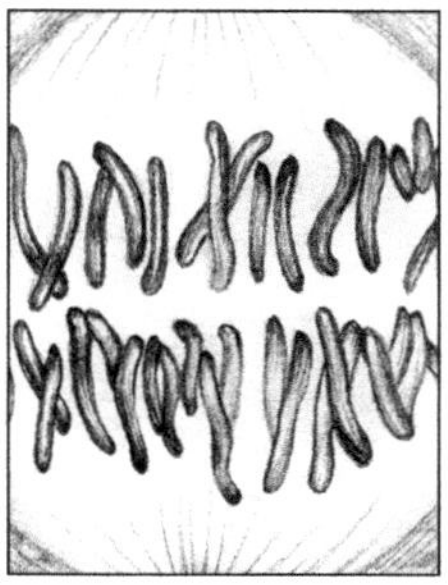

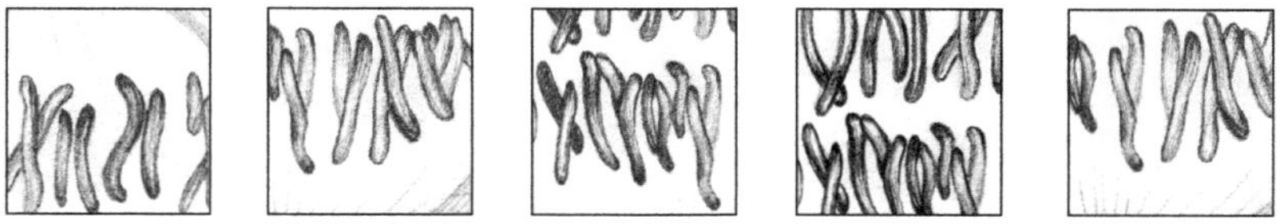

A B C D E

6. 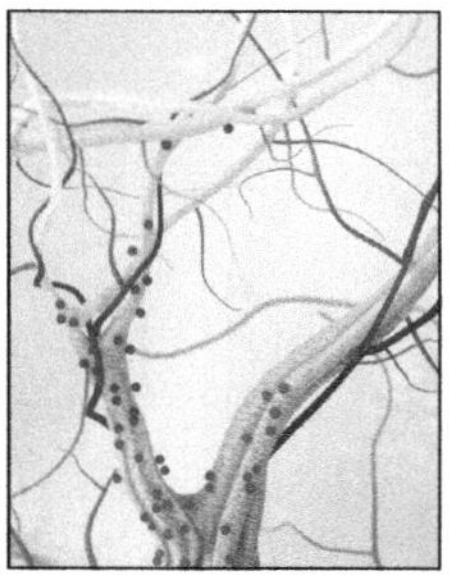

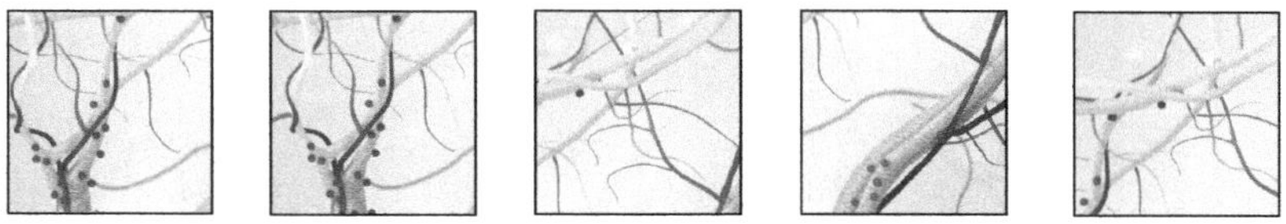

A B C D E

7. 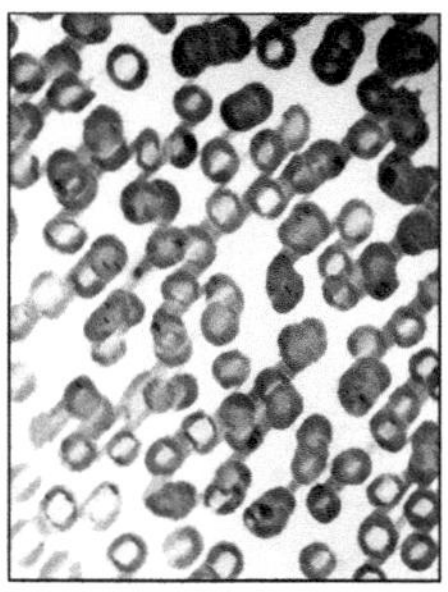

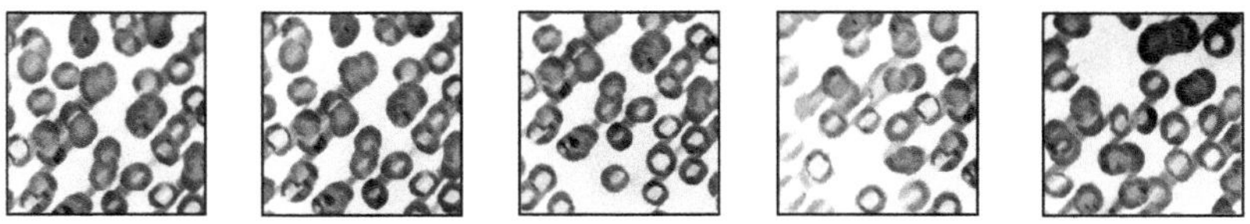

A B C D E

8. 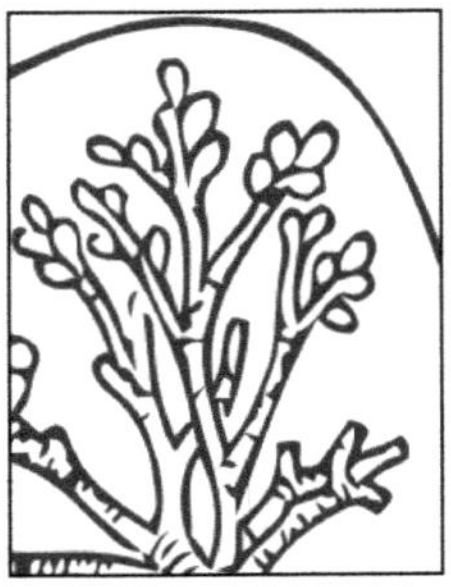

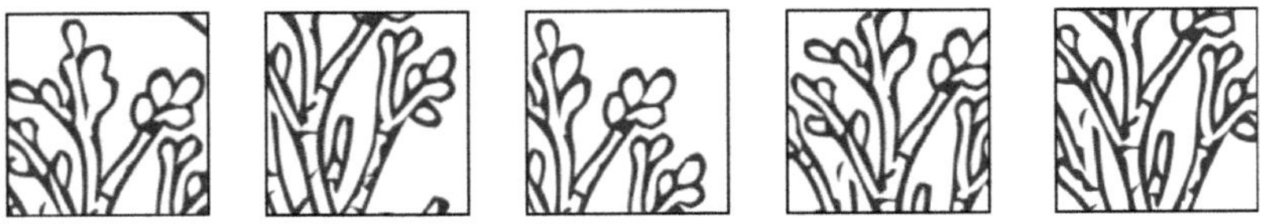

A B C D E

9. 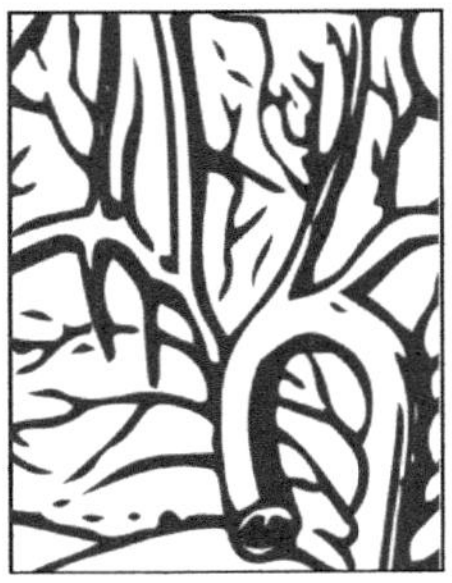

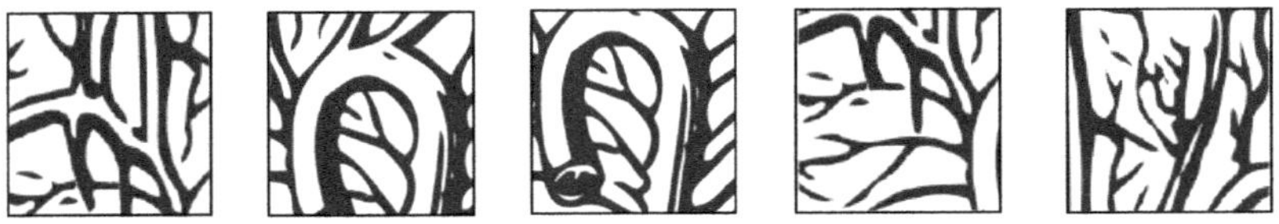

A B C D E

10. 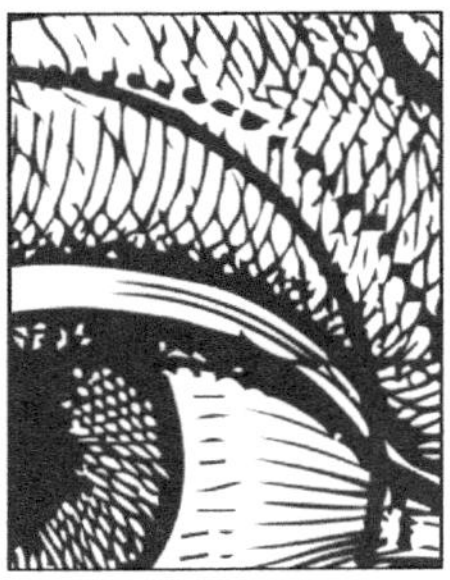

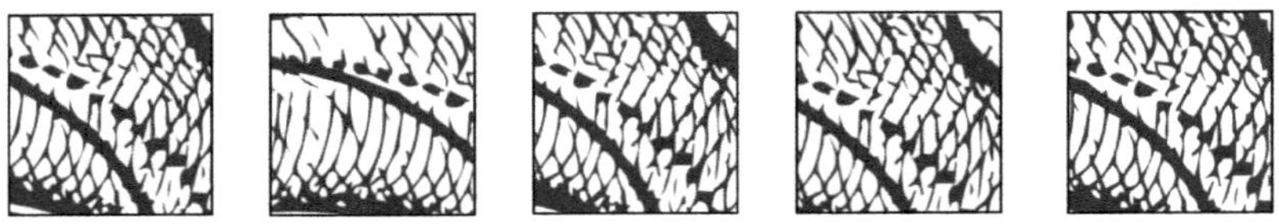

A B C D E

11. 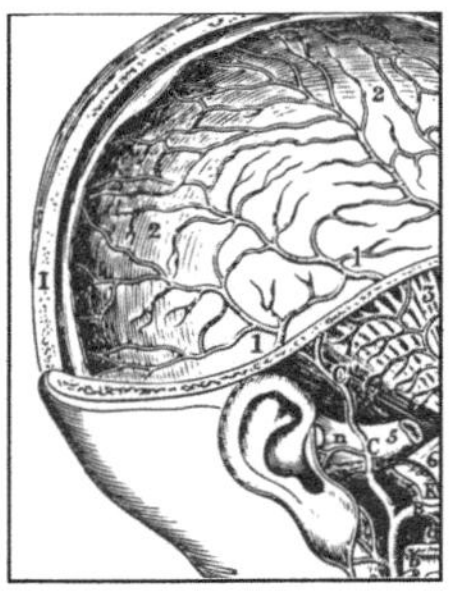

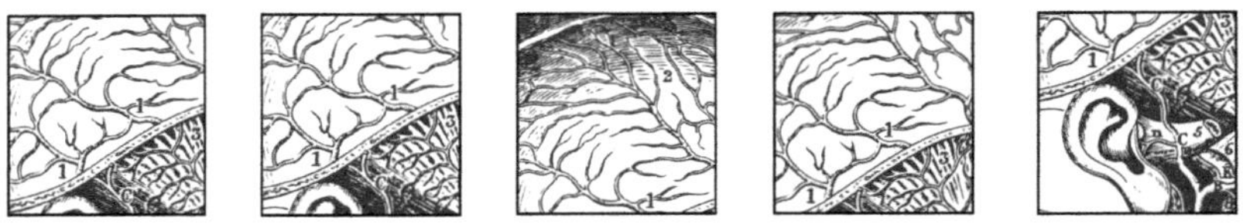

A B C D E

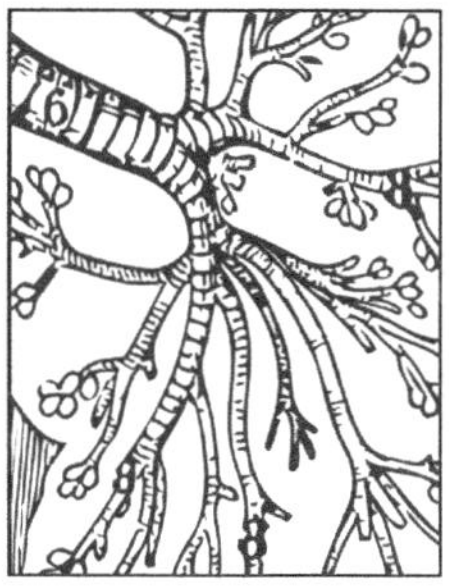

12.

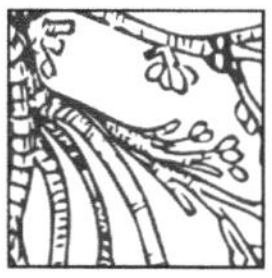
A

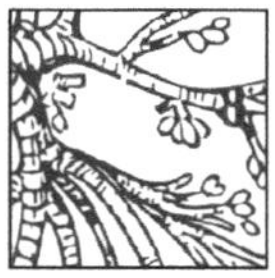
B

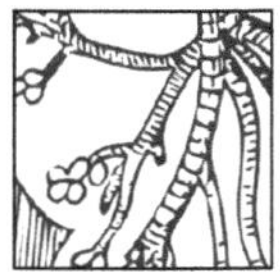
C

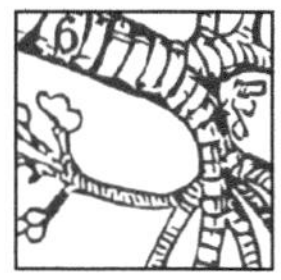
D

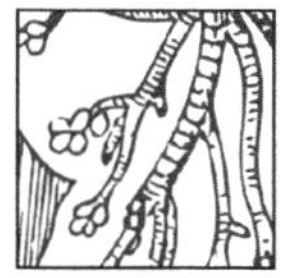
E

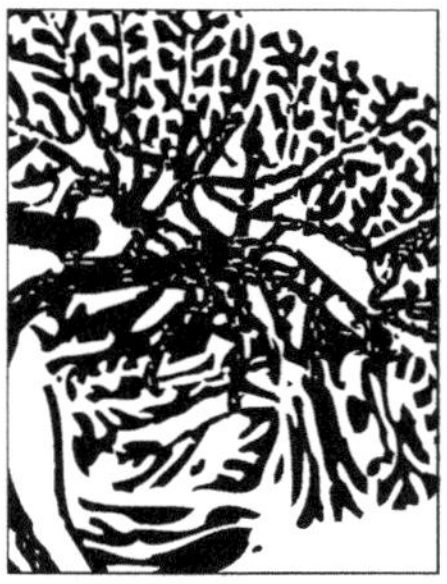

13.

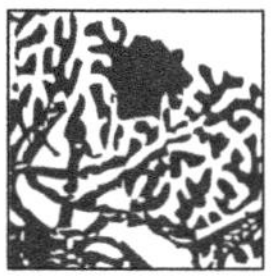
A

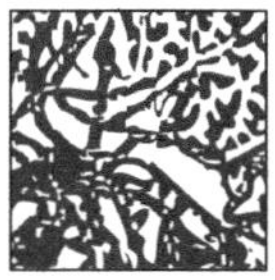
B

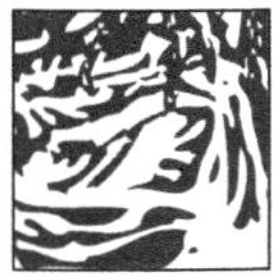
C

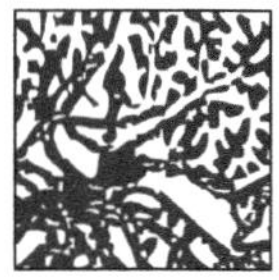
D

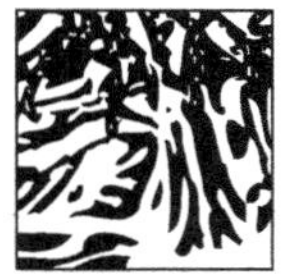
E

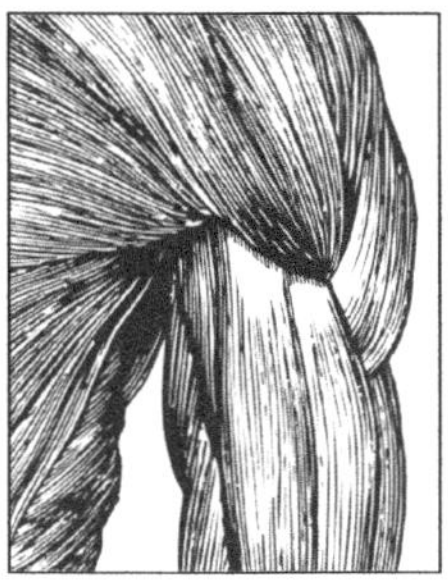

14.

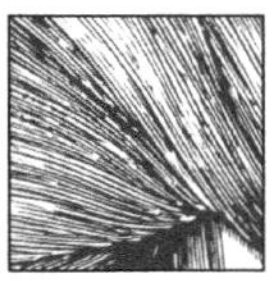
A

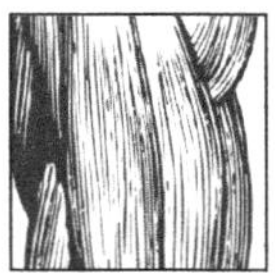
B

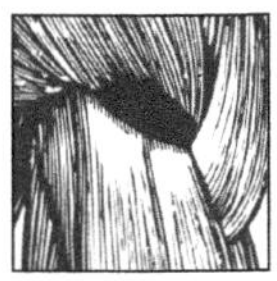
C

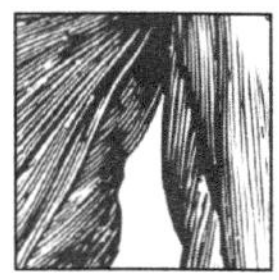
D

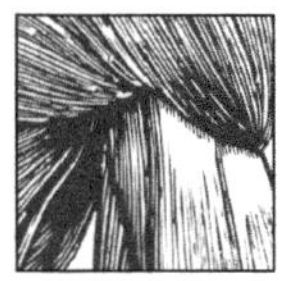
E

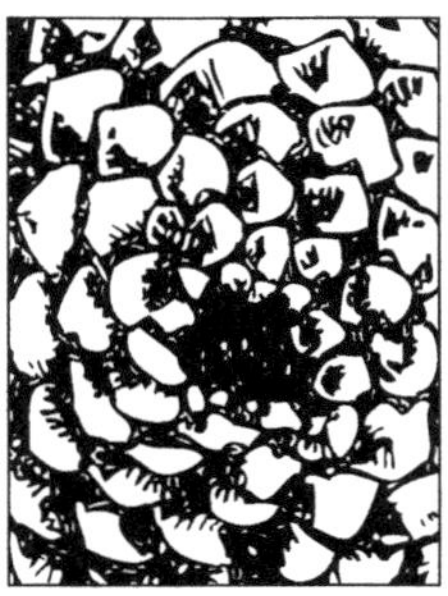

15.

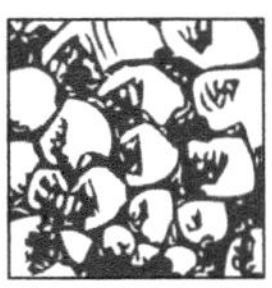
A

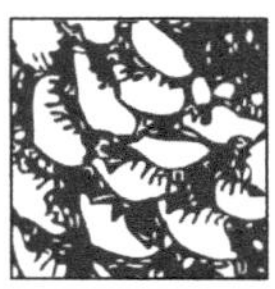
B

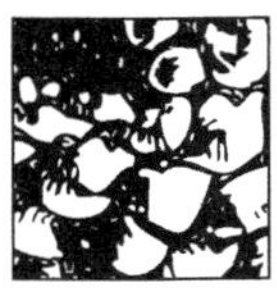
C

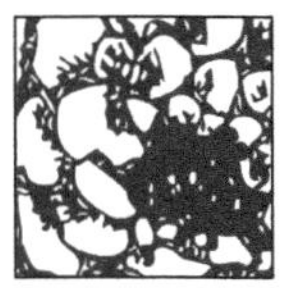
D

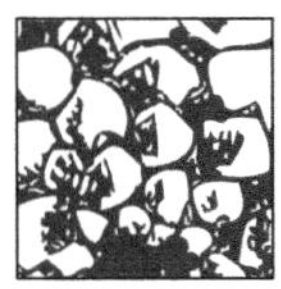
E

16.

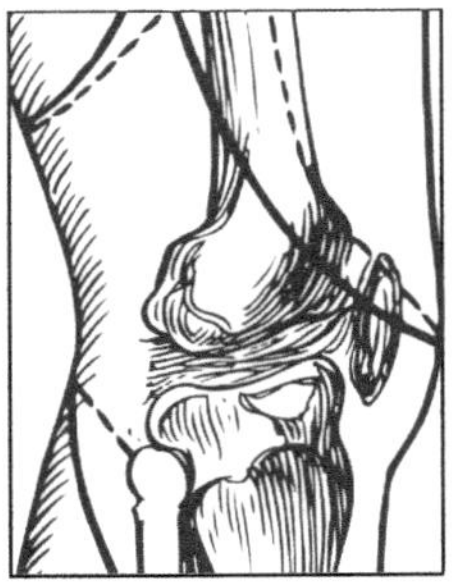

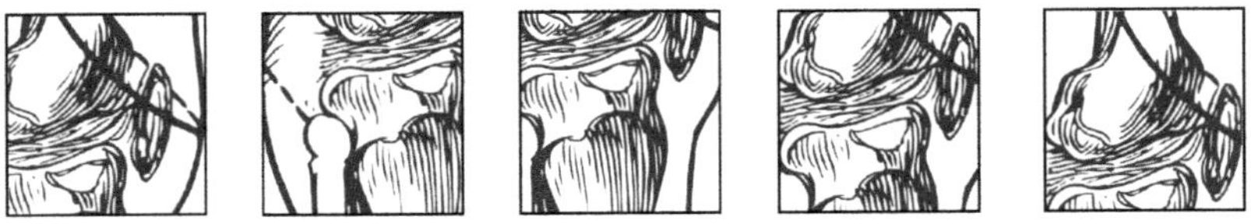

A B C D E

17.

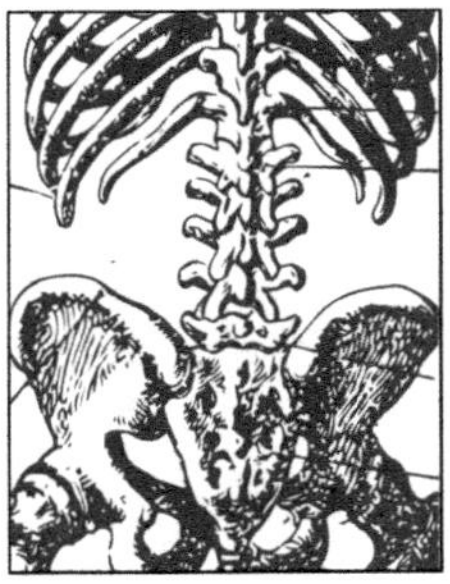

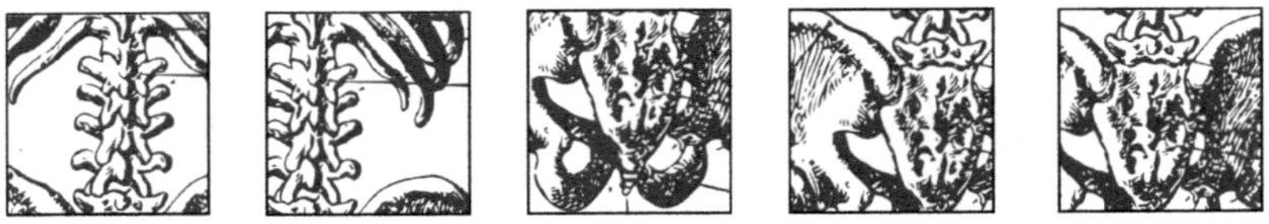

A B C D E

18.

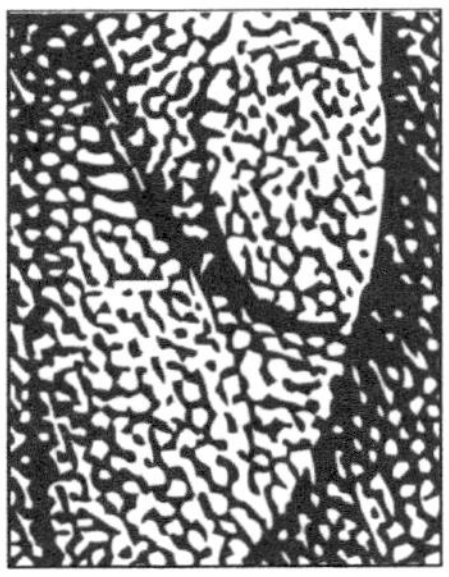

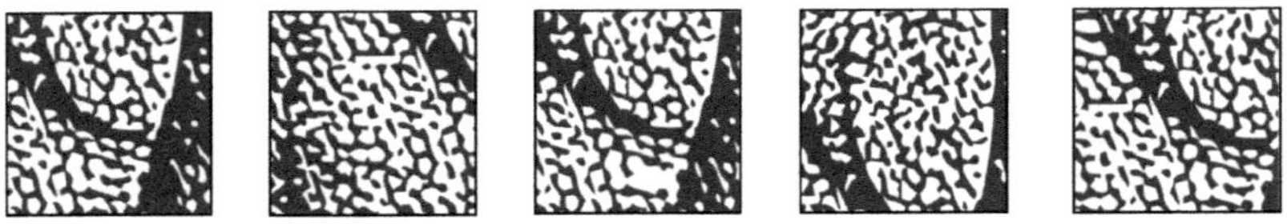

A B C D E

19.

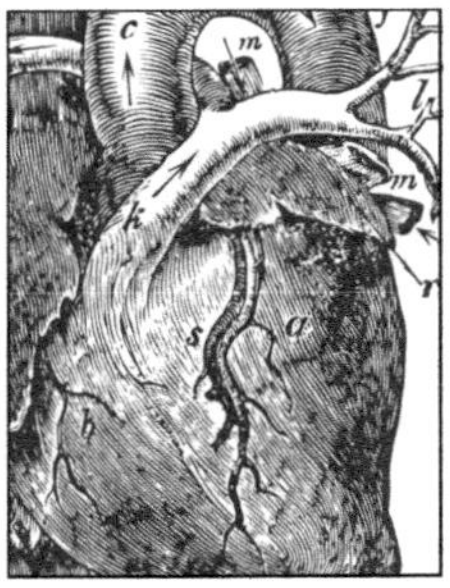

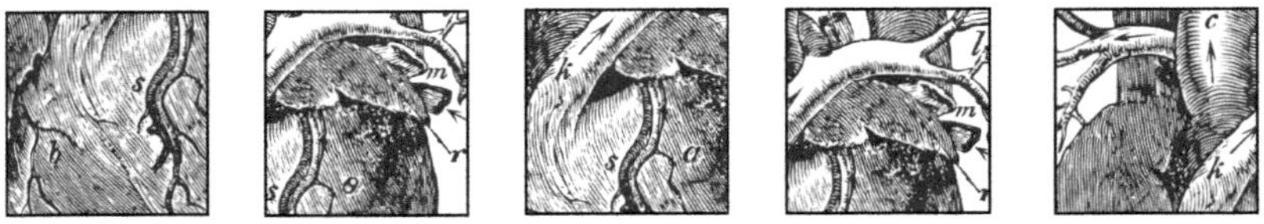

A B C D E

20.
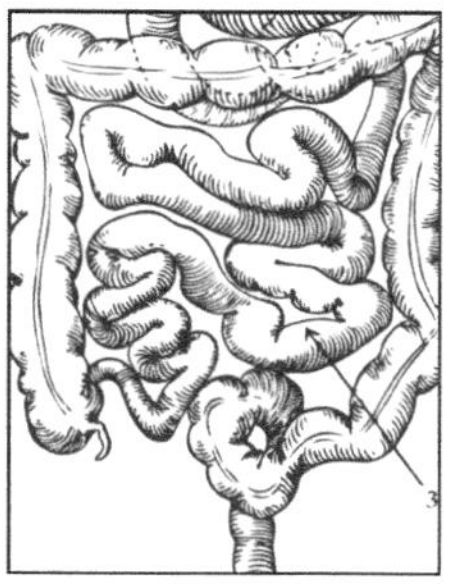
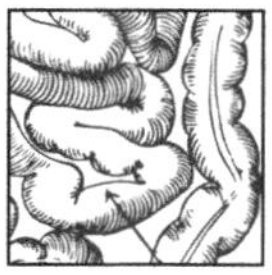
A
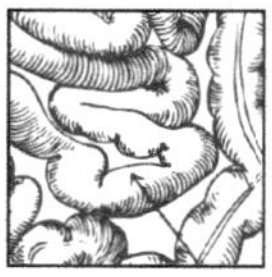
B
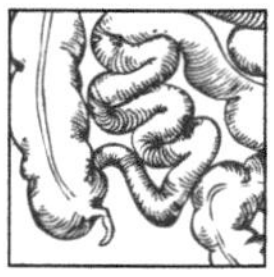
C
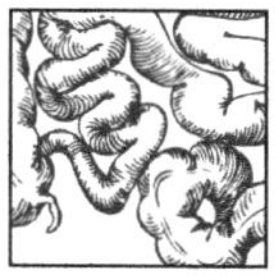
D
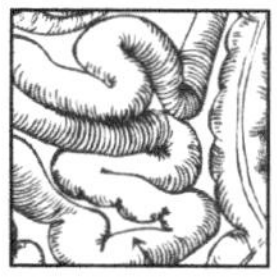
E

21.
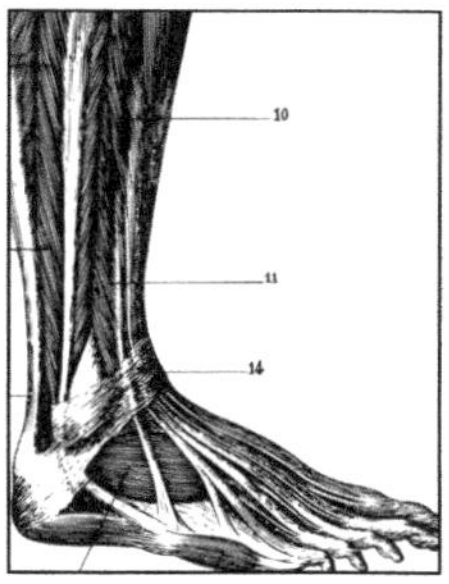
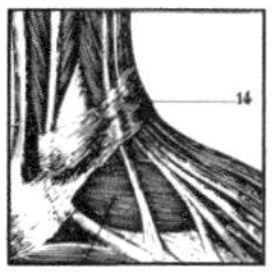
A
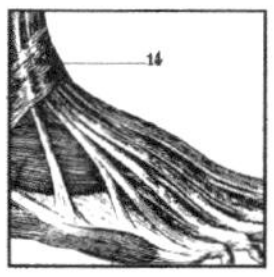
B
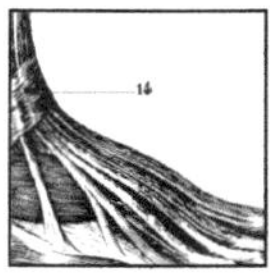
C
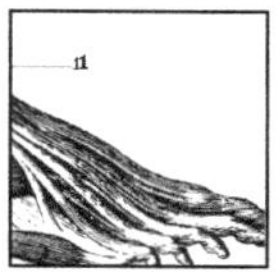
D
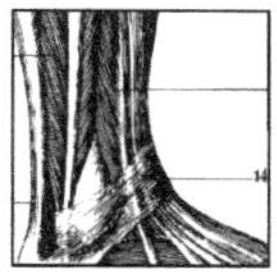
E

22.
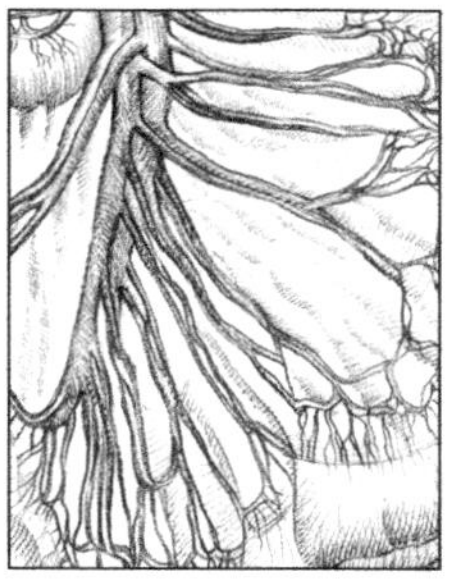
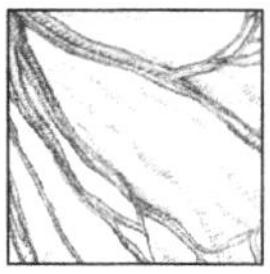
A
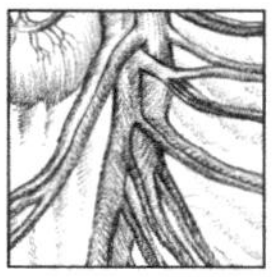
B
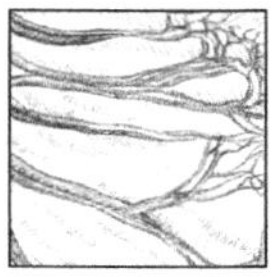
C
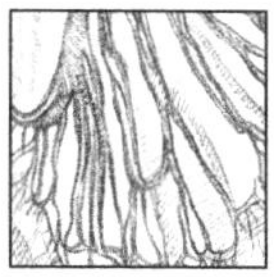
D
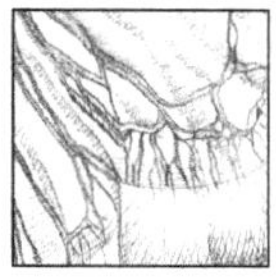
E

23.
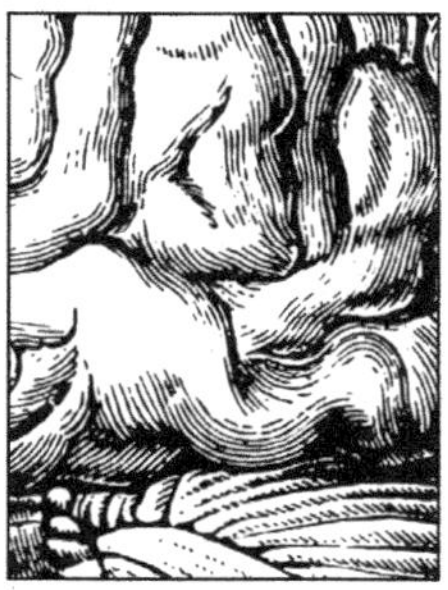
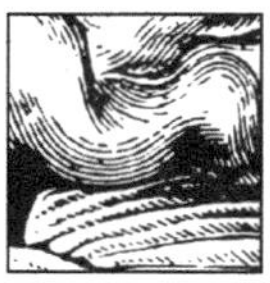
A
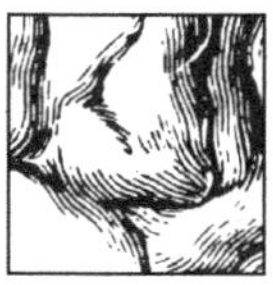
B
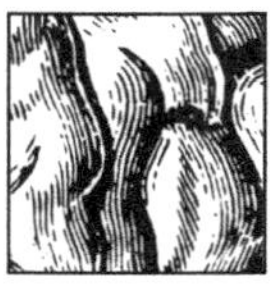
C
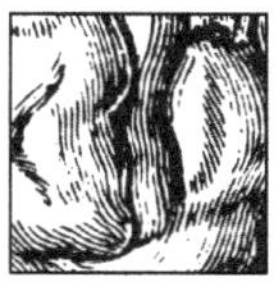
D
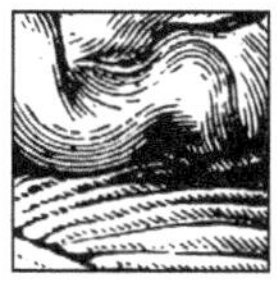
E

24.

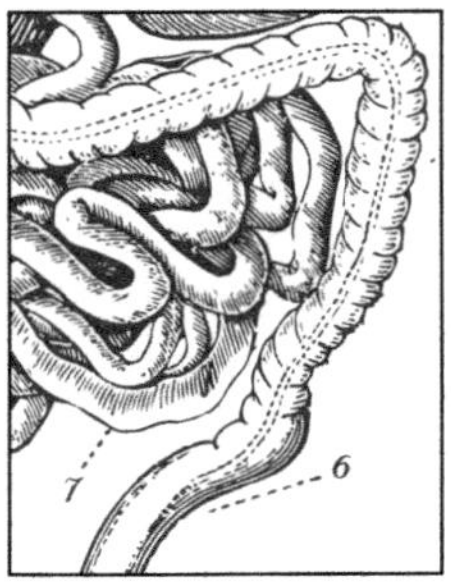

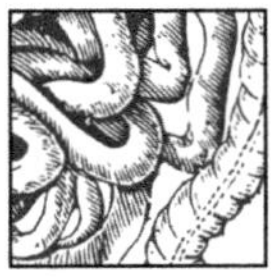

A

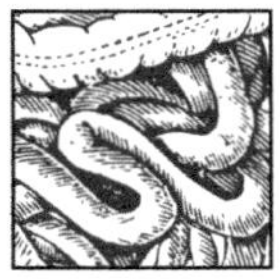

B

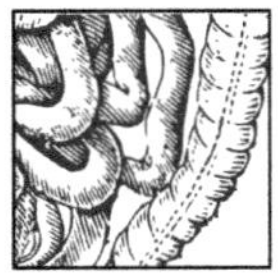

C

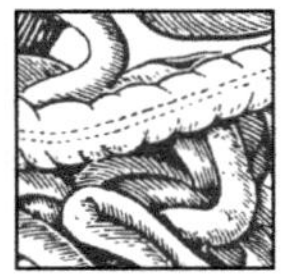

D

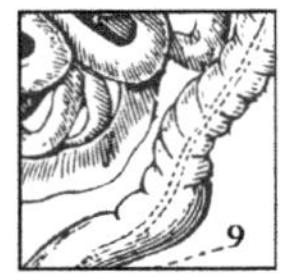

E

TMS / EMS I

EMS-Simulation: *Die Aufgaben 28, 33, 37, 40, 44, 46 entfallen.*

Medizinisch-naturwissenschaftliches Grundverständnis

Bearbeitungszeit 60 Minuten (TMS)
45 Minuten (EMS)

Dieser Abschnitt prüft dein Verständnis medizinisch-naturwissenschaftlicher Zusammenhänge.

Bitte beantworte die folgenden Aufgaben, indem du jeweils den richtigen Lösungsbuchstaben auf dem Antwortbogen markierst.

25. **Für diagnostische Verfahren wird der Körper zur Orientierung in verschiedene Achsen und Ebenen eingeteilt. Die Achsen bestehen aus Pfeilachse, Querachse und Längsachse, welche in dieser Reihenfolge auch als Sagittalachse, Transversalachse und Longitudinalachse bezeichnet werden. Die erstgenannte Achse schneidet von vorne nach hinten, bei einem aufrecht stehenden Menschen also zum Beispiel von der Nasenspitze zum Hinterkopf. Die zweite Achse verläuft von links nach rechts, also von Ohr zu Ohr. Die letzte Achse schließlich zieht sich senkrecht durch den Körper. In ähnlicher Weise unterscheidet man die Ebenen in Sagittalebene, Transversalebene und Frontalebene. Die Sagittalebene teilt den Körper in eine linke und eine rechte Hälfte, die Transversalebene teilt ihn in oben und unten. Durch die letzte der drei Ebenen wird der Körper in vorne und hinten geteilt. Die Ebenen können parallel verschoben werden – eine wichtige Eigenschaft für Schnittbilddiagnostika wie der MRT (Magnetresonanztomographie).**

    Welche der Aussagen lässt bzw. lassen sich aus den gegebenen Informationen ableiten?

    I. Eine Sagittalachse könnte von den Zehenspitzen zur Ferse verlaufen.
    II. Eine Transversalachse könnte von der linken zur rechten Hüfte verlaufen.
    III. Die Frontalebene teilt den Körper in oben und unten.

    A. Nur Aussage I lässt sich ableiten.
    B. Nur Aussage II lässt sich ableiten.
    C. Nur Aussage III lässt sich ableiten.
    D. Nur die Aussagen I und II lassen sich ableiten.
    E. Alle Aussagen lassen sich ableiten.

26. Die Hörfläche bezeichnet den Bereich, in dem das menschliche Gehör den Frequenz- und Pegelbereich des Schalls wahrnehmen kann. Der Sprachbereich, in dem das Gehör am empfindlichsten ist, liegt zwischen 200 Hz und 5.000 Hz. In diesem Intervall verlaufen die Isophone, die wiedergeben, welcher Schalldruckpegel bei verschiedenen Frequenzen zum gleichen Lautstärkeeindruck führt, auf vergleichsweise niedrigem Niveau. Der Hörbereich bei jungen Menschen ohne Hörschädigungen umfasst einen Bereich von 16 Hz bis 21 kHz. Die Schmerzschwelle liegt bei ca. 130 Phon. Schall mit Frequenzen unter 20 Hz bezeichnet man als Infraschall, oberhalb von 20 kHz spricht man von Ultraschall. Im Alter steigt die Hörschwelle, und der Hörbereich schrumpft.

Welche der folgenden Aussagen ist falsch?

A. Der Sprachbereich, in dem sich menschliche Sprache hauptsächlich bewegt, liegt zwischen 0,2 kHz und 5 kHz.
B. Das menschliche Gehör nimmt auch Töne wahr, die sich mit der menschlichen Stimme nicht erzeugen lassen.
C. Isophone schwanken in Abhängigkeit von der jeweiligen Frequenz und sind somit nicht konstant.
D. Ultraschall liegt in einem Frequenzbereich ab 20 Hz aufwärts.
E. Im Alter kann der menschliche Hörbereich auch Frequenzen von 16–17 kHz umfassen.

27. Das Kniegelenk (Articulatio genus) verbindet Femur (Oberschenkelknochen) und Tibia (Schienbein) sowie Femur und Patella (Kniescheibe). Die zwei dadurch definierten Teilgelenke des Articulatio genus heißen Articulatio femorotibialis und Articulatio femoropatellaris. Die Flächen von Femur und Tibia sind nicht kongruent. Das Tibiaplateau ist nicht tief genug eingewölbt, um den konvexen Femur einzubetten. Deshalb gibt es auf der Innenseite des Knies den Meniscus medialis und auf der Außenseite den Meniscus lateralis. Diese Faserknorpel dienen als eine Art Puffer zwischen den artikulierenden Knochen.

Welche der folgenden Aussagen trifft bzw. treffen zu?

I. Das Kniegelenk besteht aus Articulatio femorotibialis und Articulatio femoropatellaris.
II. Die wichtige Funktion der Menisken ergibt sich aus der Inkongruenz von Femur und Patella.
III. Auf der linken Seite des linken Knies befindet sich der Meniscus medialis.

A. Keine der Aussagen ist richtig.
B. Nur Aussage I ist richtig.
B. Nur Aussage II ist richtig.
C. Nur Aussage III ist richtig.
E. Die Aussagen I und III sind richtig.

28. **Der Zustand der Psyche hat verschiedene Auswirkungen auf die körperliche Gesundheit. Der Begriff „Somatisierung" steht für die Übertragung psychischer Belastungen in körperliche Beschwerden. Ein Beispiel hierfür wären Stress und Leistungsdruck, die zu Übelkeit oder Unwohlsein führen. Es handelt sich somit um Symptome, die ohne ausreichende organische Ursache auftreten. Als somatoforme Störungen bezeichnet man Krankheitsbilder mit charakteristischen Symptomen. Diese umfassen Beschwerden an Organen und Körperteilen. Dabei können sowohl die empfundenen Beschwerden als auch die jeweiligen Organe oder Körperteile jederzeit variieren. Die Symptome können bekannten organischen Krankheiten ähneln, ohne dass der jeweilige Auslöser erkennbar wäre. Erst nach dem Ausschluss eventueller körperlicher Ursachen und Befunde darf eine somatoforme Störung diagnostiziert werden. Häufig liegt dann eine Depression oder Angststörung zugrunde.**

Welche Aussage lässt sich aus den gegebenen Informationen nicht ableiten?

A. Ein Fall von Somatisierung könnte vorliegen, wenn vor einer wichtigen Prüfung Bauchschmerzen auftreten.
B. Die Psyche kann nicht von organischen Beeinträchtigungen ausgehende Krankheiten hervorrufen.
C. Vor der Diagnostizierung einer somatoformen Störung werden die Beschwerden sehr genau geprüft.
D. Somatoforme Störungen sind immer mit Depressionen und Angststörungen verbunden.
E. Symptome können ohne erkennbaren Auslöser vorliegen.

29. **Ernährungstherapien und ihre Wirkung sind wissenschaftlich umstritten. Eine Ernährungsumstellung durch eine Kur oder Diät soll gesundheitsförderlich sein. Dies betrifft das Gewicht, aber auch die psychische Gesundheit, das Immunsystem und den Magen-Darm-Trakt. Es sollte außerdem entzündungshemmend wirken. Die klassische Heilfastenkur strebt eine Energiereduktion auf unter 1.000 kcal/d an, einhergehend mit einem Verzicht auf Genussmittel und einer ausschließlichen Aufnahme von Flüssigkeiten. Diese bestehen aus Säften, Gemüsebrühe, Honig und täglich mehreren Liter Wasser oder Kräutertee. Nach dem Fasten sollten mehrere Tage zur Gewöhnung an feste Nahrung eingeplant werden. Nebenwirkungen wie Kreislaufprobleme, Kopfschmerzen, Elektrolytstörungen und Hypoglykämien (Mangel an Glucose, Unterzuckerung) können auftreten. Aufgrund des kalorischen Defizits werden im Körper Reserven wie Glykogen, Proteine und Fett abgebaut.**

Welche der folgenden Aussagen lässt sich aus den gegebenen Informationen ableiten?

A. Die gesundheitsförderlichen Effekte des Heilfastens sind in der Wissenschaft weitgehend anerkannt.
B. Klassisches Heilfasten bedeutet eine Beschränkung auf die Aufnahme kleinerer Mahlzeiten sowie die Zufuhr größerer Mengen verschiedener Flüssigkeiten.
C. Nach Beendigung des Heilfastens ist die möglichst rasche Umstellung auf die gewohnte Kost anzustreben.
D. Bei einer klassischen Fastenkur treten in der Regel nahezu keine Nebenwirkungen auf.
E. Hypoglykämie bezeichnet einen zum Beispiel durch die Ernährung induzierten Mangel an Zucker im Körper.

30. Tumore bilden sich aufgrund von DNA-Veränderungen. Diese führen dazu, dass bestimmte physiologische Abläufe nicht mehr stattfinden. Dazu zählen der Zellzyklus, die Zelldifferenzierung und das Zellwachstum, welches schließlich unkontrollierbar wird. Genmutationen oder -deletionen in bestimmten Genen sorgen am ehesten für die Entstehung eines Tumors. Die betroffenen Gene sind entweder Tumorsuppressorgene oder Protoonkogene. Die sogenannte Two-Hit-Hypothese besagt, dass es auf beiden vorhandenen Genabschnitten der DNA, welche für die Entstehung von Tumorsuppressoren oder Protoonkogenen verantwortlich sind, eine Veränderung geben muss, um etwa ein unkontrolliertes Zellwachstum auszulösen und einen Tumor entstehen zu lassen. Protoonkogene erlangen durch Genmutation oder -deletion eine Funktionssteigerung, wohingegen Tumorsuppressoren ihre Funktion durch Genveränderung verlieren.

Welche Aussage lässt sich aus den gegebenen Informationen nicht ableiten?

A. Wenn sich die DNA verändert, entstehen Tumore.
B. Unkontrolliertes Zellwachstum ist eine Eigenschaft eines Tumors.
C. Veränderungen an Tumorsuppressoren oder Protoonkogenen beeinflussen den Zellzyklus.
D. Der Zellzyklus ist bei Tumoren nicht mehr physiologisch.
E. Die Two-Hit-Hypothese bezieht sich auf beide Genabschnitte der DNA.

31. Der Gleichgewichtssinn verarbeitet verschiedene Signale. Ein Hauptanteil davon stammt aus dem im Innenohr sitzenden Vestibularorgan, daneben fließen jedoch auch visuelle Eindrücke ein. Das Vestibularorgan besteht aus den drei Bogengängen (Canales semicirculares osseus) und den Makulaorganen, die sich in die Macula sacculi und die Macula utriculi unterteilen. Die Macula sacculi liegen senkrecht, weshalb sie Beschleunigungen wahrnehmen, die vertikal wirken, wie beispielsweise die Erdanziehungskraft. Die Macula utriculi hingegen verlaufen waagerecht. Sie registrieren horizontale Beschleunigungen. Die Bogengänge können Drehbewegungen wahrnehmen. Sie spielen auch eine Rolle bei der Empfindung von Schwindel.

Welche Aussage lässt nicht sich aus den gegebenen Informationen ableiten?

A. Wenn ein Mensch im Fahrstuhl aus dem Erdgeschoss in den 20. Stock eines Hochhauses fährt, registrieren die Macula sacculi Bewegungen.
B. Das Gleichgewichtsempfinden basiert auf einer Kombination von Wahrnehmungen visueller und vestibulärer Reize.
C. Zur Auslösung eines Schwindelgefühls müssen die Bogengänge aktiviert werden.
D. Das Abbremsen eines geradeaus fahrenden Busses nimmt ein Passagier über die Macula utriculi wahr.
E. Die Canales semicirculares osseus bestehen aus drei Gängen.

32. **Zu den fünf mit der Zunge unterscheidbaren Grundgeschmacksrichtungen zählen süß, sauer, salzig, bitter und umami. Der Eindruck „salzig" wird über den ENaC-Kanal vermittelt, einen Ionenkanal, der auf Natrium reagiert. „Sauer" wird durch Protonen (H+-Ionen) über einen anderen Ionenkanal als spezifischen Rezeptor wahrgenommen. Süßes wird über G-Protein-gekoppelte Rezeptoren wie T1R2 oder T1R3 in Reize für das Gehirn umgewandelt. Auch die Geschmacksrichtungen „umami" und „bitter" werden über G-Protein-gekoppelte Rezeptoren empfunden, nämlich T1R1 oder T1R3 (umami) bzw. T2Rs (bitter).**

Welche Aussage lässt sich aus den gegebenen Informationen ableiten?

A. Für „süß" und „umami" existiert ein gemeinsamer Rezeptor, weshalb „umami" oft einen ähnlich positiv besetzten Geschmackseindruck hervorruft wie Süßes.
B. Der Geschmackseindruck „salzig" wird über positiv geladene Wasserstoff-Ionen vermittelt.
C. Alle Geschmacksreize werden von G-Protein-gekoppelten Rezeptoren detektiert.
D. T1R1 und T1R2 sind Rezeptoren für „umami".
E. ENaC ist ein Kanal für Natriumchlorid.

33. **Insulin wird ausgeschüttet, wenn dem Körper über die Nahrung Glucose und weitere Kohlenhydrate zugeführt werden. Das Peptidhormon sorgt dafür, dass die Glucose aufgenommen und abgebaut wird. Außerdem verhindert es die Synthetisierung von zusätzlicher Glucose aus körpereigenen Stoffen, wie zum Beispiel beim Abbau von Fettzellen zur Energiebereitstellung. Insulin wird gebildet aus Präproinsulin, aus dem durch Abspaltung eines Signalpeptids Proinsulin entsteht. Das Proinsulin wird schließlich in den Beta-Zellen der Langerhans-Inseln der Bauchspeicheldrüse zu Insulin umgewandelt.**

Welche der folgenden Aussagen trifft bzw. treffen zu?

I. Insulin fördert den Abbau und die Verwendung aufgenommener Nährstoffe und hemmt die Verwertung körpereigener Energiereserven.
II. Der ursprüngliche Ausgangsstoff von Insulin heißt Proinsulin, das über mehrere Zwischenschritte in Insulin umgewandelt wird.
III. Die finale Insulinproduktion findet statt in speziellen Regionen der Bauchspeicheldrüse, konkret in den Alpha-Zellen der Langerhans-Inseln.

A. Nur Aussage I ist richtig.
B. Nur Aussage II ist richtig.
C. Nur Aussage III ist richtig.
D. Nur die Aussagen I und III sind richtig.
E. Alle Aussagen sind richtig.

34. **Zu den menschlichen Sinnen zählt neben dem Sehen, Schmecken, Riechen und Hören auch das Fühlen. Es kann in zwei Modalitäten unterschieden werden, in die epikritische Sensibilität und die protopathische Sensibilität. Die epikritische Sensibilität umfasst den Tastsinn der Haut und das Gefühl unseres Körpers für seine Stellung im Raum. Die zweite Form, die protopathische Sensibilität, bezeichnet die Empfindung von Schmerz, Temperatur oder grobem Druck. Im Gegensatz zur protopathischen Sensibilität kann die epikritische Sensibilität sehr genau verortet werden, etwa in Bezug auf Bewegungen, Lage und Lageänderungen.**

Welche Aussage lässt sich aus den gegebenen Informationen ableiten?

A. Die Detektion von Schmerzreizen auf der Haut und an den Organen bezeichnet man als Nozizeption.

B. Das Fühlen zählt zu den fünf menschlichen Sinnen und bezeichnet die Wahrnehmung von Reizen über unsere Haut.

C. Für zwei direkt benachbarte Punkte am Körper kann es theoretisch ganz unterschiedliche Temperaturempfindungen geben.

D. Der menschliche Körper kann seine Lage im Raum präzise wahrnehmen.

E. Fühlen unterteilt sich in epikritische und protemporale Sensibilität.

35. **Als Gehirnwellen bezeichnet man spezifische Spannungsschwankungen im Gehirn. Sie lassen sich in fünf Typen unterscheiden. Alpha-Wellen misst man in der Regel bei wachen Menschen im Zustand der Entspannung mit geschlossenen Augen. Beta-Wellen dominieren im Zustand der Wachheit und geistigen Aktivität. Theta-Wellen entstehen typischerweise beim Übergang von Entspannung in Müdigkeit und Schlaf. Delta-Wellen werden im Tiefschlaf gemessen. Gamma-Wellen, die mit 30–100 Hz höchstfrequenten Gehirnwellen, treten unter anderem bei Lernprozessen auf. Beta-Wellen liegen im Frequenzbereich von ca. 14–30 Hz, Theta-Wellen im Bereich von ca. 4–7 Hz.**

Welche Aussage lässt sich aus den gegebenen Informationen ableiten?

A. Im Vergleich der Frequenzbereiche der fünf Typen von Gehirnwellen sind bei Theta-Wellen die niedrigsten Werte zu verzeichnen.

B. Im konzentrierten Wachzustand entstehen vorwiegend Alpha- und Beta-Wellen.

C. Delta- oder Theta-Wellen deuten darauf hin, dass sich die betreffende Person in einer Schlafphase befindet.

D. In Phasen starker Konzentration mit hoher Denkleistung treten bei einer Aufzeichnung der Hirnwellen vor allem Beta-Wellen auf.

E. Gehirnwellen mit einer Frequenz von 5 kHz fallen in den Bereich der Theta-Wellen.

36. **Als sensorisches Gedächtnis bezeichnet man das Ultrakurzzeitgedächtnis, in dem vorübergehend alles Wahrgenommene gespeichert wird. Wichtige Reize gehen in das primäre Gedächtnis über. Dieses nennt man auch Kurzzeitgedächtnis. Hier bleiben Informationen für eine Zeitspanne von Sekunden bis zu wenigen Minuten erhalten. Das sekundäre Gedächtnis ist der Teil des Langzeitgedächtnisses, in dem Inhalte über Minuten bis hin zu Jahren bestehen bleiben, wohingegen das tertiäre Gedächtnis Erlerntes bzw. Erfahrenes dauerhaft speichert. Das Langzeitgedächtnis wird auch in das implizite und explizite Gedächtnis unterteilt. Ersteres speichert unter anderem häufig wiederholte Bewegungsabläufe, Zweiteres stellt Fakten langfristig zur Verfügung.**

Welche der Aussagen lässt bzw. lassen sich aus den gegebenen Informationen ableiten?

I. Daten wichtiger historischer Ereignisse werden aus dem expliziten Gedächtnis abgerufen.
II. Das Langzeitgedächtnis lässt sich in drei Instanzen unterteilen und speichert Inhalte über eine Zeitspanne von Minuten bis Jahren.
III. Das Kurzzeitgedächtnis nimmt selektierte Informationen aus dem sensorischen Gedächtnis auf.

A. Nur Aussage I lässt sich ableiten.
B. Nur Aussage III lässt sich ableiten.
C. Die Aussagen I und II lassen sich ableiten.
D. Die Aussagen I und III lassen sich ableiten.
E. Die Aussagen II und III lassen sich ableiten.

37. **Die Informationsübertragung zwischen den Nervenzellen erfolgt teilweise über Neurotransmitter. Diese können als Signalboten bezeichnet werden, da sie Informationen von einer Nervenzelle auf eine andere übertragen. Es gibt drei Gruppen von Neurotransmittern, die biogenen Amine, die Katecholamine und die Aminosäuren. Zu den Katecholaminen zählen Adrenalin und das in der Nebenniere synthetisierte Noradrenalin. Die Gruppe der beteiligten Aminosäuren umfasst Glutamat, Glycin und GABA, wobei nur Glutamat ein exzitatorisches postsynaptisches Potenzial an den Nervenzellen auslösen kann. Glycin und GABA wirken inhibitorisch, also auf die gegenteilige Art und Weise. Biogene Amine sind beispielsweise Acetylcholin (ACh), Serotonin und Dopamin. Dopamin ist eine Vorstufe der oben genannten Katecholamine.**

Welche Aussage lässt sich aus den gegebenen Informationen ableiten?

A. Aus jedem biogenen Amin können prinzipiell Katecholamine entstehen.
B. Ein exzitatorisches postsynaptisches Potenzial kann nicht durch Glycin ausgelöst werden.
C. Adrenalin ist die Vorstufe von Dopamin.
D. Neurotransmitter sind die vorwiegend genutzten Mittel zur Übertragung von Informationen zwischen Nervenzellen.
E. Serotonin ist eine Aminosäure.

38. **Getränke wie Kaffee oder Energy Drinks enthalten Koffein, einen Stoff, der die Nervenaktivität anregt. Er wirkt an Adenosinrezeptoren im ZNS (Zentralen Nervensystem) als kompetitive Hemmung, sodass Adenosin, das normalerweise eine Abnahme der Gehirnaktivität verursacht, nicht wirken kann. Diese Abnahme resultiert aus der Anlagerung von Adenosin an aktiven Nervenzellen, wodurch deren Signalweiterleitung herabgesetzt wird und schließlich ein Gefühl von Müdigkeit entsteht. Zusätzlich hemmt Koffein die Phosphodiesterase. Dieses Enzym ist für die Spaltung von cAMP und cGMP zuständig. Wird es gehemmt, bleiben cAMP und cGMP und in der Folge weitere Proteine und Enzyme länger aktiv. Die Hemmung der Phosphodiesterase und ihre Auswirkungen beeinflussen die Membranleitfähigkeit sowie die Transmitterbildung und -freisetzung der Neurone. Weitere Effekte von Koffein sind erhöhter Harndrang und eine gesteigerte Peristaltik des Gastrointestinaltrakts.**

Welche Aussage lässt sich aus den gegebenen Informationen nicht ableiten?

A. Adenosin wirkt an Adenosinrezeptoren und mindert die Fähigkeit der Nervenzellen zur Weiterleitung von Signalen.
B. „Kompetitive Hemmung" bedeutet, dass ein Stoff sich an einen Rezeptor setzt, sodass ein anderer nicht binden und wirken kann.
C. Das Gefühl von Müdigkeit resultiert aus einer verminderten Nervenleitgeschwindigkeit.
D. Koffein bewirkt den Abbau von cAMP und cGMP.
E. Die Einnahme von Koffein hat Einfluss auf das ZNS, die Verdauung und die Niere.

39. **Eine Zelle besteht aus Zellorganellen und dem Zytoplasma. Das Zytoplasma enthält Zytosol, das heißt flüssige Bestandteile, und das Zytoskelett. Das Zytoskelett wiederum besteht aus drei Strukturen: Mikrofilamenten, Intermediärfilamenten und Mikrotubuli. Grob eingeteilt befinden sich die Mikrofilamente am Rand der Zelle und die Mikrotubuli um den Zellkern herum, während sich die Intermediärfilamente auf die gesamte Zelle verteilen. Mikrofilamente mit einem Durchmesser von nur 6–7 nm bestehen entweder aus Aktin, Spektrin oder Dystrophin. Spektrin kommt primär in Erythrozyten vor, Dystrophin häufig in Skelettmuskeln. Mikrotubuli setzen sich den Tubulinuntereinheiten Alpha- und Beta-Tubulin zusammen. Mikrotubuli nutzen GTP als Polymerisationsantrieb, Mikrofilamente ATP.**

Welche Aussage lässt sich aus den gegebenen Informationen ableiten?

A. Das Zytoplasma enthält Aktinfilamente.
B. Die Anordnung der Bestandteile des Zytoskeletts lautet (aufsteigend nach Größe): Mikrotubuli < Intermediärfilamente < Mikrofilamente
C. Dystrophin ist in Erythrozyten zu finden.
D. Als Energiequelle bei Mikrofilamenten dient GTP.
E. Intermediärfilamente sind vor allem am Zellkern zu finden.

40. **Bei einem Sturz auf die Hand kann es – abhängig von der Handstellung – zu verschiedenen Frakturen kommen. Der Unterarm besteht aus zwei Knochen: Elle (Ulna) und Speiche (Radius). Beide Knochen sind mit dem Oberarmknochen (Humerus) sowie mit Teilen der Handwurzelknochen verbunden. Dabei ist die Gelenkverbindung von Humerus und Ulna größer als jene von Humerus und Radius, welcher wiederum die größere Gelenkfläche mit den Handwurzelknochen aufweist. Beim Fall auf die Handinnenseite kommt es leicht zu einer Colles-Fraktur, einer Extensionsfraktur. Der Teil des Radius, welcher mit dem Humerus verbunden ist, wird hierbei zur Innenseite des Unterarms gedrückt. Beim Fall auf die Handaußenseite kann der Knochenteil, der mit dem Humerus verbunden ist, zur Außenseite des Unterarms brechen. Diese zweite Art von Bruch, eine Flexionsfraktur des Radius, nennt man auch Smith-Fraktur.**

Welche Aussage lässt sich aus den gegebenen Informationen nicht ableiten?

A. Das Ellenbogengelenk bildet eine Verbindung von Humerus mit Ulna und Radius.
B. Die Verbindung von Ulna und Humerus ist genauso groß wie jene von Radius und Humerus.
C. Colles-Fraktur und Smith-Fraktur sind Bezeichnungen für Radius-Brüche.
D. Bei einer Extensionsfraktur wird der Radiusteil, welcher mit dem Humerus verbunden ist, zur Unterarminnenfläche hin gedrückt.
E. Damit der Radius bricht, bedarf es einer stärkeren Krafteinwirkung wie beispielsweise einen Sturz.

41. **Defibrillatoren werden primär bei Kammerflimmern, Kammerflattern und der pulslosen ventrikulären Tachykardie eingesetzt. Die Defibrillation ist Teil einer kardiopulmonalen Reanimation (CPR), die außerdem noch Thoraxkompression und Beatmung beinhaltet. Bei einer regulären Herzerregung liegt ihr Ursprung am Sinusknoten, bei einer ventrikulären Tachykardie befindet er sich im Gewebe der Kammer (Kammermyokard). Die Herzfrequenz beträgt in diesem Fall meist über 120 Schläge pro Minute. Ein Auslöser dafür könnte ein Herzinfarkt oder eine Kardiomyopathie sein. Das Kammerflattern kennzeichnet sich durch eine Frequenz von 200–350 Schlägen pro Minute bei relativ unauffälliger Kammerkontraktion. Beim Kammerflimmern kommt es demgegenüber zu einer Frequenz von 300–500 Schlägen pro Minute bei ungleichmäßiger Kammerkontraktion.**

Welche der Aussagen lässt bzw. lassen sich aus den gegebenen Informationen ableiten?

I. Die drei Teilschritte einer CPR bestehen in Thoraxkompression, Beatmung und Defibrillation.
II. Bei einem Herzinfarkt kann die Erregungsleitung gestört sein und vom Kammermyokard ausgehen.
III. Kammerflattern kennzeichnet sich durch eine geringere Frequenz als Kammerflimmern und eine regelmäßigere Kontraktion der Herzkammer.

A. Nur Aussage I lässt sich ableiten.
B. Nur die Aussagen I und II lassen sich ableiten.
B. Nur die Aussagen I und III lassen sich ableiten.
C. Nur die Aussagen II und III lassen sich ableiten.
E. Alle Aussagen lassen sich ableiten.

42. **Der Oberarm wird vor allem durch Bänder im Schultergelenk gehalten. Eine umfassende knöcherne Gelenkführung würde die Bewegungsgrade einschränken. Ein wichtiger Stabilisator des Schultergelenks ist die Rotatorenmanschette. Sie besteht aus vier Muskeln, die am Humeruskopf (Oberarmkopf) ansetzen und einen kranialen (in Kopfrichtung, oben), ventralen (vorne) bzw. dorsalen (hinten) Ursprung haben. Der Musculus subscapularis entspringt ventral an der Oberfläche des Schulterblatts, das heißt zwischen Rippen und Schulterblatt. Der M. supraspinatus entspringt kranial an der dorsalen Oberfläche des Schulterblatts, der M. infraspinatus am unteren Teil der Schulterblattoberfläche. Diese beiden Muskeln liegen dementsprechend dorsaler als der M. subscapularis. Der letzte der vier Muskeln ist der M. teres minor.**

Welche Aussage lässt sich aus den gegebenen Informationen nicht ableiten?

A. Das Schultergelenk verfügt über einen relativ hohen Bewegungsfreiraum.
B. „Rotatorenmanschette" ist eine Bezeichnung für ein zusammenwirkendes Gefüge aus vier Muskeln.
C. Ein Teil des M. supraspinatus verläuft auf der dorsalen Oberfläche des Schulterblatts oberhalb des M. infraspinatus.
D. Der M. teres minor verläuft dorsal vom M. subscapularis.
E. Der Ansatz der an der Rotatorenmanschette beteiligten Muskeln befindet sich am Oberarmkopf.

43. **Einen wichtigen Teil der arteriellen Versorgung des Gehirns bildet der Circulus arteriosus Willisii. Der Kreislauf ist an der Unterseite des Gehirns lokalisiert und wird mit Blut aus der Arteria basilaris versorgt. Diese gelangt durch diejenige Öffnung in den Schädel, durch die das Rückenmark austritt. Die A. basilaris teilt sich zunächst in die paarige A. cerebri posterior. Von dieser gehen die Aa. communicantes posteriores aus, welche die A. cerebri posterior mit der A. cerebri media, in die sie münden, verbinden. Die A. cerebri media ist ein Ast der A. carotis interna. Aus der A. cerebri media entspringen die Aa. cerebri anteriores, die miteinander durch die A. communicans anterior verbunden sind.**

Welche der folgenden Aussagen trifft bzw. treffen zu?

I. Die Aa. communicantes posteriores und A. communicans anterior stellen Verbindungen her.
II. Die A. cerebri anterior, A. cerebri posterior und A. cerebri media beginnen und enden nicht im Circulus.
III. Der Circulus arteriosus Willisii verbindet die A. basilaris und A. carotis interna.

A. Keine der Aussagen ist richtig.
B. Nur Aussage I ist richtig.
C. Nur Aussage III ist richtig.
D. Die Aussagen I und II sind richtig.
E. Die Aussagen I und III sind richtig.

44. **Acetyl-Coenzym A ist ein wichtiger Bestandteil des Citratzyklus. Es handelt sich dabei um einen aktivierten Essigsäurerest, verbunden über eine Thiolgruppe des Coenzyms A (CoA). Coenzym A bildet sich aus der Aminosäure Adenosin, die über eine beta-glykosidische Bindung an das C-Atom einer D-Ribose gebunden ist. An der Ribose bindet außerdem eine Pyrophosphatgruppe. Pyrophosphat ist das Salz der Pyrophosphorsäure. Es besteht aus zwei Phosphatatomen und sieben Sauerstoffatomen und besitzt eine vierfach negative Ladung. An das Pyrophosphat ist eine Pantothensäure gebunden und an diese wiederum ein Cysteamin, welches die Thiolgruppe bildet, an welcher der aktivierte Essigsäurerest bindet. Dadurch wird Coenzym A zu Acetyl-CoA. Pantothensäure und Cysteamin bilden zusammen Pantethein.**

Welche Aussage ist falsch?

A. Acetyl-Coenzym A ist Coenzym A mit aktiviertem Essigsäurerest.
B. Adenosin ist der Ausgangsstoff von Coenzym A.
C. Pyrophosphat ist das Salz der Phosphorsäure.
D. Cysteamin und aktivierte Essigsäurereste binden über eine Thiolgruppe.
E. Pantethein ist eine Verbindung von Pantothensäure und Cysteamin.

45. **Das Caecum (Blinddarm), der erste Abschnitt des Dickdarms, und das Colon (Grimmdarm), der um die Dünndarmschlingen liegt, weisen diverse Besonderheiten auf. Eines der einprägsamsten Merkmale sind die Tänien. Die drei Tänien an der Dickdarmwand sind Längsmuskeln entlang des Dickdarmverlaufs. Tänien sind entweder mit einer Struktur wie dem Omentum majus (Taenia omentalis) oder dem Mesocolon transversum (Taenia mesocolica) verwachsen, oder sie liegen frei vor (Taenia libera). Haustren sind die Segmente des Dickdarms, die durch die Tänien entstehen. Das Omentum majus bedeckt die Bauchorgane von vorne wie eine Schürze. Es ist eine wichtige Komponente der Immunabwehr sowie ein Fettspeicher und sorgt für einen ausgeglichenen Flüssigkeitshaushalt im Bauchraum (Peritonealraum). Am Caecum ist der Appendix vermiformis, eine wurmartige Ausstülpung, vorzufinden.**

Welche Aussage lässt sich aus den gegebenen Informationen nicht ableiten?

A. „Tänien" ist eine Bezeichnung für Muskeln im Dickdarm.
B. Die Taenia omentalis weisen Verbindungen mit dem Omentum majus auf.
C. Ein gemeinsames Charakteristikum der verschiedenen Tänien sind ihre Verwachsungen mit einer Struktur.
D. Der Peritonealraum ist vom Omentum majus bedeckt.
E. Der Appendix veriformis ist ein Anhang des Caecums.

46. In den als Riechschleimhaut bezeichneten Bereichen der Nasenschleimhaut befinden sich die Riechzellen. Ihre Rezeptoren ermöglichen die Wahrnehmung von Geruchsstoffen. Die von ihnen aufgenommenen Signale werden anschließend über Nervenbahnen an das Gehirn weitergeleitet und dort verarbeitet. Wenn sich ein Duftstoff an den passenden Rezeptor setzt, kommt es zu einer Aktivierung des G_{olf}-Proteins. Dadurch wird eine Adenylatcyclase aktiviert, sodass die Konzentration von cAMP steigt. Dies führt zu einer Öffnung des CNG-Kanals, wodurch Calcium und Natrium in die Zelle einströmen können. Am Ende dieses Vorgangs (Depolarisation) besitzt die Zelle schließlich eine positivere Ladung. Calcium aktiviert einen Chloridkanal, über den negativ geladene Chloridmoleküle ausströmen. Infolge der Depolarisation wird ein Aktionspotenzial ausgelöst. Je mehr Aktionspotenziale, desto intensiver der Geruch.

Welche Aussage trifft nicht zu?

A. Der bewusste Geruchseindruck entsteht durch die Verarbeitung der durch die Aktionspotenziale ausgelösten Reize im Gehirn.
B. Ein Aktionspotenzial an einer Riechzelle definiert einen spezifischen Geruch.
C. Bei niedriger cAMP-Konzentration ist an den Riechzellen kein Geruchstoff vorhanden.
D. Ein Calcium- und Natriumeinstrom löst in Verbindung mit einem Chloridausstrom ein Aktionspotenzial aus.
E. CNG-Kanäle sind nicht spezifisch für ein Molekül ausgelegt.

47. Das Herz besteht aus zwei verschiedenen Typen von Zellen, nämlich den Kardiomyozyten und den Schrittmacherzellen. Das Myokard bezeichnet die Muskelschicht der Herzwand. Die Myozyten führen die Kontraktion des Herzens aus. Die Schrittmacherzellen lösen elektrische Impulse aus, welche die autonome Kontraktion des Herzens gewährleisten. Sie finden sich im primären, sekundären und tertiären Schrittmacher des Herzens. Als primären Schrittmacher bezeichnet man den Sinusknoten mit einer Eigenfrequenz von ca. 70 Impulsen pro Minute, als sekundären Schrittmacher den AV-Knoten mit 40–50 Impulsen pro Minute. Der tertiäre Schrittmacher mit ungefähr 30 Impulsen pro Minute umfasst das His-Bündel, die Tawara-Schenkel und die Myokardzellen im Ventrikel. Die Erregung wird in der angegebenen Reihenfolge vom primären Schrittmacher bis zum Ventrikelmyokard weitergegeben.

Welche Aussage lässt sich aus den gegebenen Informationen nicht ableiten?

A. Die Kardiomyozyten sind Teil des Myokards und bewirken die Kontraktion des Herzens.
B. Die Reihenfolge der Stationen der Erregungsleitung lautet: Sinusknoten – AV-Knoten – His-Bündel – Tawara-Schenkel – Myokard
C. Primärer Ausgangspunkt für die Kontraktion des Herzens ist der Sinusknoten.
D. Der primäre Schrittmacher hat die höchste Eigenfrequenz, der tertiäre die niedrigste.
E. Das Herz benötigt ein externes Signal zum Kontrahieren.

48. Hämatopoese bezeichnet die Entwicklung von Blutbestandteilen aus hämatopoetischen multipotenten Stammzellen des Knochenmarks. Das Blut besteht zu ca. 55 % aus Blutplasma, das sich aus Antikörpern, Elektrolyten und Gerinnungsfaktoren für die Blutstillung zusammensetzt. Die restlichen ca. 45 % setzen sich aus zellulären Bestandteilen zusammen. Dazu gehören rote Blutzellen (Erythrozyten), weiße Blutkörperchen (Leukozyten) und Thrombozyten. Zu den Leukozyten zählen Lymphozyten, Monozyten und Granulozyten. Zu den Lymphozyten gehören B- und T-Zellen sowie die Natürlichen Killerzellen. Monozyten können sich zu Makrophagen entwickeln. Granulozyten lassen sich in drei Arten einteilen: eosinophile, basophile und neutrophile Granulozyten. Erythrozyten transportieren Hämoglobin, das für die rote Farbe des Blutes verantwortlich ist und den Sauerstofftransport im Blut gewährleistet. Thrombozyten übernehmen eine wichtige Funktion bei der Hämostase, der Blutstillung bei Gefäßverletzung.

Welche Aussage lässt sich aus den gegebenen Informationen ableiten?

A. Makrophagen sind Bestandteile des Blutplasmas und zählen zu den Antikörpern.
B. Für die Hämostase sind ausschließlich Thrombozyten verantwortlich.
C. Leukozyten übernehmen eine Hauptfunktion beim Transport von Sauerstoff im Blut.
D. Makrophagen entwickeln sich aus Natürlichen Killerzellen.
E. T-Zellen werden der Gruppe der weißen Blutkörperchen zugerechnet.

TMS / EMS I

Schlauchfiguren

Aufgabenerklärung

Nun steht dein räumliches Vorstellungsvermögen auf dem Prüfstand.

Zu jeder Aufgabe erhältst du zwei Abbildungen eines durchsichtigen Würfels, der kleine Schläuche, Kabel, Wollfäden oder Ähnliches beinhaltet. Die jeweils linke Abbildung zeigt immer die Vorderansicht (Frontansicht) des Würfels. Finde heraus, von welcher Seite der Würfel auf dem zweiten Foto abgebildet ist: Handelt es sich um die Ansicht von rechts (r), links (l), unten (u), oben (o) oder hinten (h)?

Hierzu ein Beispiel

Aufgabe

1.

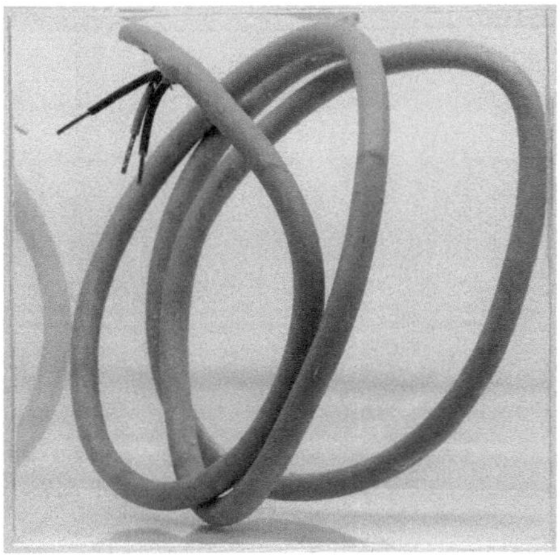

A. r
B. l
C. u
D. o
E. h

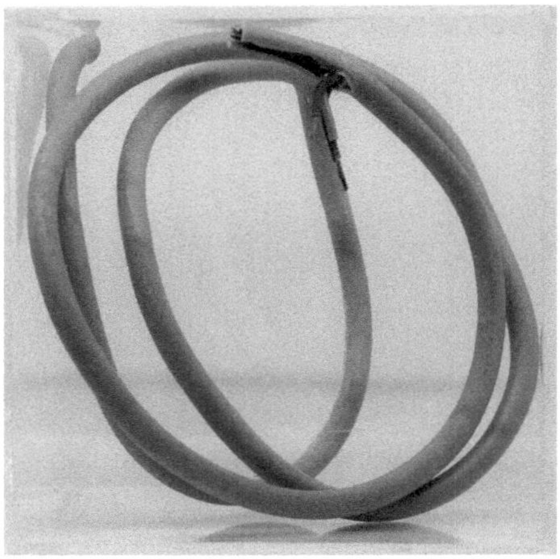

Antwort

B. l

Ein guter Orientierungspunkt ist das aufgespleißte Kabelende: Es befindet sich in der Frontansicht (linkes Foto) oben links und auf dem zweiten Bild oben mittig im Vordergrund. Das zweite Bild zeigt demnach die Ansicht von der linken Seite, und die richtige Lösung ist B.

Bearbeitungstipps

- Orientiere dich an 2–3 besonders auffälligen Stellen wie zum Beispiel Schlauchenden, Windungen, Schlaufen, Knoten, Überlagerungen oder Berührungspunkten mit der Würfel-Innenseite.
- Haben diese Stellen in beiden Abbildungen den gleichen Abstand zur Würfeloberkante? Dann zeigt die zweite Abbildung höchstwahrscheinlich eine seitlich gedrehte Ansicht von links, rechts oder hinten, und du kannst die gekippten Perspektiven von oben oder unten ausschließen. Die Unterscheidung zwischen gedreht und gekippt ist ein guter Einstieg!
- Der Würfel wirkt gespiegelt? Dann handelt es sich vermutlich um die Ansicht von hinten. Diese Variante ist relativ leicht zu erkennen.

Bei nur 6 verschiedenen Ansichten braucht man für die perspektivischen Zusammenhänge kein ausgeprägtes räumliches Denkvermögen. Achte in den folgenden Abbildungen auf das helle Schlauchstück: Es befindet sich zuerst vorne links unten (Ansicht von vorne), dann hinten rechts unten (Ansicht von hinten), hinten links unten (Ansicht von rechts), vorne rechts unten (Ansicht von links), hinten links unten (Ansicht von oben) und schließlich vorne links oben (Ansicht von unten).

frontal

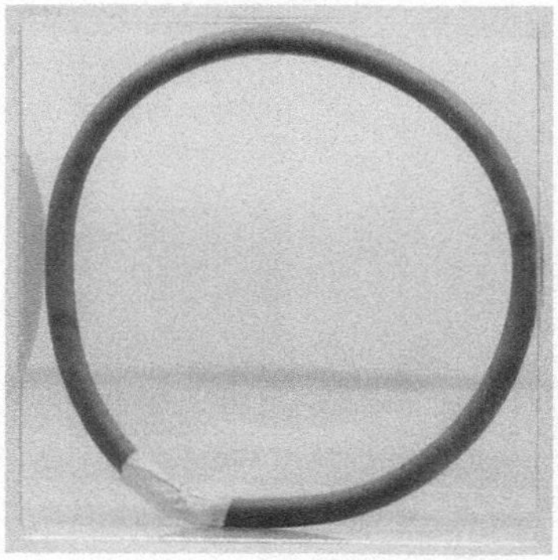

hinten

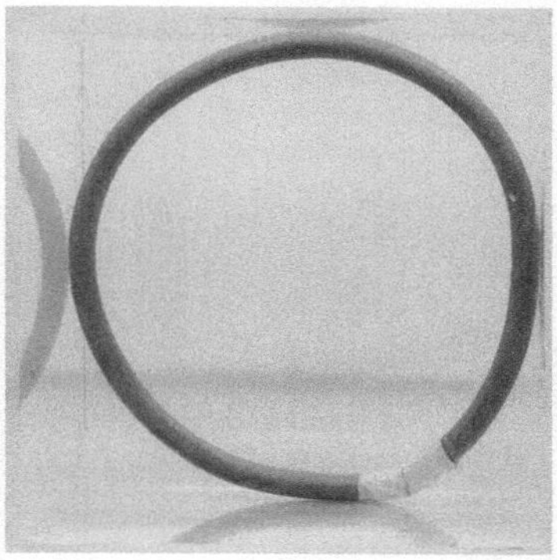

rechts

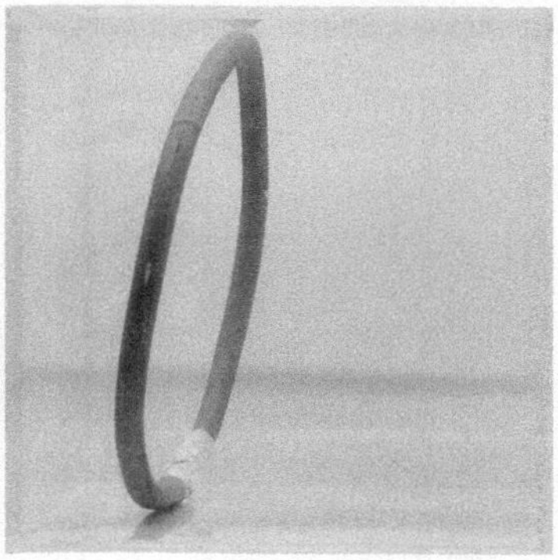

links

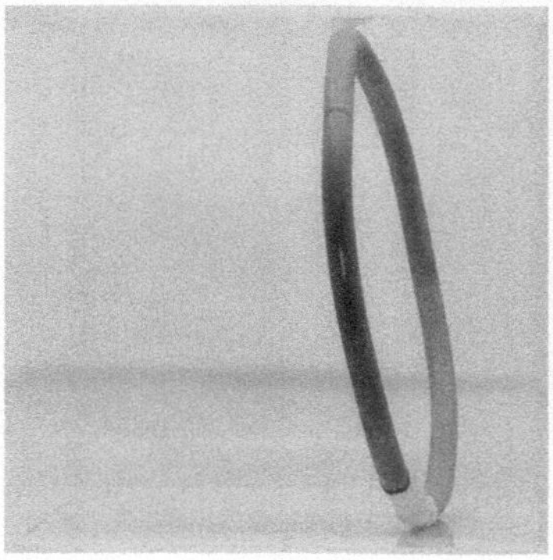

oben

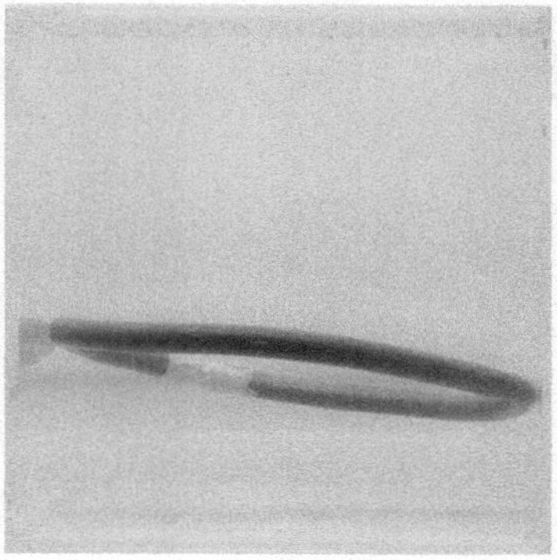

unten

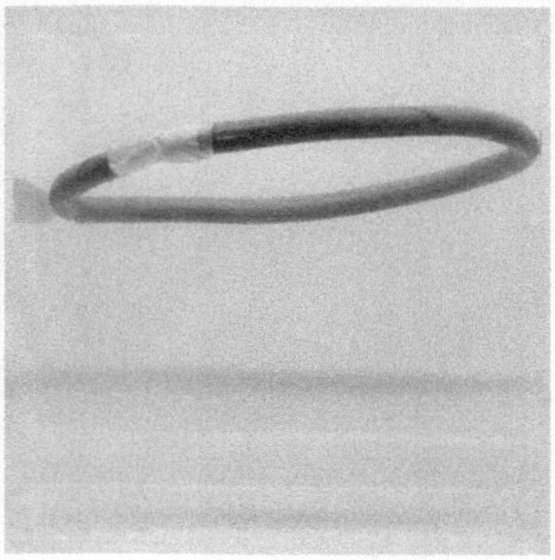

EMS-Simulation: *Die Aufgaben 50, 59, 62, 69, 70, 71 entfallen.*

Schlauchfiguren

Bearbeitungszeit 15 Minuten (TMS)
10 Minuten (EMS)

Bearbeite bitte die folgenden Aufgaben, indem du jeweils den richtigen Lösungsbuchstaben auf dem Antwortbogen markierst.

49.

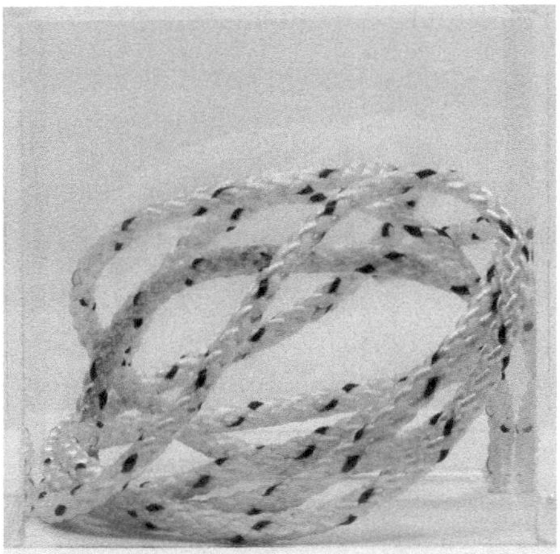

A. r
B. l
C. u
D. o
E. h

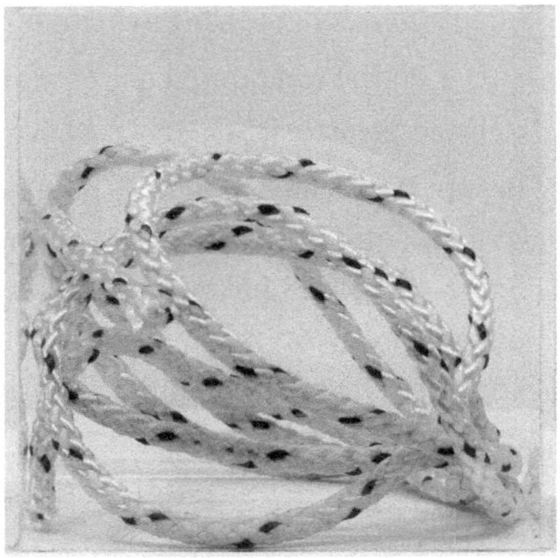

50.

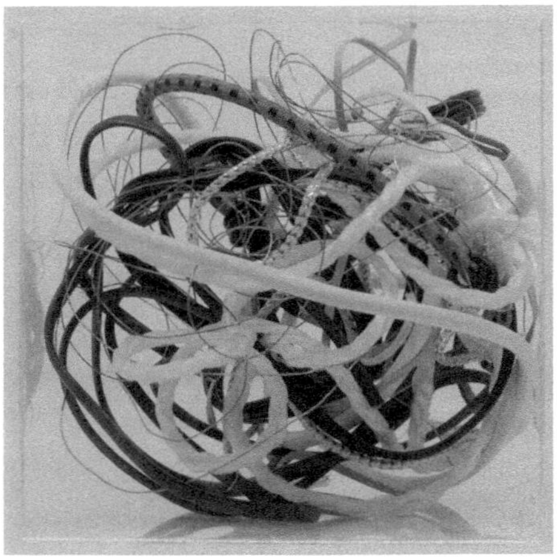

A. r
B. l
C. u
D. o
E. h

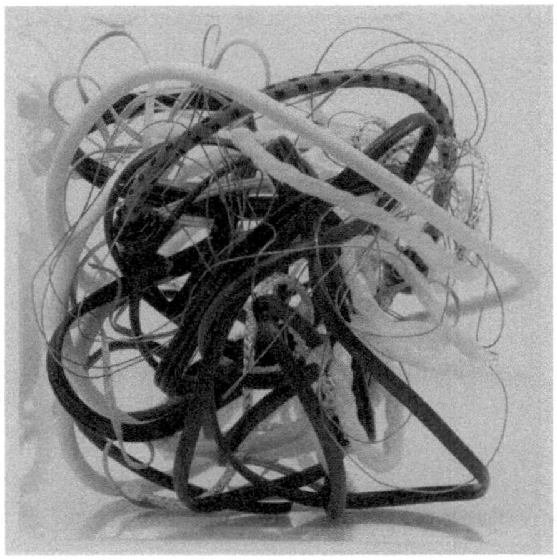

51.

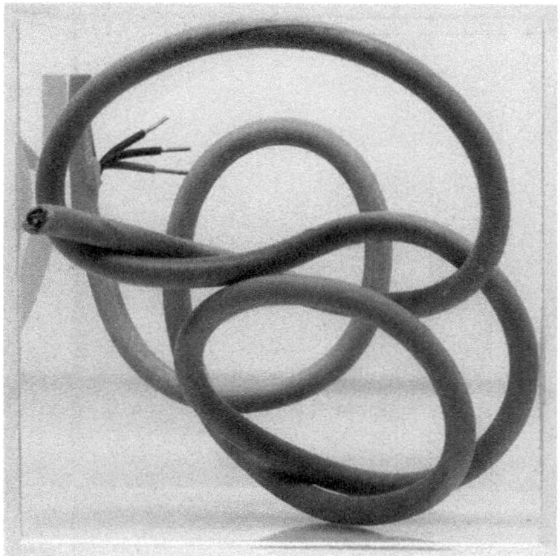

A. r
B. l
C. u
D. o
E. h

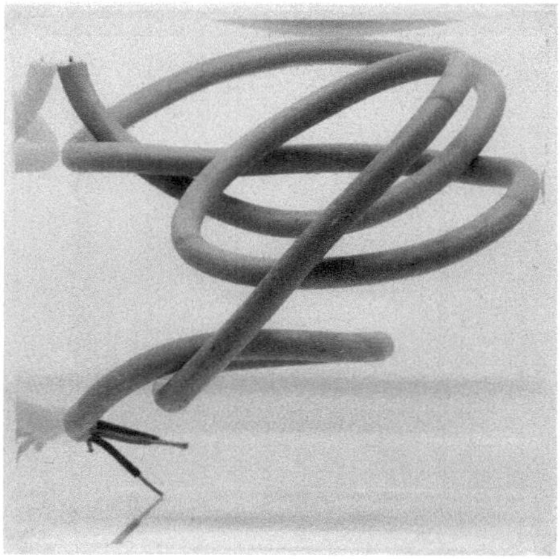

52.

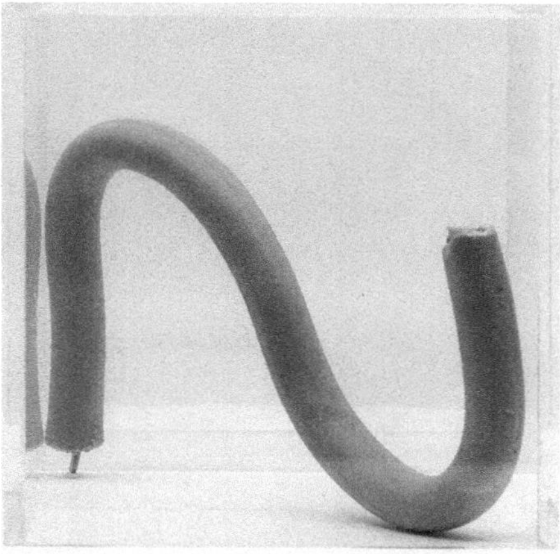

A. r
B. l
C. u
D. o
E. h

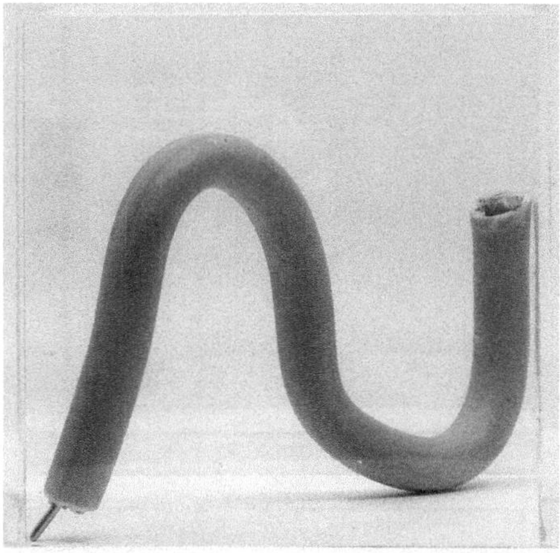

53.

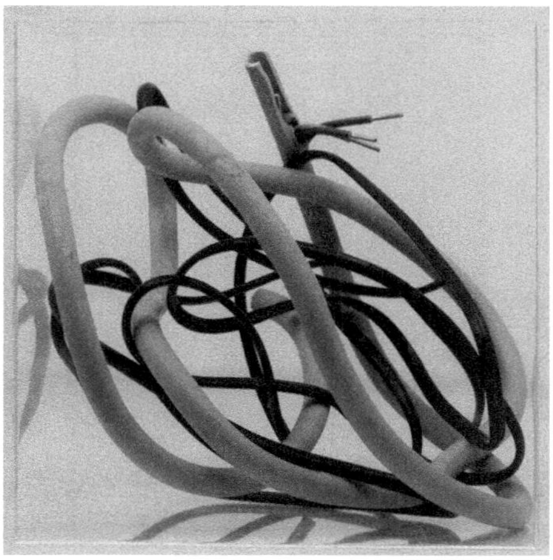

A. r
B. l
C. u
D. o
E. h

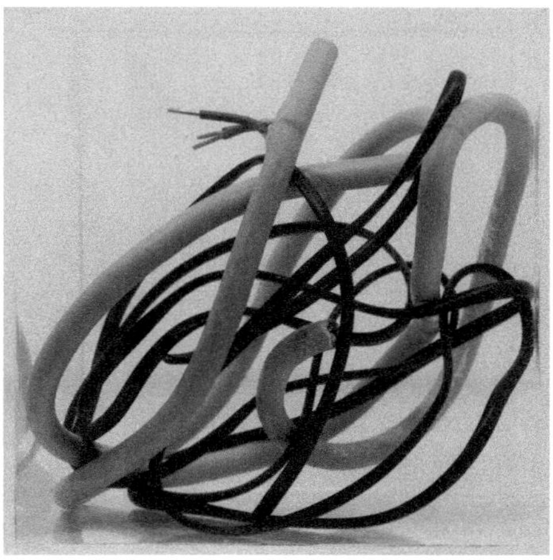

54.

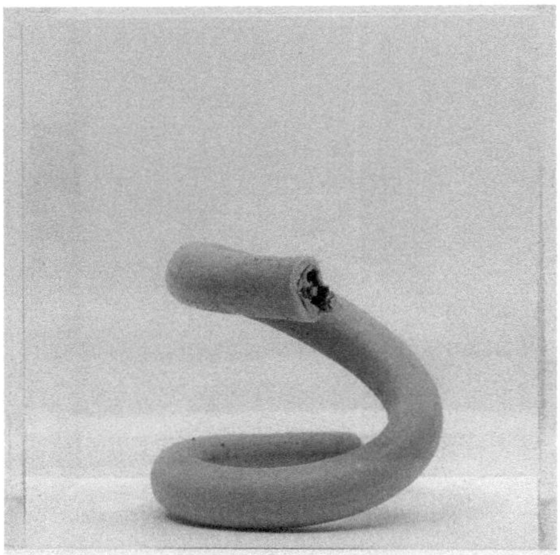

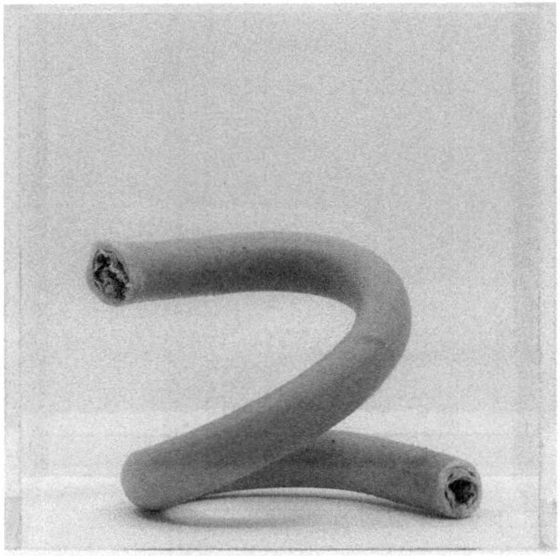

A. r
B. l
C. u
D. o
E. h

55.

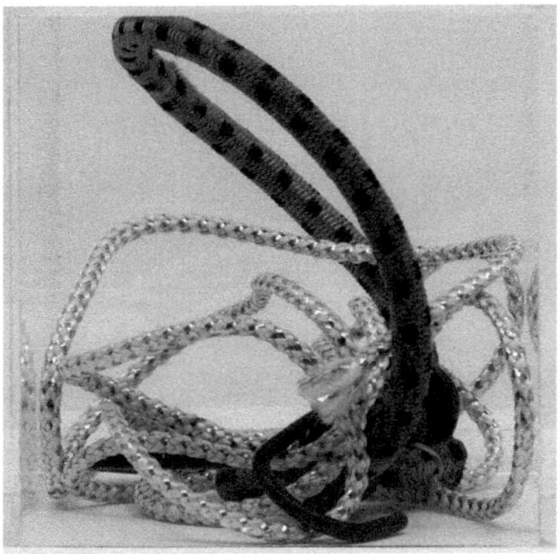

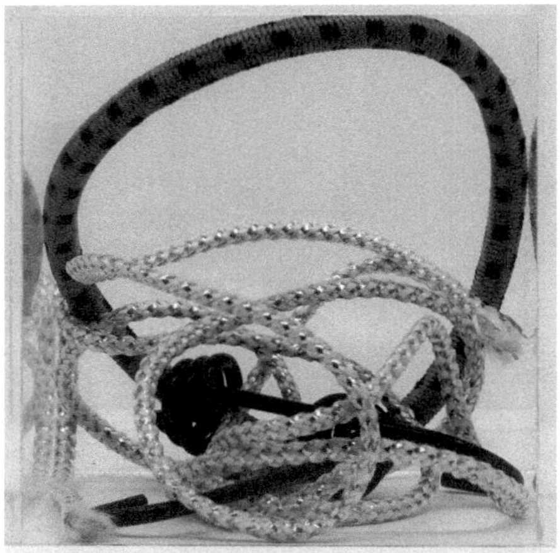

A. r
B. l
C. u
D. o
E. h

56.

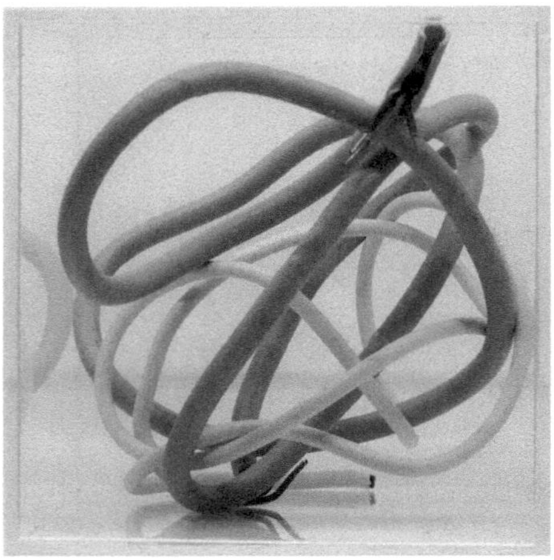

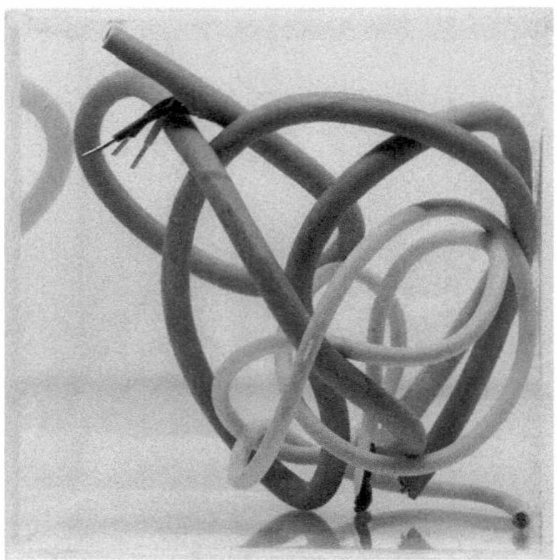

A. r
B. l
C. u
D. o
E. h

57.

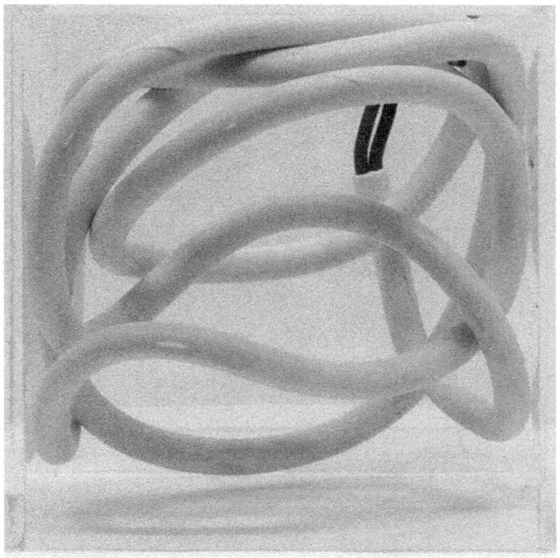

A. r
B. l
C. u
D. o
E. h

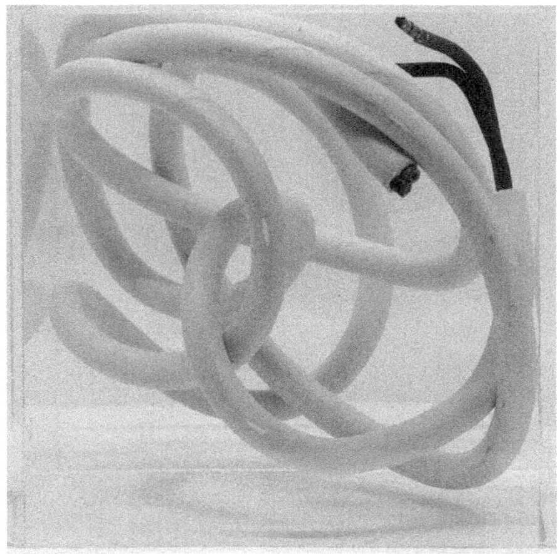

58.

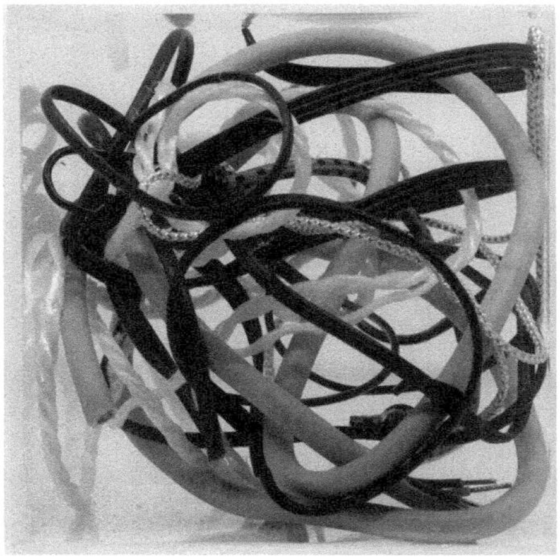

A. r
B. l
C. u
D. o
E. h

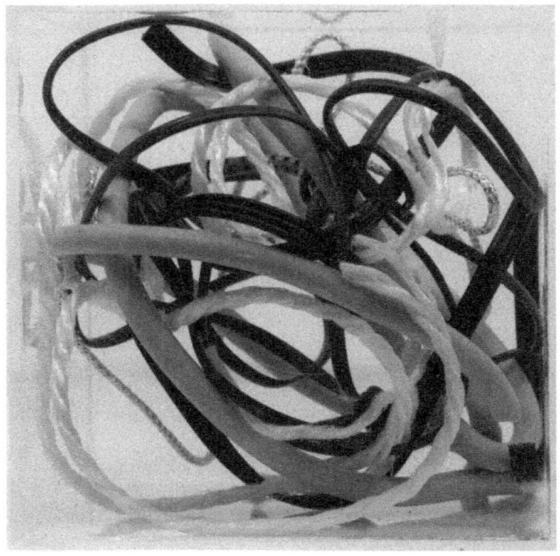

59.

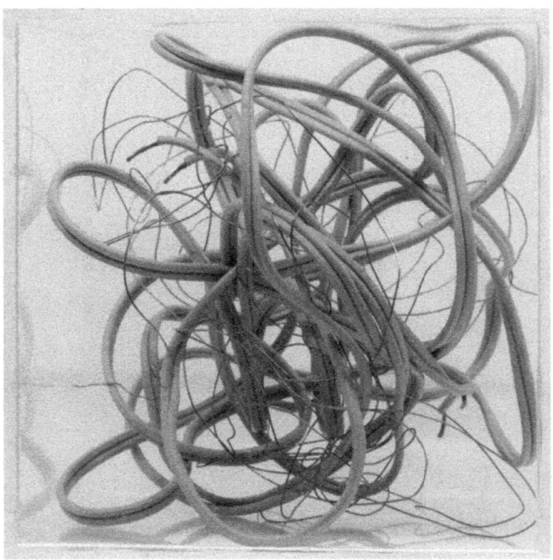

A. r
B. l
C. u
D. o
E. h

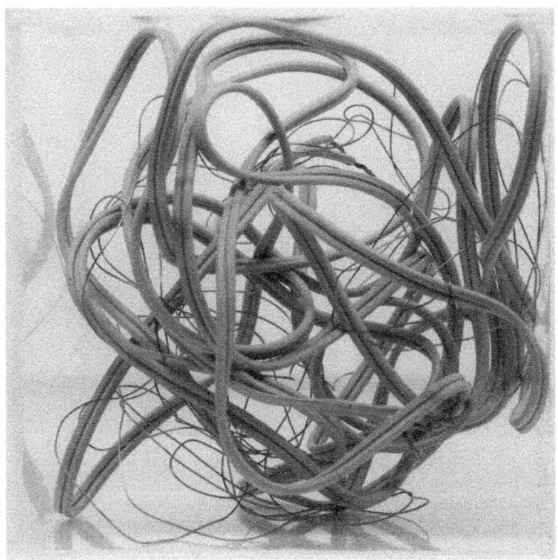

60.

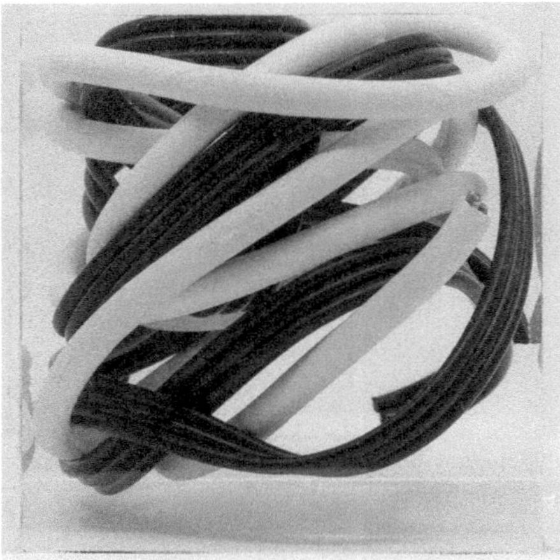

A. r
B. l
C. u
D. o
E. h

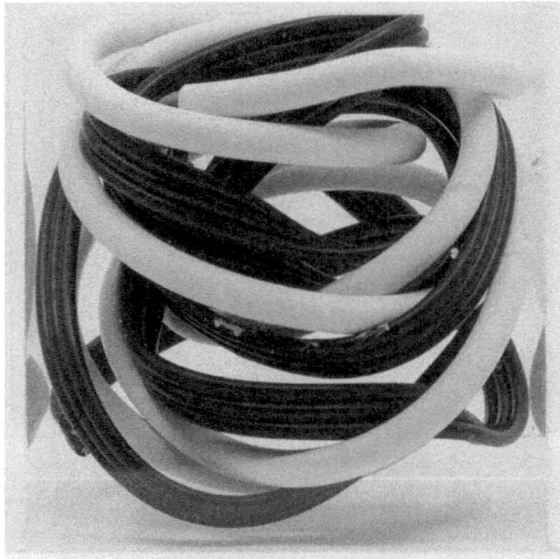

61.

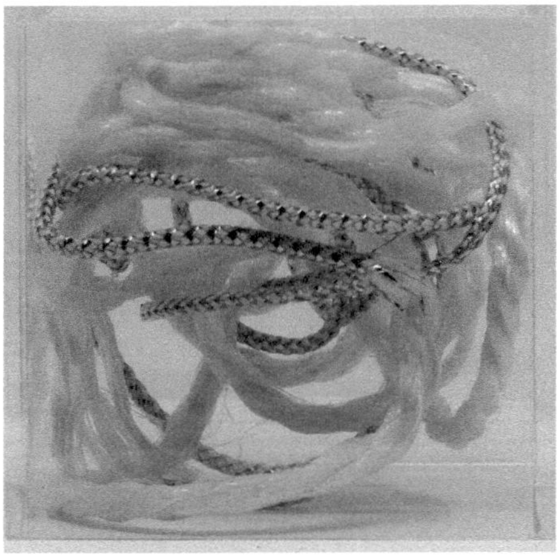

A. r
B. l
C. u
D. o
E. h

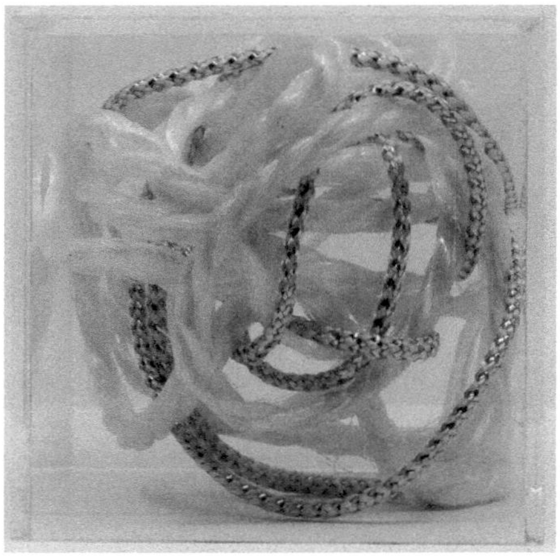

62.

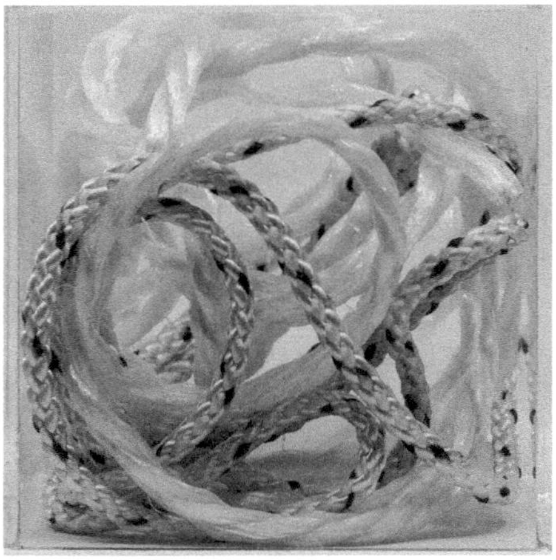

A. r
B. l
C. u
D. o
E. h

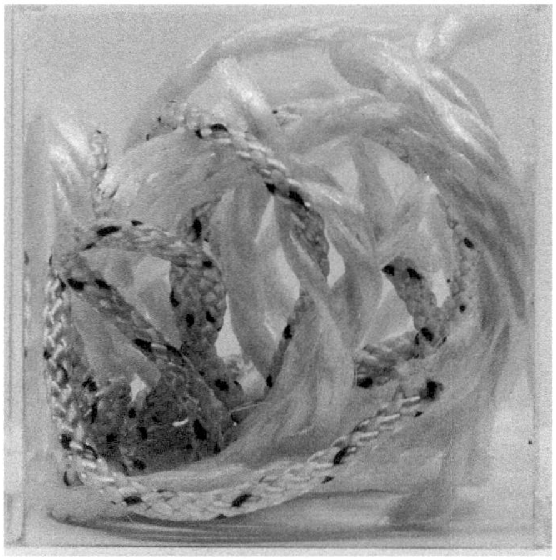

63.

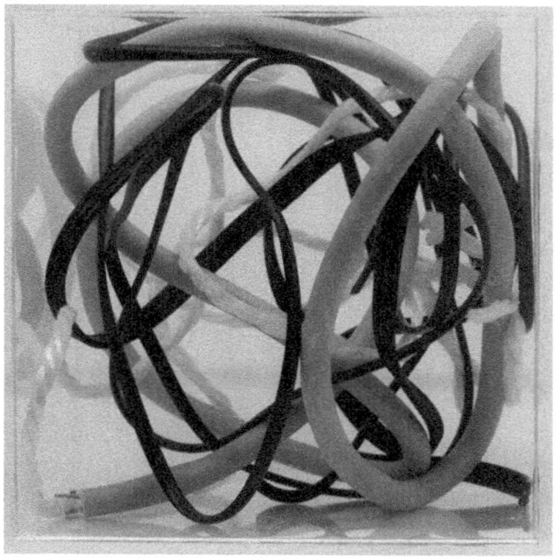

A. r
B. l
C. u
D. o
E. h

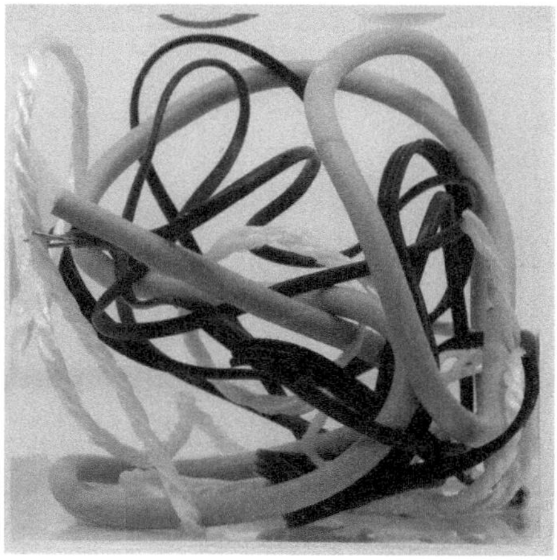

64.

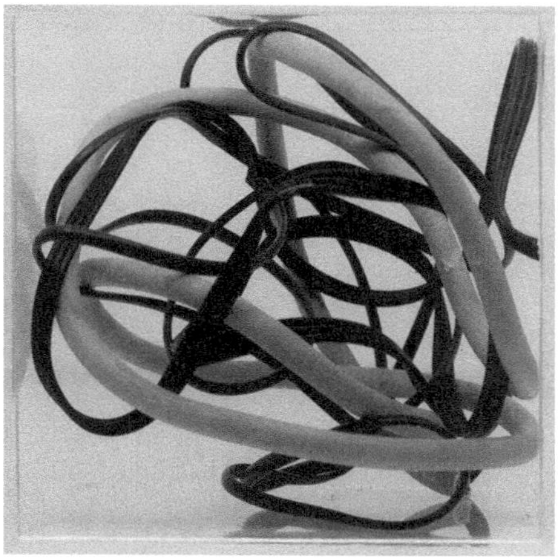

A. r
B. l
C. u
D. o
E. h

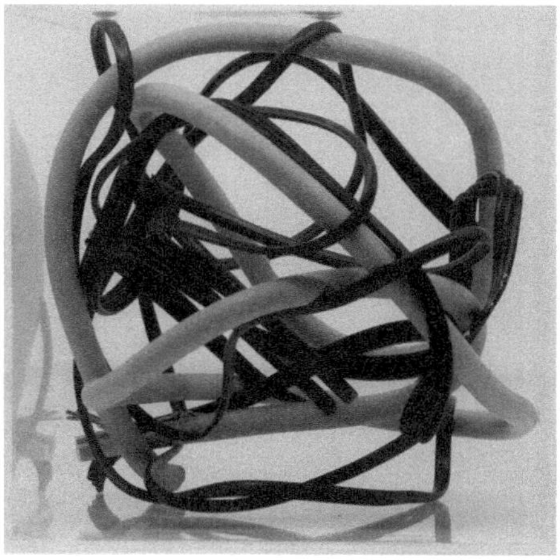

65.

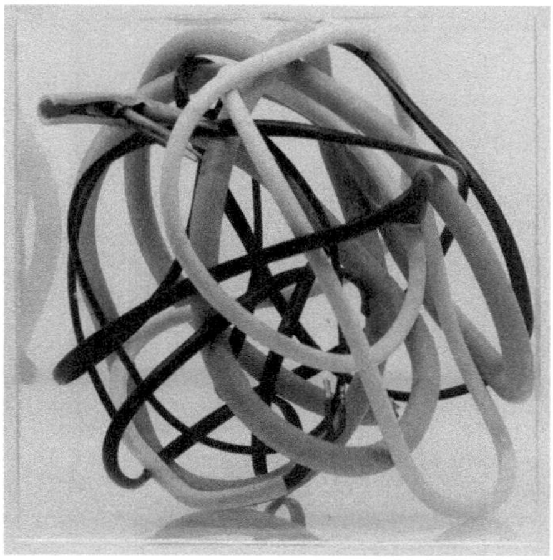

A. r
B. l
C. u
D. o
E. h

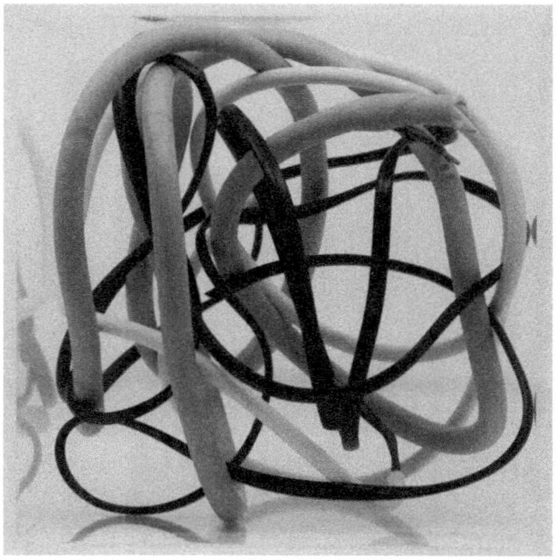

66.

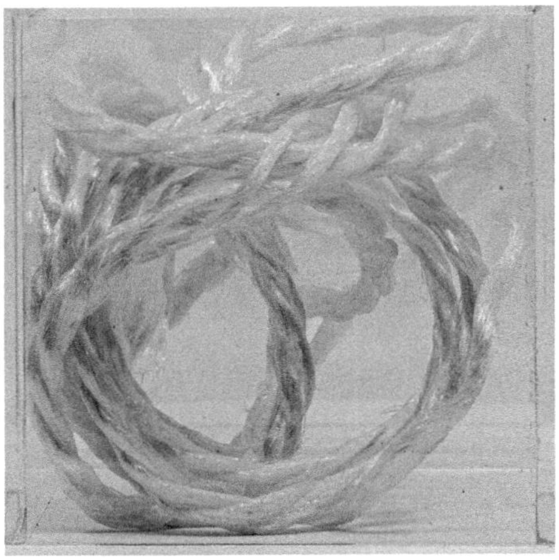

A. r
B. l
C. u
D. o
E. h

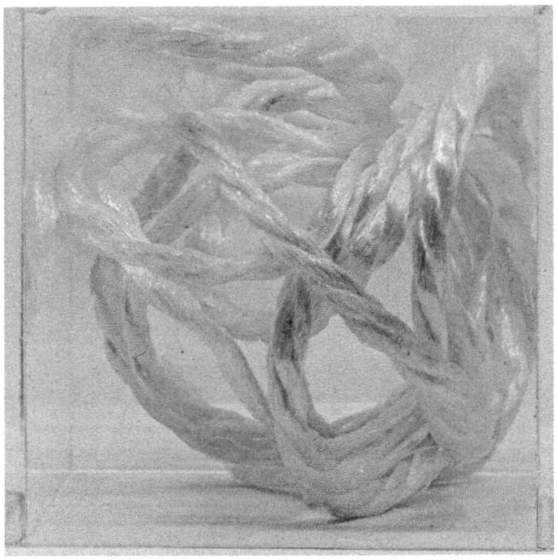

67.

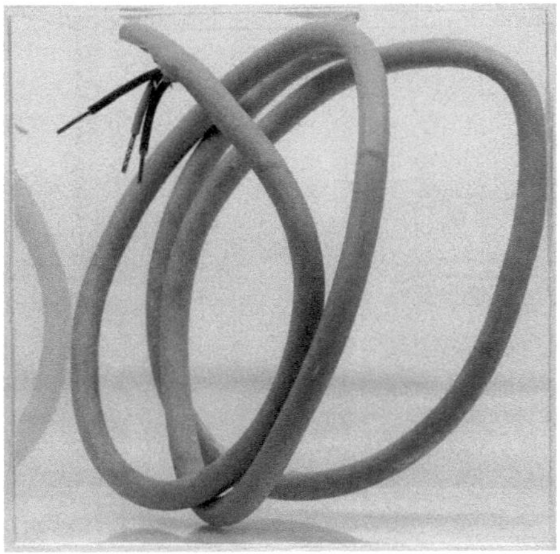

A. r
B. l
C. u
D. o
E. h

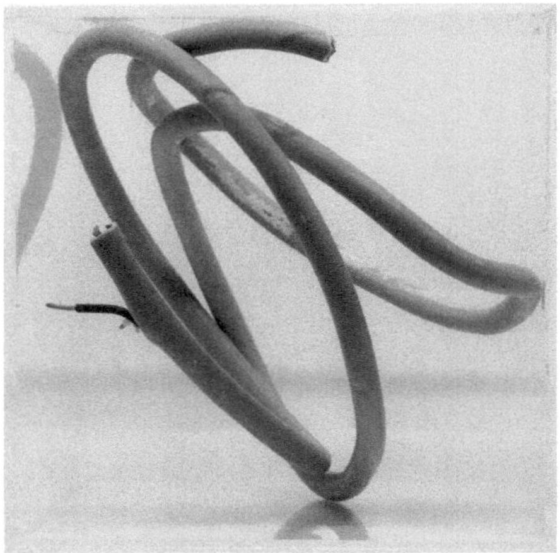

68.

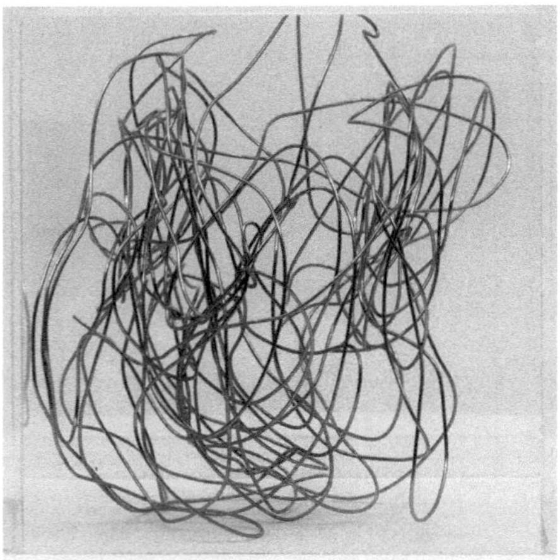

A. r
B. l
C. u
D. o
E. h

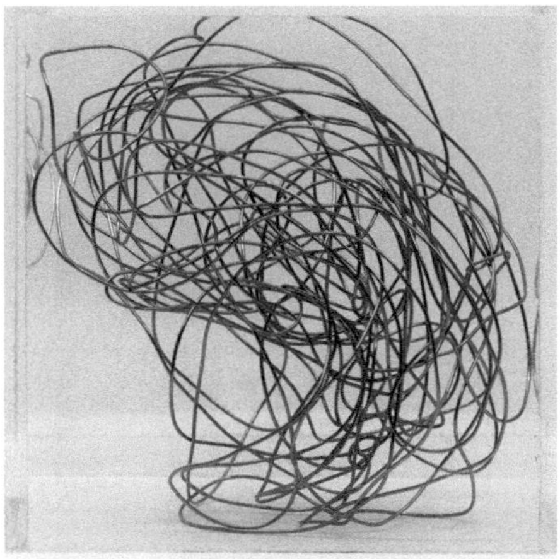

69.

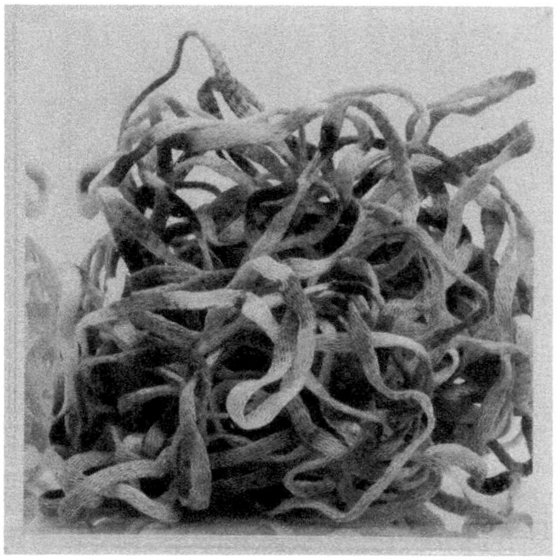

A. r
B. l
C. u
D. o
E. h

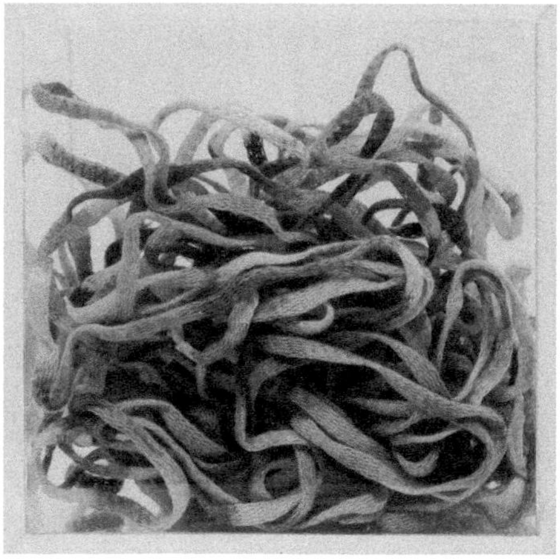

70.

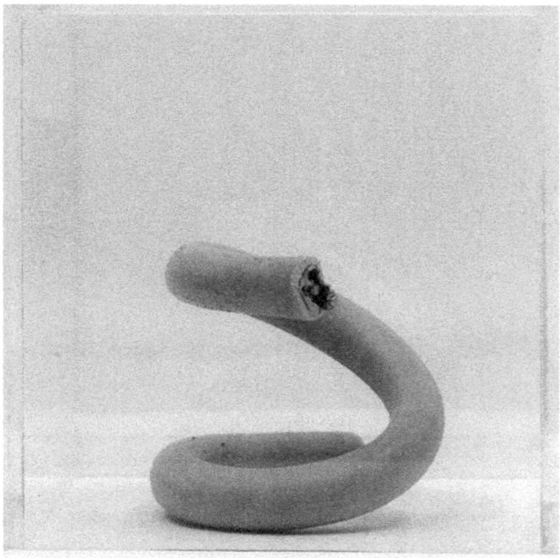

A. r
B. l
C. u
D. o
E. h

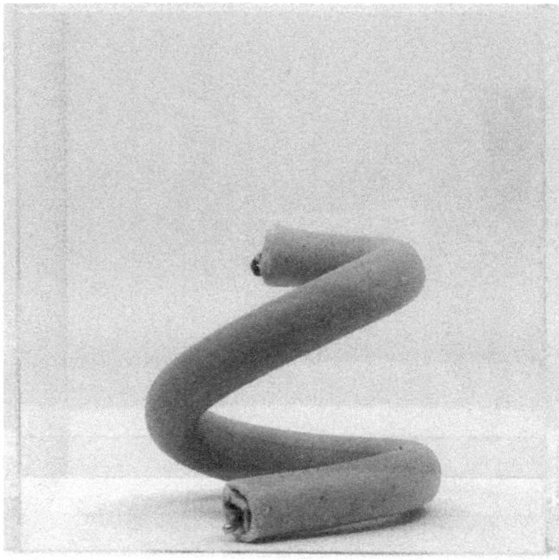

71.

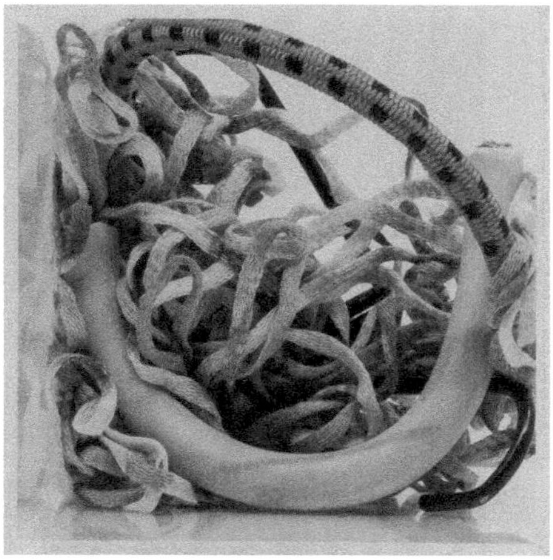

A. r
B. l
C. u
D. o
E. h

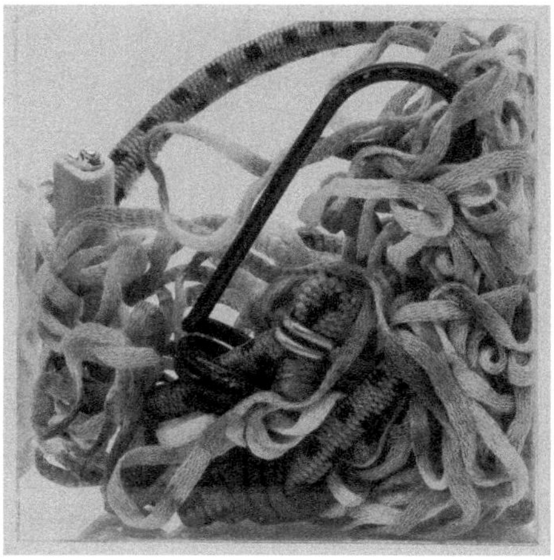

72.

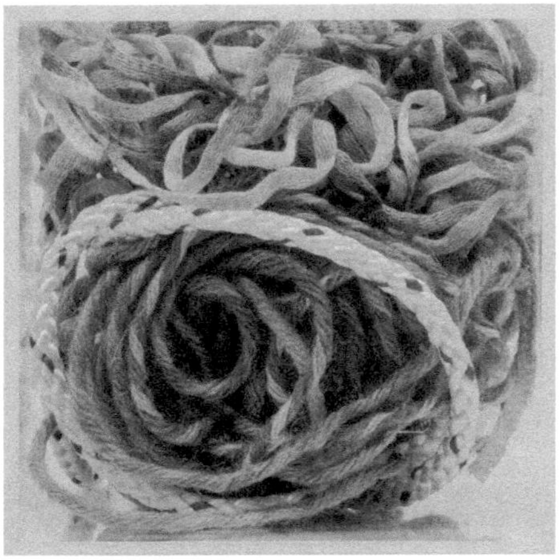

A. r
B. l
C. u
D. o
E. h

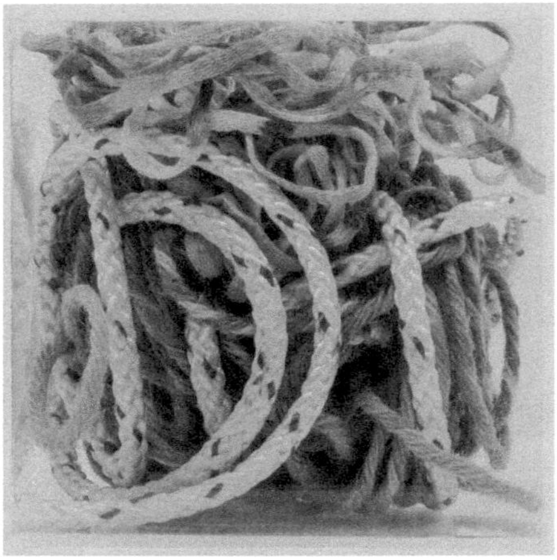

TMS / EMS I

EMS-Simulation: *Die Aufgaben 76, 77, 80, 82, 87, 94 entfallen.*

Quantitative und formale Probleme

Bearbeitungszeit 60 Minuten (TMS)
45 Minuten (EMS)

In diesem Abschnitt geht es darum, Zahlen, Einheiten und Formeln in medizinischen und naturwissenschaftlichen Zusammenhängen anzuwenden.

Bitte beantworte die folgenden Aufgaben, indem du jeweils den richtigen Lösungsbuchstaben auf dem Antwortbogen markierst.

73. **Die folgende Tabelle enthält die Ergebnisse eines physikalischen Experiments. Dabei wurden für die Größen X, Y und Z jeweils die angegebenen Werte gemessen.**

X	Y	Z
1	1	1
2	8	½
4	48	⅓
8	256	¼
10	500	⅕

Welche Beziehung ergibt sich aus den aufgeführten Werten?

A. $\frac{X}{Y \times Z}$ ist konstant.

B. $X = \frac{Y}{Z^2}$

C. $Z = \left(\frac{X}{Y}\right)^2$ ist konstant.

D. $X^2 = Y \times Z$

E. $Y \times Z^2$ ist konstant.

74. Zur Herstellung der pharmazeutischen Erzeugnisse f_1 und f_2 werden unterschiedlich viele Mengen verschiedener Ausgangsstoffe benötigt. Das folgende Schaubild gibt Aufschluss über die benötigten Einheiten der Substanzen t_1 und t_2, die wiederum bestimmte Einheiten der Rohstoffe e_1 und e_2 beinhalten.

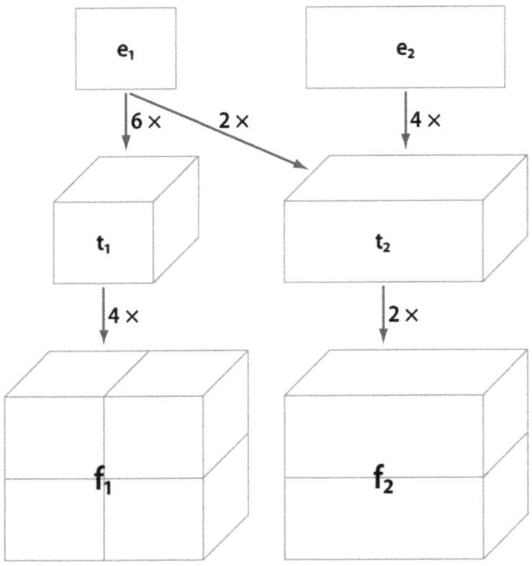

Wie viele Einheiten von e_1 werden zur Herstellung dieses Erzeugnisses benötigt?

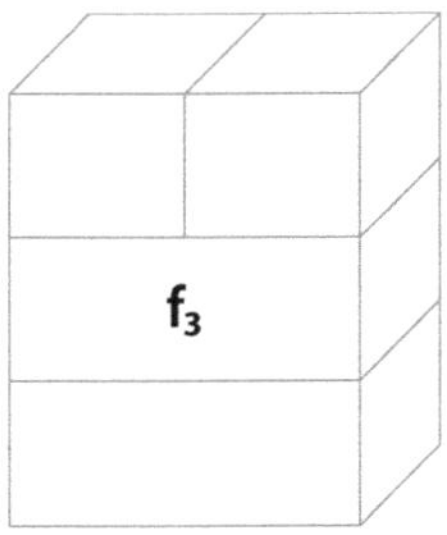

A. 4
B. 12
C. 16
D. 24
E. Keine Antwort ist richtig.

75. Gegeben sei ein Liter einer Alkohol-Wasser-Lösung mit einem Alkoholgehalt von 60 Volumenprozent, das heißt, das Volumen des Alkohols macht 60 Prozent des Gesamtvolumens der Lösung aus. Welche Menge einer Alkohol-Wasser-Lösung mit einem Alkoholgehalt von 40 Volumenprozent muss hinzugefügt werden, damit eine Lösung mit einem Alkoholgehalt von 45 Volumenprozent entsteht?

A. Weniger als 1 Liter
B. 1,5 Liter
C. 2 Liter
D. 3 Liter
E. 3,25 Liter

76. Um alle anstehenden Aufgaben zu erledigen, brauchen 9 Pflegefachkräfte in der kardiologischen Station eines Krankenhauses jeweils 8 Arbeitsstunden. Aufgrund mehrerer Notfälle steigt der Arbeitsaufwand in der Kardiologie um ein Achtel an, gleichzeitig fällt eine Pflegekraft krankheitsbedingt aus. Wie viele Überstunden müssten die verbliebenen Pflegekräfte leisten, um alle Aufgaben zu erledigen?

A. Ca. 1,5 Überstunden
B. Ca. 2 Überstunden
C. Ca. 2,5 Überstunden
D. Ca. 3 Überstunden
E. Ca. 5 Überstunden

77. Die roten Blutkörperchen (Erythrozyten) sind vor allem für den Sauerstofftransport zuständig. Sie haben grob die Form einer Scheibe, die im Zentrum auf beiden Seiten nach innen gewölbt ist. Ihre Oberfläche lässt sich annähernd als Kreiszylinder beschreiben, mit einer Mantelfläche A_M und zwei identischen Flächen A_G als Grund- bzw. Deckfläche:

$A_M = \pi \times 2 \times r \times h$

$A_G = \pi \times r^2$

Welche Oberfläche hat demnach ein Erythrozyt mit einem Durchmesser (d) von 0,008 mm und einer Dicke bzw. Höhe (h) von 0,002 mm?

A. $1{,}8 \times 10^{-6}$ mm^2
B. $1{,}5 \times 10^{-3}$ mm^2
C. $2{,}5 \times 10^{-4}$ cm^2
D. $1{,}5 \times 10^{-4}$ mm^2
E. $1{,}8 \times 10^{-6}$ cm^2

78. Als biologische Halbwertszeit (HWZ) bezeichnet man diejenige Zeitspanne, während der exakt die Hälfte der Ausgangsmenge eines bestimmten Wirkstoffs im Körper abgebaut bzw. ausgeschieden wird. Angenommen, Substanz A hat eine HWZ von 4 Stunden und Substanz B eine HWZ von 6 Stunden: Zu welchem Zeitpunkt liegen beide Substanzen in gleichen Mengen vor, wenn zu Beginn der Beobachtung 100 mg von Substanz A und 50 mg von Substanz B im Körper eines Patienten vorhanden waren?

A. Nach 2 Tagen
B. Nach 24 Stunden
C. Nach 18 Stunden
D. Nach 12 Stunden
E. Nach 10 Stunden

79. Ein Sportler setzt während eines Wettkampfs innerhalb von 5 Minuten eine Energiemenge von 420 Kilojoule (kJ) frei. Sein Körper stellt diese Energie auf oxidativem Wege bereit, indem er energiereiche Nährstoffe unter dem Verbrauch von Sauerstoff abbaut. Wie hoch ist der Sauerstoffbedarf des Sportlers pro Minute, wenn ein Sauerstoffverbrauch von 1 Liter einer Energiemenge von rund 21 kJ entspricht?

A. 2 l
B. 3 l
C. 3,5 l
D. 4 l
E. 4,5 l

80. Die empfohlene Tagesdosis Sperafil beträgt für Erwachsene 30–40 mg und für Kinder von 1–6 Jahren 15–20 mg (jeweils pro kg Körpergewicht). Eine Kapsel enthält 100 mg des Wirkstoffs und kann nur als Ganzes eingenommen werden. Wie viele Kapseln sind zur Behandlung eines 5 Jahre alten, 18 kg schweren Mädchens pro Woche nötig?

A. 21 Kapseln
B. 18 Kapseln
C. 24 Kapseln
D. 12 Kapseln
E. Mehr als 24 Kapseln

81. Zwei Widerstände R_1 und R_2 werden in einem elektrischen Stromkreis parallel geschaltet. Beide zusammen verhalten sich im Stromkreis so wie ein einziger Ersatzwiderstand R_g. Es gilt:

$$\frac{1}{R_g} = \frac{1}{R_1} + \frac{1}{R_2}$$

Wie lässt sich der Ersatzwiderstand berechnen, wenn R_2 doppelt so groß ist wie R_1?

A. $\frac{1}{R_g} = \frac{2}{3} R_1$

B. $R_g = \frac{1+R_2}{R_1}$

C. $R_g = \frac{2}{3} R_1$

D. $R_g = \frac{2 \times R_1}{R_2}$

E. $\frac{1}{R_g} = \frac{1}{3 \times R_1}$

82. Ethanol besteht aus zwei Kohlenstoffatomen, sechs Wasserstoffatomen und einem Sauerstoffatom. Ein Kohlenstoffatom ist rund 12-mal und ein Sauerstoffatom gut 16-mal so schwer wie ein Wasserstoffatom. Wie groß ist der Prozentanteil beider Kohlenstoffatome zusammen an der Masse eines Ethanol-Moleküls?

A. Ca. 20 %
B. Ca. 30 %
C. Ca. 40 %
D. Ca. 50 %
E. Ca. 60 %

83. Bei der Behandlung von Tumorpatienten wird ionisierte Strahlung eingesetzt. Der bestrahlte Bereich des Körpers absorbiert in Abhängigkeit von seiner Masse m einen bestimmten Anteil der Energie der Strahlung. Die aufgenommene Energiedosis D berechnet sich im Fall der β-Strahlung wie folgt:

$$D = \frac{E}{3 \times m}$$

Wie groß ist D bei einem 24 g schweren adulten Thymus und einer kinetischen Energie der β-Strahlung von $E = 7{,}2 \times 10^{-15}$ J?

A. $D = 10^{-13} \frac{J}{kg}$

B. $D = 10^{-15} \frac{J}{kg}$

C. $D = 2{,}2 \times 10^{-15} \frac{J}{kg}$

D. $D = 4{,}2 \times 10^{-17} \frac{J}{kg}$

E. $D = 4{,}2 \times 10^{-15} \frac{J}{kg}$

84. Menschliches Blut hat eine Dichte von ca. 1,06 g/cm³ und bei Erwachsenen einen Anteil von rund 8 Prozent der Körpermasse. Die Analyse des Blutes einer 75 kg schweren, erwachsenen Patientin ergibt 10.000 Leukozyten (weiße Blutkörperchen) pro Mikroliter (10^{-6} l) Blut. Wie groß ist auf Grundlage dieser Werte die Gesamtzahl der Leukozyten im Körper der Frau?

A. Ca. $5{,}7 \times 10^{12}$
B. Ca. $3{,}4 \times 10^{10}$
C. Ca. $5{,}7 \times 10^{10}$
D. Ca. $3{,}4 \times 10^{9}$
E. Ca. $5{,}7 \times 10^{9}$

85. **Wenn Licht von einem Medium in ein anderes übertritt, wird es zu divergierenden Teilen gebrochen und reflektiert. Der Brechungsindex beschreibt das Verhältnis der Wellenlänge des Lichtes im Vakuum zur Wellenlänge des Lichtes im jeweiligen Medium. Der Einfallswinkel α ist der Winkel, in dem das Licht beim Übergang in ein anderes Medium auf dieses auftrifft. Der Brechungswinkel β ist der Winkel, um den das Licht beim Übergang auf das zweite Medium vom Lot abgelenkt wird. Das Produkt aus dem Brechungsindex des ersten Mediums und dem Sinus des Einfallswinkels entspricht dem Produkt aus dem Brechungsindex des zweiten Mediums und dem Sinus des Brechungswinkels. Welche Formel ist, basierend auf dieser Beschreibung, korrekt aufgestellt?**

A. $\frac{n_1}{\sin\alpha} = \frac{n_2}{\sin\beta}$

B. $\frac{\sin\alpha}{\sin\beta} = \frac{n_1}{n_2}$

C. $n_1 \times \sin\beta = n_2 \times \sin\alpha$

D. $\sin\alpha = \frac{n_2 \times \sin\beta}{n_1}$

E. $\sin\beta = \frac{n_2}{\sin\alpha \times n_1}$

86. **Zur Bestimmung von Gasvolumina verwendet man unter anderem die STPD-Bedingung (Standard Temperature, Pressure, Dry). Sie definiert den Umgebungszustand mit einer Temperatur von 0 Grad Celsius (273 Kelvin) und einem Luftdruck von 101,3 kPa. Anhand dieser Standardbedingungen kann die Menge der Sauerstoff-Aufnahme und Kohlenstoffdioxid-Abgabe bei der menschlichen Atmung berechnet werden. Die Formel dazu lautet $P \times V = n \times R \times T$. Die Einheiten der einzelnen Größen sind:**

Druck: $[P] = Pa = \frac{N}{m^2} = \frac{kg \times \frac{m}{s^2}}{m^2}$ Stoffmenge: $[n] = mol$ Temperatur: $[T] = K$

Allgemeine Gaskonstante: $[R] = J \times mol^{-1} \times K^{-1} = kg \times m^2 \times s^{-2} \times mol^{-1} \times K^{-1}$

Welche Einheit hat V?

A. $[V] = m^3$

B. $[V] = \frac{1}{m^3}$

C. $[V] = \frac{1}{m^2}$

D. $[V] = m^2$

E. $[V] = \frac{kg \times m^2}{s^2}$

87. **Auf Nährböden werden verschiedene Pilzkulturen gezüchtet. Zu Beginn des Experiments weisen alle Kulturen die gleiche Anzahl an Zellen auf, doch sie vermehren sich mit unterschiedlicher Geschwindigkeit. Innerhalb eines Tages wächst (jeweils in Bezug zur anfänglichen Zellenanzahl): Kultur A proportional zum Ausgangswert, Kultur B umgekehrt proportional zum Ausgangswert, Kultur C proportional zum Quadrat des Ausgangswertes, Kultur D proportional zur 3. Potenz des Ausgangswertes und Kultur E umgekehrt proportional zur 3. Potenz des Ausgangswertes. Welcher Vorschlag gibt die Reihenfolge der Pilzkulturen – aufsteigend nach Zellmenge – zu Beginn des 9. Tages korrekt wieder? Der Proportionalitätsfaktor ist in allen Fällen identisch.**

A. B – A – E – C – D
B. A – B – E – D – C
C. E – A – B – D – C
D. E – B – A – C – D
E. B – E – A – D – C

88. **Eine 80 kg wiegende Frau trinkt schnell hintereinander zwei 0,3-Liter-Gläser Bier mit einem Alkoholgehalt von 5 %. 90 Minuten später wird der Blutalkoholspiegel (die Blutalkoholkonzentration) der Frau gemessen. Welcher Promille-Wert ergibt sich, wenn Alkohol eine Dichte von 0,8 g/ml hat, mit 0,15 Promille pro Stunde im Körper abgebaut wird und sich bei Frauen im Schnitt auf 60 % des Körpergewichts verteilt?**

A. Rund 0,18 Promille
B. Rund 0,28 Promille
C. Rund 0,55 Promille
D. Rund 0,9 Promille
E. Rund 1,8 Promille

89. **Der Körper eines Diabetikers produziert bzw. verwertet nicht genügend Insulin, um den Blutzuckerspiegel zu regulieren. Daher führen sich Erkrankte dieses Hormon per Injektion zu, abhängig vom Kohlenhydratgehalt der aufzunehmenden Nahrung, welcher auch in Broteinheiten (BE) bemessen wird: 12 g Kohlenhydrate = 1 BE. Wie stark das Insulin den Blutzucker senkt, ist individuell verschieden. Angenommen, der Blutzuckerspiegel eines Patienten sollte nicht über 150 mg/dl steigen und wird durch eine Insulin-Einheit um 30 mg/dl gesenkt: Wie viel Insulin müsste sich der Patient bei einem Blutzucker-Ausgangswert von 120 mg/dl mindestens spritzen, wenn er ein Brot (24 g Kohlenhydrate) mit Marmelade (12 g Kohlenhydrate) frühstücken möchte und 1 BE den Blutzucker um etwa 40 mg/dl erhöht?**

A. 1 Einheit
B. 2 Einheiten
C. 3 Einheiten
D. 4 Einheiten
E. 5 Einheiten

90. Ein elektrischer Schwingkreis oder auch Resonanzkreis ist eine spezielle elektrische Schaltung aus einer Spule und einem Kondensator. Aufgrund ihrer unterschiedlichen Eigenschaften tauschen die Bauteile periodisch Energie aus, sodass abwechselnd eine hohe Spannung oder eine hohe Stromstärke auftritt. Die Resonanzfrequenz f_0 berechnet sich wie folgt:

$$f_0 = \frac{1}{2\pi\sqrt{LC}}$$

Welche Dimension hat die Induktivität L der Spule bei den angegebenen Dimensionen für C und f_0?

$$[C] = F = \frac{A \times s}{V} \qquad [f_0] = \frac{1}{s}$$

A. $[L] = \frac{V}{A \times 4 \times \pi^2}$

B. $[L] = \frac{V \times s}{A \times 4 \times \pi^2}$

C. $[L] = \frac{A \times s^2}{V \times 2 \times \pi^2}$

D. $[L] = \frac{A \times V}{\pi^2 \times s^2}$

E. $[L] = \frac{V \times A}{s \times 4 \times \pi^2}$

91. Die SI-Einheit der Stoffmenge ist das Mol (Einheitenzeichen mol). Das Molvolumen bezeichnet das Volumen von 1 mol eines idealen Gases unter Normalbedingungen und beträgt ca. 22,4 l/mol. Die molare Masse M eines Stoffes ist die Masse pro Stoffmenge. Wie viel wiegt der in 100 l Luft enthaltene Stickstoff mit einer molaren Masse von 28 g/mol, wenn der Stickstoffanteil der Luft 78,1 % beträgt?

A. Ca. 50 g

B. Ca. 65 g

C. Ca. 80 g

D. Ca. 90 g

E. Ca. 100 g

92. **Die Hauptbestandteile der menschlichen Nahrung sind Kohlenhydrate, Eiweiße und Fette. Sie liefern unterschiedliche Mengen an Energie, die in Joule oder häufig auch in Kalorien (1 Kalorie entspricht rund 4,2 Joule) angegeben wird: So besitzt 1 Gramm Kohlenhydrat oder Eiweiß einen Brennwert von rund 17 Kilojoule, 1 Gramm Fett kommt auf 39 Kilojoule. Der tägliche Energiebedarf sollte höchstens bis zu etwa 30 Prozent durch Fett gedeckt werden. Wie viel Fett dürfte ein erwachsener Mann mit einem durchschnittlichen Tagesbedarf von 2.500 Kilokalorien pro Tag demnach täglich zu sich nehmen?**

A. Rund 18 Gramm
B. Rund 126 Gramm
C. Rund 54 Gramm
D. Rund 320 Gramm
E. Rund 81 Gramm

93. **Energie lässt sich physikalisch verstehen als Fähigkeit, Arbeit zu verrichten. Die Hubarbeit beispielsweise ist definiert als die Arbeit, die an einem ruhenden Körper der Masse m verrichtet werden muss, um ihn in einem Schwerefeld mit der Fallbeschleunigung g um die Hubhöhe h zu bewegen.**

Die Formel für Hubarbeit lautet:

$$W_{Hub} = m \times g \times h$$

Die Einheit der Arbeit ist das Newtonmeter:

$$1\,Nm = 1\frac{m^2 kg}{s^2}$$

Wie wird demnach der Faktor g angegeben?

A. In $\frac{m}{s}$
B. In $\frac{m}{s^2}$
C. In $\frac{s^2\,kg}{m}$
D. In $\frac{kg}{s^2}$
E. In $m^2 kg$

94. **Der Hersteller eines Schwangerschaftstests gibt eine Fehlerquote von 5 Prozent an. Bei 100 Frauen, die den Test durchführen, wird 20-mal ein positives Ergebnis angezeigt. Wie hoch ist – angenommen, die 5 Prozent Fehlerquote stimmen exakt – der Prozentanteil der tatsächlich Schwangeren an allen Frauen, die den Test durchgeführt haben?**

A. 15 Prozent
B. 19 Prozent
C. 20 Prozent
D. 23 Prozent
E. 35 Prozent

95. **Kondensatoren sind elektrische Bauelemente, die elektrische Ladungen (Q) – und damit zusammenhängend: elektrische Energie (W) – speichern können. Es gelten folgende Formeln:**

$$Q = C \times U \qquad W = \frac{1}{2} C \times U^2$$

Hierbei steht C für die Kapazität des Kondensators und U für die Spannung. Außerdem kann die elektrische Feldstärke E eines Kugelkondensators in Abhängigkeit von der Ladung, dem Kugelradius r und den Konstanten ε_0 und ε_r wie folgt berechnet werden:

$$E = \frac{Q}{4\pi r^2 \varepsilon_0 \varepsilon_r}$$

Wie lässt sich mithilfe der angegebenen Gleichungen die Kapazität C des Kondensators berechnen, wenn weder Q noch U bekannt ist?

A. $C = 4\pi r^2 \varepsilon_0 \varepsilon_r \times W$

B. $C = \frac{E}{W \times \pi r^2 \varepsilon_0 \varepsilon_r}$

C. $C = W \times E \times 4\pi r^2 \varepsilon_0 \varepsilon_r$

D. $C = \frac{E^2 \times 8\pi^2 r^4 \varepsilon_0^{\,2} \varepsilon_r^{\,2}}{W}$

E. $C = \frac{E \times 8\pi r \varepsilon_0 \varepsilon_r}{U \times W}$

96. **Bei einem physikalischen Gesetz gilt: Die Größen A und B sind proportional, die Größen B und C umgekehrt proportional. Wenn C sehr viel größer wird als D, nähert sich das Produkt von B und E zunehmend an 0 an. Welche Formel gibt diese Zusammenhänge richtig wieder?**

A. $E = \frac{A \times D}{B \times C}$

B. $E = A \times B \times \frac{D}{C}$

C. $B = \frac{A \times (D - C)}{E}$

D. $B = \frac{A \times C \times E}{D}$

E. $E = \frac{B}{A} \times \frac{D}{C}$

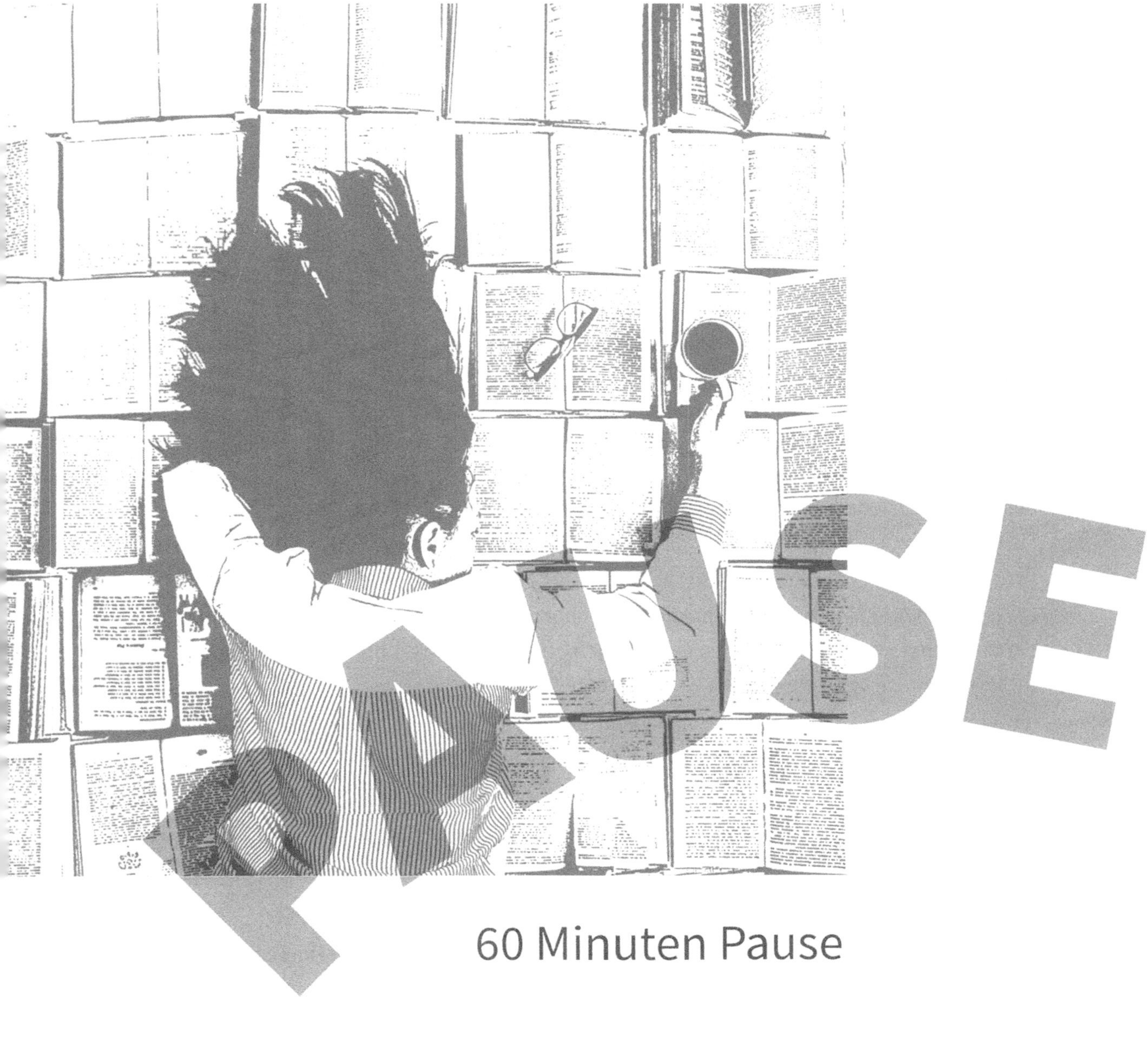

60 Minuten Pause

TMS / EMS I

Figuren lernen (Einprägephase)

Aufgabenerklärung

Wie gut kannst du dir visuelle Details einprägen?

Nun liegen dir 20 Figuren vor. In jeder Figur ist eine Teilfläche schwarz gefärbt – bitte merke dir, um welche es sich handelt.

Hierzu ein Beispiel

Aufgabe

1.

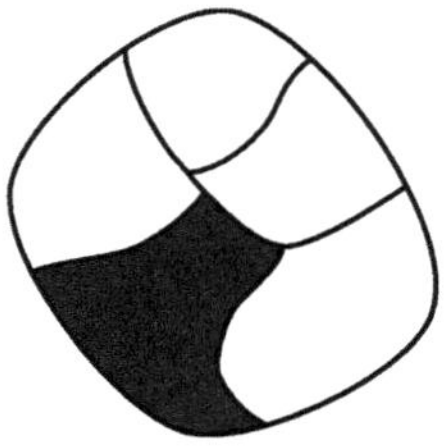

Antwort

1.

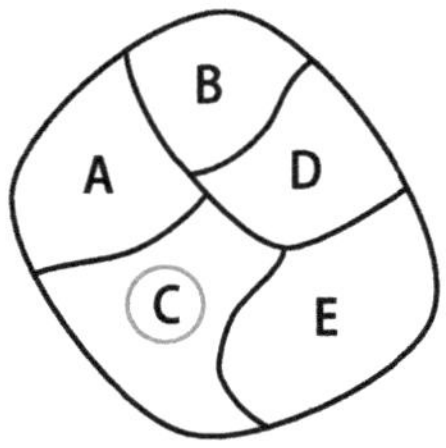

Bitte beachte: Die Reihenfolge, in der dir die Figuren zum Einprägen vorliegen, entspricht nicht der Reihenfolge in der späteren Reproduktionsphase.

Bearbeitungstipps

- Beim Einprägen und in der Reproduktionsphase liegen die Figuren in identischer Form vor. Sie werden weder gedreht noch gespiegelt, weder verkleinert noch vergrößert oder auf andere Weise verändert.
- Die Reihenfolge ist jedoch unterschiedlich. Es bringt also nichts, sich einfach nur nacheinander die Lage der schwarzen Flächen einzuprägen („erste Figur links unten", „zweite Figur rechts oben" …), ohne die Figuren wiedererkennen zu können.
- Am besten kommst du voran, wenn du jede Abbildung in ein einprägsames Bild verwandelst: z. B. Entenschnabel, Vogel, Pirat mit Augenklappe, Fischflosse, Arm eines Gummibärchens, Tunneleinfahrt, Mensch mit Mundschutz, Schuhspitze …
- Dabei gibt es zwei Methoden: Einmal kannst du dir die schwarze Teilfläche als Element der gesamten Figur merken („Pirat mit Augenklappe"). Ist die Teilfläche allein markant genug, kannst du dich auch darauf konzentrieren und ein passendes Bild finden („Vogel").

In den letzten Jahren ist der Untertest zunehmend schwieriger geworden. Die Figuren ließen sich kaum unterscheiden, viele sahen aus wie Volleybälle – einen Eindruck vermitteln die Aufgaben der zweiten Testsimulation.

Figuren lernen (Einprägephase)

Einprägezeit 4 Minuten

Bitte merke dir, welche Teilflächen schwarz gefärbt sind. Hierbei darfst du dir keine Notizen machen.

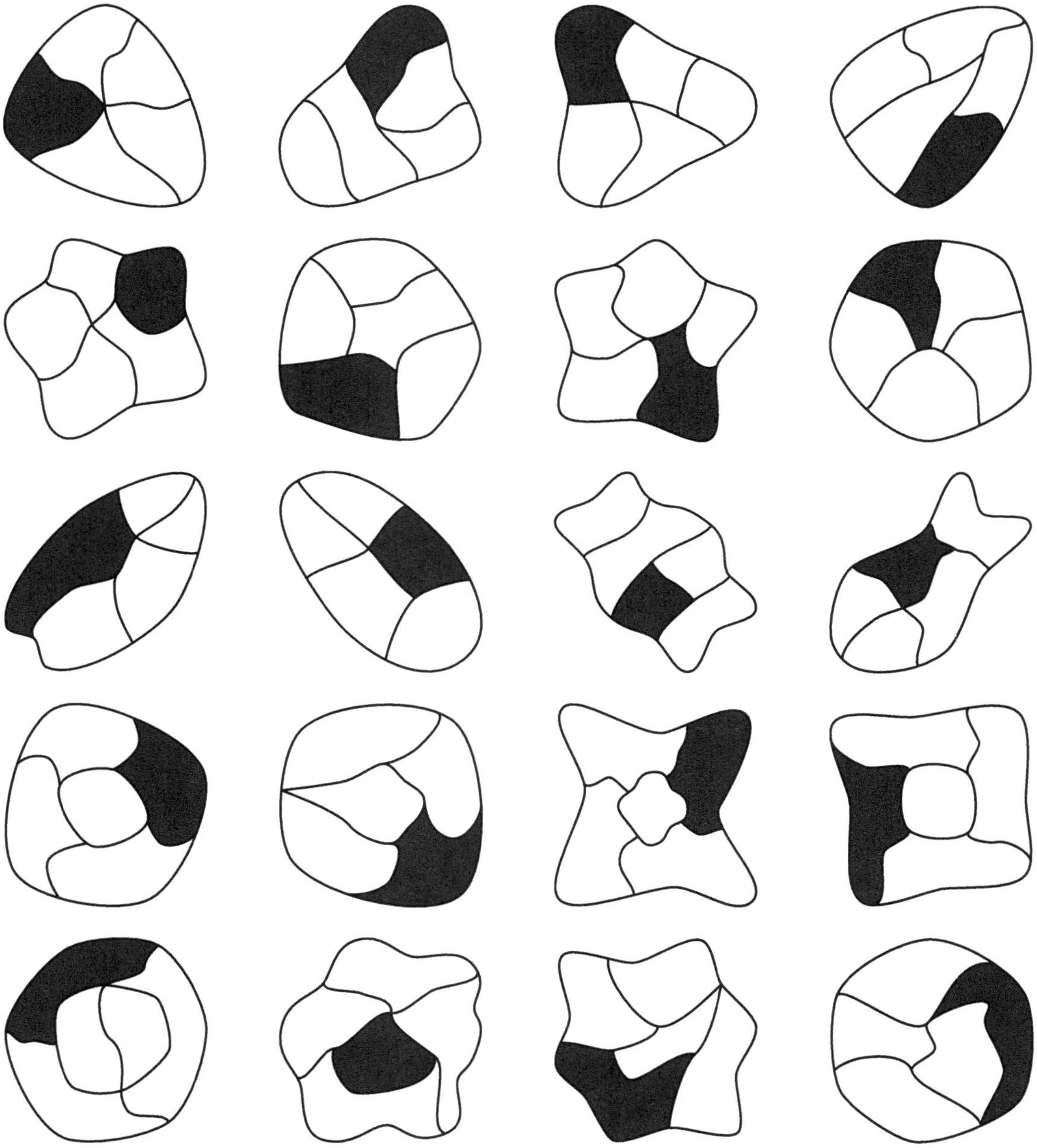

TMS / EMS I

Fakten lernen (Einprägephase)

Aufgabenerklärung

Nun wird dein Faktengedächtnis geprüft.

Dir liegen 15 stichwortartige Fallbeschreibungen vor: Du erhältst jeweils den Nachnamen, das ungefähre Alter, den Beruf, ein weiteres Merkmal (wie z. B. den Familienstand) und die Diagnose der Patienten. Bitte präge dir diese Informationen gut ein – hierbei darfst du dir keine Notizen machen. In der Reproduktionsphase musst du einige Detailfragen richtig beantworten.

Hierzu ein Beispiel

Fallbeschreibung

Berg: ca. 30 Jahre, Verkäuferin, verwitwet – Depression

Aufgabe

1. **Die Patientin mit der Depression ist von Beruf ...?**
   - A. Verkäuferin.
   - B. IT-Fachfrau.
   - C. Projektmanagerin.
   - D. Lehrerin.
   - E. Therapeutin.

Antwort

A. Verkäuferin.

Bearbeitungstipps

- In der Lernvorlage bilden jeweils drei Fallbeschreibungen eine Gruppe. Die Gruppen sind aufsteigend nach Alter sortiert.
- Innerhalb einer Gruppe haben alle Personen die gleichen Altersangaben, ähnliche Berufe und verwandte Namen (Fuchs, Wolff, Geyer – Tiere; Becker, Schmidt, Müller – Berufe; Graff, Koenig, Keyser – Adelstitel; Ackermann, Feldtner, Hofer – Landwirtschaft; Kleiner, Grossmann, Langer – Größenangaben).
- Verknüpfe die Fakten zu einer Person mithilfe eines einprägsamen Bildes. Denke zum Beispiel bei der Zeile „Graff: ca. 45 Jahre, Steuerberater, verheiratet – Cholera" an einen Vampir (Graf Dracula – Graff), der ein Steuerrad in der Hand hält (Steuerberater), einen prunkvollen Ring trägt (verheiratet) und dessen Umhang schwarz wie Kohle ist (Cholera).
- Da die Altersangaben innerhalb einer Gruppe identisch sind, musst du dir das Alter nicht für jede Person einzeln merken.
- Das Geschlecht ist versteckt in der Berufsbezeichnung enthalten und ebenfalls relevant.

Auswendig lernen leichtgemacht: Die Loci-Methode

Die Loci-Methode (lat. „locus" = „Platz", „Ort") folgt einer simplen Erkenntnis: Das Gehirn kann sich Bilder viel besser merken als Zahlen oder Begriffe. Also verwandelt man trockene Lerninhalte assoziativ in lebendige Bilder, die man dann in eine bekannte räumliche Umgebung einbettet – entlang einer bestimmten Route. So lässt sich eine Vielzahl von Informationen in einer festen Reihenfolge abspeichern und wieder abrufen.

Wie funktioniert das genau? Angenommen, du hast dir als Gedächtnisroute deinen Schulweg ausgesucht und möchtest dir das Fallbeispiel „Graff: ca. 45 Jahre, Steuerberater, verheiratet – Cholera" einprägen. Nun könnte dein erster Ankerpunkt eine Ampel sein, an der du dem Grafen Dracula begegnest (Graff). An der zweiten Station verliert ein Autofahrer die Kontrolle über das Steuer (Steuerberater). Am dritten Wegpunkt – vielleicht einem Supermarkt – findet eine große Hochzeitsfeier statt (verheiratet), und als du schließlich an der Schule ankommst, erlebest du einen Wutausbuch des cholerischen Hausmeisters (Cholera).

Statt des Schulwegs kannst du natürlich auch jede andere Umgebung wählen, die du gut kennst – zum Beispiel deine Wohnung oder auch ein fiktives Gelände. Manche finden es außerdem effizienter, an jeder Station ein komplexeres Bild abzulegen, das bereits alle Angaben für einen Fall bündelt: So würdest du an der Ampel den Grafen Dracula – wie oben beschrieben – mit Steuerrad, Ehering und kohlschwarzem Umhang treffen und an der nächsten Station der zweiten Person begegnen. Wichtig ist, dass du vorab genügend Ankerpunkte festgelegt hast, damit du alle Informationsblöcke abspeichern kannst.

Fakten lernen (Einprägephase)

Einprägezeit 6 Minuten

Bitte präge dir nun die Fallbeschreibungen ein. Hierbei darfst du dir keine Notizen machen.

Fuchs:	ca. 25 Jahre,	Apotheker,	Notaufnahme	–	Fettleber
Wolff:	ca. 25 Jahre,	Drogistin,	geschieden	–	Malaria
Geyer:	ca. 25 Jahre,	Chemiker,	verwirrt	–	Schulterprellung
Becker:	ca. 30 Jahre,	Paketbotin,	alleinstehend	–	Dengue-Fieber
Schmidt:	ca. 30 Jahre,	Fahrradkurier,	apathisch	–	Kreuzbandriss
Müller:	ca. 30 Jahre,	Taxifahrerin,	Intensivstation	–	Nierenstein
Graff:	ca. 45 Jahre,	Steuerberater,	verheiratet	–	Cholera
Koenig:	ca. 45 Jahre,	Finanzbeamtin,	störrisch	–	Milzriss
Keyser:	ca. 45 Jahre,	Buchhalter,	Ambulanz	–	Wadenbeinbruch
Ackermann:	ca. 55 Jahre,	Pfarrer,	manisch	–	Blasenentzündung
Feldtner:	ca. 55 Jahre,	Seelsorgerin,	kinderlos	–	Leistenzerrung
Hofer:	ca. 55 Jahre,	Psychologin,	Chirurgie	–	Lepra
Kleiner:	ca. 70 Jahre,	Designerin,	blind	–	Handgelenk verstaucht
Grossmann:	ca. 70 Jahre,	Maler,	alleinerziehend	–	Ebola
Langer:	ca. 70 Jahre,	Floristin,	Psychiatrie	–	Magenverstimmung

TMS / EMS I

EMS-Simulation: *Die Aufgaben 109–114 zum Text „Hepar" entfallen.*

Textverständnis

Bearbeitungszeit 60 Minuten (TMS)
45 Minuten (EMS)

In diesem Abschnitt musst du umfangreiche, komplexe Texte verstehen und verarbeiten.

Du erhältst insgesamt vier längere Texte mit je sechs nachfolgenden Fragen. Beantworte die Aufgaben bitte, indem du jeweils den richtigen Lösungsbuchstaben auf dem Antwortbogen markierst.

Bearbeitungstipps

- Bilder sagen mehr als Worte: Mache dir zu den Texten kleine Skizzen, um komplizierte Sachverhalte besser und schneller zu verstehen.
- Überfliege vor dem Durchlesen des Textes die 1–2 übersichtlichsten Aufgaben und merke dir die zentralen Schlagwörter: So findest du direkt beim ersten Lesen relevante Textpassagen und sparst wertvolle Zeit.
- Im TMS wird ein kompletter Block als Einstreuaufgabe nicht bewertet. Die Texte strikt nacheinander abzuarbeiten, kann riskant sein – was, wenn am Ende für einen Text keine Zeit mehr bleibt und ein bereits bearbeiteter Block als Einstreuaufgabe wegfällt? Alternative: möglichst viele Fragen – begonnen bei den leichteren – zu allen vier Texten beantworten.

Bakterien und Sterilisation

Hygiene ist in Krankenhäusern von höchster Wichtigkeit. Bei jeglichem Patientenkontakt sind Vorsichtsmaßnahmen wie das Desinfizieren der Hände, das Tragen von Schutzkleidung und Weiteres zu ergreifen.

Das Desinfizieren bezeichnet unter anderem chemisch basierte Methoden zur Reduzierung der Mikroorganismenzahl. Ziel ist hierbei primär die Eliminierung pathogener Keime wie Viren, Bakterien, Eukaryoten oder Pilze, welche die Erkrankung eines Organismus auslösen können. Die hygienische Händedesinfektion bewirkt eine Reduzierung der transienten Hautflora. Damit sind auf der Haut lebende Mikroorganismen gemeint.

Desinfektionsmittel enthalten Wirkstoffe unterschiedlicher Stärke und Wirksamkeit. Substanzen wie Formaldehyd, die Bakterien, Pilze, jegliche Arten von Viren und sogar Bakteriensporen abtöten, nennt man Alkylanzien. Sie sind besonders wirksame Desinfektionsmittel. Jod hingegen wirkt nicht gegen Bakteriensporen und nur bedingt gegen Viren. Diese können am effektivsten durch den Aktivsauerstoff Persäure bekämpft werden. Weitere wichtige Wirkstoffe sind Detergenzien, Alkohole (Ethanol, 1-Propanol, Isopropanole) und Oxidationsmittel (Chlor und Wasserstoffperoxid).

Neben den chemischen gibt es auch physikalische Methoden zur Desinfektion. Sie dienen zur Bekämpfung nicht nur der pathogenen, sondern aller Mikroorganismen und somit zur Reduzierung der Anzahl der Mikroorganismen auf ein Minimum. Erreicht werden kann dies zum Beispiel durch trockene, feuchte Hitze oder Strahlung. Beim Autoklavieren werden Gegenstände Wasserdampf mit einer Temperatur von 121°C und einem Druck von 202 kPa ausgesetzt. Unter diesen Bedingungen ist ein Objekt nach 15 Minuten steril. Für hitzeempfindliche Medien empfehlen sich andere Methoden wie die Sterilfiltration. Hierbei werden zum Beispiel Lösungen durch eine feinporige Membran filtriert, in der Mikroorganismen zurückbleiben, sodass das Medium keimfrei ist. Bei den erwähnten Strahlungen kann es sich um radioaktive, UV- oder Röntgenstrahlung handeln.

Chemische Substanzen, welche Bakterien des Körpers abtöten, nennt man auch Bakterizide. Ein Bakteriostatikum bewirkt demgegenüber nur eine Hemmung des Zellwachstums der Bakterien und ihrer Vermehrung (Proliferation). Manche Antibiotika zählen zu den Bakteriziden, andere zu den Bakteriostatika.

97. Welche der Aussagen lässt bzw. lassen sich aus dem Text ableiten?

I. Das Ziel von Sterilisation und Desinfektion ist die Verringerung der Anzahl sämtlicher oder speziell der pathogenen Mikroorganismen.
II. Chlor und Wasserstoffperoxid zählen zu den Oxidationsmitteln.
III. Physikalische Desinfektionsmethoden nutzen Strahlung oder sehr hohe Temperaturen.

A. Nur Aussage I lässt sich ableiten.
B. Nur Aussage II lässt sich ableiten.
C. Die Aussagen I und II lassen sich ableiten.
D. Die Aussagen II und III lassen sich ableiten.
E. Alle Aussagen lassen sich ableiten.

98. Welche Aussage ist dem Text zufolge richtig?

A. Viren können durch Formaldehyd und Persäure eliminiert werden.
B. Chemische Desinfektionsmittel werden zur Abtötung aller Mikroorganismen eingesetzt.
C. Die transiente Hautflora wird bei der Desinfektion nicht beeinträchtigt.
D. Alkylanzien werden bei physikalischen Sterilisationsmethoden verwendet.
E. Das Autoklavieren bezeichnet ein Verfahren zur Sterilisation bei Temperaturen von bis zu 21°C.

99. Welche Aussage lässt sich nicht aus dem Text ableiten?

A. Zur Desinfektion hitzeempfindlicher Medien wird Wasserdampf mit einem Druck von 202 kPa benötigt.
B. Schutzkleidung anzulegen gehört zu den hygienischen Maßnahmen, die im Krankenhaus zum Schutz der Patienten und des Personals getroffen werden.
C. Radioaktive Strahlung und UV-Strahlung können zum Sterilisieren eingesetzt werden.
D. Die Bezeichnung Bakterizide steht allgemein für Mittel zur Eliminierung von Bakterien.
E. Alkohole wie Ethanol werden auch zur Desinfektion eingesetzt.

100. Welche der Aussagen lässt bzw. lassen sich aus dem Text ableiten?

I. Antibiotika werden je nach Wirkung zu den Bakteriziden oder den Bakteriostatika gerechnet.
II. Der Begriff der transienten Hautflora bezeichnet unter anderem die unsere Haut besiedelnden Pilze und Eukaryoten.
III. Formaldehyd ist ein Oxidationsmittel.

A. Nur Aussage I lässt sich ableiten.
B. Nur Aussage II lässt sich ableiten.
C. Die Aussagen I und II lassen sich ableiten.
D. Die Aussagen II und III lassen sich ableiten.
E. Alle Aussagen lassen sich ableiten.

101. Welche Aussage ist dem Text zufolge richtig?

A. Detergenzien zählen zu den physikalischen Mitteln der Desinfektion.
B. Viren gehören im Gegensatz zu Pilzen zu den Mikroorganismen.
C. Formaldehyd ist ein sehr wirksames Mittel zur Senkung der Anzahl von Bakterien, Pilzen und auch Bakteriensporen.
D. Autoklavieren ist ein physikalisches Verfahren unter Verwendung von erhitzten Alkoholen.
E. Jod zeigt keine Wirksamkeit gegen Bakteriensporen und Viren.

102. Welche Aussage lässt sich nicht aus dem Text ableiten?

A. Beim Verfahren der Sterilfiltration werden die Mikroorganismen eines Medium in einer porigen Membran zurückgehalten.
B. Die chemischen und physikalischen Methoden der Abtötung von Mikroorganismen haben die gleichen Effekte.
C. Pathogene sind für den Körper unter bestimmten Umständen schädliche Mikroorganismen.
D. Das effektivste genannte Desinfektionsmittel gegen Viren ist Persäure.
E. Bakteriostatika hemmen die Ausbreitung von Bakterien durch die Einschränkung ihrer Fortpflanzung oder ihres Wachstums.

Die Handmuskulatur

Die Hand besteht aus 27 Knochen und aus 19 Muskeln, die in der Hand entspringen. Weitere Muskeln, die an den Bewegungen der Hand beteiligt sind, aber nicht dort entspringen, stammen aus dem Unterarm.

Die Handmuskulatur kann in eine Thenar-, Hypothenar- und Mittelhandmuskulatur unterteilt werden. Die Hypothenarmuskulatur bezeichnet die Muskeln des kleinen Fingers, die Thenarmuskulatur die Daumenmuskulatur. Diese besteht aus Musculus opponens pollicis, M. abductor pollicis brevis, M. flexor pollicis brevis und M. adductor pollicis. Auf den Daumen wirken noch vier weitere Unterarmmuskeln, die durch die Sehnenfächer der Hand oder den Karpaltunnel ziehen. Der M. abductor pollicis longus und M. extensor pollicis brevis ziehen durch das erste Sehnenfach. Durch das dritte Sehnenfach zieht der M. extensor pollicis longus. Diese vier Muskeln zählen nicht zur Thenarmuskulatur, da sie am Unterarm entspringen.

Durch den Karpaltunnel ziehen der Nervus medianus und darunter der M. flexor pollicis longus sowie, in einer gemeinsamen Sehnenscheide, die Sehnen M. flexor digitorum superficialis und M. flexor digitorum profundus. In einem eigenen osteoporösen Kanal innerhalb des Karpaltunnels liegt der M. flexor carpi radialis. Durch die Guyon-Loge oberhalb des Karpaltunnels ziehen der N. ulnaris und die Arteria ulnaris. Das Dach des Karpaltunnels und zugleich den Boden der Guyon-Loge bildet das Retinaculum flexorum. Einen weiteren Teil des Bodens der Guyon-Loge bildet das Ligamentum pisohamatum. Proximal (in Richtung Rumpf) wird diese bedeckt vom Ligamentum carpi palmare, darüber liegen das subkutane Gewebe und die Haut. Distal wird die Guyon-Loge am Handgelenk durch den M. palmaris brevis bedeckt.

Der Karpaltunnel und die Guyon-Loge liegen an der Innenseite des Handgelenks. Auf dessen Rückseite befinden sich die sechs Sehnenfächer, die die Extensoren (Streckermuskeln) der Hand führen. Das zweite Sehnenfach beinhaltet den M. extensor carpi radialis longus und den M. extensor carpi radialis brevis. Das vierte Sehnenfach beinhaltet vier Sehnen des M. extensor digitorum, die an jedem Finger außer dem Daumen ansetzen, und die Sehne des M. extensor indicis, der zum Zeigefinger zieht. Somit bewirken zwei Muskeln eine Streckung des Zeigefingers. Das fünfte Sehnenfach beherbergt den M. extensor digiti minimi, der für den kleinen Finger zuständig ist. Das letzte Fach beinhaltet mit dem M. extensor carpi ulnaris ebenfalls nur einen Muskel.

103. Welche der Aussagen ist bzw. sind richtig?

I. Die Wirkung des M. extensor digitorum beschränkt sich auf genau drei Finger, nämlich den Zeigefinger, den Mittelfinger und den kleinen Finger.
II. Die Handmuskulatur verfügt über zwei auf den Zeigefinger wirkende Extensoren.
III. Der M. extensor carpi radialis zieht sich durch das zweite Sehnenfach.

A. Nur Aussage I lässt sich ableiten.
B. Nur Aussage II lässt sich ableiten.
C. Die Aussagen I und II lassen sich ableiten.
D. Die Aussagen II und III lassen sich ableiten.
E. Keine Aussage lässt sich ableiten.

104. Welche Aussage lässt sich aus dem Text ableiten?

A. Eine der Begrenzungen der Guyon-Loge stellt das Retinaculum flexorum dar.
B. Für die Bewegungen der Hand sind insgesamt 19 Muskeln verantwortlich.
C. Die Hypothenarmuskulatur besteht aus Muskeln, die insbesondere den Daumen bewegen.
D. Die Mittelhandmuskeln bewegen ausschließlich die drei mittleren Finger.
E. Durch die Guyon-Loge zieht unter anderem der N. medianus.

105. Welche Aussage lässt sich nicht aus dem Text ableiten?

A. Das fünfte Sehnenfach führt einen Muskel nur für Bewegungen des kleinen Fingers.
B. Der M. flexor carpi radialis zieht wie der M. flexor digitorum superficialis und der M. flexor digitorum profundus durch den Karpaltunnel, ist dort aber durch eine weitere Struktur von diesen getrennt.
C. Die für Streckbewegungen eines Körperteils wie beispielsweise eines Fingers benötigten Muskeln nennt man Extensoren.
D. Das zweite Sehnenfach führt zwei Muskeln.
E. Die Guyon-Loge ist proximal vom M. palmaris brevis bedeckt.

106. Welche der Aussagen ist bzw. sind falsch?

I. Durch das fünfte Sehnenfach ziehen insgesamt fünf Sehnen.
II. Der M. flexorum pollicis longus zieht durch das erste Sehnenfach.
III. Der N. medianus verläuft im Karpaltunnel oberhalb der Muskelsehnen.

A. Nur Aussage I ist falsch.
B. Nur Aussage II ist falsch.
C. Nur Aussage III ist falsch.
D. Die Aussagen I und II sind falsch.
E. Alle Aussagen sind falsch.

107. Welche Aussage ist dem Text zufolge richtig?

A. Beide Hände verfügen zusammen über insgesamt sechs Sehnenfächer.
B. Zur Thenarmuskulatur rechnet man diejenigen Muskeln, die für die Bewegung des kleinen Fingers zuständig sind.
C. Der zur Thenarmuskulatur zählende M. abductor pollicis brevis zieht durch das erste Sehnenfach.
D. Das erste Sehnenfach führt Muskeln, die auf den Daumen wirken.
E. Sowohl der Karpaltunnel als auch die Guyon-Loge führen jeweils Sehnen und Nerven.

108. Welche Aussage lässt sich nicht aus dem Text ableiten?

A. Das Retinaculum flexorum bildet sowohl das Dach des Karpaltunnels als den Boden der Guyon-Loge.
B. Das Ligamentum carpi palmare bildet die proximale obere Begrenzung der Guyon-Loge.
C. Das vierte Sehnenfach beinhaltet jeweils eine Sehne von fünf verschiedenen Muskeln.
D. Das dritte Sehnenfach enthält ausschließlich Sehnen des M. extensor pollicis longus.
E. Die Hand wird durch 27 Knochen gebildet.

Hepar

In der rechten Körperhälfte, unterhalb des Zwerchfells und überdeckt vom Rippenbogen, befindet sich die Leber (Hepar). Das Organ ist umgeben von der bindegewebigen Tunica fibrosa (der sogenannten Glisson-Kapsel) und teilt sich in vier Leberlappen, die wiederum aus 1–2 mm großen Leberläppchen bestehen. Größe und Masse der Leber sind abhängig von Körpergröße, -gewicht und Geschlecht der jeweiligen Person; bei Frauen wiegt sie durchschnittlich 1,6 kg und ist ca. 20 cm lang, 15 cm hoch und 10 cm breit. Die Leber ist vollständig von Bauchfell (Peritoneum) umgeben, außer an der Area nuda, an der die Vena cava inferior entlangläuft. Dieser Bereich, begrenzt durch das Ligamentum cornarium hepatis, befindet sich am oberen Leberrand (Margo superior hepatis) und zum Teil auf der Rückseite. Besonders markant ist die scharfe Unterkante des Organs (Margo inferior hepatis). Weiterhin unterscheidet man die Leberflächen Facies visceralis hepatis und Facies diapraghma hepatis. Die erstgenannte Fläche ist, konkav gewölbt, dem Bauchinneren zugewandt; die zweite ist zum Zwerchfell hin ausgerichtet. Der Ductus hepaticus (Gallengang), die Vena portae hepatis und die Arteria hepatica propria bilden zusammen den Portalen Trias.

In der Leber gibt es zwei verschiedene Blutkreisläufe: den arteriovenösen Kreislauf mit den Blutgefäßen zur Eigenversorgung des Organs (Vasa privata) und den Pfortaderkreislauf, dessen Gefäße die Leber mit dem restlichen Körper verbinden (Vasa publica). Die A. hepatica propria geht in die rechte und linke A. hepatica über, verästelt sich schließlich in die kleineren Aa. Interlobulares und letztendlich in die Sinusoide. Von dort aus besteht ein Übergang in den venösen Abfluss, der zuerst in die V. Centralis, danach in die V. hepatica dextra, die V. hepatica sinistra und die V. hepatica intermedia übergeht und zum Schluss in die V. cava inferior mündet. Die Vasa publica werden von der A. portae hepatis und den Gallengängen gebildet, verzweigen sich zu Sinusoiden und nutzen den venösen Abfluss der Vasa privata.

Die sechseckigen Zentralleberläppchen sind an ihren Ecken begrenzt durch die Periportalen Felder, welche die Glisson-Trias enthalten, und in ihrer Mitte findet sich die Zentralvene. Eine Glisson-Trias besteht aus drei Gefäßen: Ductus biliferi interlobularis für die Galle, A. interlobularis und V. interlobularis. Die dreiecksförmigen Bereiche zwischen jeweils drei Zentralvenen mit einem Periportalen Feld im Zentrum heißen Portalvenenläppchen; sie veranschaulichen den Gallenfluss zur Glisson-Trias hin. Ein Leberazinus ist eine rautenförmige Zone zwischen zwei Zentralvenen und zwei Periportalfeldern, die sich jeweils gegenüberliegen. Lebersinusoide verlaufen radiär zur Zentralvene. Die Stoffwechselaktivität nimmt im Leberazinus Richtung Zentralvene ab.

Den größten Anteil der Leberzellen machen die Hepatozyten aus, in den sogenannten Disse-Räumen finden sich daneben auch Ito-Zellen und Kupffer-Zellen. Hepatozyten sind Epithelzellen, die viele Zellorganellen besitzen, da sie sehr aktiv Synthesen wie die Cholesterinbiosynthese betreiben. Sie grenzen am apikalen Pol direkt an den Disse-Raum und können aus dem Blutplasma, das diesen durchfließt, Stoffe aufnehmen; am basolateralen Pol geben sie die so gebildete Galle in die Gallenkanälchen ab. Kupffer-Zellen sind Teile der Immunabwehr, die mittels Phagozytose Bakterien, geschädigte Blutzellen oder Fremdkörperchen entfernen. Mit ihren Fortsätzen ragen sie in den Disse-Raum hinein. Der dritte Zelltyp wird auch als „Sternzellen" bezeichnet, befindet sich vereinzelt im Disse-Raum und ist fetthaltig, was einer seiner Funktionen als Fettspeicher geschuldet ist. Die Lebersinusoide werden von diskontinuierlichem Endothel ausgekleidet. Die Unterbrechungen im Endothel, die die Filterung des Blutes auf dem Weg zu den Zentralvenen ermöglichen, sind die Disse-Räume.

109. Welche der Aussagen lässt bzw. lassen sich aus dem Text ableiten?

I. Die Periportalen Felder bilden die Flussrichtung der Galle ab.
II. Das Endothel der Lebersinusoide ist diskontinuierlich; in den dazwischenliegenden Disse-Räumen wird Blutplasma gefiltert und Galle gebildet.
III. Die Leberseite zum Bauchinneren ist konvex.

A. Nur Aussage I lässt sich ableiten.
B. Nur Aussage II lässt sich ableiten.
C. Die Aussagen I und II lassen sich ableiten.
D. Die Aussagen II und III lassen sich ableiten.
E. Keine Aussage lässt sich ableiten.

110. Welche Aussage ist dem Text zufolge richtig?

A. Die aus dem Filtrat des Blutplasmas enstandene Galle wird an die Gallenkanälchen gegeben.
B. Die A. hepatica propria gehört zu den Vasa publica und die A. portae hepatis zu den Vasa privata.
C. Die Stoffwechselaktivität nimmt in Richtung der Zentralvene im Leberazinus zu.
D. Die Leber ist umgeben von einer Kapsel, der sogenannten Area nuda.
E. Die Leber hat Berührungspunkte mit dem rechten Lungenflügel.

111. Welche Aussage lässt sich nicht aus dem Text ableiten?

A. Die Vasa privata sind für die Blutversorgung der Leber zuständig, das Blut der Vasa publica ist Teil des Körperkreislaufs.
B. Die Masse der Leber einer Person ist abhängig von deren Geschlecht, deren Gewicht und deren Körpergröße.
C. Ito-Zellen sind sternförmig, kommen überall im Disse-Raum vor und speichern Fett.
D. Die Leberseiten werden begrenzt durch die Margo inferior und Margo superior.
E. Die vier Ecken eines Leberazinus werden durch Glisson-Trias und Zentralvenen markiert.

112. Welche der Aussagen lässt bzw. lassen sich aus dem Text ableiten?

I. Durch die Kupffer-Zellen werden geschädigte Blutzellen und fremde Stoffe aus dem Blut gefiltert.
II. Sinusoide bilden den Übergang zwischen arteriellem und venösem Abfluss.
III. Portalvenenläppchen haben die Form eines Dreiecks, an dessen Ecken jeweils eine Zentralvene verläuft, und in ihrer Mitte befindet sich eine Glisson-Trias.

A. Nur Aussage I lässt sich ableiten.
B. Nur Aussage II lässt sich ableiten.
C. Die Aussagen I und II lassen sich ableiten.
D. Die Aussagen II und III lassen sich ableiten.
E. Alle Aussage lassen sich ableiten.

113. Welche Aussage ist dem Text zufolge richtig?

A. Die Vasa privata bilden den Pfortaderkreislauf.
B. Das in den Sinusoiden bearbeitete Blut verläuft in die V. Centralis und wird durch die Vv. hepaticae in die V. cava inferior geleitet.
C. Die A. hepatica propria geht direkt in die Aa. Interlobulares über.
D. Ito-Zellen haben Fortsätze in den Disse Raum und sind Teil der Immunabwehr.
E. Glisson-Trias werden nur aus Gallengängen und der V. interlobularis gebildet.

114. Welche Aussage lässt sich nicht aus dem Text ableiten?

A. Die Portalen Trias werden durch Ductus hepaticus, Vena portae inferior und Arteria hepatica propria gebildet.
B. Die Leber besteht aus Hepatozyten, Ito-Zellen und Kupffer-Zellen.
C. Topografisch befindet sich die Leber auf der rechten Körperseite, unterhalb des Zwerchfells unter dem Rippenbogen.
D. Es gibt eine Stelle der Leber, die nicht mit Peritoneum umgeben ist.
E. In der Mitte eines Leberläppchens befindet sich eine Zentralvene, an seinen Enden finden sich Glisson-Trias.

Der Zellzyklus

Von der Entstehung über die DNA-Replikation bis zu ihrem Tod durchläuft eine Zelle verschiedene Prozesse, die durch Kontrollinstanzen reguliert werden, welche für die Existenz funktionsfähiger Zellen und ihren geregelten Abbau sorgen. Der Zellzyklus wird allgemein in zwei Phasen eingeteilt: Mitose und Interphase. Die Mitose besteht aus sechs, die Interphase aus drei Teilphasen. Das Ziel eines Zellzyklus ist es, aus einer Zelle eine identische Tochterzelle zu synthetisieren.

Zu Beginn der Interphase – während der ca. 12-stündigen G1-Phase – nimmt die Zelle durch Vermehrung von Zellorganellen an Volumen zu. Sie synthetisiert vermehrt mRNA und produziert Histone für die darauffolgende S-Phase, in der die DNA repliziert wird, damit das Erbgut anschließend in Form von Chromatiden verdoppelt werden kann, sodass am Ende dieser Teilphase ein Zwei-Chromatid-Chromosom vorliegt. In diesem gesamten Zeitraum, der die ersten rund 20 Stunden der Interphase umfasst, gibt es nur einen einzigen Kontrollmechanismus, nämlich vor Beginn der S-Phase: Hier wird geprüft, ob die Zelle groß genug ist, ob die DNA keine Mutationen aufweist und ob überhaupt weitere Zellen im Zellverband benötigt werden, was durch die vermehrte Ausschüttung von Wachstumsfaktoren anderer Zellen signalisiert wird. Die abschließende G2-Phase beansprucht ungefähr drei Stunden. Sie besteht aus einer weiteren Synthese von Proteinen für die Mitose und einer zusätzlichen Kontrollinstanz, welche die DNA auf ihre korrekte Replikation prüft und schließlich die Mitose einleitet. Eventuell nötige Reparaturen an der DNA können in dieser Phase umgesetzt werden.

Gesteuert werden die Kontrollen maßgeblich durch Cycline und das Enzym Cyclin-abhängige Kinase (CDK). Zu bestimmten Phasen des Zellzyklus herrschen unterschiedliche Cycline vor, die jedoch auf die gleiche Weise mit dem CDK zusammenwirken: Ein Protein Cyclin bindet an das CDK. Der so entstandene Komplex bleibt solange inaktiv, wie die drei Phosphatreste an das CDK gebunden sind, und wird erst dann aktiviert, wenn nur noch ein Phosphat an das CDK bindet. Sehr viele solcher inaktiven Komplexe werden am Ende der G2-Phase aufgebaut. Sie stehen nun in Massen bereit, um bei ihrer Aktivierung kontrolliert, aber schlagartig den sofortigen Start der Mitose einzuläuten. Ausgelöst wird dieser Prozess durch das Enzym Cdc25, den Gegenspieler der Kinase, das die inhibitorischen Phosphatreste an den Komplexen entfernt.

P53 ist ein Transkriptionsfaktor, der vermehrt gebildet wird, wenn ein DNA-Abschnitt fehlerhaft ist. Er spielt bei der Kontrolle der G1-Phase eine große Rolle: Der Transkriptionsfaktor heftet sich an die Promotorregion, um zu signalisieren, dass ein weiteres Protein namens P21 synthetisiert und der Zellzyklus gestoppt werden muss, bis die Fehler ausgebessert sind. P21 hemmt verschiedene CDK-Komplexe, sodass sich der Beginn der S-Phase verzögert und das Erbgut nicht repliziert wird. Ist die DNA repariert, bindet P53 nicht an die Promotorregion, sodass auch kein P21 gebildet wird und sich der Zellzyklus fortsetzt. Bei weiterhin im Zyklus auftretenden Fehlern steigt die P53-Konzentration, sodass das BAX-Gen synthetisiert wird, welches zu den bcl-2 Proteinen gehört. In der Folge bilden zwei BAX-Proteine einen Tunnel an der Mitochondrienmembran, sodass Cytochrom c in das Zellplasma gelangt und dort mit Apaf-1 bindet. Gemeinsam verbinden sich beide mit einer Procaspase-9 und werden im Komplex zu einer aktivierten Caspase-9, was dann wiederum eine Enzymkaskade auslöst, die die Apoptose, den programmierten

Zelltod, einleitet. Wenn P53 fehlerhaft expressiert wird und nicht mehr funktionsfähig ist, kann kein programmierter Zelltod ausgelöst werden. Da P53 als Kontrollinstanz ausfällt, kann sich die schadhafte Zelle ungehindert vermehren. Eine unkontrollierte Zellvermehrung wird auch als Krebs bezeichnet.

115. Welche der Aussagen lässt bzw. lassen sich aus dem Text ableiten?

I. Die Interphase dauert ca. 23 Stunden.
II. Bis zur Mitose gibt es zwei Kontrollinstanzen.
III. In jedem Teil des Zellzyklus liegen die gleichen Konzentrationen von Cyclin und CDK vor.

A. Nur Aussage I lässt sich ableiten.
B. Nur Aussage II lässt sich ableiten.
C. Die Aussagen I und II lassen sich ableiten.
D. Die Aussagen II und III lassen sich ableiten.
E. Keine Aussage lässt sich ableiten.

116. Welche Aussage lässt sich aus dem Text ableiten?

A. Der Kontrollpunkt während der G1-Phase dient zur Überprüfung der replizierten DNA.
B. Bei mutiertem P53 wird der Zellzyklus nicht gestoppt und die fehlerhafte Zelle vermehrt sich, sodass Krankheiten wie Krebs entstehen können.
C. Zur Aktivierung des Cyclin/CDK-Komplexes muss ein Phosphatrest abgetrennt werden.
D. Der Komplex aus Cyclin und CDK wird direkt nach seiner Bildung schlagartig durch Cdc25 aktiviert.
E. Der Komplex aus CDK und Cyclin hat eine reine Kontrollfunktion.

117. Welche der Aussagen lässt bzw. lassen sich nicht aus dem Text ableiten?

I. Die Reihenfolge der Teilphasen der Interphase lautet: G0-Phase, S-Phase, G1-Phase.
II. In der gesamten S-Phase und G2-Phase liegt das Erbgut als Zwei-Chromatid-Chromosom vor.
III. Durch die wachsende Anzahl von Zellorganellen nimmt die Zelle in der ersten Phase der Interphase an Größe zu.

A. Nur Aussage I lässt sich nicht ableiten.
B. Nur Aussage II lässt sich nicht ableiten.
C. Nur Aussage III lässt sich nicht ableiten.
D. Die Aussagen I und II lassen sich nicht ableiten.
E. Die Aussagen II und III lassen sich nicht ableiten.

118. Welche Aussage ist dem Text zufolge richtig?

A. Art und Anzahl der vorhandenen Cycline sind abhängig vom jeweiligen Zeitpunkt im Zellzyklus.
B. Komplexe aus CDK und Cyclin werden langsam aufgebaut, um einen fließenden Übergang zwischen den Phasen des Zellzyklus zu gewährleisten.
C. Nur in der G2-Phase liegen Cyclin-abhängige Kinasen vor.
D. Pro gebildetem P21 wird ein BAX-Protein als Tunnel an die Mitochondrienmembran eingelagert.
E. Der Zyklus setzt sich nach der G1-Phase direkt fort, wenn genügend Wachstumsfaktoren vorliegen.

119. Welche Aussage lässt sich nicht aus dem Text ableiten?

A. Die Apoptose bezeichnet den programmierten Zelltod.
B. Nach dreifachem Durchlaufen des Zellzyklus entstehen aus einer Zelle acht Zellen.
C. P21 wirkt CDK-Komplexen entgegen.
D. Durch Kontrollfehler im Rahmen der G2-Phase kann Krebs entstehen.
E. Wenn die DNA nicht repariert werden kann, bilden sich noch mehr P21-Proteine, und diese führen schließlich zur Apoptose mithilfe von BAX-Tunneln am Mitochondrium.

120. Welche Aussage ist dem Text zufolge falsch?

A. Die Kontrollinstanz in der S-Phase tritt rund 20 Stunden nach Beginn des Zellzyklus ein.
B. Cytochrom c in der Zelle löst in Verbindung mit Apaf-1 die Apoptose aus.
C. Die DNA-Verdopplung findet in der S-Phase statt, weshalb sie auch Synthese-Phase heißt.
D. Procaspase-9 ist der inaktive Komplex von Caspase-9.
E. Die längste Teilphase der Interphase ist die G1-Phase.

TMS / EMS I

EMS-Simulation: *Die Aufgaben 122, 132 entfallen.*

Figuren lernen (Reproduktion)

Bearbeitungszeit 5 Minuten

Vor Kurzem lagen dir 20 Figuren vor, bei denen jeweils eine Teilfläche geschwärzt war.

Bearbeite nun bitte die folgenden Aufgaben: Markiere jeweils den Lösungsbuchstaben der schwarzen Teilfläche auf dem Antwortbogen.

121.

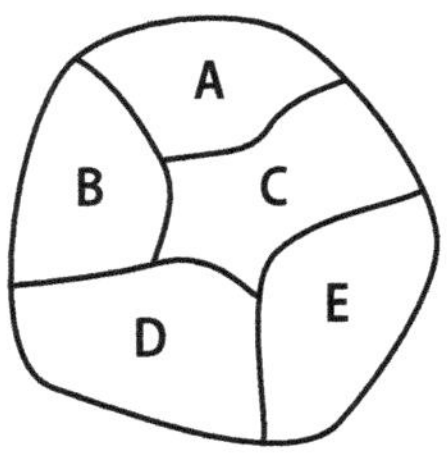

122.

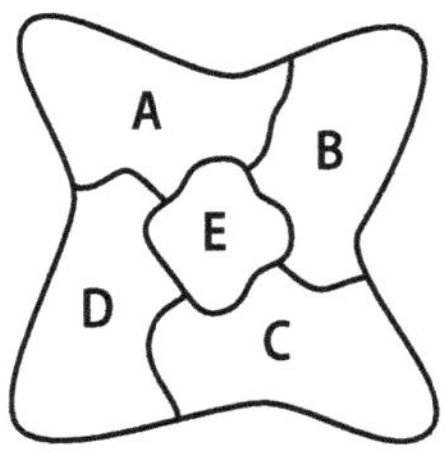

123.

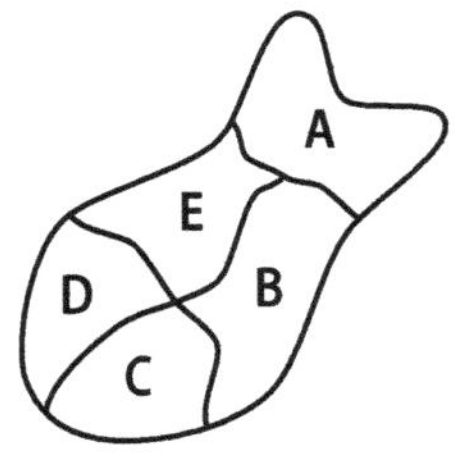

124.

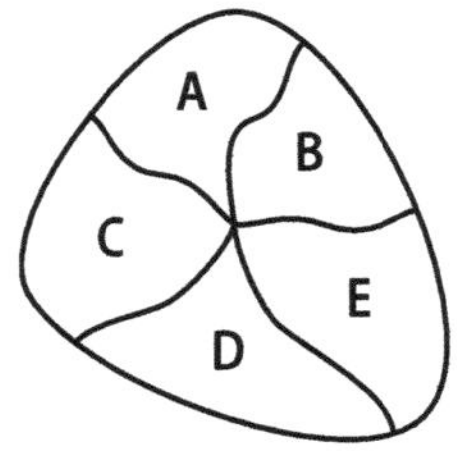

125.

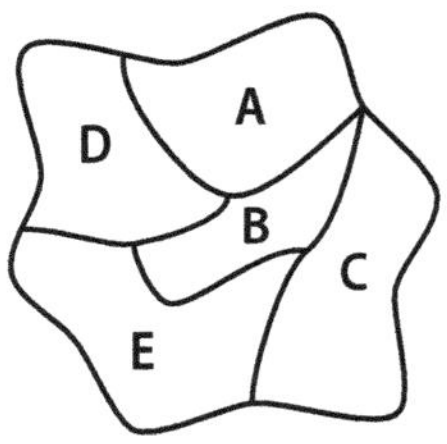

126.

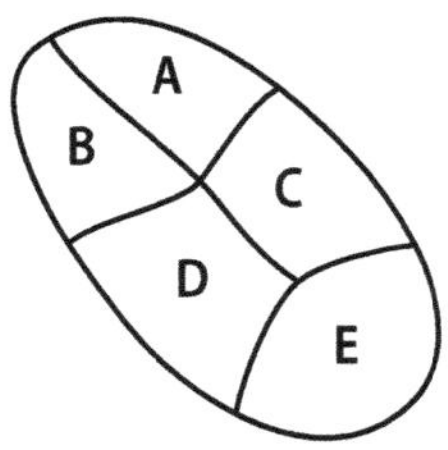

127.

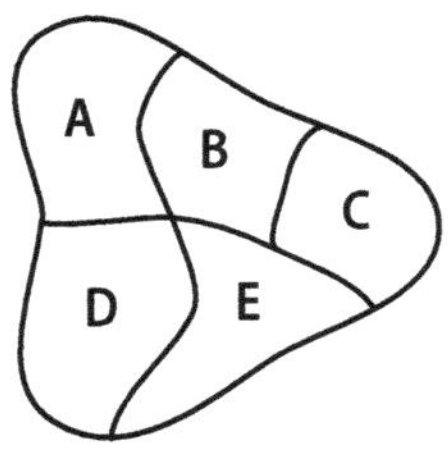

128.

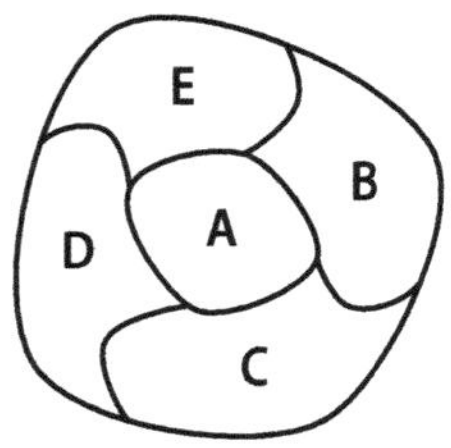

129.

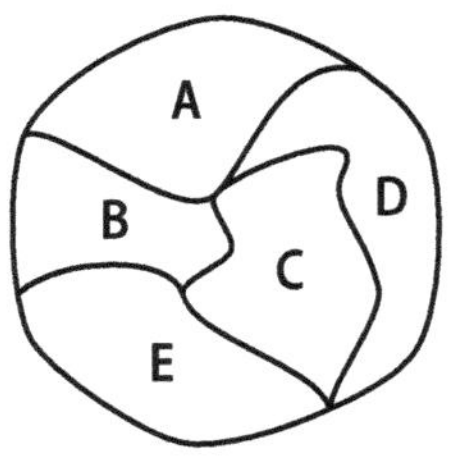

130.

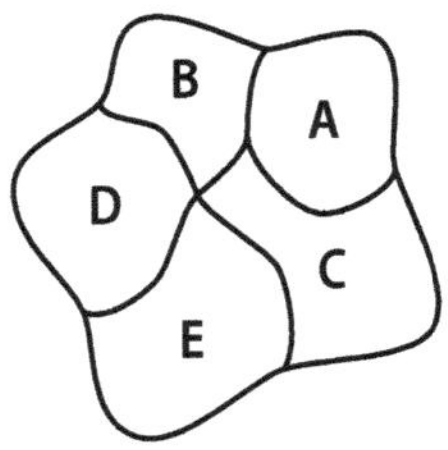

131.

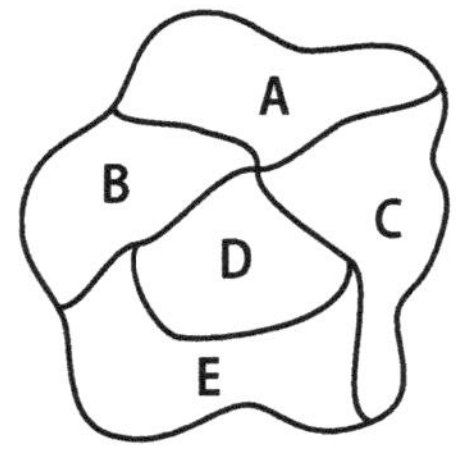

132.

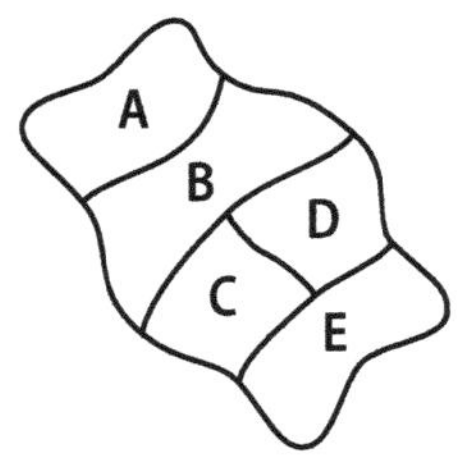

133.

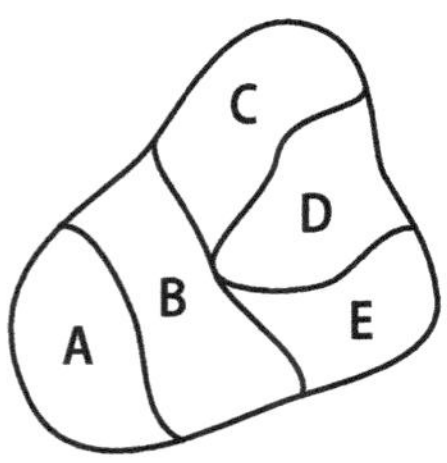

134.

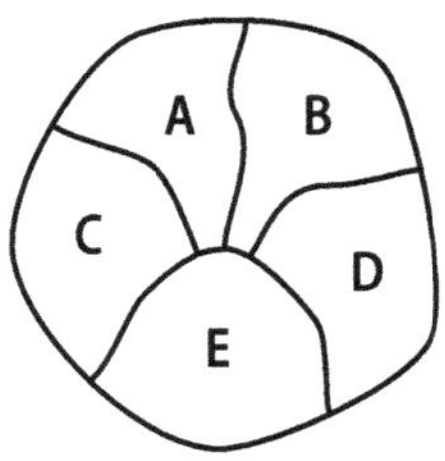

135.

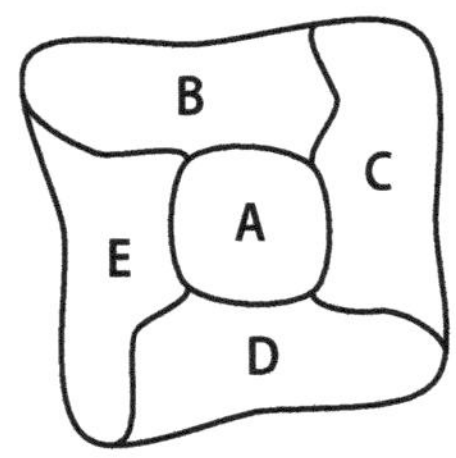

136.

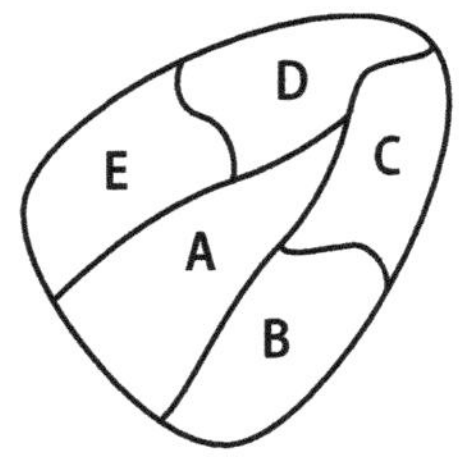

137.

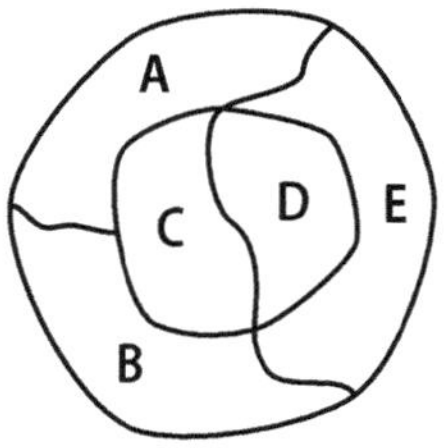

138.

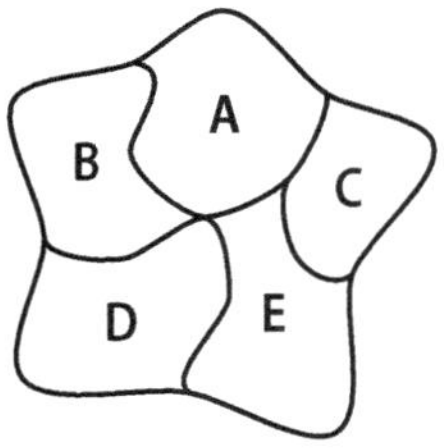

139.

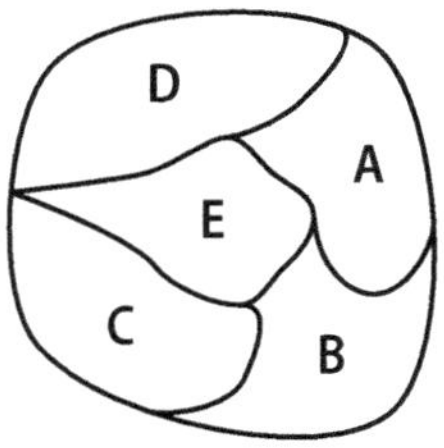

140.

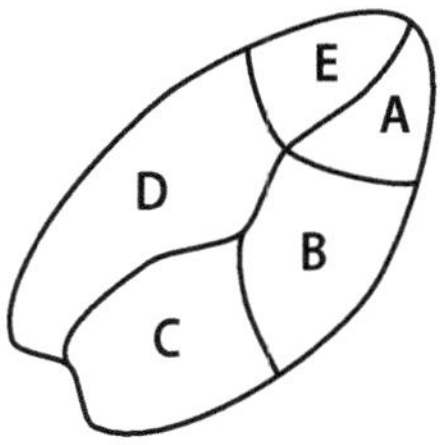

TMS / EMS I

EMS-Simulation: *Die Aufgaben 159, 160 entfallen.*

Fakten lernen (Reproduktion)

Bearbeitungszeit 7 Minuten (TMS)
6 Minuten (EMS)

Vor Kurzem lagen dir mehrere Fallbeschreibungen vor, die du dir einprägen solltest.

Bearbeite nun bitte die folgenden Aufgaben: Markiere jeweils den richtigen Lösungsbuchstaben auf dem Antwortbogen.

141. Die geschiedene Patientin ist von Beruf …?

A. Apothekerin.
B. Drogistin.
C. Paketbotin.
D. Steuerberaterin.
E. Seelsorgerin.

142. Die Patientin mit dem Nierenstein ist von Beruf …?

A. Taxifahrerin.
B. Drogistin.
C. Floristin.
D. Seelsorgerin.
E. Psychologin.

143. Der Pfarrer ist …?

A. verwirrt.
B. apathisch.
C. störrisch.
D. manisch.
E. blind.

144. Das Alter der Designerin beträgt …?

A. ca. 25 Jahre.
B. ca. 30 Jahre.
C. ca. 45 Jahre.
D. ca. 55 Jahre.
E. ca. 70 Jahre.

145. Der Fahrradkurier leidet an …?

A. einer Schulterprellung.
B. Ebola.
C. einem Kreuzbandriss.
D. einem Wadenbeinbruch.
E. einer Blasenentzündung.

146. Herr Graff …?

A. ist verwirrt.
B. ist ca. 55 Jahre alt.
C. ist auf der Intensivstation.
D. hat eine Magenverstimmung.
E. ist verheiratet.

147. Die Diagnose von Frau Koenig lautet …?

A. Kreuzbandriss.
B. Malaria.
C. Milzriss.
D. Lepra.
E. Fettleber.

148. Der an Ebola erkrankte Patient ...?

A. ist alleinerziehend.
B. ist apathisch.
C. heißt Kleiner.
D. ist in der Notaufnahme.
E. ist von Beruf Designer.

149. Die Floristin heißt ...?

A. Wolff.
B. Müller.
C. Feldtner.
D. Keyser.
E. Langer.

150. Die Diagnose des verwirrten Patienten lautet ...?

A. Magenverstimmung.
B. Blasenentzündung.
C. Schulterprellung.
D. Nierenstein.
E. verstauchtes Handgelenk.

151. Der ca. 55 Jahre alte Patient heißt ...?

A. Ackermann.
B. Feldtner.
C. Hofer.
D. Keyser.
E. Grossmann.

152. Herr Grossmann ...?

A. ist manisch.
B. ist in der Ambulanz.
C. ist Designer.
D. ist ca. 70 Jahre alt.
E. ist in der Psychiatrie.

153. Die Paketbotin heißt ...?

A. Becker.
B. Schmidt.
C. Müller.
D. Ackermann.
E. Kleiner.

154. Die Patientin auf der Intensivstation ist von Beruf ...?

A. Designerin.
B. Taxifahrerin.
C. Buchhalterin.
D. Psychologin.
E. Floristin.

155. Der Patient mit dem Kreuzbandriss ...?

A. ist in der Ambulanz.
B. ist störrisch.
C. ist geschieden.
D. ist Apotheker.
E. ist apathisch.

156. Die ca. 25 Jahre alte Patientin heißt ...?

A. Wolff.
B. Geyer.
C. Müller.
D. Schmidt.
E. Feldtner.

157. Die kinderlose Patientin heißt ...?

A. Müller.
B. Feldtner.
C. Hofer.
D. Langer.
E. Geyer.

158. Die Patientin mit der Leistenzerrung ...?

A. ist geschieden.
B. ist kinderlos.
C. ist apathisch.
D. ist störrisch.
E. ist blind.

159. Herr Keyser ist von Beruf ...?

A. Finanzbeamter.
B. Seelsorger.
C. Buchhalter.
D. Maler.
E. Steuerberater.

160. Die Patientin mit Lepra ist von Beruf ...?

A. Paketbotin.
B. Floristin.
C. Drogistin.
D. Psychologin.
E. Malerin.

TMS / EMS I

EMS-Simulation: *Die Aufgaben 163, 167, 173, 178, 181, 182 entfallen.*

Diagramme und Tabellen

Bearbeitungszeit 60 Minuten (TMS)
45 Minuten (EMS)

In diesem Untertest geht es darum, Diagramme und Tabellen richtig zu interpretieren.

Sieh dir das vorgestellte Schaubild bzw. die vorliegende Tabelle genau an und beantworte dann die nachfolgende Frage, indem du jeweils den richtigen Lösungsbuchstaben auf dem Antwortbogen markierst.

161. Im Jahr 2019 umfasste das Gesundheitspersonal in Deutschland laut Statistik knapp 5,75 Millionen Beschäftigte mit staatlicher Zulassung (Approbation). Davon waren 4,34 Millionen Frauen und 1,41 Millionen Männer.

Gesundheitspersonal nach Berufen 2019

Beschäftigte mit Approbation in Tausend

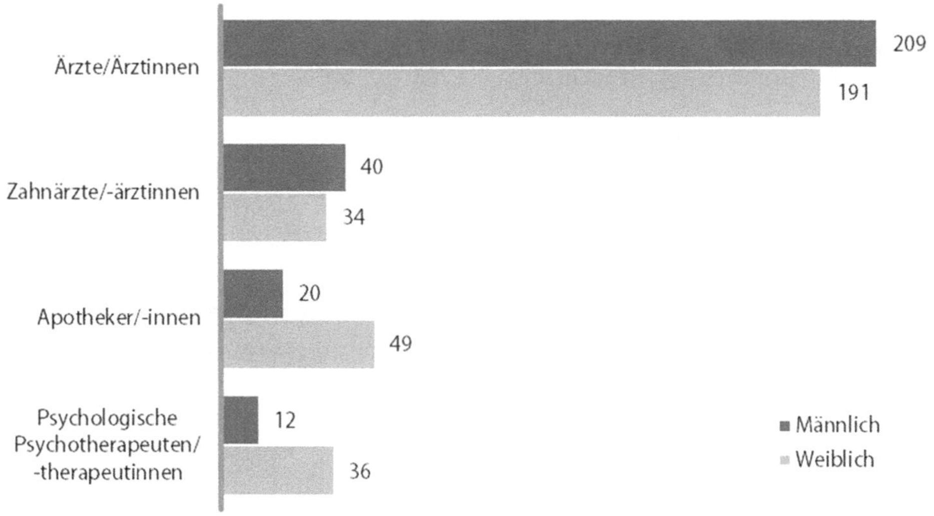

Quelle: Statistisches Bundesamt

Welche der folgenden Aussagen lässt sich nicht ableiten?

A. Der Anteil der Ärzte an allen männlichen Beschäftigten im Gesundheitsbereich betrug rund 15 %.

B. Ärzte/Ärztinnen und Zahnärzte/Zahnärztinnen machten insgesamt rund 8,2 % aller Beschäftigten im Gesundheitsbereich aus.

C. Es haben mehr Männer Humanmedizin studiert als Frauen.

D. Das Gesundheitspersonal umfasste 2019 mehr als dreimal so viele weibliche wie männliche Beschäftigte.

E. 2019 waren in Deutschland rund 48.000 psychologische Psychotherapeutinnen und -therapeuten tätig.

162. **Die folgende Tabelle enthält die Anzahl der im Jahr 2020 in Deutschland Gestorbenen nach ausgewählten Todesursachen. Jeder Todesfall ist einer einzigen Todesursache zugeordnet, es gibt keine Mehrfachnennungen.**

Todesursachenstatistik

Nach Geschlecht

ICD-10 Positionnummer	Todesursachen	Insgesamt		Männlich		Weiblich	
		Anzahl	in %	Anzahl	%-Anteil*	Anzahl	%-Anteil*
A00 bis T98	Insgesamt	985.572	100,0	492.797	50,0	492.775	50,0
darunter:							
A00 bis B99	Bestimmte infektiöse und parasitäre Krankheiten	15.085	1,5	7.362	0,7	7.723	0,8
C00 bis C97	Bösartige Neubildungen (Krebs)	231.271	23,5	125.891	12,8	105.380	10,7
F00 bis F99	Psychische und Verhaltensstörungen	59.613	6,0	22.692	2,3	36.921	3,7
I00 bis I99	Krankheiten des Kreislaufsystems	338.001	34,3	157.556	16,0	180.445	18,3
I21 bis I22	Myokardinfarkt (Herzinfarkt)	44.529	4,5	26.444	2,7	18.085	1,8
J00 bis J99	Krankheiten des Atmungssystems	61.348	6,2	33.905	3,4	27.443	2,8
K00 bis K93	Krankheiten des Verdauungssystems	42.507	4,3	22.667	2,3	19.840	2,0
S00 bis T98	Verletzungen, Vergiftungen und bestimmte andere Folgen äußerer Ursachen	1.203	0,1	896	0,1	307	0,0

*Quelle: Statistisches Bundesamt; * %-Anteil an der Todesursache*

Welche der Aussagen lässt bzw. lassen sich aus den gegebenen Informationen ableiten?

I. Im Jahr 2020 sind in Deutschland insgesamt 793.557 Personen an den aufgelisteten Todesursachen gestorben.
II. Im Jahr 2020 sind in Deutschland mehr Frauen als Männer gestorben.
III. An Krankheiten des Kreislaufsystems sind 2020 die meisten Personen in Deutschland gestorben.

A. Nur Aussage I lässt sich ableiten.
B. Nur Aussage III lässt sich ableiten.
C. Die Aussagen I und II lassen sich ableiten.
D. Die Aussagen I und III lassen sich ableiten.
E. Alle Aussagen lassen sich ableiten.

163. Die vorliegende Tabelle schlüsselt die Ausgaben an Einrichtungen des Gesundheitsbereichs auf. Die Gesundheitsausgaben in Deutschland betrugen im Jahr 2020 rund 13,1 % des Bruttoinlandsprodukts (BIP), das entsprach – umgerechnet auf die Einwohnerzahl – Ausgaben in Höhe von 5.298 € pro Kopf. Zur Finanzierung dienten hauptsächlich die Arbeitgeber- und Arbeitnehmerbeiträge zur Sozialversicherung.

Gesundheitsausgaben nach Einrichtungen

In Millionen Euro

Merkmal	2018	2019	2020
Gesundheitsausgaben insgesamt	**393.094**	**413.805**	**440.575**
Investitionen	7.230	7.554	8.770
Laufende Gesundheitsausgaben:	**385.865**	**406.251**	**431.805**
Gesundheitsschutz	2.909	3.003	3.383
Ambulante Einrichtungen:	195.518	204.462	213.670
Arztpraxen	*54.878*	*57.013*	*60.109*
Zahnarztpraxen	*27.357*	*28.351*	*28.211*
Praxen sonstiger medizinischer Berufe	*17.431*	*19.918*	*20.661*
Apotheken	*51.979*	*54.479*	*57.536*
Gesundheitshandwerk/-einzelhandel	*21.332*	*20.642*	*20.393*
Ambulante Pflege	*22.540*	*24.059*	*26.761*
Stationäre/teilstationäre Einrichtungen:	142.874	152.026	164.762
Krankenhäuser	*96.882*	*103.378*	*114.193*
Vorsorge-/Rehabilitationseinrichtungen	*10.099*	*10.643*	*10.222*
Stationäre/teilstationäre Pflege	*35.892*	*38.005*	*40.347*
Rettungsdienste	5.340	5.855	6.539
Verwaltung	20.235	20.233	21.447
Sonstige Einrichtungen/private Haushalte	17.181	18.813	20.161
Ausland	1.808	1.859	1.842
Nachrichtlich:			
Ausbildung	1.972	2.491	2.955
Forschung	5.266	5.371	5.874
Ausgleich krankheitsbedingter Folgen	25.455	27.106	28.201
Einkommensleistungen	107.547	113.845	120.412

Quelle: Statistisches Bundesamt

Welche Aussage ist falsch?

A. Die Ausgaben in der Kategorie „nachrichtlich" lagen 2018 insgesamt über 137.000 €.

B. Die Summe der Gesundheitsausgaben war 2019 ca. 1,05-mal so hoch wie 2018.

C. Die Summe aller Ausgaben im Bereich der stationären Pflege in den Jahren 2018 bis 2020 war zusammengenommen niedriger als die Einkommensleistungen im Jahr 2020.

D. Von 2019 zu 2020 sind in mehr Bereichen Ausgaben gestiegen als von 2018 zu 2019.

E. Die Forschungsausgaben waren jeweils knapp weniger als doppelt so hoch wie jene für Ausbildung.

164. Im Jahr 2020 gab es in Deutschland 99.948 Schwangerschaftsabbrüche. Davon waren 3.809 Abbrüche rechtlich durch eine medizinische Indikation begründet. Allein im dritten Quartal wurden 24.215 Abbrüche vorgenommen. Im Gesamtjahr wurden bundesweit 773.144 Lebendgeborene registriert, das entsprach einem Rückgang von 4.946 Geburten im Vergleich zum Vorjahr.

Schwangerschaftsabbrüche in Deutschland im 4. Quartal 2020

Nach verschiedenen Merkmalen, Anteile und Veränderung zum Vorjahr

Merkmale	Anzahl	%
Insgesamt	**24.153**	**100 %**
Veränderung zum Vorjahresquartal	–156	–0,6 %
Altersgruppe von … bis unter … Jahren:		
unter 15	60	0,2 %
15 bis 18	595	2,5 %
18 bis 20	1.041	4,3 %
20 bis 25	4.713	19,5 %
25 bis 30	5.547	23 %
30 bis 35	5.937	24,6 %
35 bis 40	4.365	18,1 %
40 bis 45	1.734	7,2 %
45 bis 50	152	0,6 %
50 und mehr	9	–

Quelle: Statistisches Bundesamt

Welche der Aussagen lässt bzw. lassen sich aus den gegebenen Informationen ableiten?

I. Im ersten Halbjahr 2020 wurden in Deutschland mehr Schwangerschaftsabbrüche durchgeführt als im zweiten Halbjahr.

II. Im Jahr 2020 entfielen 2,5 % aller Schwangerschaftsabbrüche auf die Altersgruppe der 15- bis 18-Jährigen.

III. Im Vergleich zum gleichen Quartal des Vorjahres gab es im vierten Quartal 2020 genau 156 Schwangerschaftsabbrüche weniger, das entspricht einem Rückgang um 0,6 %.

A. Nur Aussage I lässt sich ableiten.

B. Nur Aussage II lässt sich ableiten.

C. Die Aussagen I und II lassen sich ableiten.

D. Die Aussagen I und III lassen sich ableiten.

E. Alle Aussagen lassen sich ableiten.

165. Die Entwicklung der Gesamtbevölkerung hängt von verschiedenen Faktoren ab: Dazu gehören die Zahlen der Sterbefälle und Geburten ebenso wie der Zuzug aus anderen Ländern oder die Abwanderung ins Ausland. Das vorliegende Diagramm veranschaulicht die Bevölkerungsentwicklung in Deutschland von 2005 bis 2020.

Bevölkerungsentwicklung in Deutschland

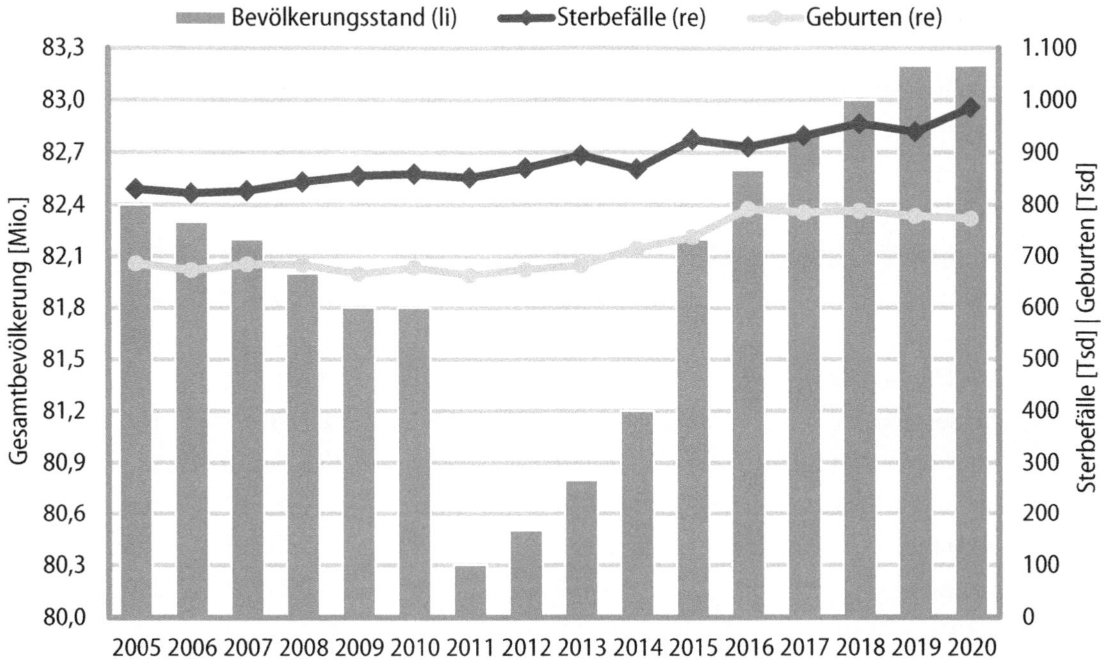

Quelle: Statistisches Bundesamt

Welche der folgenden Aussagen lässt sich aus den gegebenen Informationen ableiten?

A. Im Jahr 2010 wurden in Deutschland ca. 700.000 Geburten verzeichnet, womit sich der Abwärtstrend aus den Vorjahren fortsetzte.

B. 2007 waren mehr als 700.000 Geburten zu verzeichnen.

C. Die Differenz zwischen Geburten und Sterbefällen hat, abgesehen vom atypischen Verlauf 2014, kontinuierlich zugenommen.

D. Wenn die Sterbefälle die Geburtenzahl überschreiten, schrumpft die Gesamtbevölkerung.

E. Von 2005 bis 2009 ist der Bevölkerungsstand in Deutschland stetig gesunken.

166. Die Bundesrepublik Deutschland ist ein föderales Staatswesen mit 16 Bundesländern, die über jeweils eigene Verwaltungssysteme und eine eigene Gesetzgebungskompetenz verfügen. Die Bundesländer unterscheiden sich zum Teil stark hinsichtlich ihrer Größe und Bevölkerung: Stadtstaaten wie Bremen oder Berlin gehören ebenso dazu wie die großen Flächenstaaten Bayern und Niedersachsen.

Bundesländer	**Fläche**	**%-Anteil**	**Einwohner**		**Einwohner**
	in km²	Deutschland	31.12.2020	je km²	31.12.2010
Baden-Württemberg	35.748	10,00	11.103.043	311	10.753.880
Bayern	70.542	19,73	13.140.183	186	12.538.696
Berlin	891	0,25	3.664.088	4.112	3.460.725
Brandenburg	29.654	8,29	2.531.071	85	2.503.273
Bremen	420	0,12	680.130	1.621	660.706
Hamburg	755	0,21	1.852.478	2.453	1.786.448
Hessen	21.116	5,91	6.293.154	298	6.067.021
Mecklenburg-Vorpommern	23.295	6,51	1.610.774	69	1.642.327
Niedersachsen	47.710	13,34	8.003.421	168	7.918.293
Nordrhein-Westfalen	34.112	9,54	17.925.570	525	17.845.154
Rheinland-Pfalz	19.858	5,55	4.098.391	206	4.003.745
Saarland	2.571	0,72	983.991	383	1.017.567
Sachsen	18.450	5,16	4.056.941	220	4.149.477
Sachsen-Anhalt	20.460	5,72	2.180.684	107	2.335.006
Schleswig-Holstein	15.804	4,42	2.910.875	184	2.834.259
Thüringen	16.202	4,53	2.120.237	131	2.335.025
Deutschland	**357.588**	**100,00**	**83.155.031**	**233**	**81.751.602**

Quelle: Statistische Ämter des Bundes und der Länder

Welche Schlussfolgerung lässt sich aus den gegebenen Informationen ziehen?

A. Zwischen 2010 und 2020 wurden in Deutschland mehr Menschen geboren als gestorben sind.

B. Der Anteil Bayerns an der Landesfläche der Bundesrepublik Deutschland ist fast 50 % höher als die Flächenanteile Nordrhein-Westfalens oder Baden-Württembergs.

C. Von 2010 bis 2020 verzeichneten 5 der 16 Bundesländer einen Bevölkerungsrückgang, der jedoch nicht ausreichte, um die wachsenden Einwohnerzahlen der übrigen Bundesländer auszugleichen, sodass die Bevölkerung in Deutschland insgesamt zunahm.

D. Mecklenburg-Vorpommern hatte im Jahr 2010 mit 69 Einwohnern pro km² die höchste Einwohnerdichte.

E. Berlin hat mit 4.112 Einwohnern pro km² die höchste Einwohnerzahl.

167. Im Gegensatz zum direkten Wasserverbrauch, der die Wasserentnahme zur Endverwendung in Haushalten umfasst, inkludiert der sogenannte indirekte Wasserverbrauch die Nutzung von Trinkwasser zur Produktion von Konsumgütern wie zum Beispiel Lebensmitteln oder Kleidungsstücken. Das vorliegende Diagramm illustriert die Aufteilung des direkten Wasserverbrauchs für verschiedene Verwendungsarten im Haushalt.

Wasserverbrauch in deutschen Haushalten

Durchschnittswerte pro Einwohner und Tag in Liter

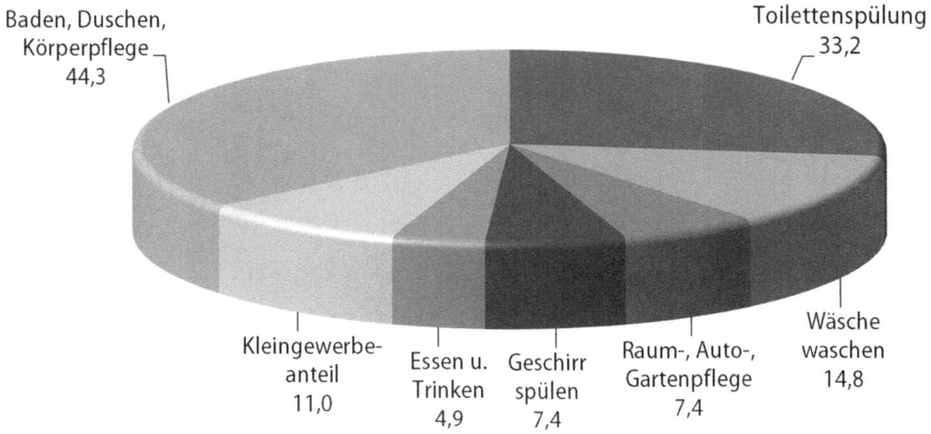

Quelle: Bundesverband der Energie- und Wasserwirtschaft e. V. (2015)

Welche der folgenden Aussagen ist falsch?

A. Pro Einwohner werden täglich 123 l Wasser verbraucht.

B. Toilettenspülungen beanspruchen ca. 27 % des täglichen Wasserverbrauchs pro Kopf.

C. Eine vierköpfige Familie verbraucht in 30 Tagen durchschnittlich 588 l Wasser für Essen und Trinken.

D. Bei einem Wasserpreis von 2,90 € pro Kubikmeter würde ein durchschnittlicher Verbraucher pro Tag rund 25 ct für Baden, Duschen, Körperpflege, Toilettenspülung und Geschirrspülen ausgeben.

E. Toilettenspülung, Kleingewerbeanteil sowie Raum-, Auto- und Gartenpflege machen zusammen rund die Hälfte des Trinkwasserverbrauchs pro Kopf aus.

168. Der durchschnittliche Tagesbedarf eines erwachsenen Mannes am Vitamin B1 (Thiamin) beträgt etwa 1,2 Milligramm. Bei erwachsenen Frauen, sofern sie nicht schwanger sind oder stillen, liegt der Wert bei 1,0 Milligramm. Pro 1.000 kcal (kcal = Kilokalorien) der durch die Nahrung aufgenommenen Energiemenge sollten 0,5 Milligramm Thiamin enthalten sein.

Thiaminreiche Nahrungsmittel

Vitamin-B1-Gehalt

Lebensmittel	Thiamingehalt	
	in mg / 100 cal	in mg / 100 g
Spargel	0,8	0,2
Schweinefleisch	0,5	0,7–0,9
Spinat	0,4	0,2
Leber	0,2	0,3
Bohnen	0,2	0,6
Milch(-produkte)	≤0,1	0,3–0,5
Rindfleisch	0,5	0,6
Huhn	0,1	0,1
Getreide	0,1–0,5	0,5–2,0
Vollkorn	0,1–0,3	0,3–1,5
Vollkornbrot	0,1	0,3
Walnüsse	0,1	0,5

Quelle: Biesalski / Bischoff / Pirlich / Weimann, Ernährungsmedizin (5. Auflage), Thieme Verlag 2018

Welche Schlussfolgerung lässt sich nicht aus den gegebenen Informationen ziehen?

A. Mit dem Verzehr von 100 Gramm Vollkornbrot, 100 Gramm Spinat und 100 Gramm Walnüssen ist der Vitamin-B1-Tagesbedarf einer erwachsenen Frau, die nicht schwanger ist oder stillt, gedeckt.

B. 1 Kilogramm Spinat hat einen Nährwert von rund 0,5 Kilokalorien.

C. Ein erwachsener Mann sollte pro Tag durchschnittlich ca. 2.400 Kilokalorien über die Nahrung aufnehmen, um seinen Vitamin-B1 Bedarf zu decken.

D. Hühnerfleisch hat einen Vitamin-B1-Gehalt von 1 Milligramm pro Kilokalorie.

E. Vitamin B1 ist eines der wichtigsten Vitamine für den Menschen und wird im Körper vergleichsweise schnell abgebaut.

169. Hämoglobin ist ein Protein der roten Blutkörperchen (Erythrozyten), das dem Blut seine rote Farbe verleiht. Myoglobin ist ein Muskelprotein. Beide Stoffe haben eine wichtige Funktion in der Sauerstoffversorgung des Körpers. Abhängig vom Partialdruck des Sauerstoffs variiert die Bindungsfähigkeit der Proteine – also das Maß, in dem sie Sauerstoff aufnehmen können – und somit auch ihr Sättigungsgrad.

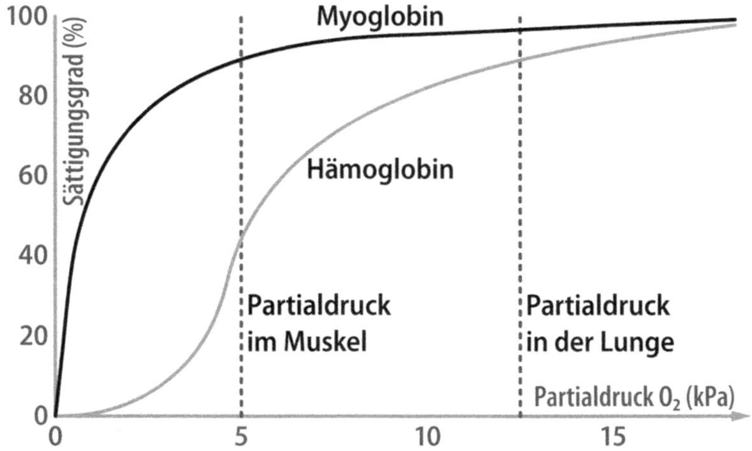

Welche der Aussagen lässt bzw. lassen sich aus den gegebenen Informationen ableiten?

I. Bei höherem Partialdruck bindet mehr Sauerstoff an Myoglobin und weniger an Hämoglobin, allerdings nehmen beide Proteine in der Lunge am meisten Sauerstoff auf, da dort ein hoher Partialdruck herrscht.

II. Myoglobin hat eine stärkere Bindungsfähigkeit als Hämoglobin.

III. Wenn Hämoglobin durch das Blut zu den Muskeln gelangt, kann es dort Sauerstoff an Myoglobin abgeben, das eine höhere Affinität bei niedrigerem Partialdruck besitzt.

A. Nur Aussage I lässt sich ableiten.

B. Nur Aussage II lässt sich ableiten.

C. Nur Aussage III lässt sich ableiten.

D. Die Aussagen I und II lassen sich ableiten.

E. Die Aussagen II und III lassen sich ableiten.

170. **Die erste Abbildung zeigt die Anzahl der tödlichen Verletzungen bei Kindern und Jugendlichen im Jahr 2020, aufgeschlüsselt nach Altersgruppe und Geschlecht. Die zweite Darstellung umfasst die Todesursachen aller 145 Unfälle mit Todesfolge von unter 15-Jährigen in diesem Jahr. Im Vorjahr wurden 194.042 Kinder und Jugendliche unter 17 Jahren wegen Verletzungen im Krankenhaus behandelt, das entsprach 16,5 % aller im Krankenhaus behandelten Angehörigen dieser Altersgruppe. Insgesamt waren 2019 von allen Kindern und Jugendlichen unter 17 Jahren 18,6 % der Jungen von Unfällen betroffen und 14,3 % der Mädchen.**

I. Tödliche Verletzungen von Kindern und Jugendlichen 2020

Anteil an den Sterbefällen insgesamt in %

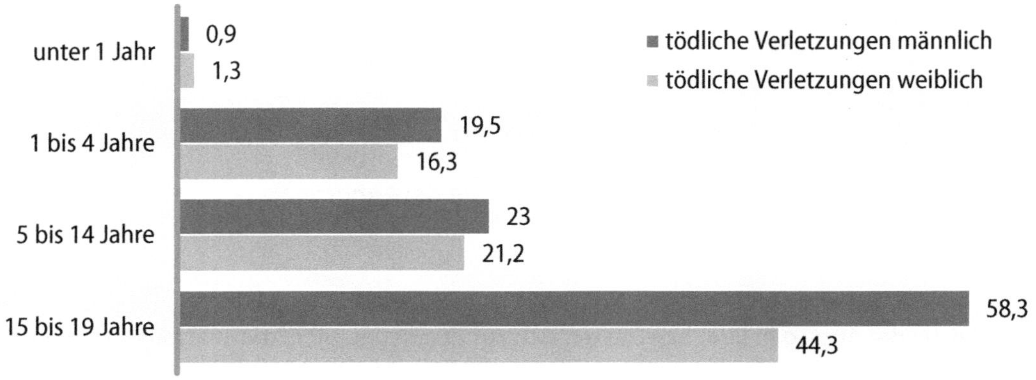

Quelle: Statistisches Bundesamt

II. Tödliche Unfälle von unter 15-Jährigen

Unfallarten in %

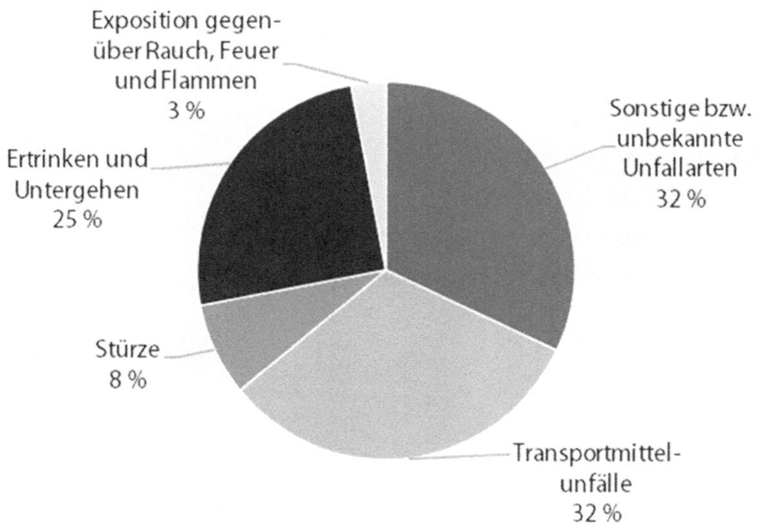

Quelle: Statistisches Bundesamt

Welche Aussage lässt sich aus den gegebenen Informationen nicht ableiten?

A. Rund 36 Kinder und Jugendliche unter 15 Jahren sind 2020 durch Ertrinkungsunfälle gestorben und 46 durch Transportmittelunfälle.

B. Ausgehend von den vorliegenden Daten sind Jungen allgemein häufiger an Unfällen beteiligt als Mädchen.

C. Im Vergleich zu älteren Kindern und Jugendlichen sterben unter 1-Jährige wesentlich seltener an Unfällen.

D. Im Jahr 2019 wurden ca. 1.176.000 Kinder und Jugendliche unter 17 Jahren im Krankenhaus behandelt.

E. Die Zahl der bei Transportmittelunfällen ums Leben gekommenen Kinder und Jugendlichen steigt mit zunehmendem Alter, da Ältere vermehrt am Straßenverkehr teilnehmen.

171. **Der Grad der Behinderung (GdB) ist ein Maß für die körperliche, geistige und seelische Beeinträchtigung eines Menschen und ihre sozialen Auswirkungen. Der Wert wird durch das zuständige Versorgungsamt zugesprochen und in Zehnerstufen von 20 bis 100 ausgewiesen. Als schwerbehindert gilt man ab einem GdB von 50. Insgesamt gab es in Deutschland 2019 7.902.960 schwerbehinderte Menschen, wovon 3.983.749 männlich und 3.919.211 weiblich waren.**

I. Schwerbehinderte Menschen nach Grad der Behinderung 2019

Anteil an allen Schwerbehinderten je Geschlecht in %

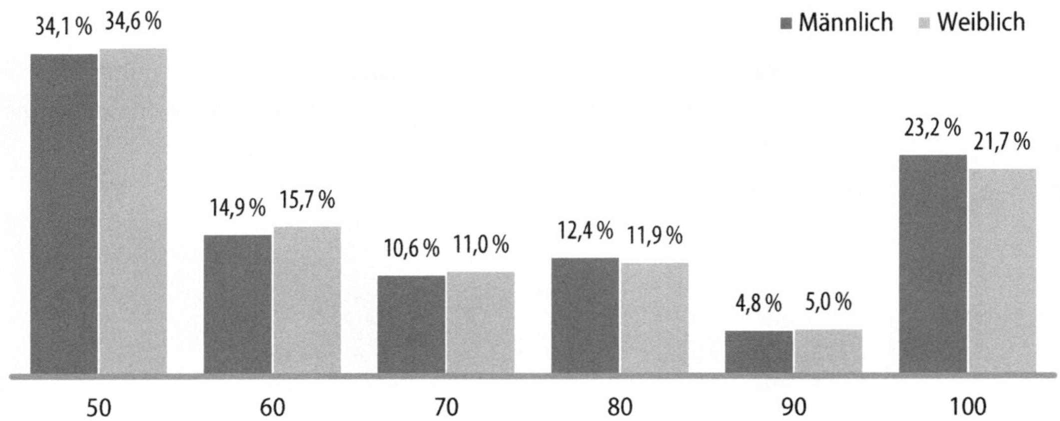

Quelle: Statistisches Bundesamt

II. Schwerbehinderte Menschen nach Alter 2019

Anteil an allen Schwerbehinderten je Geschlecht in %

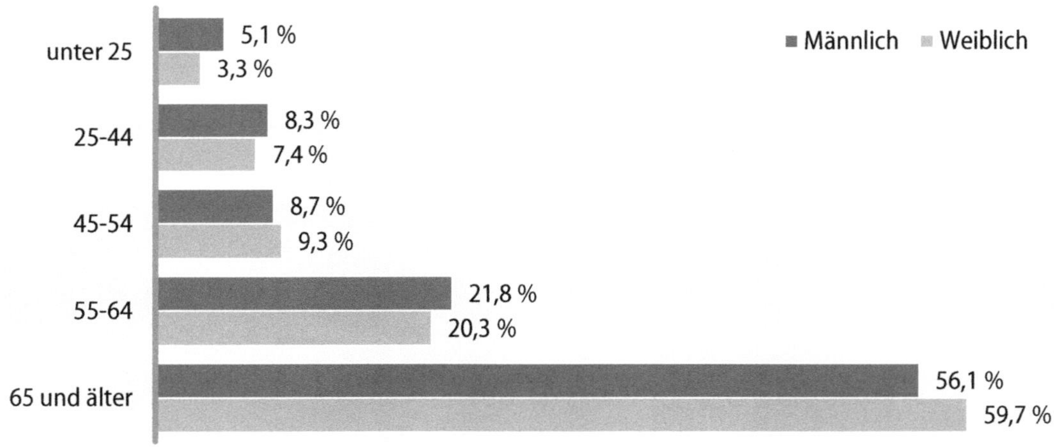

Quelle: Statistisches Bundesamt

Welche der folgenden Aussagen trifft zu?

A. In jeder Altersgruppe stellen Männer die Mehrheit der schwerbehinderten Menschen.

B. Es gibt weniger schwerbehinderte Menschen unter 65 Jahren als über 65 Jahren.

C. Es gibt etwas mehr als 220.000 schwerbehinderte Menschen mit GdB 100.

D. Es gibt 10 % mehr Frauen mit GdB 100 als solche mit GdB 80.

E. Knapp 60 % der mindestens 65 Jahre alten Frauen haben eine schwere Behinderung.

172. Zum ärztlichen Dienst zählen alle fest angestellten Ärzte und Ärztinnen in allen möglichen Einrichtungen. Nicht in dieser Kategorie enthalten sind Zahnärzte und -ärztinnen, Gastärzte und -ärztinnen, Konsiliarärzte und -ärztinnen sowie hospitierende Ärzte und Ärztinnen.

Krankenhausbeschäftigte 1991–2020

Index 1991 = 100

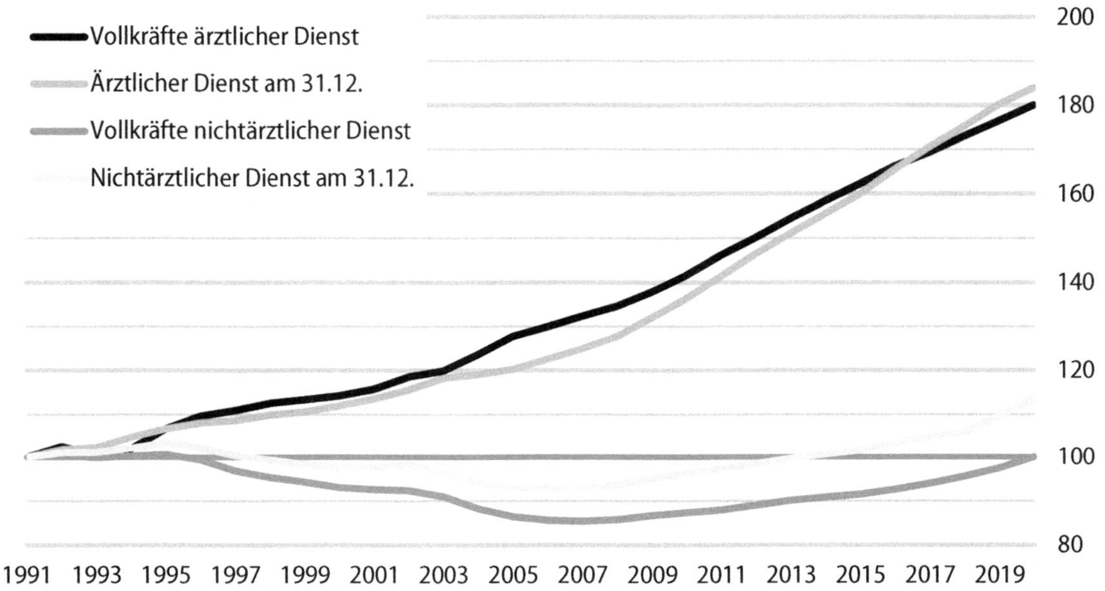

Quelle: Statistisches Bundesamt

Welche der Aussagen ist bzw. sind richtig?

I. Das Schaubild enthält in der Kategorie „Vollkräfte ärztlicher Dienst" und „ärztlicher Dienst am 31.12." sämtliche in Vollzeit angestellten Ärzte und Ärztinnen und zusätzlich Gastärzte und -ärztinnen, Konsiliarärzte und -ärztinnen sowie hospitierende Ärzte und Ärztinnen.

II. 2020 gab es in der Kategorie „ärztlicher Dienst am 31.12." zwischen 80 und 90 Prozent mehr Beschäftigte als 1991.

III. Im beobachteten Zeitraum stieg die Zahl der Vollkräfte im ärztlichen Dienst auf mehr als das 1,75-fache, während die Zahl der Vollkräfte im nichtärztlichen Dienst sogar zurückging.

A. Nur Aussage I ist richtig.
B. Nur Aussage II Ist richtig.
C. Die Aussagen I und III sind richtig.
D. Die Aussagen II und III sind richtig.
E. Keine Aussage ist richtig.

173. **Im Jahr 2019 gab es in Deutschland 1.112 Vorsorge- und Rehabilitationseinrichtungen mit einer durchschnittlichen Bettenauslastung von 84,9 %. In den Rehabilitationseinrichtungen wurden 1,7 Millionen Patienten gezählt. Ein stationärer Krankenhausaufenthalt kostete pro Patient im Schnitt bereinigt 5.088 €, wobei dieser Betrag keine Aufwendungen für eine Ambulanz oder die Forschung an Krankenhäusern enthält.**

Patienten und Patientinnen 2019

In Vorsorge- oder Rehabilitationseinrichtungen >100 Betten; in Tausend

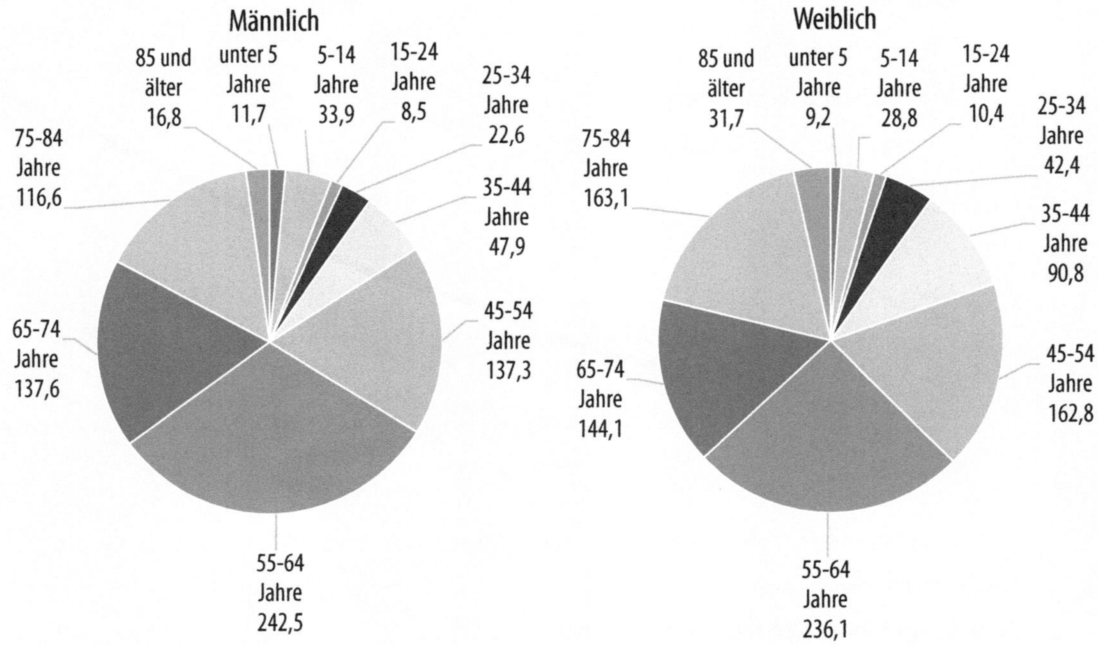

Quelle: Statistisches Bundesamt

Welche der folgenden Aussagen trifft zu?

A. In allen Altersgruppen waren Patientinnen stärker vertreten als Patienten.

B. Für männliche Patienten aus der Altersgruppe 15–24 Jahre fielen zusammengenommen rund 50 Millionen € Krankenhauskosten an.

C. Für weibliche Patienten in der Altersgruppe 15–24 Jahre sind durchschnittlich 52.915 € angefallen.

D. Die Vorsorge- und Rehabilitationseinrichtungen in Deutschland zählten 2019 insgesamt mehr als 1,7 Millionen Patienten und Patientinnen.

E. In der Altersgruppe der unter 5-Jährigen besteht die drittkleinste Differenz in der Anzahl der männlichen und weiblichen Fälle.

174. Pflegebedürftige Personen benötigen Unterstützung, da sie bestimmte Belastungen oder Anforderungen aus gesundheitlichen Gründen nicht selbstständig handhaben können und deswegen in ihrer Lebensführung ohne fremde Hilfe eingeschränkt sind. Dabei kann es sich um körperliche, psychische oder auch kognitive Beeinträchtigungen handeln. Ob ein Mensch als pflegebedürftig gilt, entscheidet die Pflegekasse auf Grundlage von Gutachten. Ist die Pflege nur kurzzeitig nötig – das heißt nicht länger sechs Monate – werden die Pflegekosten von der Krankenkasse übernommen. Die Kosten für längerfristige Pflegezeiten übernehmen die Pflegekassen als Träger der Pflegeversicherung, vorausgesetzt es wurde ein Pflegegrad festgestellt. Die Pflegekassen sind bei den Krankenkassen eingerichtet.

Pflegebedürftige nach Versorgungsart 2019

In %, insgesamt 4,1 Millionen

- Pflegebedürftige zu Hause versorgt (überwiegend durch Angehörige)
- Pflegebedürftige zu Hause versorgt (ambulante Pflege-/Betreuungsdienste)
- Pflegebedürftige vollstationär in Heimen

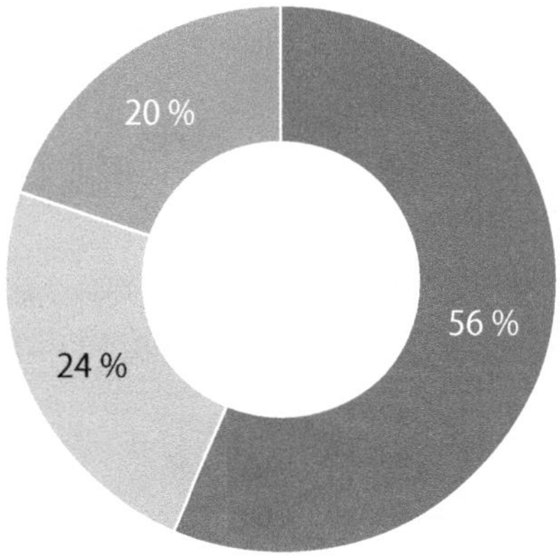

Quelle: Statistisches Bundesamt

Welche der Aussagen lässt bzw. lassen sich aus den gegebenen Informationen ableiten?

I. Wenn ein Patient nach einem Unfall drei Monate lang pflegebedürftig ist, werden die Pflegekosten von der Krankenkasse übernommen und es ist kein Pflegegrad nötig.

II. Im Jahr 2019 wurden knapp 3,3 Millionen Pflegebedürftige zu Hause versorgt.

III. Die Pflegekasse übernimmt nur die Kosten für die 24 % der Pflegebedürftigen, die zu Hause durch einen ambulanten Pflege-/Betreuungsdienst versorgt werden, und für jene 20 %, die vollstationär in Heimen leben.

A. Nur Aussage I lässt sich ableiten.

B. Nur Aussage II lässt sich ableiten.

C. Nur Aussage III lässt sich ableiten.

D. Die Aussagen I und II lassen sich ableiten.

E. Die Aussagen II und III lassen sich ableiten.

175. **Der Gastrointestinaltrakt (GIT) oder auch Magen-Darm-Trakt umfasst den Magen (Pankreas), den Dünndarm und den Dickdarm. Der Dünndarm wird aus drei Teilen gebildet: Duodenum, Jejunum und Ileum. Der Dickdarm besteht aus dem Blinddarm (Caecum) mit Wurmfortsatz (Appendix), dem Grimmdarm (Colon) und dem Mastdarm (Rektum). Im Verlauf der Verdauung nimmt der Körper verschiedene Nahrungsbestandteile auf. Wasser wird nicht nur resorbiert, sondern zu Beginn der Verdauung zum Nahrungsbrei sezerniert. Unter anderem umfasst der Verdauungsprozess die Resorption von Calcium-, Eisen-, Magnesium-, Natrium- und Chlorid-Ionen sowie von Glukose, Aminosäuren, Fetten und Wasser, aber auch von vielen Vitaminen, die der Körper nicht autonom synthetisieren kann.**

Lokalisation und Intensität von Absorptionsvorgängen entlang des Darmrohrs

Schematische Darstellung

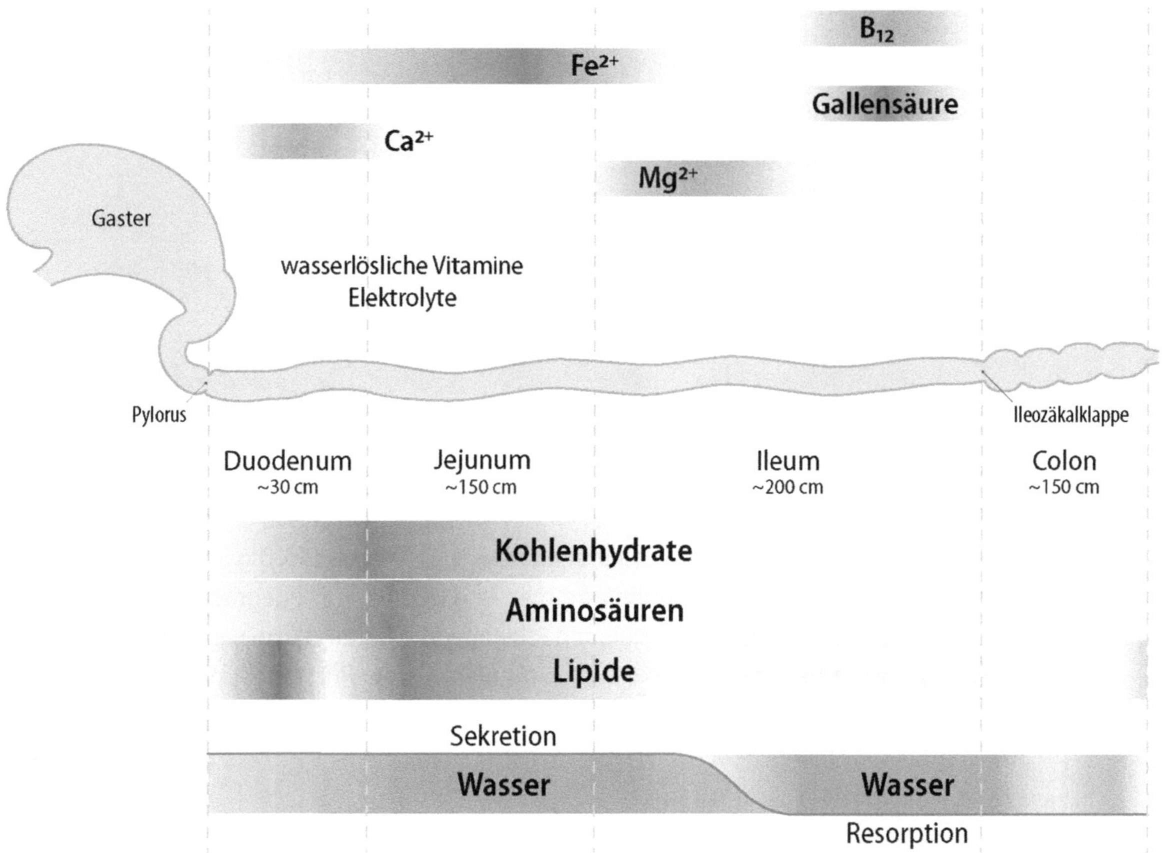

Welche Schlussfolgerung lässt sich aus den gegebenen Informationen nicht ziehen?

A. Vitamine müssen dem Körper in der Regel über die Nahrung oder durch Nahrungsergänzungsmittel zugeführt werden.

B. Im Duodenum werden alle aufgeführten Ionen und weitere lösliche Nahrungsbestandteile aufgenommen.

C. Fette (Lipide) werden am längsten im GIT resorbiert.

D. Wasser wird im ersten Teil des GIT sezerniert und unter anderem im Ileum resorbiert.

E. Gallensäure wird analog zu B_{12} im Endstück des Ileum resorbiert.

176. Im Jahr 2020 wurden fast 1,45 Millionen Krebspatienten und -patientinnen im Krankenhaus behandelt, somit entfielen knapp 9 % aller stationären Behandlungen auf Krebserkrankungen. Im gleichen Jahr starben rund 230.000 Menschen an Krebs, das entspricht nahezu einem Viertel aller Todesfälle. Im Vergleich zu 2019 ist die Zahl der Krebspatienten und -patientinnen, die im Krankenhaus behandelt wurden, um 6 % gesunken. Zu beachten sind dabei die Auswirkungen der Corona-Pandemie und die damit einhergehende Bettenauslastung.

Stationäre Krankenhausbehandlungen nach Krebsdiagnose 2019 und 2020

In Tausend

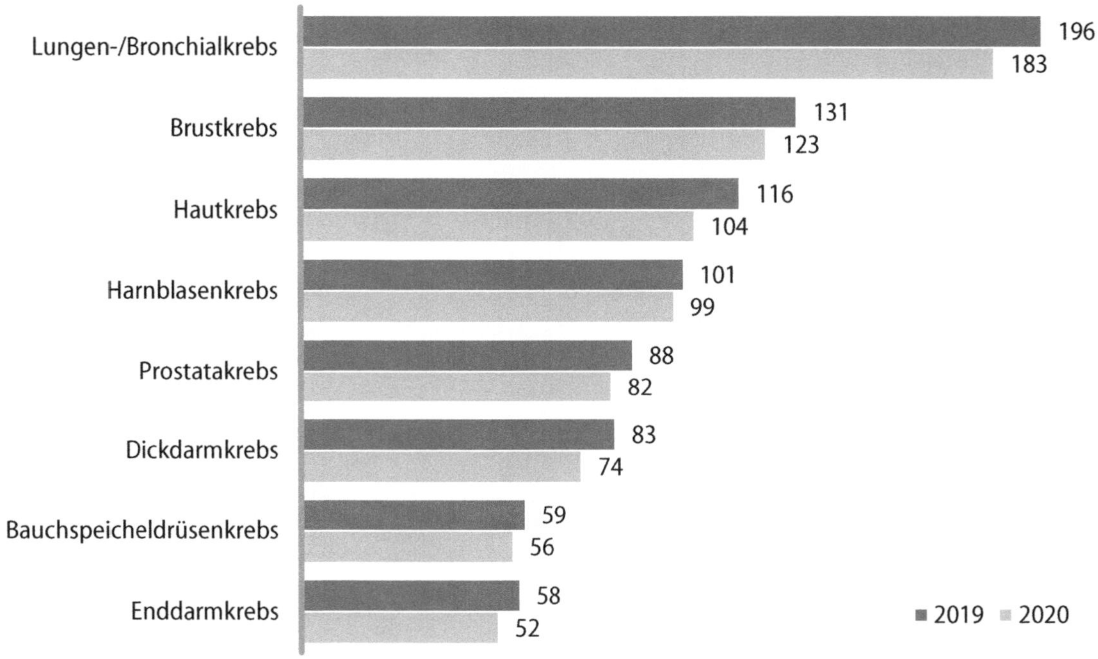

Quelle: Statistisches Bundesamt

Welche der folgenden Aussagen lässt sich aus den gegebenen Informationen ableiten?

A. Im Vergleich zu 2019 ist die Zahl der stationären Behandlungen von Krebspatienten und -patientinnen zurückgegangen, da die Anzahl der Krebskranken gesunken ist.

B. Aufgrund von Dickdarmkrebs sind 2020 ca. 10.000 mehr Fälle stationär behandelt worden als 2019.

C. Das Diagramm liefert Informationen zu 1,45 Millionen Menschen, die mit der Diagnose Krebs im Krankenhaus behandelt wurden.

D. Die Summe der Fälle, die im Jahr 2020 wegen Enddarmkrebs und Lungen-/Bronchialkrebs stationär behandelt wurden, entspricht ungefähr der Anzahl der Krebstoten in diesem Jahr.

E. Lungen-/Bronchialkrebs verläuft tendenziell schwerwiegender als Dickdarmkrebs.

177. Die folgende Abbildung zeigt einen Reaktionsverlauf mit und ohne Enzym und die damit einhergehende, unterschiedliche Energiefreisetzung (freie Enthalpie). Ein Enzym katalysiert in der Regel nur eine bestimmte Art von Reaktion mit einer begrenzten Auswahl an Substraten. Die Effizienz eines Enzyms wird daran gemessen, wie stark die benötigte Aktivierungsenergie gesenkt und die Reaktion dadurch beschleunigt wird.

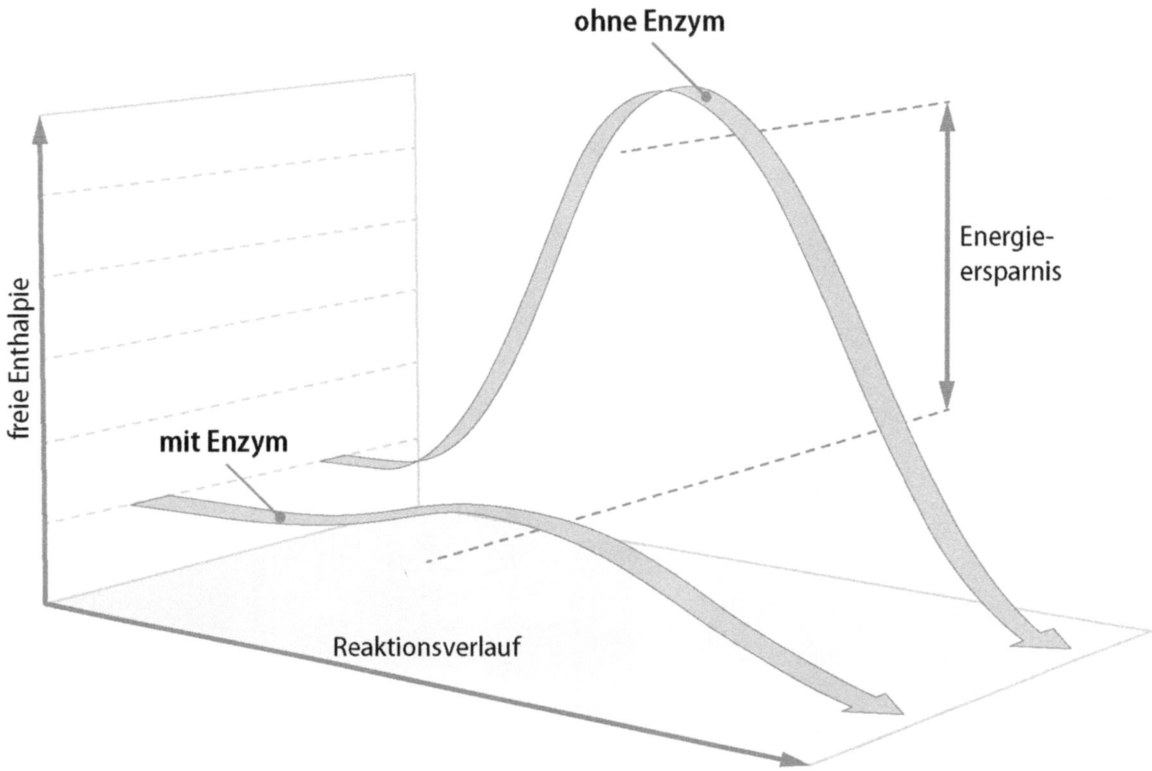

Welche der folgenden Aussagen trifft nicht zu?

A. Mit Enzym muss keine Aktivierungsenergie für die Reaktion aufgewendet werden.
B. Ein ineffizientes Enzym erhöht die Reaktionsgeschwindigkeit kaum und verringert die benötigte Aktivierungsenergie nicht wesentlich.
C. Eine Reaktion kann mit Enzym schneller ablaufen, da weniger Energie benötigt wird, um die Reaktion zu starten.
D. Enzyme können als Reaktionshelfer oder auch Katalysatoren bezeichnet werden.
E. Enzyme sind meist spezifisch für eine Reaktion.

178. Die Herzmechanik lässt sich mit verschiedenen Mitteln messen und abbilden. Im Verlauf der vier Aktionsphasen eines Herzschlags unter Standardbedingungen ändern sich unter anderem Drücke und Volumina oder auch die elektrischen Ströme des Herzens, die sich mithilfe eines Elektrokardiogramms (EKG) abbilden lassen. Ventrikel sind die Herzkammern und die Aorta ist die größte Arterie am Herzen.

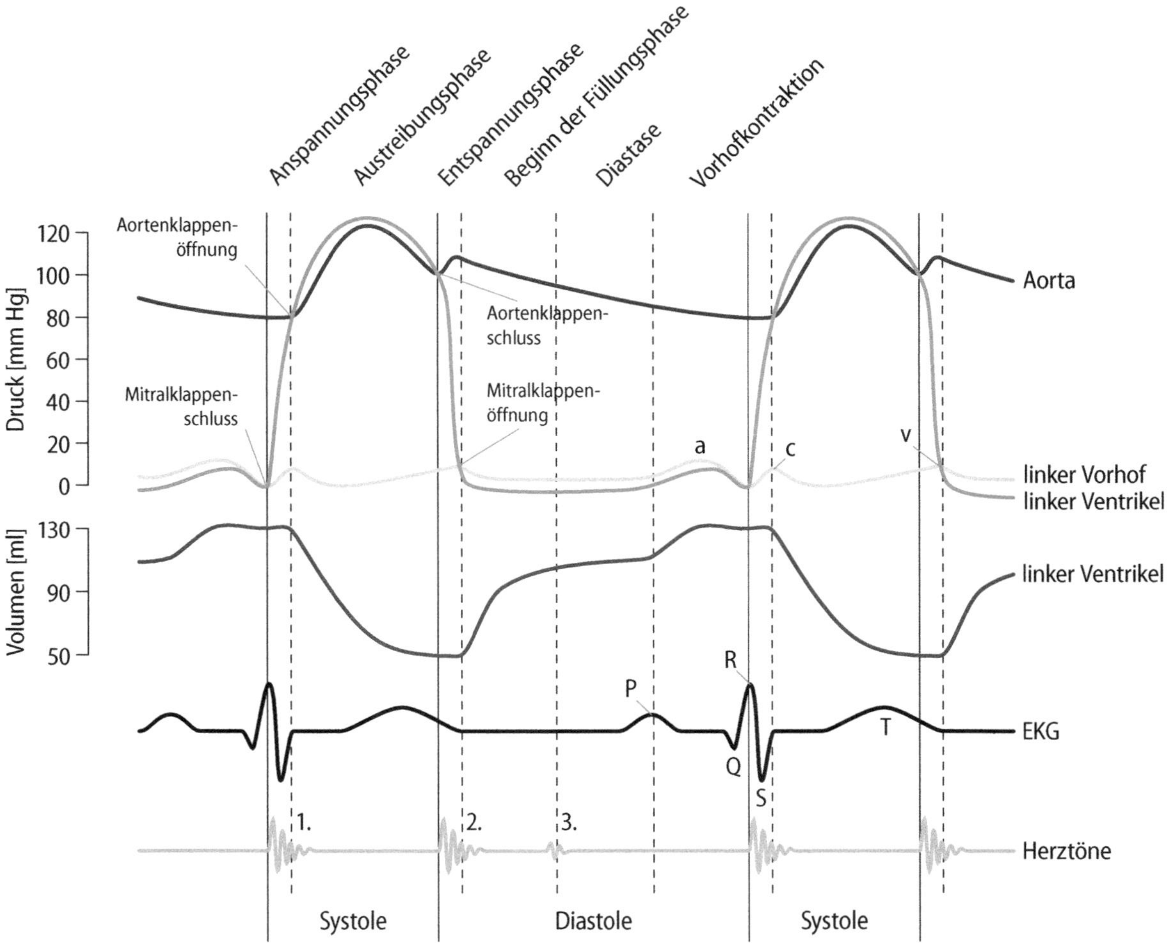

Quelle: https://commons.wikimedia.org/wiki/File:Wiggers_Diagram_de.svg; DanielChangMD / DestinyQx / xavax / Dietzel65; CC-BY-SA-2.5 (https://creativecommons.org/licenses/by-sa/2.5/legalcode); eigene Bearbeitung

Welche Aussage lässt sich aus den gegebenen Informationen nicht ableiten?

A. Während der Austreibungsphase sinkt das Kammervolumen.

B. Die R-Zacke im EKG zeigt sich gleichzeitig zum Mitralklappenschluss, zum niedrigsten Kammerdruck und zu einem der größten Kammervolumina.

C. Herztöne entstehen infolge der Aorten- und Mitralklappenschlüsse.

D. Eine Herzkammer ist vor ihrer Kontraktion mit ca. 130 Millilitern Blut gefüllt.

E. Die Diastole besteht aus den drei Abschnitten Entspannungsphase, Beginn der Füllungsphase und Diastase.

179. Muskelkontraktionen der glatten Muskulatur werden durch Calcium-Einstrom innerviert. Dieser Prozess benötigt diverse Proteine und Enzyme; wichtig zur Regulation sind zum Beispiel die Enzyme MLKK (Myosin-leichte-Ketten-Kinase) und MLKP (Myosin-leichte-Ketten-Phosphatase). Bei Ca^{2+}-Sensitivierung ist MLKK aktiv und MLKP gehemmt, sodass aktives MLKK überwiegt und die leichte Kette des Myosinmoleküls phosphorylieren kann. Bei Desensitivierung ist es umgekehrt, sodass die Myosin-leichte-Kette dephosphoryliert vorliegt. Bei phosphorylierter Myosin-leichte-Kette kommt es zu einer Kontraktion des Muskels.

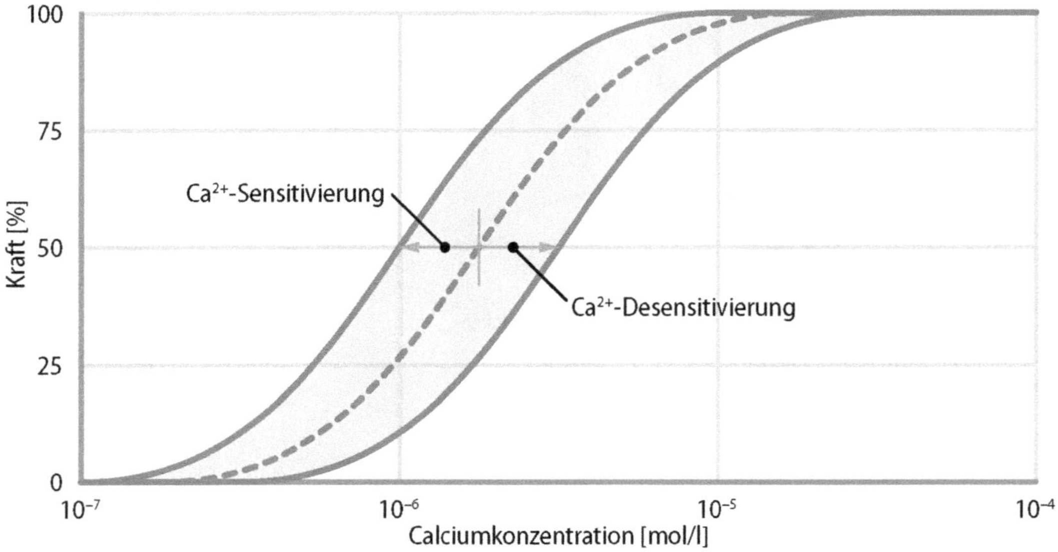

Welche Aussage lässt sich aus den gegebenen Informationen nicht ableiten?

A. Bei einer Calcium-Sensitivierung wird mit geringeren Calciumkonzentrationen eine höhere Kraft erreicht als unter normalen Bedingungen.

B. Bei einer Calcium-Sensitivierung liegen vermehrt aktives MLKK und phosphorylierte Myosin-leichte-Ketten vor.

C. MLKK und MLKP sind Gegenspieler, da MLKK mit der Sensitivierung und MLKP mit der Desensitivierung verbunden ist.

D. MLKP und MLKK sind grundsätzlich nicht gleichzeitig aktiv.

E. Bei einer Calciumkonzentration von 10^{-6} mol/l wird im Normalzustand (ohne Sensitivierung oder Desensitivierung) ein Kraftniveau von ungefähr 25 % erreicht.

180. **Die vorliegende schematische Abbildung zeigt einen Herzschlag, wie man ihn an einem Elektrokardiogramm (EKG) ablesen kann. Die P-Welle veranschaulicht die Erregung des Vorhofs. Die PQ-Stecke illustriert die Weiterleitung der Erregung zwischen Vorhof und Kammer über den AV-Knoten. Der QRS-Komplex spiegelt die Erregung der Herzkammern wider. Die T-Welle verdeutlicht die Erregungsrückbildung; die U-Welle tritt nicht immer auf. Bei einem Herzinfarkt kann es zu einer Hebung der ST-Strecke kommen, einer zeltförmigen T-Welle – dem sogenannten „Erstickungs-T" – und einem Verlust der R-Zacke.**

Schematische Abbildung eines Herzschlags

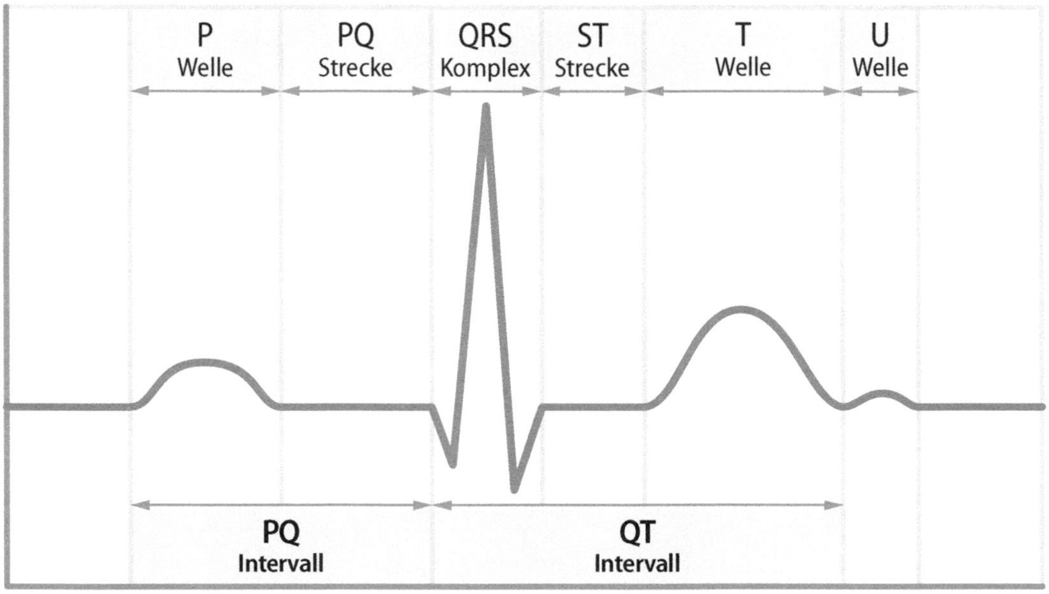

Quelle: https://commons.wikimedia.org/wiki/File:EKG_Complex_de.svg; Rehua / Hank van Helvete; CC-by-SA 3.0 (https://creativecommons.org/licenses/by-sa/3.0/legalcode); eigene Bearbeitung

Welche der folgenden Aussagen trifft zu?

A. Das EKG wird als diagnostisches Mittel eingesetzt, um die elektrische Aktivität des Herzens zu messen und eventuelle Erkrankungen wie Verengungen der Aorta zu erkennen.

B. Im Falle eines Herzinfarkts verändern sich die ST-Strecke, die R-Zacke und die U-Welle.

C. Der QRS-Komplex beinhaltet nur positive Ausschläge.

D. Die Erregung des Vorhofs wird über den AV-Knoten an die Herzkammer weitergeleitet, was durch die PQ-Strecke im EKG veranschaulicht wird.

E. Ein vollständiges EKG bildet einen einzigen Herzschlag komplett ab.

181. **Wird eine Nervenzelle durch einen überschwelligen Reiz erregt, entsteht ein Aktionspotential (AP), das heißt eine kurzfristige Abweichung des Membranpotentials der Zelle vom Ruhepotential. Die Refraktärzeit teilt sich in einen absoluten und einen relativen Abschnitt. Während der absoluten Refraktärzeit, die bis zum Ende der Repolarisation des Aktionspotentials anhält, kann kein neues Aktionspotential ausgelöst werden, egal wie stark ein möglicher weiterer Reiz ist. Während der relativen Refraktärzeit hingegen, die nach der Repolarisation bis zum Ende des Aktionspotentials anhält, kann ein starker Reiz ein neues Aktionspotential auslösen. Dessen Amplitude fällt dann geringer aus.**

Aktionspotential bei Neuronen

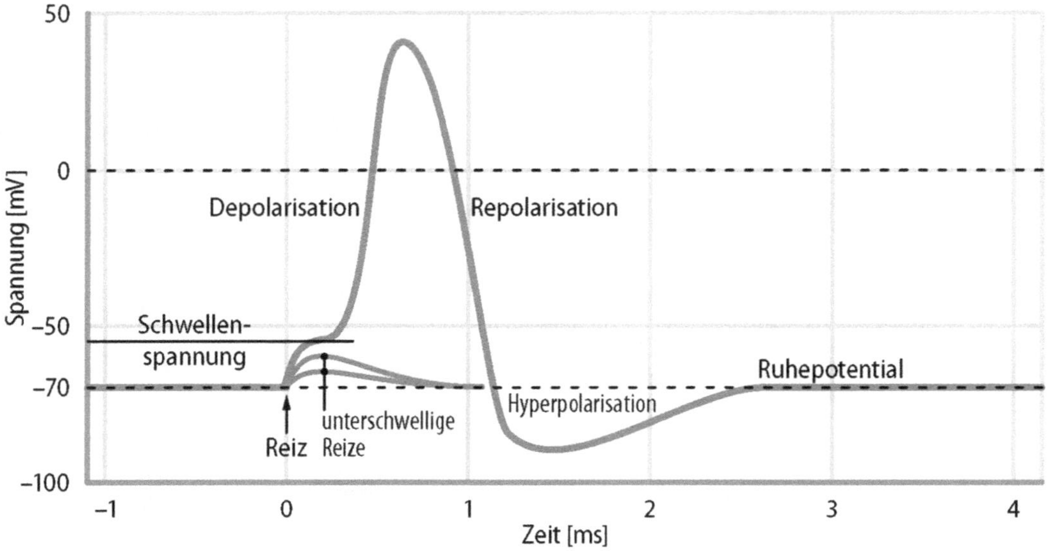

Quelle: https://commons.wikimedia.org/wiki/File:Aktionspotential.svg; Chris73 / Diberri / tiZom; CC-BY-SA 3.0 (https://creativecommons.org/licenses/by-sa/3.0/legalcode); eigene Bearbeitung

Welche der folgenden Aussagen trifft zu?

A. Erst wenn die Schwellenspannung von –60 mV überschritten wird, kann ein Aktionspotential ausgelöst werden.

B. Während der Hyperpolarisation befindet sich das Aktionspotential in der absoluten Refraktärzeit.

C. Das Aktionspotential und die Refraktärzeit enden mit dem Erreichen des Ruhepotentials.

D. Das Ruhepotential liegt bei 70 mV; die niedrigste Spannung wird während der Hyperpolarisation mit 90 mV erreicht.

E. Die Amplitude folgt immer dem gleichen Ablauf von Reiz, Depolarisation, Repolarisation und Hyperpolarisation mit den entsprechenden Spannungswerten.

182. Das Aktionspotential von Herzmuskelzellen äußert sich in einer Muskelspannung (Kontraktion). Die Refraktärzeit kann in zwei Phasen unterteilt werden: die absolute Refraktärzeit, während der kein erneutes Aktionspotential ausgelöst werden kann, und die relative Refraktärzeit, während der ein stärkerer Reiz ein erneutes Aktionspotential initiieren kann. Aufgrund ihrer langen Refraktärzeit von 0,2 bis 0,3 Sekunden sind Herzmuskelzellen nicht tetanisierbar. Tetanisierbarkeit bedeutet, dass mehrere Aktionspotentiale miteinander verschmelzen und zu einer dauerhaften Kontraktion führen. Das Aktionspotential endet mit dem Einsetzen des Ruhepotentials am Ende der relativen Refraktärzeit.

Aktionspotential von Herzmuskelzellen

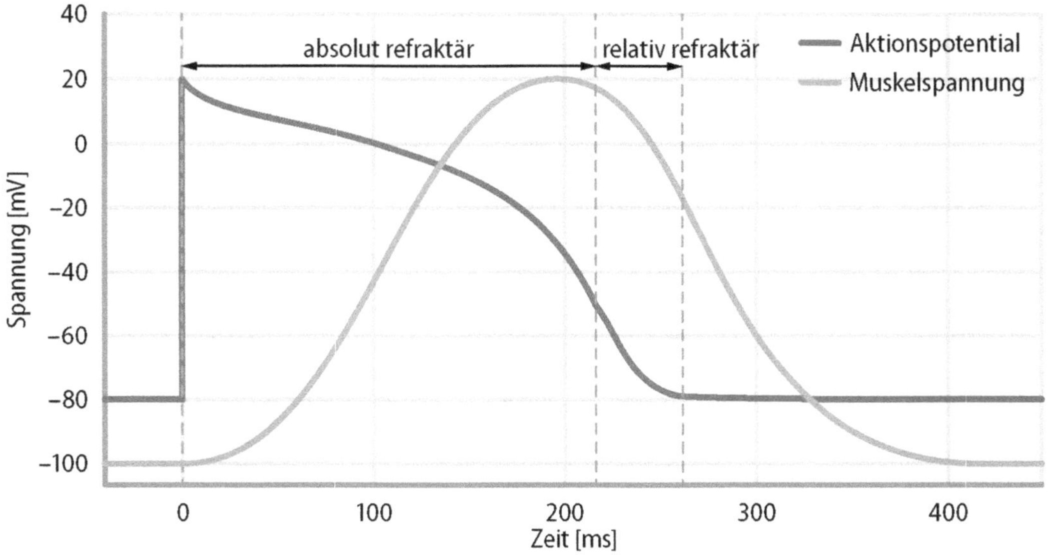

Quelle: https://commons.wikimedia.org/wiki/File:Muskelreiz-herz.svg; Hank van Helvete; CC-BY-SA 2.5 (https://creativecommons.org/licenses/by-sa/2.5/legalcode); eigene Bearbeitung

Welche Aussage lässt sich aus den gegebenen Informationen ableiten?

A. Die Plateauphase, während der die Zelle nicht mehr erregt werden kann, hält aufgrund des nur langsam abebbenden Ca^{2+}-Einstroms vergleichsweise lange an.

B. Das Aktionspotential fällt größtenteils mit der absoluten Refraktärzeit zusammen.

C. Das Aktionspotential des Herzens dauert so lange an, bis die Muskelspannung wieder ihr Ausgangsniveau erreicht hat.

D. Während der relativen Refraktärzeit von ca. 230 ms bis 270 ms kann kein neues Aktionspotential ausgelöst werden.

E. Tetanisierte Herzmuskelzellen können dauerhaft kontrahieren.

183. **Albumin ist ein Protein, das verschiedene Metallionen, aber auch Moleküle wie Fettsäuren, Hormone oder Billirubin im Blut transportiert. Daneben gibt es noch weitere Blutplasmaproteine, nämlich die α1-, α2-, β- und γ-Globuline. α1-Globulin ist erhöht bei akuten Entzündungsreaktionen, Autoimmunerkrankungen oder auch Gewebeverletzungen. α2-Globulin ist auch für akute Entzündungsreaktionen zuständig. Als γ-Globuline oder auch Immunglobuline bezeichnet man die Gesamtheit der Antikörper im Blut. Im Rahmen einer Blutanalyse können die genannten Parameter gemessen werden.**

Serumeiweißelektropherese

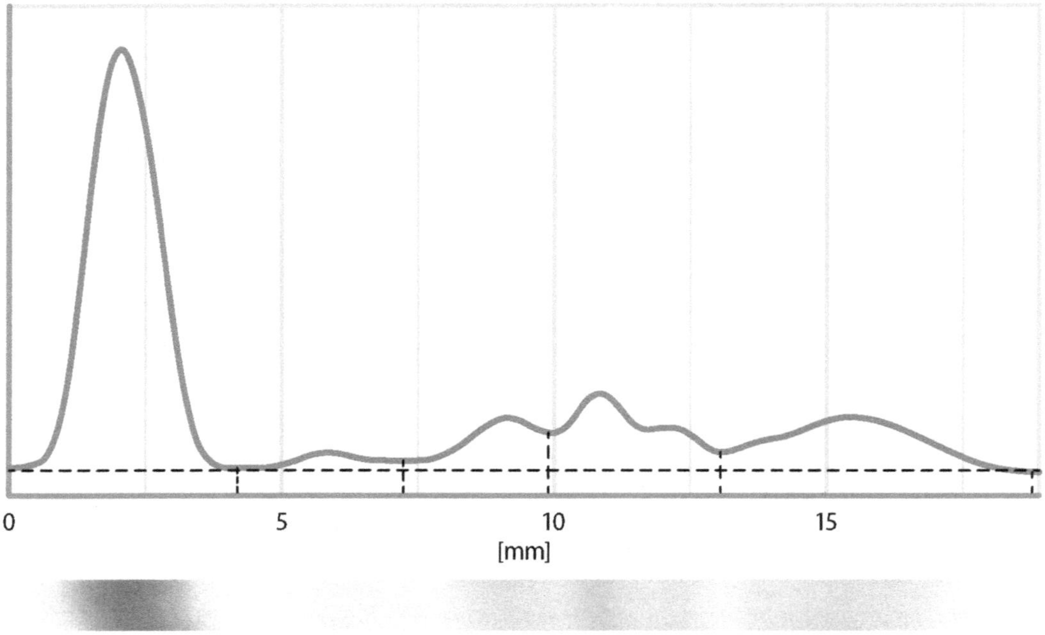

Fraktion	Anteil [%]	Konzent. [g/l]	Normalwerte [g/l]
Albumin	59,50 %	39,86	35,00 ... 50,00
Alpha 1	2,98 %	2,00	1,00 ... 4,00
Alpha 2	7,94 %	5,32	5,00 ... 11,00
Beta	13,99 %	9,37	6,00 ... 13,00
Gamma	15,60 %	10,45	7,00 ... 16,00
Summe		**67,00**	**60,00 ... 80,00**

Quelle: https://commons.wikimedia.org/wiki/File:Electrophorese.JPG; Yakafaucon; CC-BY-SA-3.0 (https://creativecommons.org/licenses/by-sa/3.0/legalcode); eigene Bearbeitung

Welche Schlussfolgerung lässt sich aus den gegebenen Informationen ziehen?

A. Die Messwerte geben Auskunft über den Zustand des Immunsystems.
B. Das Blutbild zeigt eine akute Entzündungsreaktion.
C. Albumin und Betaglobulin haben erhöhte Werte.
D. Gammaglobuline haben den höchsten Anteil an allen Blutplasmaproteinen.
E. Alle aufgelisteten Plasmaproteine bilden zusammen das Blutplasma.

184. **Die optimale Raumtemperatur ist ein normierter Richtwert, orientiert am allgemeinen menschlichen Wärme- und Behaglichkeitsempfinden in Abhängigkeit vom Umgebungsklima. Je nach körperlicher Aktivität und dem Wärmedämmungsvermögen der Bekleidung werden verschiedene Temperaturen als angenehm empfunden. Die spezifische Wärmeabgabe eines völlig in Ruhe befindlichen Menschen beträgt ungefähr 0,8 MET (metabolic rate / metabolische Einheit; 1 MET = 58 W/m² Körperoberfläche).**

Optimale Raumtemperatur

In Abhängigkeit von Aktivität und Bekleidung

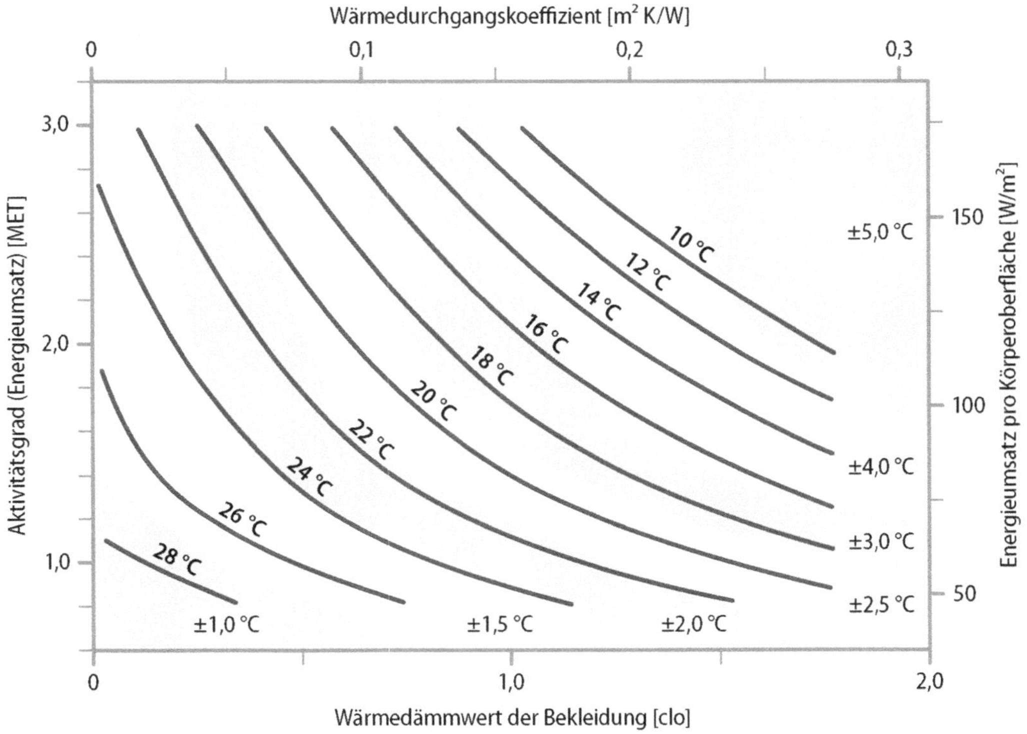

Energieumsätze nach DIN EN ISO 7730:2003

Körperliche Tätigkeit	**Energieumsatz**		
	W/m²	MET	W
Angelehnt	46	0,8	83
Sitzend, entspannt	58	1,0	104
Sitzende Tätigkeit	70	1,2	126
Stehende, leichte Tätigkeit	93	1,6	167
Stehende, mittelschwere Tätigkeit	116	2,0	209
Gehen auf der Ebene:			
2 km/h	110	1,9	198
3 km/h	140	2,4	252
4 km/h	165	2,8	297
5 km/h	200	3,4	360

Quelle: https://rom-umwelt-stiftung.de/wp-content/uploads/2006/02/Dokumentation_Thermische_Behaglichkeit.pdf

Welche der folgenden Aussagen ist falsch?

A. Bei langsamem Gehen (2 km/h) und einem Wärmedämmwert der Bekleidung von 1,5 clo liegt der Idealwert bei ungefähr 12–14 Grad Celsius.

B. Die ideale Außentemperatur kann abgeleitet werden anhand der Schnittstelle von spezifischer Wärmeabgabe je nach Tätigkeit sowie dem Wärmedämmwert der Bekleidung.

C. Bei einem Energieumsatz von 3 MET und in leichter Kleidung (ca. 0,4 clo) ist eine Temperatur zwischen 17 und 19 Grad Celsius am besten.

D. Unbekleidet und in völliger Ruhe beträgt die optimale Temperatur um die 28 Grad Celsius.

E. Bei höheren MET- und clo-Werten ist die Schwankungsbreite der Idealtemperatur größer.

TMS / EMS I

Konzentriertes und sorgfältiges Arbeiten (nur EMS)

Aufgabenerklärung

Dieser Untertest prüft deine Schnelligkeit und Gründlichkeit unter hohem Zeitdruck und wird nur im EMS geprüft.

Auf der nächsten Seite findest du einen Konzentrationstest, bestehend aus 40 Zeilen mit jeweils 40 Zahlen. Deine Aufgabe lautet, innerhalb von acht Minuten alle Zahlen zu markieren, die zusammen mit der rechten Nachbarzahl in der Zeile die Summe 7 ergeben.

Hierzu ein Beispiel

Aufgabe

1	1	2	3	4	5	6	1	6	5	2	4	3	3	2	2	5	5	1	3	6

Antwort

1	1	2	~~3~~	4	5	~~6~~	~~1~~	6	~~5~~	2	~~4~~	3	3	2	~~2~~	5	5	1	3	6

Bearbeitungshinweise

- Markiere die gefundenen Zahlen, indem du sie diagonal anstreichst (von links unten nach rechts oben oder von links oben nach rechts unten).
- Beginne links oben mit der ersten Zahl der ersten Zeile und arbeite dich nach rechts durch. Erst wenn du mit einer Zeile fertig bist, wechselst du in die nächste.
- Markiere die gefundenen Zahlen deutlich erkennbar, hinterlasse keine weiteren Spuren auf dem Papier. Korrekturvermerke gelten nicht.
- Bei der Auswertung werden sämtliche Zahlen bis zur letzten Markierung berücksichtigt. Alle Zahlen, die du im bearbeiteten Teil fälschlicherweise markiert oder fälschlicherweise nicht markiert hast, werden von der Gesamtzahl der korrekten Markierungen abgezogen.
- Wahrscheinlich schaffst du es nicht, im vorgegebenen Zeitrahmen alle Zahlen richtig zu markieren – die Zeit ist ziemlich knapp bemessen.

Konzentriertes und sorgfältiges Arbeiten (nur EMS)

Bearbeitungszeit 8 Minuten

Bitte nur so markieren: 1̸ 6 oder 1⃥ 6

1	2	5	4	2	6	3	3	6	1	4	4	3	2	3	3	5	2	2	3	4	5	3	4	5	2	6	2	2	4	3	1	5	4	2	5	3	3	2	6	1
2	3	5	5	2	4	2	4	3	5	1	6	2	4	5	3	4	4	4	3	3	5	3	3	6	1	5	3	5	2	5	1	4	4	3	3	2	4	5	2	4
3	4	4	3	4	4	5	5	2	6	2	6	2	2	4	5	4	3	3	2	5	3	2	3	4	2	1	6	2	4	4	2	5	1	5	5	1	6	2	4	2
4	2	6	1	5	4	2	6	2	2	5	3	3	4	5	2	3	5	1	6	2	2	2	4	3	3	6	1	1	5	1	5	2	6	6	3	5	2	3	3	4
5	3	4	3	2	1	5	6	1	3	4	4	2	1	6	3	3	2	2	5	1	2	2	5	6	2	5	3	3	2	4	2	4	3	3	6	1	1	5	2	6
6	2	6	1	5	3	3	1	5	4	3	3	3	2	5	3	5	5	1	6	1	5	4	2	6	3	4	3	4	1	1	1	5	2	6	2	4	4	5	4	3
7	6	2	5	3	5	6	1	5	3	5	3	6	3	4	4	2	4	4	3	5	2	3	1	5	5	2	5	5	3	3	5	1	6	2	3	4	4	1	1	6
8	6	1	1	4	3	5	1	1	6	2	2	5	3	2	6	1	5	2	6	3	4	2	4	4	1	5	2	3	3	2	3	3	4	4	5	1	3	4	5	1
9	1	6	6	2	5	1	5	1	6	2	3	4	5	1	4	2	6	1	6	6	1	2	3	4	4	4	3	3	2	2	5	1	5	3	3	5	3	5	2	3
10	5	5	2	1	4	4	3	6	2	1	6	3	2	2	5	3	6	1	5	5	4	4	4	5	3	4	1	5	5	2	6	2	4	3	2	6	3	6	1	2
11	5	2	2	1	5	3	3	1	1	1	6	4	3	3	5	3	1	6	2	4	2	5	4	6	1	3	3	4	5	2	1	5	3	4	4	6	3	5	1	6
12	6	3	1	2	6	1	6	6	1	1	4	3	3	2	2	5	3	1	5	5	3	4	5	2	1	6	5	1	5	2	3	4	2	4	4	5	5	2	1	5
13	1	6	4	5	6	3	3	4	1	5	6	1	2	3	2	5	2	5	5	5	4	2	4	1	3	4	5	2	2	4	6	2	4	4	3	5	1	1	1	6
14	5	3	2	6	1	5	5	3	4	1	4	2	5	6	3	5	2	6	4	4	3	3	1	1	6	4	4	6	3	4	1	2	5	5	4	6	1	4	1	5
15	4	3	2	5	1	1	4	4	3	2	6	1	5	5	1	6	4	6	4	5	2	2	4	6	4	6	1	3	4	5	6	2	5	3	1	4	5	5	2	1
16	1	2	3	4	5	6	2	5	5	1	6	2	6	4	4	3	5	2	5	2	6	1	5	3	3	2	5	3	2	4	6	6	4	4	3	5	6	1	4	2
17	1	5	6	1	6	6	2	4	2	5	4	4	3	3	6	3	5	5	2	2	6	3	3	4	4	5	3	2	2	5	2	1	6	6	3	3	4	4	4	2
18	1	5	6	1	1	5	3	2	5	2	4	1	1	6	6	3	5	3	2	3	4	5	2	4	6	6	1	1	5	2	5	1	5	4	4	3	4	4	2	4
19	5	5	2	1	1	6	6	3	4	3	3	2	6	1	1	3	3	5	3	5	4	3	3	6	2	6	3	6	6	1	6	6	5	5	5	2	5	5	1	1
20	6	1	1	2	1	1	6	6	3	3	4	4	6	3	1	3	3	1	3	3	4	5	2	2	6	4	3	1	1	6	1	5	6	2	5	2	5	6	2	3
21	2	5	6	1	4	2	4	4	6	4	3	1	6	4	1	5	5	2	2	3	4	5	3	4	2	1	1	2	4	3	3	1	4	1	2	5	4	3	1	3
22	1	5	5	2	2	1	5	1	4	3	3	6	6	5	2	4	6	1	4	6	1	2	5	4	3	4	3	1	5	6	2	4	3	5	1	3	3	4	1	1

23	5	4	5	6	4	3	2	6	1	6	5	2	3	1	1	3	2	5	6	4	3	3	1	3	2	5	5	4	2	4	2	4	4	3	5	6	1	1	2	5
24	4	3	6	5	5	2	3	3	4	3	1	4	2	2	5	1	4	5	5	6	1	5	6	5	2	4	2	4	3	5	2	1	3	5	4	1	1	6	3	4
25	4	4	1	2	4	3	5	5	4	6	1	6	5	5	2	3	3	1	4	3	1	3	1	4	6	5	2	6	1	3	3	4	6	2	1	6	4	4	5	6
26	1	6	4	2	5	6	5	6	4	3	3	1	4	2	4	6	6	1	6	5	4	2	6	5	1	1	6	5	2	1	1	1	4	3	1	5	3	4	2	6
27	4	3	3	1	6	4	1	1	5	2	1	3	3	4	5	6	6	3	3	2	2	4	5	2	5	2	6	5	1	5	3	6	1	3	3	4	3	3	2	5
28	6	4	6	1	3	3	4	5	5	4	5	5	1	6	1	3	5	6	1	3	2	6	4	3	2	5	6	6	2	4	3	5	2	4	3	6	5	4	2	1
29	3	4	5	6	1	6	5	5	4	4	1	3	4	5	2	1	5	1	4	3	6	5	2	4	5	6	5	6	1	4	1	3	4	6	3	4	1	6	2	2
30	6	6	6	1	5	6	3	1	1	4	2	5	6	5	4	2	5	2	3	4	5	2	4	6	3	4	1	2	1	6	2	1	4	4	3	1	2	6	1	5
31	4	1	6	4	3	5	2	6	1	4	3	1	5	6	6	2	5	2	3	2	5	4	4	6	5	1	1	6	6	6	2	3	1	1	5	1	6	2	4	3
32	5	6	1	4	3	2	1	3	1	2	5	6	4	6	6	1	1	4	3	1	2	1	6	4	2	5	2	2	6	4	3	1	1	4	4	5	1	6	5	5
33	6	1	6	3	5	6	1	4	4	6	2	4	1	6	5	1	3	4	3	2	6	2	3	5	2	1	1	3	6	5	2	3	4	1	4	5	4	5	5	2
34	5	5	2	3	2	6	6	2	5	6	1	4	1	1	6	2	3	6	3	1	5	1	4	3	6	5	5	2	3	6	3	4	5	2	1	5	4	4	3	3
35	4	4	5	2	6	2	3	4	6	1	6	4	1	5	3	6	1	1	4	3	3	1	4	5	2	6	3	3	1	4	2	5	5	5	6	2	3	4	3	5
36	2	3	2	5	5	4	1	5	4	3	2	2	1	6	5	1	2	3	6	4	3	4	3	3	5	2	4	5	5	6	1	6	2	3	3	1	5	2	5	4
37	2	5	5	6	6	1	5	4	4	1	4	3	2	2	5	5	6	6	6	4	6	5	2	6	1	2	4	3	4	5	2	3	1	1	2	1	6	5	4	4
38	6	1	4	6	2	2	5	3	1	4	3	3	1	6	6	5	6	3	4	6	6	5	2	6	6	5	1	4	5	4	3	6	6	5	2	1	5	1	6	1
39	6	5	5	2	4	2	5	2	2	3	2	2	1	1	3	4	1	1	3	3	3	4	4	3	6	1	2	1	3	1	1	6	2	6	6	1	2	5	1	6
40	6	1	4	4	2	6	5	2	3	2	3	4	2	4	1	4	3	2	4	5	2	6	6	4	6	5	2	2	1	1	3	3	2	1	6	1	1	6	1	1

Geschafft – du hast die Prüfung abgeschlossen!

Alle Lösungen findest du auf den folgenden Seiten.

Lösungen • TMS / EMS I

Lösungen • TMS / EMS I

TMS: Lösungstabelle

1.	B	41.	E	81.	C	121.	D	161.	C
2.	E	42.	D	82.	D*	122.	B	162.	D
3.	C	43.	E	83.	A	123.	E	163.	E
4.	D*	44.	C*	84.	C	124.	C	164.	D
5.	D	45.	C	85.	D	125.	E	165.	E
6.	B	46.	B	86.	A	126.	C	166.	C
7.	B	47.	E	87.	D*	127.	A	167.	E*
8.	E	48.	E	88.	B	128.	B	168.	E
9.	B*	49.	E	89.	C	129.	D	169.	C
10.	E	50.	B	90.	B	130.	A	170.	E
11.	E	51.	C	91.	E	131.	D	171.	B
12.	A	52.	B	92.	E	132.	C	172.	B
13.	E	53.	E	93.	B	133.	C	173.	D*
14.	A	54.	A	94.	D*	134.	A	174.	D
15.	C	55.	B	95.	D	135.	E	175.	B
16.	C	56.	A	96.	A	136.	B	176.	D
17.	D*	57.	A	97.	E	137.	A	177.	A
18.	D	58.	B	98.	A	138.	E	178.	E*
19.	A	59.	A*	99.	A	139.	B	179.	D
20.	C	60.	B	100.	C	140.	D	180.	D
21.	A	61.	E	101.	C	141.	B	181.	C*
22.	B	62.	A*	102.	B	142.	A	182.	B
23.	E	63.	C	103.	D	143.	D	183.	A
24.	D*	64.	B	104.	A	144.	E	184.	B
25.	D	65.	B	105.	E	145.	C		
26.	D	66.	E	106.	D	146.	E		
27.	B	67.	D	107.	D	147.	C		
28.	D*	68.	A	108.	C	148.	A		
29.	E	69.	E*	109.	B*	149.	E		
30.	A	70.	E*	110.	A*	150.	C		
31.	C	71.	E	111.	C*	151.	A		
32.	A	72.	B	112.	E*	152.	D		
33.	A*	73.	D	113.	B*	153.	A		
34.	D	74.	C	114.	A*	154.	B		
35.	C	75.	D	115.	C	155.	E		
36.	D	76.	B	116.	B	156.	A		
37.	B*	77.	D*	117.	D	157.	B		
38.	D	78.	D	118.	A	158.	B		
39.	A	79.	D	119.	E	159.	C		
40.	B	80.	A	120.	A	160.	D		

** Die markierten Aufgaben gehen bei der TMS-Simulation nicht in die Auswertung ein.*

EMS: Lösungstabelle

1. B	41. E	83. A	121. D	153. A
2. E	42. D	84. C	123. E	154. B
3. C	43. E	85. D	124. C	155. E
5. D	45. C	86. A	125. E	156. A
6. B	47. E	88. B	126. C	157. B
7. B	48. E	89. C	127. A	158. B
10. E	49. E	90. B	128. B	161. C
11. E	51. C	91. E	129. D	162. D
12. A	52. B	92. E	130. A	164. D
13. E	53. E	93. B	131. D	165. E
14. A	54. A	95. D	133. C	166. C
15. C	55. B	96. A	134. A	168. E
16. C	56. A	97. E	135. E	169. C
18. D	57. A	98. A	136. B	170. E
19. A	58. B	99. A	137. A	171. B
21. A	60. B	100. C	138. E	172. B
22. B	61. E	101. C	139. B	174. D
23. E	63. C	102. B	140. D	175. B
25. D	64. B	103. D	141. B	176. D
26. D	65. B	104. A	142. A	177. A
27. B	66. E	105. E	143. D	179. D
29. E	67. D	106. D	144. E	180. D
30. A	68. A	107. D	145. C	183. A
31. C	72. B	108. C	146. E	184. B
32. A	73. D	115. C	147. C	
34. D	74. C	116. B	148. A	
35. C	75. D	117. D	149. E	
36. D	78. D	118. A	150. C	
38. D	79. D	119. E	151. A	
39. A	81. C	120. A	152. D	

Lösungen • TMS / EMS I

TMS: Auswertung

Jede richtig markierte Lösung auf dem Antwortbogen zählt einen Punkt, für falsch oder gar nicht bearbeitete Aufgaben gibt es keine Abzüge.

Dein Gesamtergebnis

Die in der TMS-Simulation enthaltenen Einstreuaufgaben sind in der Lösungstabelle farblich abgesetzt und mit einem Sternchen (*) markiert; sie werden nicht mitgezählt.

Untertest	Punktzahl
Muster zuordnen	______ von 20
Medizinisch-naturwissenschaftliches Grundverständnis	______ von 20
Schlauchfiguren	______ von 20
Quantitative und formale Probleme	______ von 20
Textverständnis	______ von 18
Figuren lernen	______ von 20
Fakten lernen	______ von 20
Diagramme und Tabellen	______ von 20
Gesamt:	______ **von 158**

EMS: Auswertung

Jede richtig markierte Lösung auf dem Antwortbogen zählt einen Punkt, für falsch oder gar nicht bearbeitete Aufgaben gibt es keine Abzüge. Bei der Auswertung des Konzentrationstests werden alle Zeichen bis zum letzten markierten Zeichen im Prüfungsteil berücksichtigt. Zähle bis zu dieser Stelle jedes korrekt angestrichene Zeichen sowie jedes Zeichen, das du fälschlicherweise markiert oder fälschlicherweise nicht markiert hast. Nun ziehst du die Summe der Fehler von der Zahl der korrekten Markierungen ab. Die Differenz wird in eine Punktzahl umgerechnet, abhängig von den Leistungen der Teilnehmergruppe. Richtwerte zur Orientierung:

	≥335	**324-334**	**313-323**	**302-312**	**291-301**	**280-290**	**269-279**	**258-268**	**247-257**
Punkte	18	17	16	15	14	13	12	11	10
	236-246	**225-235**	**214-224**	**203-213**	**192-202**	**181-191**	**170-180**	**159-169**	**148-158**
Punkte	9	8	7	6	5	4	3	2	1

Dein Gesamtergebnis

Untertest	**Punktzahl**
Muster zuordnen	____ von 18
Medizinisch-naturwissenschaftliches Grundverständnis	____ von 18
Schlauchfiguren	____ von 18
Quantitative und formale Probleme	____ von 18
Textverständnis	____ von 18
Figuren lernen	____ von 18
Fakten lernen	____ von 18
Diagramme und Tabellen	____ von 18
Konzentriertes und sorgfältiges Arbeiten	____ von 18
Gesamt:	____ **von 162**

Lösungen • TMS / EMS I

Muster zuordnen

Zu 1.

B.

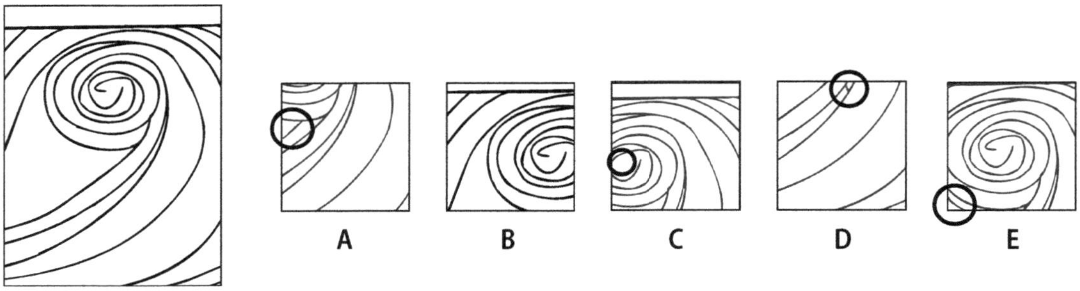

Zu 2.

E.

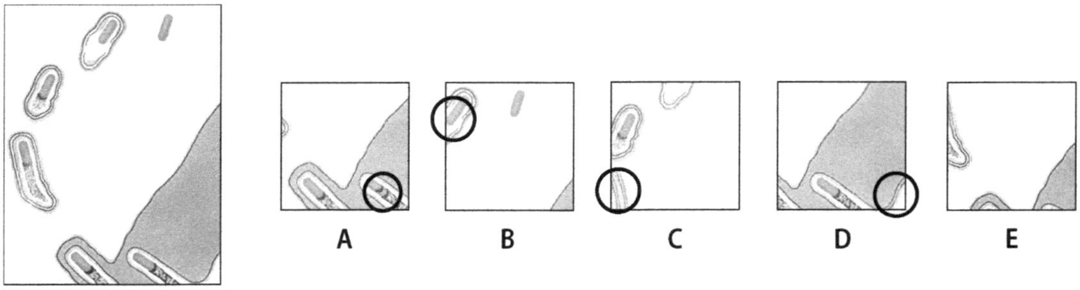

Zu 3.

C.

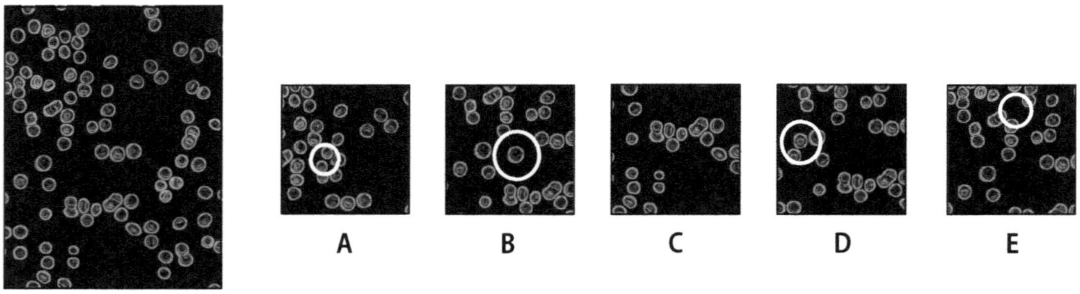

Zu 4.

D.

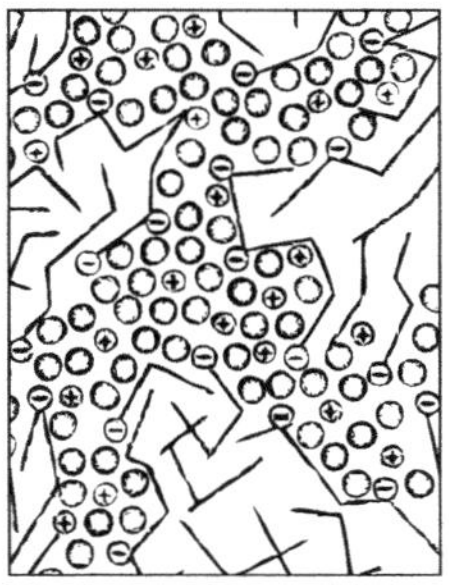

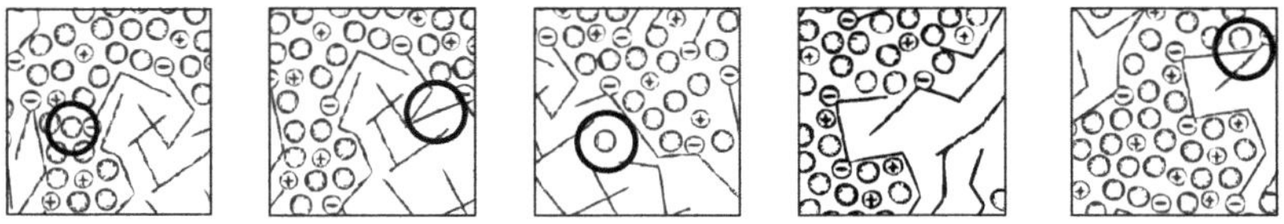

A B C D E

Zu 5.

D.

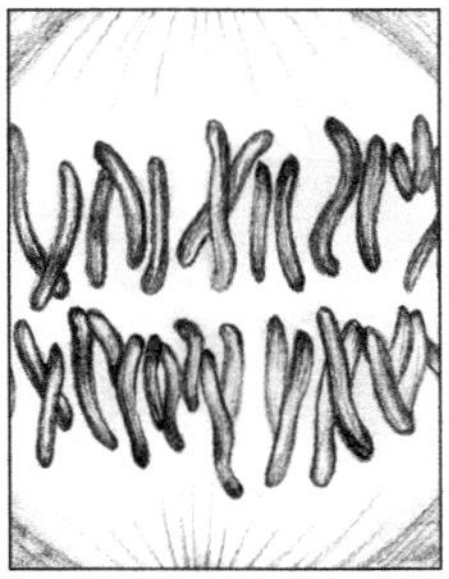

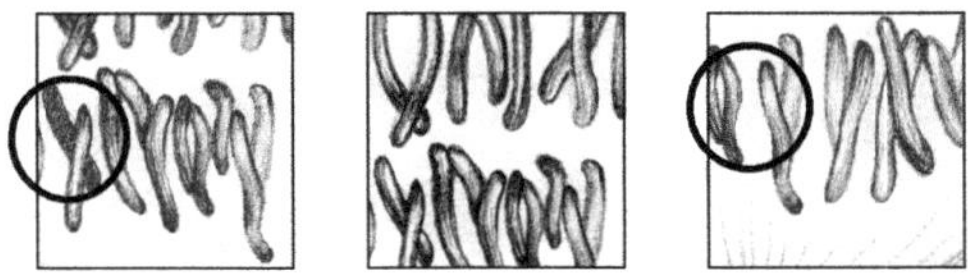

A B C D E

Zu 6.

B.

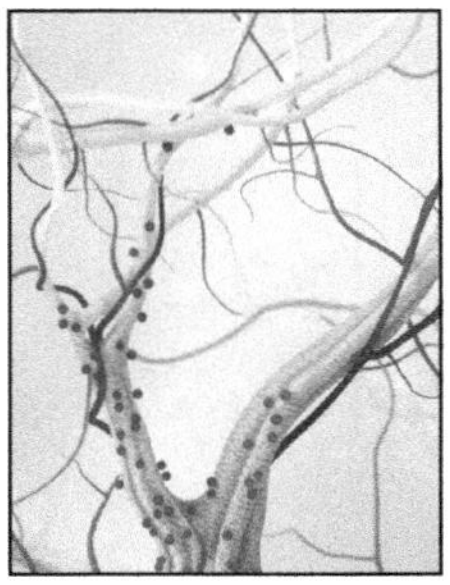

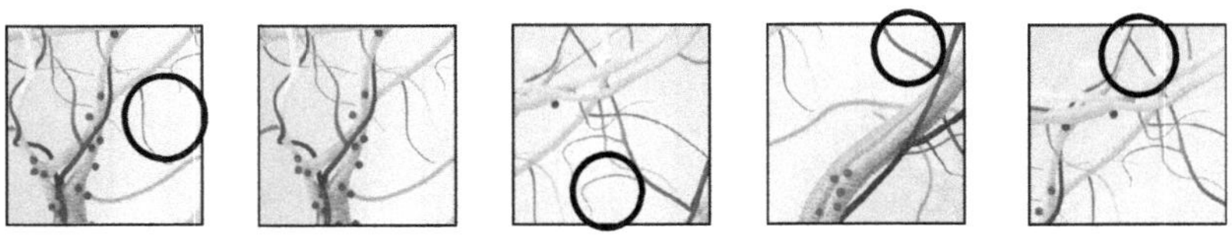

A B C D E

Zu 7.

B.

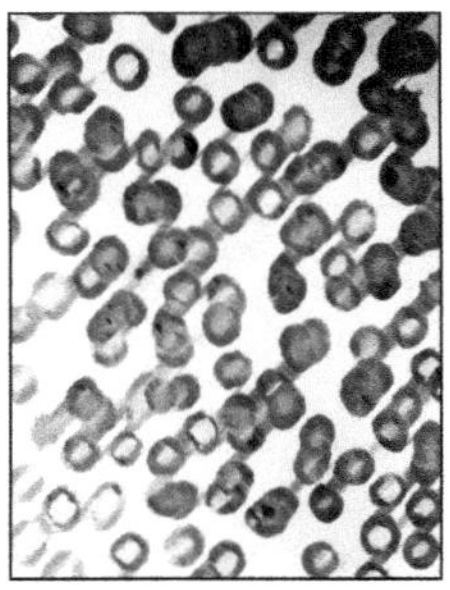

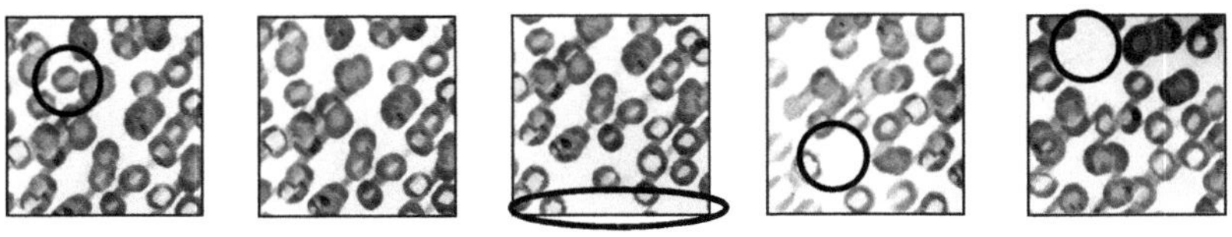

A B C D E

Zu 8.

E.

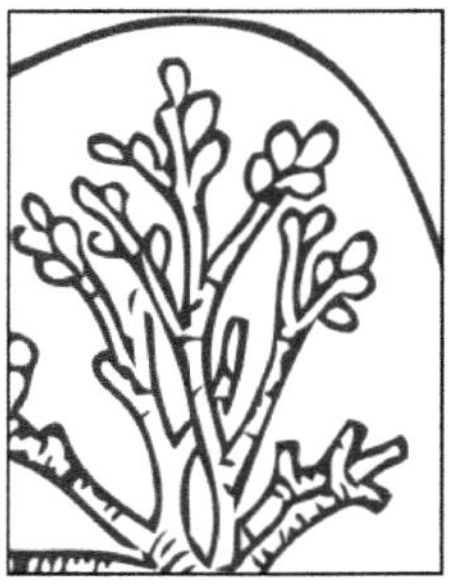

A B C D E

Zu 9.

B.

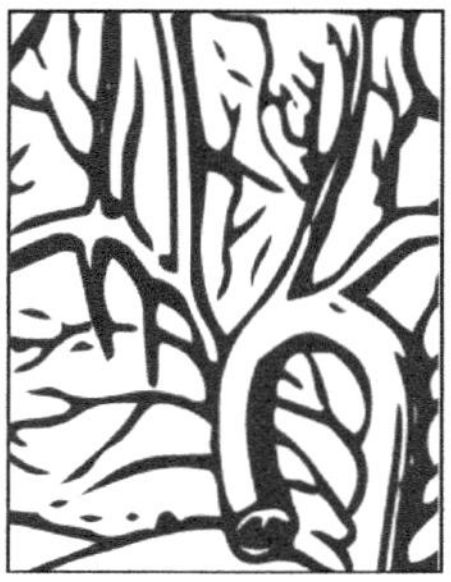

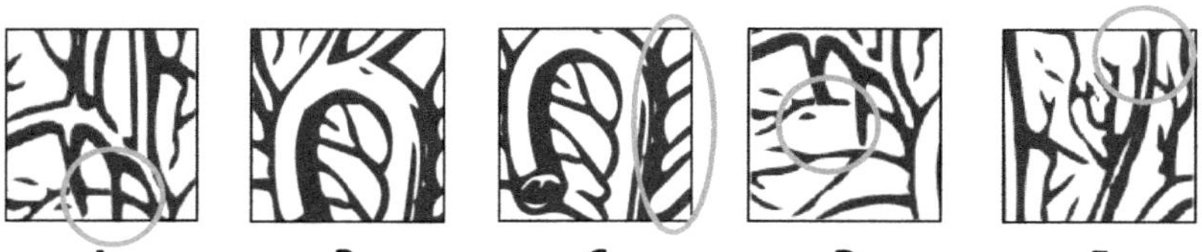

A B C D E

Zu 10.

E.

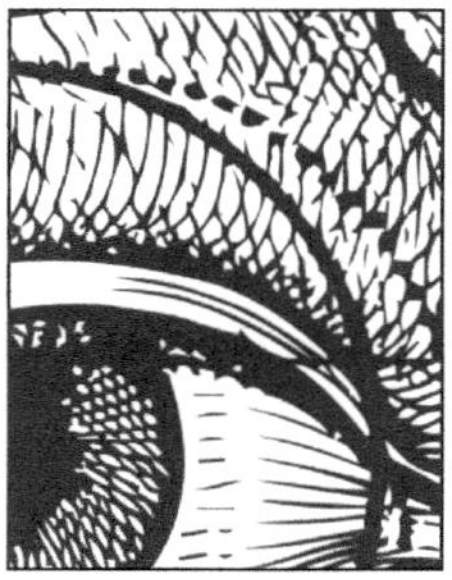

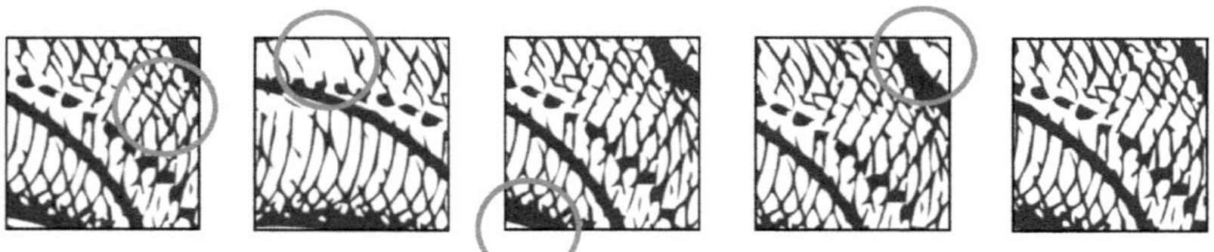

A B C D E

Zu 11.

E.

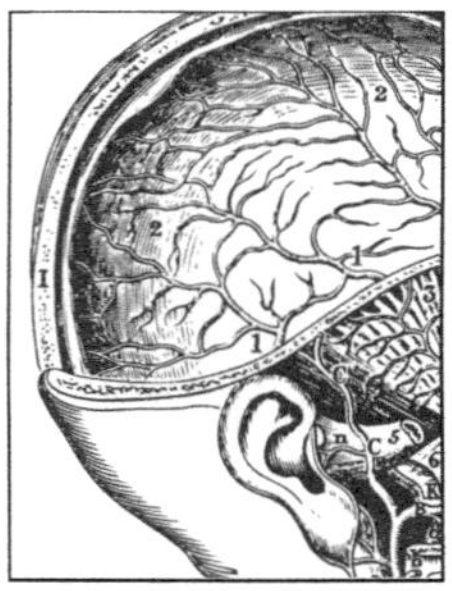

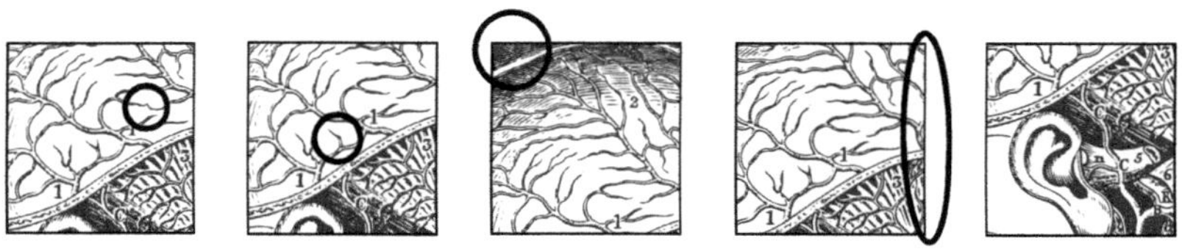

A B C D E

Zu 12.

A.

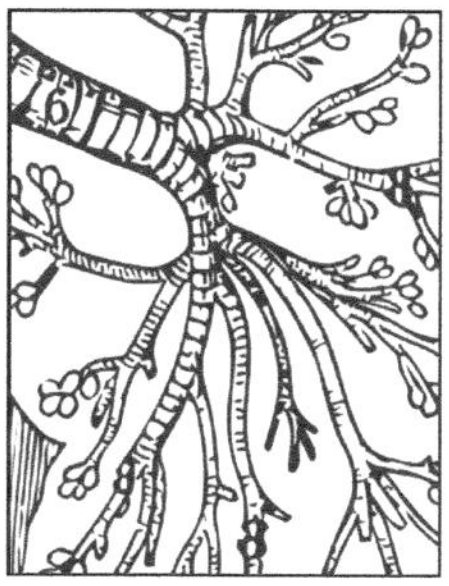

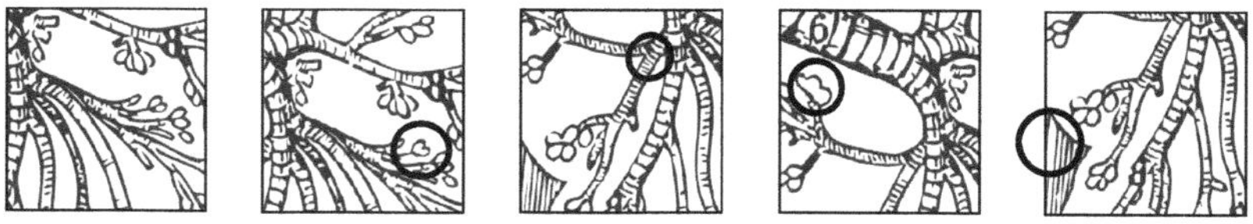

A B C D E

Zu 13.

E.

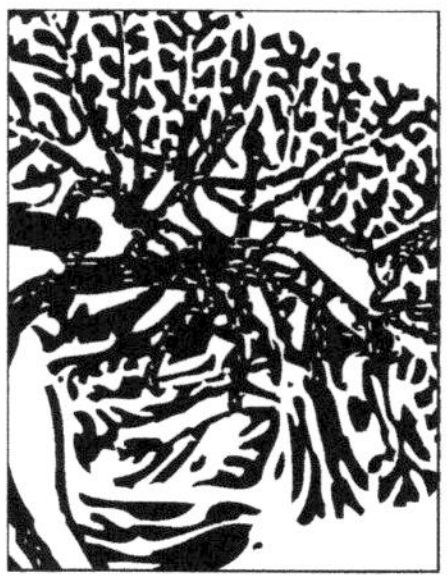

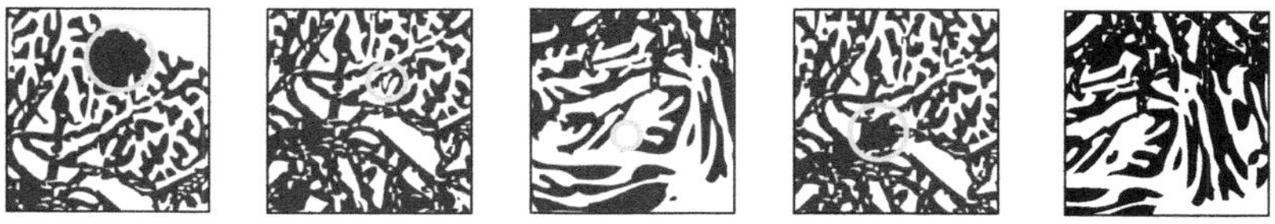

A B C D E

Zu 14.

A.

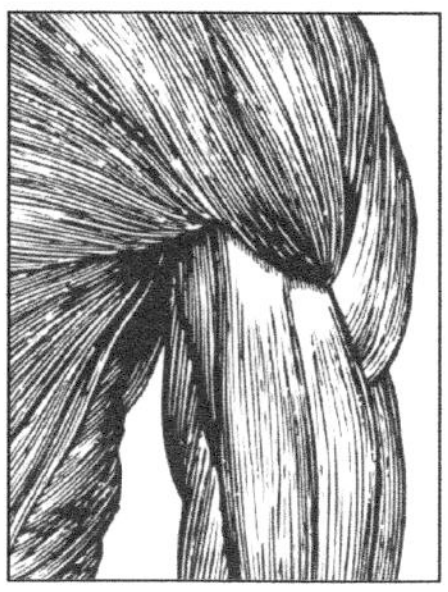

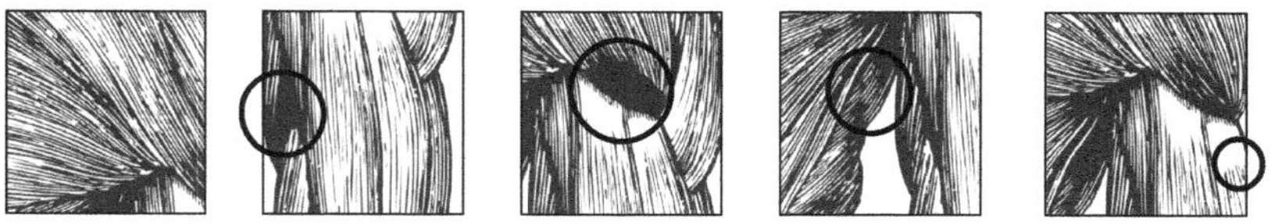

A B C D E

Zu 15.

C.

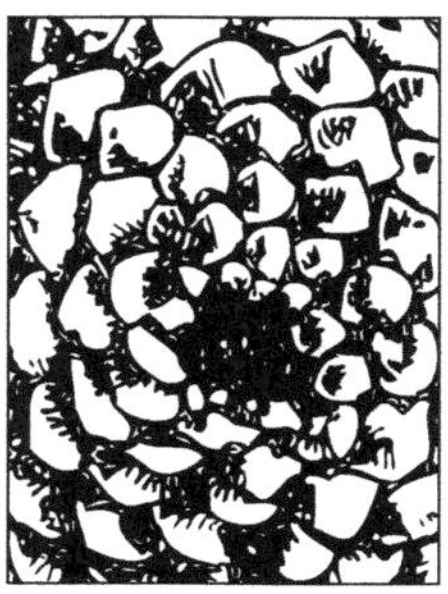

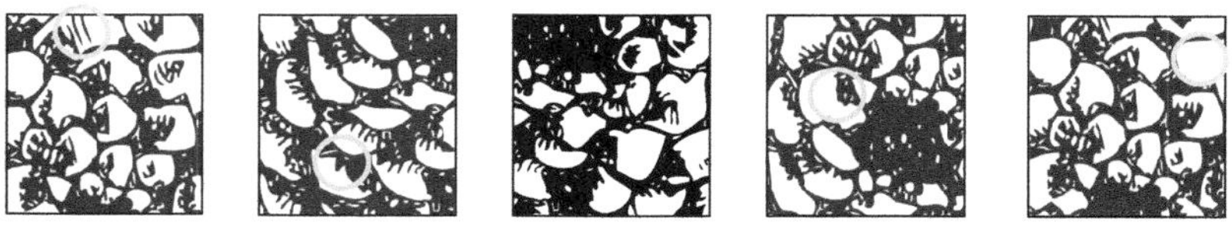

A B C D E

Zu 16.

C.

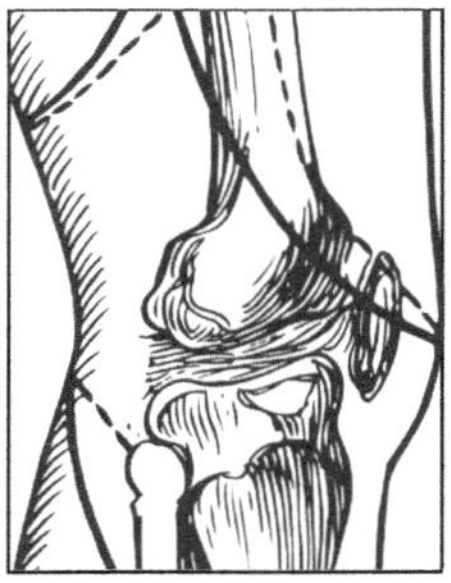

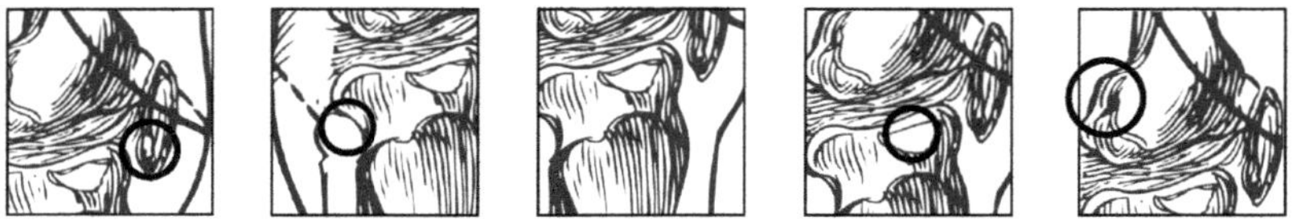

A B C D E

Zu 17.

D.

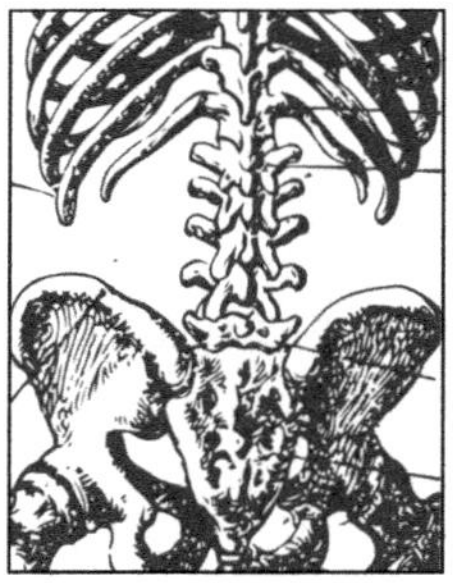

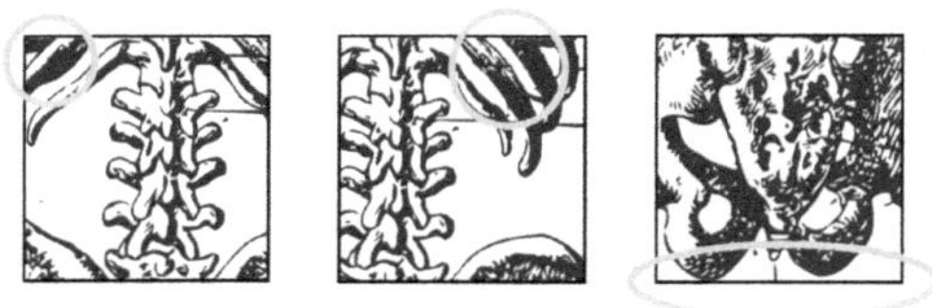

A B C D E

Zu 18.

D.

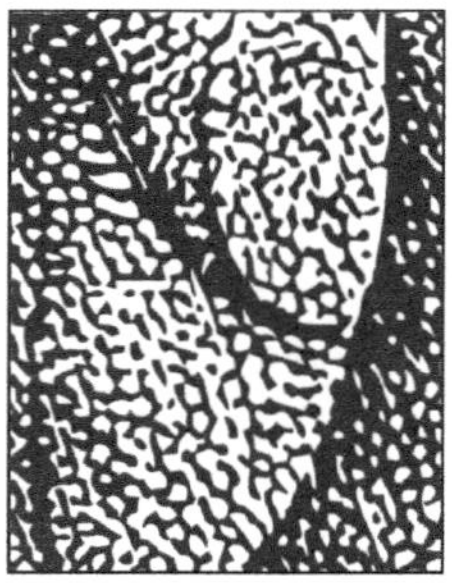

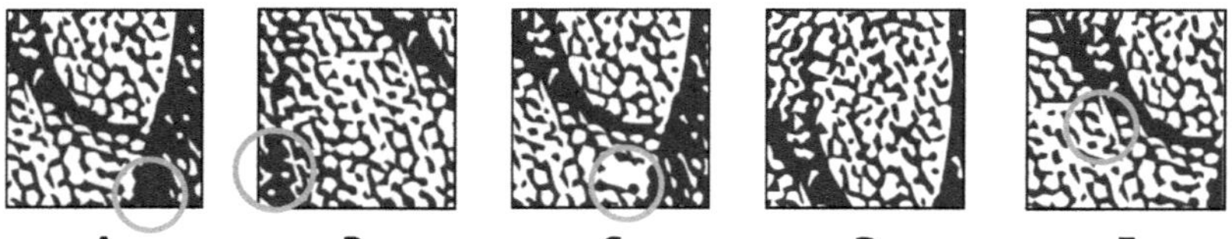

A B C D E

Zu 19.

A.

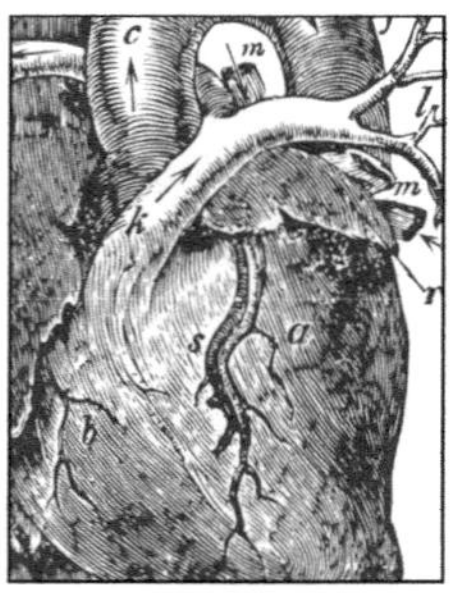

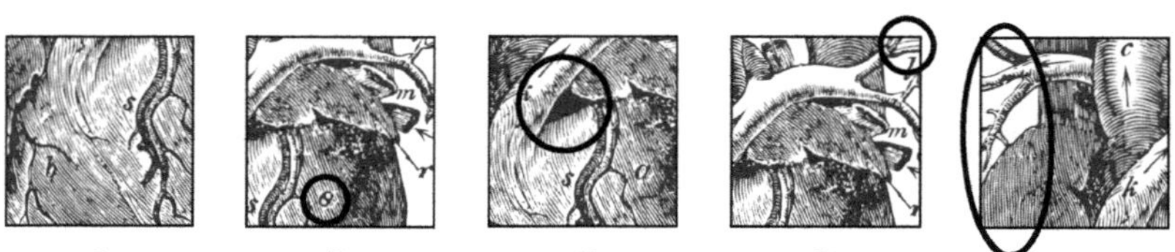

A B C D E

Zu 20.

C.

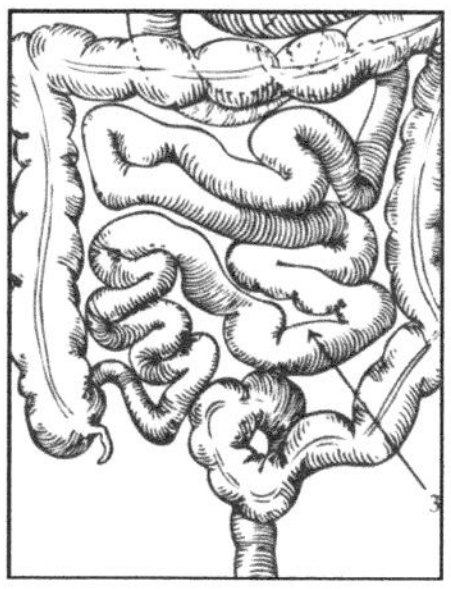

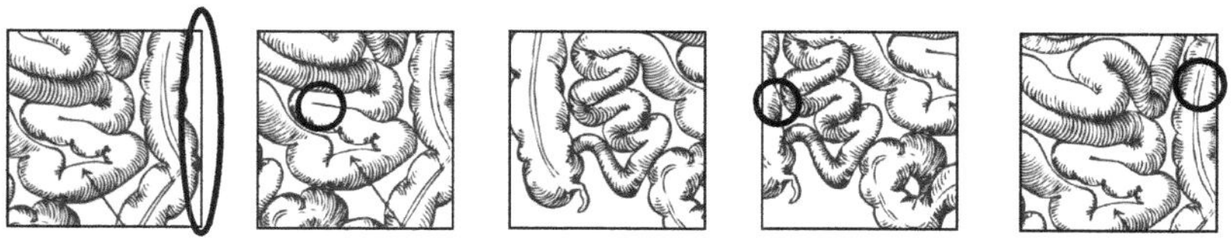

A B C D E

Zu 21.

A.

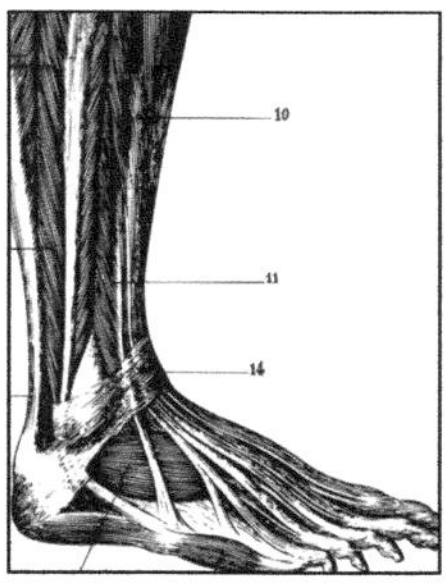

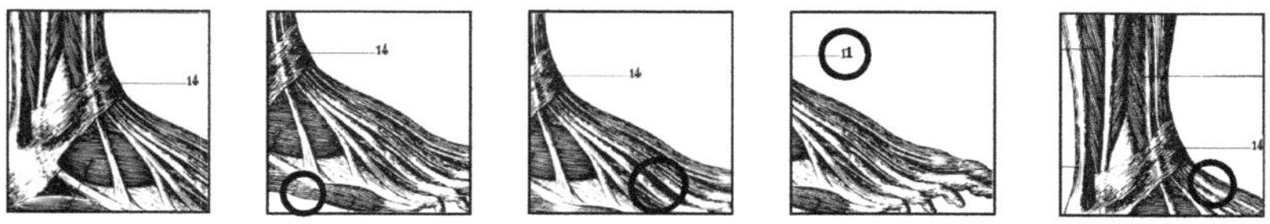

A B C D E

Zu 22.

B.

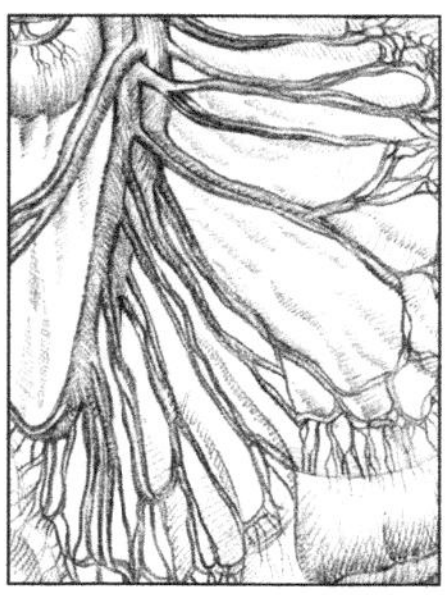

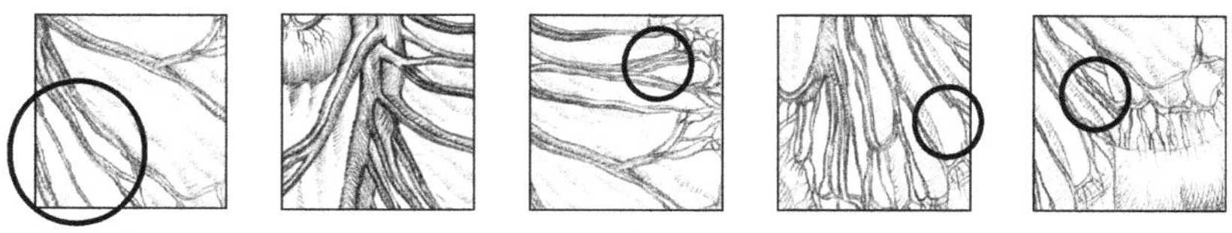

A B C D E

Zu 23.

E.

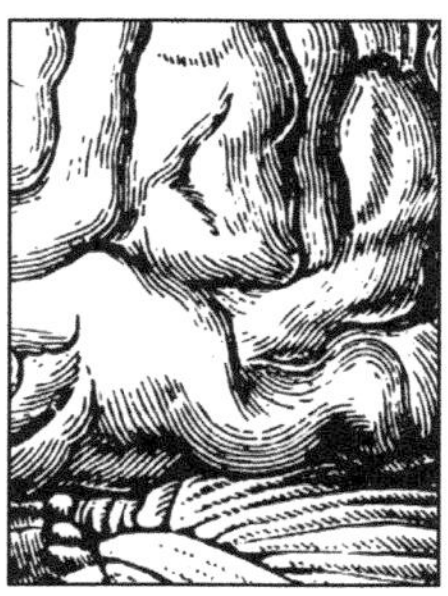

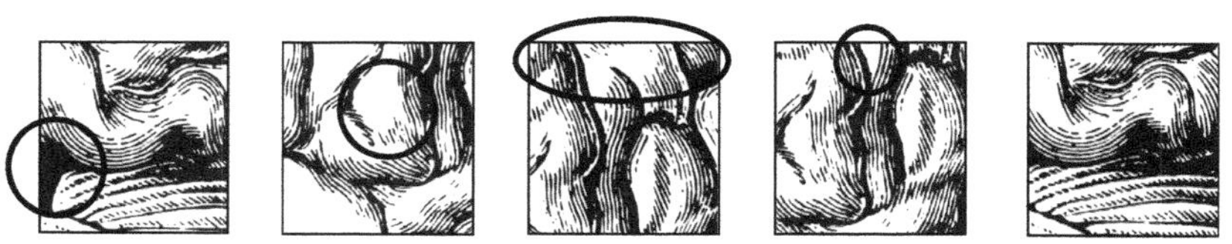

A B C D E

Zu 24.

D.

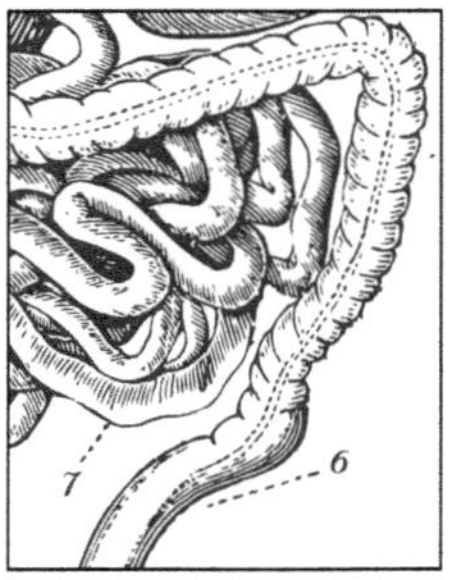

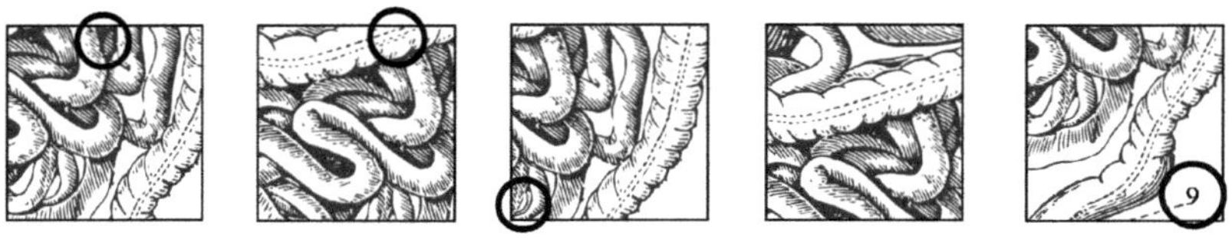

A B C D E

Lösungen • TMS / EMS I

Medizinisch-naturwissenschaftliches Grundverständnis

Zu 25.

D. Nur die Aussagen I und II lassen sich ableiten.

Die Aussagen I und II lassen sich ableiten – die Sagittalachse verläuft von vorne nach hinten, die Transversalachse von einer Seite zur anderen. Aussage III ist falsch, da die Frontalebene den Körper in vorne und hinten teilt.

Zu 26.

D. Ultraschall liegt in einem Frequenzbereich ab 20 Hz aufwärts.

Aussage D spricht fälschlicherweise von Hertz (Hz) statt Kilohertz (kHz); eine korrekte Umrechnung liefert Vorschlag A (1 kHz = 1.000 Hz). Möglichkeit C deckt sich mit den vorliegenden Angaben. Die Feststellungen B und E lassen sich nicht eindeutig am Text belegen (der zum Beispiel nur vage von einem Schrumpfen des Hörbereichs spricht) – doch daraus ergibt sich zumindest kein Widerspruch.

Zu 27.

B. Nur Aussage I ist richtig.

Aussage I entspricht dem zu Beginn beschriebenen Aufbau des Kniegelenks. Aussage II bezieht sich auf die falsche Verbindung – statt Femur und Patella müsste es Femur und Tibia heißen. Auch Aussage III irrt – der Meniscus medialis findet sich an der Knie-Innenseite, beim linken Knie also rechts.

Zu 28.

D. Somatoforme Störungen sind immer mit Depressionen und Angststörungen verbunden.

Behauptung D macht aus der Angabe „häufig" fälschlicherweise ein pauschales „immer". Vorschlag B fasst die Kernaussage des Textes bündig zusammen, Möglichkeit A gibt dafür ein konkretes Beispiel, Feststellung C formuliert den vorletzten Satz um und Aussage E entspricht dem drittletzten Satz.

Zu 29.

E. Hypoglykämie bezeichnet einen zum Beispiel durch die Ernährung induzierten Mangel an Zucker im Körper.

Aussage E ergibt sich aus dem vorletzten Satz. Vorschlag A widerspricht dem ersten, Möglichkeit D dem vorletzten Satz. Die in Behauptung B erwähnten kleineren Mahlzeiten sind beim Heilfasten nicht eingeplant. Vorschlag C lässt sich weder ableiten, noch wäre er vor dem Hintergrund des Textes klug: Nach dem Fasten bedarf es einer allmählichen Gewöhnung an feste Nahrung.

Zu 30.

A. Wenn sich die DNA verändert, entstehen Tumore.

Behauptung A lässt sich nicht ableiten, da nicht jede DNA-Veränderung zur Bildung eines Tumors führt. Richtig ist, dass Tumore sich durch unkontrolliertes Zellwachstum (Aussage B) und einen unphysiologischen Zellzyklus (Vorschlag D) auszeichnen und dieser durch modifizierte Tumorsuppressoren oder Protoonkogene hervorgerufen werden kann (Feststellung C). Möglichkeit E formuliert den entsprechenden Abschnitt in der Textmitte inhaltlich zutreffend um.

Zu 31.

C. Zur Auslösung eines Schwindelgefühls müssen die Bogengänge aktiviert werden.

Möglichkeit C ist falsch, da Schwindelgefühle auch ohne Reizung der Bogengänge auftreten können. Die Vorschläge A und D ordnen die jeweiligen Bogengänge und Bewegungsformen richtig zu. Aussage B entspricht der Schilderung zu Beginn, und Feststellung E deckt sich mit dem dritten Satz.

Zu 32.

A. Für „süß" und „umami" existiert ein gemeinsamer Rezeptor, weshalb „umami" oft einen ähnlich positiv besetzten Geschmackseindruck hervorruft wie Süßes.

Die richtige Lösung ist A: Süßes bringt der Körper mit dem Energielieferanten Zucker in Verbindung, was positive Empfindungen auslöst – dasselbe geschieht bei „umami", weil es über den gleichen T1R3-Rezeptor vermittelt wird. Vorschlag B verwechselt „salzig" und „sauer", und Möglichkeit C entfällt, weil nur manche Reize von G-Protein-gekoppelten Rezeptoren wahrgenommen werden. Feststellung D enthält einen Zeichenfehler (T1R2 statt T1R3), und Aussage E scheidet aus, da der ENaC-Kanal auf Natrium reagiert und nicht auf Natriumchlorid.

Zu 33.

A. Nur Aussage I ist richtig.

Aussage I deckt sich mit den Angaben der ersten Texthälfte. Aussage II ist falsch, zunächst wird Präproinsulin in Proinsulin umgewandelt, aus dem schließlich in den Beta-Zellen der Langerhans-Inseln Insulin gebildet wird. Aussage III spricht fälschlicherweise von Alpha- statt von Beta-Inseln.

Zu 34.

D. Der menschliche Körper kann seine Lage im Raum präzise wahrnehmen.

Antwort D ist richtig, da die Lage des Körpers im Raum eine Dimension der epikritischen Sensibilität darstellt, die sich sehr genau lokalisieren lässt. Der in Aussage A erwähnte Begriff „Nozizeption" wird nirgends erwähnt, und Vorschlag B entfällt, da sich das Fühlen wie beschrieben nicht nur auf die Wahrnehmung über die Haut beschränkt. Temperaturempfindungen zählen zur protopathischen Sensibilität und lassen sich nicht exakt am Körper lokalisieren, sodass auch Feststellung C ausscheidet. Möglichkeit E spricht irrtümlich von „protemporaler" statt „protopathischer" Sensibilität.

Zu 35.

C. Delta- oder Theta-Wellen deuten darauf hin, dass sich die betreffende Person in einer Schlafphase befindet.

Die richtige Lösung ist C: Delta-Wellen treten im Tiefschlaf auf, Theta-Wellen während der Einschlafphase. Vorschlag A scheidet aus, weil die Frequenzen der Alpha- und Delta-Wellen nicht angegeben sind. Aussage B ist falsch, da Alpha-Wellen eher auf Entspannung als auf Konzentration hindeuten. Für ausgeprägte Konzentrationsphasen, wie zum Beispiel beim Lernen, stehen wiederum nicht Beta-, sondern Gamma-Wellen – Möglichkeit D ist falsch. Behauptung E nutzt die falsche Einheit Kilohertz (kHz) statt Hertz (Hz).

Zu 36.

D. Die Aussagen I und III lassen sich ableiten.

Aussage I stimmt, historische Daten zählen zum Faktenwissen, das im expliziten Gedächtnis vorgehalten wird. Aussage II ist falsch, da der Text das Langzeitgedächtnis entweder in explizit/implizit oder sekundär/tertiär unterteilt – in jedem Fall wären es zwei Instanzen, nicht drei. Aussage III deckt sich mit den Informationen der ersten drei Sätze.

Zu 37.

B. Ein exzitatorisches postsynaptisches Potenzial kann nicht durch Glycin ausgelöst werden.

Nur Feststellung B ergibt sich aus dem Text: Wenn Glutamat ein exzitatorisches postsynaptisches Potenzial auslösen kann und Glycin (wie GABA) gegenteilig wirkt, kommt dieses dafür nicht infrage. Vorschlag A ist zu vorschnell, denn der Text erwähnt nur Dopamin als Katecholamin-Vorstufe. Aussage C verdreht die Verhältnisse, indem es Adrenalin zur Dopamin-Vorstufe erklärt. Möglichkeit D scheidet aus, da Neurotransmitter laut Satz 1 nur einen Teil der Informationen übertragen – wie groß dieser Anteil ist, bleibt unklar. Serotonin (Vorschlag E) schließlich ist keine Aminosäure, sondern, wie im letzten Satz erklärt, ein biogenes Amin.

Zu 38.

D. Koffein bewirkt den Abbau von cAMP und cGMP.

Aussage D verdreht die Zusammenhänge: Koffein hemmt ein Enzym, welches cAMP und cGMP abbaut. Vorschlag A deckt sich mit dem zweiten und dritten Satz. Was „kompetitive Hemmung" bedeutet (Möglichkeit B), ergibt sich aus dem zweiten Satz, wonach Koffein mit Adenosin um den Adenosinrezeptor konkurriert. Adenosin senkt normalerweise die Nervenleitgeschwindigkeit, sodass man sich müde fühlt – Feststellung C stimmt. Aussage E fasst die beschriebenen Effekte von Koffein im Körper bündig zusammen.

Zu 39.

A. Das Zytoplasma enthält Aktinfilamente.

Die richtige Lösung ist A: Zum Zytoplasma zählt das Zytoskelett, welches Mikrofilamente enthält, von denen wiederum einige aus Aktin bestehen. Aussage B entfällt, da der Text lediglich die Größe von Mikrofilamenten behandelt. Vorschlag C geht nicht aus dem Text hervor – hier heißt es, dass Dystrophin eher in Skelettmuskeln vorkommt. Möglichkeit D scheidet aus, weil Mikrofilamente laut dem letzten Satz den Energieträger ATP nutzen, und im Gegensatz zu Feststellung E finden sich Intermediärfilamente überall in der Zelle.

Zu 40.

B. Die Verbindung von Ulna und Humerus ist genauso groß wie jene von Radius und Humerus.

Aussage B ist falsch, da die Anteile von Ulna und Radius am gemeinsamen Gelenk mit dem Humerus unterschiedlich sind. Vorschlag A entspricht der Schilderung im ersten Textdrittel, Aussage C bestätigt sich durch die Angaben in der zweiten Hälfte, Vorschlag D durch die Informationen zu Beginn des letzten Drittels. Aussage E deckt sich mit den Beispielen im Text, die beide Male ein Sturzereignis erwähnen, das typischerweise größere Krafteinwirkungen mit sich bringt.

Zu 41.

E. Alle Aussagen lassen sich ableiten.

Aussage I deckt sich mit der Definition im zweiten Satz, Aussage III mit den Angaben der letzten beiden Sätze. Aussage II ergibt sich aus dem geschilderten Zusammenhang, dass ein Herzinfarkt mit einer ventrikulären Tachykardie zusammenhängen kann, bei der die Erregung vom Kammermyokard ausgeht.

Zu 42.

D. Der M. teres minor verläuft dorsal vom M. subscapularis.

Zum M. teres minor wird nichts Näheres gesagt, sodass Aussage D nicht abgeleitet werden kann. Vorschlag A ergibt sich aus dem zweiten Satz, die Möglichkeiten B und E decken sich mit den Angaben im zweiten und dritten Satz, Feststellung C entspricht den topografischen Beschreibungen im vorletzten und vorvorletzten Satz.

Zu 43.

E. Die Aussagen I und III sind richtig.

Aussage I stimmt, die Aa. communicantes verbinden die einzelnen Arterien und ermöglichen dadurch einen Kreislauf. Aussage II ist falsch, da alle genannten Arterien außer der A. cerebri media im Kreislauf beginnen und enden. Aussage III trifft wiederum zu, denn die A. basilaris ist über die A. cerebri posterior und die A. cerebri media mit der A. carotis interna verknüpft.

Zu 44.

C. Pyrophosphat ist das Salz der Phosphorsäure.

Vorschlag C ist falsch – Pyrophosphat ist das Salz der Pyrophosphosäure. Möglichkeit A deckt sich mit den Informationen im zweiten und vorletzten Satz, Aussage A geht aus dem dritten Satz hervor, Feststellung D aus dem zweiten und drittletzten Satz. Möglichkeit E entspricht dem letzten Satz.

Zu 45.

C. Ein gemeinsames Charakteristikum der verschiedenen Tänien sind ihre Verwachsungen mit einer Struktur.

Behauptung C widerspricht der Information in der Textmitte, wonach die Taenia libera nicht mit einer Struktur verwachsen sind. Vorschlag A beschreibt Tänien richtig als Längsmuskeln im Dickdarm. Feststellung B entspricht der Schilderung in der Mitte, Möglichkeit D jener am Ende des Textes. Der Appendix verniformis ist der allgemein bekannte Blinddarm, welcher am Dickdarm (Caecum) sitzt – somit stimmt auch Aussage E.

Zu 46.

B. Ein Aktionspotenzial an einer Riechzelle definiert einen spezifischen Geruch.

Aussage B ist falsch, da spezifische Geruchseindrücke auf die Gesamtheit der Aktionspotenziale an den unterschiedlichen Riechzellen zurückgehen. Vorschlag A stimmt, da die eingehenden Geruchsreize im Gehirn zu einem Geruchseindruck verarbeitet werden. Feststellung C lässt sich ableiten, da Geruchstoffe an einer Riechzelle eine Signalkaskade auslösen würden, in deren Verlauf die cAMP-Konzentration stiege. Möglichkeit D gibt die in der zweiten Hälfte des Textes geschilderten Zusammenhänge richtig wieder. Schlussfolgerung E ist plausibel, da nirgends eine feste Zuordnung bestimmter Kanäle und Moleküle suggeriert wird.

Zu 47.

E. Das Herz benötigt ein externes Signal zum Kontrahieren.

Aussage E ist offensichtlich falsch, da das Herz dank der beschriebenen Mechanismen fähig ist, autonom zu schlagen. Vorschlag A zieht die richtigen Schlüsse: Das Myokard ist die Muskelschicht der Herzwand, die Myozyten führen die Kontraktion aus – folglich sind Myozyten Muskelzellen und Teil des Myokards. Die Möglichkeiten B, C und D geben die dargestellte Reihenfolge und den angegebenen Frequenzunterschied richtig wieder.

Zu 48.

E. T-Zellen werden der Gruppe der weißen Blutkörperchen zugerechnet.

Lösung E stimmt, T-Zellen zählen zu den Lymphozyten, einer Untergruppe der Leukozyten (weißen Blutkörperchen). Aussage A ist falsch, da Makrophagen als zelluläre Blutbestandteile nicht im Plasma enthalten sind. Vorschlag B schreibt den Thrombozyten die Alleinverantwortung bei der Blutgerinnung zu, wofür jedoch auch die Gerinnungsfaktoren aus dem Blutplasma nötig sind. Möglichkeit C verwechselt Leukozyten mit Erythrozyten, und Feststellung D scheidet aus, weil Makrophagen sich aus Monozyten entwickeln und nicht aus Natürlichen Killerzellen.

Lösungen • TMS / EMS I

Schlauchfiguren

Zu 49.

E. h

Zu 50.

B. l

Zu 51.

C. u

Zu 52.

B. l

Zu 53.

E. h

Zu 54.

A. r

Zu 55.

B. l

Zu 56.

A. r

Zu 57.

A. r

Zu 58.

B. l

Zu 59.

A. r

Zu 60.

B. l

Zu 61.

E. h

Zu 62.

A. r

Zu 63.

C. u

Zu 64.

B. l

Zu 65.

B. l

Zu 66.

E. h

Zu 67.

D. o

Zu 68.

A. r

Zu 69.

E. h

Zu 70.

E. h

Zu 71.

E. h

Zu 72.

B. l

Lösungen • TMS / EMS I

Quantitative und formale Probleme

Zu 73.

D. $X^2 = Y \times Z$

Setzt man die angegebenen Werte in die Lösungsvorschläge ein, zeigt sich, dass nur Möglichkeit D die Beziehung korrekt wiedergibt (z. B. $4^2 = 48 \times 1/3 = 16$).

Zu 74.

C. 16

Es werden insgesamt 16 Einheiten des Rohstoffs e_1 benötigt:

$f_3 = 2 \times t_1 + 2 \times t_2 = 2 \times (6 \times e_1) + 2 \times (2 \times e_1) = 12 \times e_1 + 4 \times e_1 = 16 \times e_1$

Zu 75.

D. 3 Liter

Es müssen 3 Liter der zweiten Lösung hinzugegeben werden. Aus den Angaben im Text lässt sich folgende Gleichung aufstellen (das „x" steht für die gesuchte Menge):

$1\,l \times 60\,\% + x \times 40\,\% = (1\,l + x) \times 45\,\%$

$0{,}6\,l + 0{,}4x = 0{,}45\,l + 0{,}45x \quad | -0{,}45\,l$

$0{,}15\,l + 0{,}4x = 0{,}45x \quad | -0{,}4x$

$0{,}15\,l = 0{,}05x \quad | \times 20$

$3\,l = x$

Zu 76.

B. Ca. 2 Überstunden

Im Normalbetrieb sind zur Erledigung aller Aufgaben $9 \times 8 = 72$ Arbeitsstunden nötig. Wenn der Arbeitsaufwand um ein Achtel – also 9 Arbeitsstunden – steigt und zugleich nur noch 8 Pflegekräfte eingesetzt werden können, müssten diese $81 \div 8 \approx 10{,}1$ Stunden arbeiten, also rund 2 Stunden länger als zuvor.

Zu 77.

D. $1{,}5 \times 10^{-4}\,mm^2$

Die Oberfläche des Erythrozyten setzt sich zusammen aus der Mantelfläche A_M und den beiden Flächen A_G:

$O = A_M + 2 \times A_G = (\pi \times 2 \times r \times h) + 2 \times (\pi \times r^2) = \pi \times 2 \times r \times h + 2 \times \pi \times r^2 = 2 \times \pi \times (r \times h + r^2)$

Beim Einsetzen ist zu beachten, dass der Radius dem halben Durchmesser entspricht. Die Millimeterangaben sind als Zehnerpotenzen handlicher als mit Nachkommastellen:

$2 \times \pi \times (r \times h + r^2) = 2 \times 3{,}14 \times (4 \times 10^{-3}\,mm \times 2 \times 10^{-3}\,mm + (4 \times 10^{-3}\,mm)^2) = 6{,}28 \times (8 \times 10^{-6}\,mm^2 + 16 \times 10^{-6}\,mm^2) = 6{,}28 \times 24 \times 10^{-6}\,mm^2 = 150{,}72 \times 10^{-6}\,mm^2 \approx 1{,}5 \times 10^{-4}\,mm^2$

Zu 78.

D. Nach 12 Stunden

Am schnellsten findet sich die Lösung durch Ausprobieren der Lösungsvorschläge: Nach 12 Stunden hat sich die Menge von Substanz A dreimal und jene von Substanz B zweimal halbiert, auf jeweils 12,5 mg.

Zu 79.

D. 4 l

Eine freigesetzte Energiemenge von 420 kJ in 5 Minuten entspricht $420 \div 5 = 84$ kJ pro Minute. Wenn ein Sauerstoffverbrauch von 1 Liter einer Energiemenge von rund 21 kJ entspricht, beträgt der Sauerstoffbedarf pro Minute $84 \div 21 = 4$ l.

Zu 80.

A. 21 Kapseln

Bei 18 kg Körpergewicht liegt die empfohlene Tagesdosis zwischen 270 und 360 mg:

$18\,kg \times 15\,mg/kg = 270\,mg$

$18\,kg \times 20\,mg/kg = 360\,mg$

Um diese Vorgabe einzuhalten, sollte die Patientin 3 Kapseln am Tag (300 mg Wirkstoff) zu sich nehmen, das sind 21 Kapseln pro Woche.

Zu 81.

C. $R_g = \frac{2}{3} R_1$

Wenn R_2 doppelt so groß ist wie R_1, lässt sich die Formel wie folgt vereinfachen:

$$\frac{1}{R_g} = \frac{1}{R_1} + \frac{1}{R_2} = \frac{1}{R_1} + \frac{1}{2 \times R_1}$$

Nun kann man die Brüche auf der rechten Gleichungsseite auf einen Nenner bringen:

$$\frac{1}{R_g} = \frac{1}{R_1} + \frac{1}{2 \times R_1} = \frac{2}{2 \times R_1} + \frac{1}{2 \times R_1} = \frac{3}{2 \times R_1}$$

Umgestellt nach R_g erhält man:

$$\frac{1}{R_g} = \frac{3}{2 \times R_1} \Leftrightarrow R_g = \frac{2 \times R_1}{3} = \frac{2}{3} R_1$$

Zu 82.

D. Ca. 50 %

Rechnet man die angegebenen Massenverhältnisse auf ein Wasserstoffatom um, hat ein Ethanol-Molekül ungefähr die 46-fache Masse eines Wasserstoffatoms:

2 × 12 (Kohlenstoff) + 1 × 16 (Sauerstoff) + 6 = 24 + 16 + 6 = 46

Der addierte Anteil beider Kohlenstoff-Atome beträgt $^{24}/_{46}$, also gut 50 %.

Zu 83.

A. $D = 10^{-13} \frac{J}{kg}$

Setzt man die angegebenen Werte ein, erhält man:

$$D = \frac{E}{3 \times m} = \frac{7{,}2 \times 10^{-15}\,J}{3 \times 2{,}4 \times 10^{-2}\,kg} = \frac{7{,}2 \times 10^{-15}\,J}{7{,}2 \times 10^{-2}\,kg} = 10^{-13} \frac{J}{kg}$$

Zu 84.

C. Ca. $5{,}7 \times 10^{10}$

Bei 75 kg Körpergewicht entspricht der 8-%-Anteil des Blutes einer Masse von 6 kg:

75 kg × 0,08 = 6 kg

Bei der angegebenen Dichte entsprechen 6 kg (= 6.000 g) Blut einem Volumen von rund 5,7 Litern:

6 kg ÷ 1,06 g/cm^3 ≈ 5.660 cm^3 ≈ 5,7 l

Wenn ein Mikroliter (10^{-6} l) Blut 10.000 (10^4) Leukozyten enthält, dann enthalten 5,7 Liter Blut ungefähr $5{,}7 \times 10^{10}$ Leukozyten:

$5{,}7 \times 10^6 \times 10^4 = 5{,}7 \times 10^{10}$

Zu 85.

D. $\sin\alpha = \frac{n_2 \times \sin\beta}{n_1}$

Der im Text beschriebene Zusammenhang entspricht der Gleichung $n_1 \times \sin\alpha = n_2 \times \sin\beta$. Umgeformt ergibt sich daraus Formel D.

Zu 86.

A. $[V] = m^3$

Zuerst ist die in der Aufgabenstellung genannte Formel nach V umzustellen:

$$V = \frac{n \times R \times T}{P}$$

Nun können die angegebenen Einheiten eingesetzt werden. Beim Ausrechnen hilft geschicktes Kürzen:

$$[V] = \frac{[n] \times [R] \times [T]}{[P]} = \frac{mol \times \frac{kg \times m^2}{s^2 \times mol \times K} \times K}{\frac{kg \times \frac{m}{s^2}}{m^2}}$$

$$= \frac{\frac{kg \times m^2}{s^2}}{\frac{kg \times \frac{m}{s^2}}{m^2}} = \frac{m}{\frac{1}{m^2}} = m^3$$

Zu 87.

D. E – B – A – C – D

Zu Beginn des 9. Tages haben die Kulturen acht tägliche Wachstumsprozesse durchlaufen. Somit hat sich Kultur A verachtfacht, Kultur B auf ein Achtel reduziert, Kultur C achtmal nacheinander verdoppelt auf das 256-fache ($2^8 = 256$), Kultur D achtmal nacheinander verdreifacht auf das 6.561-fache ($3^8 = 6.561$) und Kultur E achtmal nacheinander gedrittelt auf ein 6.561-tel ($(^1/_3)^8 = {}^1/_{6.561}$).

Zu 88.

B. Rund 0,28 Promille

Mit dem Bier nimmt die Frau 24 g Alkohol zu sich:

$2 \times 0{,}3\,l \times 0{,}8\,g/ml \times 5\,\% = 0{,}6\,l \times 800\,g/l \times 0{,}05$
$= 480\,g \times 0{,}05 = 24\,g$

Verteilt auf 60 % von 80 kg Körpergewicht entspricht das einer Alkoholkonzentration im Blut von 0,5 Promille:

$24\,g \div (80\,kg \times 0{,}6) = 24\,g \div 48.000\,g = 0{,}0005$
$= 0{,}5\,‰$

90 Minuten später sind bereits 0,225 Promille abgebaut. Gemessen werden rund 0,28 Promille:

$0{,}5\,‰ - 1{,}5\,h \times 0{,}15\,‰/h = 0{,}5\,‰ - 0{,}225\,‰$
$= 0{,}275\,‰ \approx 0{,}28\,‰$

Zu 89.

C. 3 Einheiten

Das Frühstück enthält 36 g Kohlenhydrate, das entspricht 3 Broteinheiten. Dadurch würde der Blutzuckerspiegel des Patienten von 120 mg/dl um 3 × 40 mg/dl auf 240 mg/dl steigen. Die Differenz zum angestrebten Maximum von 150 mg/dl beträgt 90 mg/dl, somit müsste sich der Patient mindestens 90 ÷ 30 = 3 Einheiten Insulin spritzen.

Zu 90.

B. $[L] = \frac{V \times s}{A \times 4 \times \pi^2}$

Zuerst ist die Formel für die Resonanzfrequenz nach L umzustellen:

$$f_0 = \frac{1}{2\pi\sqrt{LC}} \qquad | \times \sqrt{LC}$$

$$f_0\sqrt{LC} = \frac{1}{2\pi} \qquad | \div f_0$$

$$\sqrt{LC} = \frac{1}{2\pi f_0} \qquad | \,()^2$$

$$LC = \left(\frac{1}{2\pi f_0}\right)^2 \qquad | \times \frac{1}{C}$$

$$L = \frac{1}{C} \times \left(\frac{1}{2 \times \pi \times f_0}\right)^2$$

Das Einsetzen der angegebenen Dimensionen ergibt:

$$[L] = \frac{1}{[C]} \times \left(\frac{1}{2 \times \pi \times [f_0]}\right)^2 = \frac{1}{\frac{A \times s}{V}} \times \left(\frac{1}{2 \times \pi \times \frac{1}{s}}\right)^2$$

$$= \frac{V}{A \times s} \times \left(\frac{s}{2 \times \pi}\right)^2 = \frac{V}{A \times s} \times \frac{s^2}{4 \times \pi^2} = \frac{V \times s^2}{A \times s \times 4 \times \pi^2}$$

$$= \frac{V \times s}{A \times 4 \times \pi^2}$$

Zu 91.

E. Ca. 100 g

Bei einem Stickstoffanteil von 78,1 % enthalten 100 l Luft 78,1 l Stickstoff. Geteilt durch das Molvolumen von 22,4 l/mol erhält man eine Stoffmenge von ungefähr 3,5 mol:

$78{,}1\,l \div 22{,}4\,l/mol \approx 3{,}5\,mol$

Multipliziert mit der molaren Masse von 28 g/mol erhält man:

$3{,}5\,mol \times 28\,g/mol = 98\,g$

Der in 100 l Luft enthaltene Stickstoff wiegt ungefähr 100 Gramm.

Zu 92.

E. Rund 81 Gramm

Der Tagesbedarf von 2.500 Kilokalorien entspricht 10.500 Kilojoule:

$2.500 \times 4{,}2 = 10.500$

30 Prozent von 10.500 Kilojoule sind 3.150 Kilojoule:

$$\text{Prozentwert} = \frac{\text{Prozentsatz} \times \text{Grundwert}}{100}$$

$$\text{Prozentwert} = \frac{30 \times 10.500}{100} = 3.150$$

Da ein Gramm Fett einen Brennwert von rund 39 Kilojoule besitzt, entsprechen 3.150 Kilojoule dem Brennwert von ca. 81 Gramm Fett:

$3.150 \div 39 \approx 81$

Ein erwachsener Mann sollte höchstens rund 81 Gramm Fett pro Tag zu sich nehmen.

Zu 93.

B. In $\frac{m}{s^2}$

Die Arbeit wird in Newtonmetern angegeben (m^2kg/s^2), also muss sich diese Einheit auch aus der Formel für Hubarbeit ergeben. Da die Masse m in Kilogramm (kg) angegeben wird und die Höhe h in

Metern (m), lässt sich mit einfachen Beispielwerten rechnen:

$$1\text{kg}\times g\times 1\text{m}=1\frac{\text{m}^2\text{kg}}{\text{s}^2}$$

Geteilt durch 1 kg, ergibt sich:

$$g\times 1\text{m}=1\frac{\text{m}^2\text{kg}}{\text{s}^2\text{kg}}=1\frac{\text{m}^2}{\text{s}^2}$$

Dividiert durch 1 Meter, erhält man:

$$g=1\frac{\text{m}^2}{\text{s}^2\text{m}}=\frac{\text{m}}{\text{s}^2}$$

Der Faktor g wird also in Metern pro Sekunde zum Quadrat angegeben. Dieser Faktor bezeichnet die sogenannte Fall- oder Schwerebeschleunigung, die ein Körper in einem Schwerefeld erfährt, beispielsweise im irdischen Gravitationsfeld (man spricht dann auch vom Ortsfaktor). Auf der Erdoberfläche beträgt diese Größe rund 9,81 m/s^2.

Zu 94.

D. 23 Prozent

Von den 20 Frauen, bei denen der Test positiv ausfiel, ist bei einer Fehlerquote von 5 Prozent eine Frau in Wirklichkeit nicht schwanger:

$$\text{Prozentwert}=\frac{\text{Grundwert}\times\text{Prozentsatz}}{100}$$

$$\text{Prozentwert}=\frac{20\times 5\%}{100}=1$$

Von den 80 Frauen, bei denen der Test negativ ausfiel, sind bei einer Fehlerquote von 5 Prozent 4 Frauen in Wirklichkeit doch schwanger:

$$\text{Prozentwert}=\frac{80\times 5\%}{100}=4$$

Insgesamt gibt es unter den 100 Frauen, die den Test durchgeführt haben, also 19 + 4 = 23 Schwangere. Das entspricht einem Anteil von 23 Prozent.

Zu 95.

D. $C=\frac{E^2\times 8\pi^2 r^4 \varepsilon_0{}^2 \varepsilon_r{}^2}{W}$

Gegeben sind drei Gleichungen mit zwei Unbekannten: Q und U. Diese dürfen nicht in der Lösungsgleichung auftauchen, man muss sie also durch andere Rechenausdrücke ersetzen. Im ersten Schritt bietet es sich an, die zweite Formel nach U aufzulösen, um mithilfe der ersten Formel Q in Abhängigkeit von C und W darzustellen:

$$W=\frac{1}{2}C\times U^2 \qquad \mid \times\frac{2}{C}$$

$$2\frac{W}{C}=U^2 \qquad \mid \sqrt{}$$

$$\sqrt{2\frac{W}{C}}=U$$

Einsetzen in die erste Gleichung:

$$Q=C\times U=C\times\sqrt{2\frac{W}{C}}$$

Dieser Ausdruck ist für Q in die dritte Gleichung einzusetzen. Durch Umformen erhält man schließlich die angegebene Lösungsgleichung:

$$E=\frac{Q}{4\pi r^2\varepsilon_0\varepsilon_r}=\frac{C\times\sqrt{2\frac{W}{C}}}{4\pi r^2\varepsilon_0\varepsilon_r} \qquad \mid \times 4\pi r^2\varepsilon_0\varepsilon_r$$

$$E\times 4\pi r^2\varepsilon_0\varepsilon_r=C\times\sqrt{2\frac{W}{C}} \qquad \mid ()^2$$

$$E^2\times 16\pi^2 r^4\varepsilon_0{}^2\varepsilon_r{}^2=C^2\times 2\frac{W}{C}=C\times 2W \qquad \mid \div 2W$$

$$\frac{E^2\times 16\pi^2 r^4\varepsilon_0{}^2\varepsilon_r{}^2}{2W}=\frac{E^2\times 8\pi^2 r^4\varepsilon_0{}^2\varepsilon_r{}^2}{W}=C$$

Zu 96.

A. $E=\frac{A\times D}{B\times C}$

Nur Vorschlag A gibt die Beziehungen korrekt wieder. Wenn zwei Größen proportional zusammenhängen, verändern sie sich im gleichen Verhältnis: Eine Verdopplung von A zum Beispiel bewirkt eine Verdopplung von B und umgekehrt. „Umgekehrt proportional" bedeutet, dass sich ein Wert halbiert, wenn sich der zweite verdoppelt.

Lösungen • TMS / EMS I

Textverständnis

Zu 97.

E. Alle Aussagen lassen sich ableiten.

Aussage I fasst die Angaben im zweiten und vierten Absatz korrekt zusammen. Aussage II entspricht den letzten Informationen des dritten Absatzes, Aussage III deckt sich mit den Angaben im vorletzten Absatz.

Zu 98.

A. Viren können durch Formaldehyd und Persäure eliminiert werden.

Die richtige Lösung ist A: Alkylanzien wie Formaldehyd sind sehr wirksam gegen viele Keime, darunter auch Viren – die durch Persäure sogar noch besser bekämpft werden können. Vorschlag B missachtet, dass chemische Verfahren gezielt gegen pathogene (krankheitserregende) Mikroorganismen eingesetzt werden. Möglichkeit C widerspricht dem Ende des zweiten Absatzes, Alkylanzien (Behauptung D) zählen zu den chemischen Desinfektionsmitteln und das Autoklavieren (Aussage E) erfordert eine Temperatur von 121°C.

Zu 99.

A. Zur Desinfektion hitzeempfindlicher Medien wird Wasserdampf mit einem Druck von 202 kPa benötigt.

Schlussfolgerung A ist falsch: Wasserdampf wird beim Autoklavieren genutzt, das sich aufgrund der hohen Temperaturen für hitzeempfindlichen Medien gerade nicht eignet. Aussage B deckt sich mit dem ersten Absatz, Vorschlag C mit dem Ende des vorletzten Absatzes, Möglichkeit D mit dem Ende des Textes und Feststellung E mit dem Ende des dritten Absatzes.

Zu 100.

C. Die Aussagen I und II lassen sich ableiten.

Aussage I geht aus dem letzten, Aussage II aus dem zweiten Absatz hervor (Pilze und Eukaryoten zählen zu den Mikroorganismen). Die letzte Aussage ist falsch – Formaldehyd zählt zu den Alkylanzien, nicht zu den Oxidationsmitteln.

Zu 101.

C. Formaldehyd ist ein sehr wirksames Mittel zur Senkung der Anzahl von Bakterien, Pilzen und auch Bakteriensporen.

Die Lösung ist C – das breite Wirkungsspektrum von Formaldehyd wird eingangs des dritten Absatzes beschrieben. Behauptung A rechnet Detergenzien fälschlicherweise zu den physikalischen Desinfektionsmitteln – es handelt sich jedoch um chemische. Da auch Pilze zu den Mikroorganismen zählen, scheidet Vorschlag B ebenfalls aus. Möglichkeit D verwechselt Wasserdampf mit Alkoholen, und Behauptung E ignoriert, dass Jod zwar nicht gegen Bakteriensporen wirkt, aber zumindest eingeschränkt gegen Viren.

Zu 102.

B. Die chemischen und physikalischen Methoden der Abtötung von Mikroorganismen haben die gleichen Effekte.

Vorschlag B widerspricht dem Text, wonach physikalische Methoden generell breit gegen sämtliche Mikroorganismen wirken und chemische gezielter gegen pathogene Keime eingesetzt werden können. Aussage A deckt sich mit der Beschreibung der Sterilfiltration Ende des vierten Absatzes. Schlussfolgerung C geht aus dem zweiten Absatz hervor, Möglichkeit D aus dem dritten Absatz und Feststellung E aus dem vierten Absatz.

Zu 103.

D. Die Aussagen II und III lassen sich ableiten.

Aussage I vergisst den Ringfinger. Aussage II stimmt, mit dem M. extensor indicis und dem M. extensor digitorum wirken zwei Streckermuskeln (Extensoren) auf den Zeigefinger. Aussage III entspricht der Textpassage in der Mitte des letzten Absatzes.

Zu 104.

A. Eine der Begrenzungen der Guyon-Loge stellt das Retinaculum flexorum dar.

Die richtige Lösung ist A: Das Retinaculum flexorum bildet den Boden der Guyon-Loge (und zugleich das Dach des Karpaltunnels). Aussage B liegt falsch, da neben den 19 Handmuskeln auch Unterarmmuskeln an Handbewegungen beteiligt sind. Die Hypothenarmuskulatur (Vorschlag C) bewegt den kleinen Finger, nicht den Daumen. Auch Möglichkeit D lässt sich nicht folgern – die Mittelhandmuskulatur bewegt nicht nur Finger, sondern auch die (Mittel-)Hand selbst. Behauptung E scheidet ebenfalls aus, da der Nervus medianus durch den Karpaltunnel zieht.

Zu 105.

E. Die Guyon-Loge ist proximal vom M. palmaris brevis bedeckt.

Schlussfolgerung E ist unzulässig – der Muskel M. palmaris brevis bedeckt nicht den proximalen (zum Rumpf hin gelegenen), sondern den distalen (vom Rumpf entfernteren) Teil der Guyon-Loge. Aussage A entspricht dem vorletzten Satz, Vorschlag B dem Beginn des vorletzten Absatzes – bei der „weiteren Struktur" handelt es sich um den osteofibrösen Kanal. Die Funktion von Extensoren – oder wie es im Text auch heißt „Streckermuskeln" – umschreibt Möglichkeit C korrekt. Feststellung D stimmt ebenfalls, das zweite Sehnenfach führt den M. extensor carpi radialis longus und den M. extensor carpi radialis brevis.

Zu 106.

D. Die Aussagen I und II sind falsch.

Das fünfte Sehnenfach führt nur eine Sehne, somit entfällt Aussage I. Auch Aussage II scheidet aus, da sich der genannte Muskel durch den Karpaltunnel und nicht das erste Sehnenfach zieht. Korrekt ist nur Aussage III – der Nervus medianus ist laut dem Beginn des vorletzten Absatzes im Karpaltunnel der Oberfläche am nächsten.

Zu 107.

D. Das erste Sehnenfach führt Muskeln, die auf den Daumen wirken.

Die gesuchte Lösung ist D – die im ersten Sehnenfach verlaufenden M. abductor pollicis longus und M. extensor pollicis brevis zählen zu den Muskeln des Unterarms, die den Daumen bewegen. Vorschlag A verrechnet sich, sechs Sehnenfächer pro Hand ergeben insgesamt 12 Fächer. Behauptung B ignoriert die Definition im zweiten Absatz, wonach der Begriff „Thenarmuskulatur" für die Daumenmuskulatur steht. Auch Aussage C scheidet aus, da das erste Sehnenfach den M. abductor pollicis longus führt und nicht den M. abductor pollicis brevis. Möglichkeit E ist falsch, da die Guyon-Loge nur einen Nerv und eine Arterie enthält und nicht, wie der Karpaltunnel, Muskelsehnen.

Zu 108.

C. Das vierte Sehnenfach beinhaltet jeweils eine Sehne von fünf verschiedenen Muskeln.

Nicht ableiten lässt sich Vorschlag C: Das vierte Sehnenfach enthält dem letzten Absatz zufolge vier Sehnen des M. extensor digitorum und eine Sehne des M. extensor indicis. Die Aussagen A und B entsprechen der Beschreibung im vorletzten Absatz. Möglichkeit D deckt sich mit dem Ende des zweiten Absatzes, Feststellung E mit den Angaben im ersten Absatz.

Zu 109.

B. Nur Aussage II lässt sich ableiten.

Aussage I stimmt nicht: Laut dem vorletzten Absatz sind es die Portalvenenläppchen, die die Flussrichtung der Galle zu den Periportalen Feldern hin illustrieren. Und im Gegensatz zu Aussage III ist die dem Bauchinneren zugewandte Leberseite konkav und nicht konvex gewölbt, nachzulesen am Ende des ersten Absatzes. Aussage II gibt die Informationen im letzten Absatz korrekt wieder.

Zu 110.

A. Die aus dem Filtrat des Blutplasmas enstandene Galle wird an die Gallenkanälchen gegeben.

Die richtige Lösung ist A: Die Galle wird von den Hepatozyten an die Gallenkanälchen abgegeben. Vorschlag B ordnet die in Absatz 2 erwähnten Gefäße falsch zu: Die A. hepatica propria gehört zum System der Vasa privata und die A. portae hepatis zu den Vasa publica. Antwort C widerspricht dem vorletzten Textabschnitt, wonach die Stoffwechselaktivitäten zur Zentralvene hin abnehmen. Die in Möglichkeit D angesprochene Area nuda wird ganz zu Beginn definiert als der Bereich, der nicht von Peritoneum umgeben ist. Dass Leber und Lunge sich berühren (Vorschlag E), ist anatomisch unmöglich – dazwischen liegt das Zwerchfell.

Zu 111.

C. Ito-Zellen sind sternförmig, kommen überall im Disse-Raum vor und speichern Fett.

Nicht ableiten lässt sich Aussage C: Im letzten Absatz heißt es lediglich, dass Ito-Zellen (Sternzellen) in den Disse-Räumen zu finden sind – von „überall" ist jedoch keine Rede, tatsächlich finden sie sich nur vereinzelt. Die Antworten A, B und D ergeben sich aus dem ersten Absatz, Aussage E erschließt sich aus der geometrischen Beschreibung im vierten Absatz.

Zu 112.

E. Alle Aussage lassen sich ableiten.

Die in Aussage I beschriebene Funktion der Kupffer-Zellen entspricht der Schilderung im letzten Absatz. Aussage II erschließt sich aus dem zweiten Absatz, Aussage III aus dem dritten Textabschnitt: Im Zentrum eines Portalvenenläppchens liegt ein Periportales Feld, und dieses beinhaltet die Glisson-Trias.

Zu 113.

B. Das in den Sinusoiden bearbeitete Blut verläuft in die V. Centralis und wird durch die Vv. hepaticae in die V. cava inferior geleitet.

Die Vorschläge A, B und C beziehen sich auf den zweiten Textabschnitt. Die richtige Lösung ist B: Vasa privata und Vasa publica nutzen denselben venösen Abfluss, nämlich über die Zentralvene (V. Centralis) sowie anschließend die V. hepatica dextra und die V. hepatica sinistra zur V. cava inferior. Aussage A scheidet aus, da der Pfortaderkreislauf aus den Vasa publica besteht, und Vorschlag C unterschlägt, dass die A. hepatica propria sich zunächst in eine linke und rechte Arterie verzweigt, welche dann in die Aa. Interlobulares übergehen. Dass die Vorschläge D und E falsch sind, ergibt sich aus dem Schlussabsatz: In den Disse-Raum hinein ragen nicht die Ito-Zellen, sondern die Kupffer-Zellen, und die Glisson-Trias besteht aus drei (lat. „tri") Gefäßen – Gallengang (Ductus bilifer interlobularis), V. interlobularis und A. interlobularis.

Zu 114.

A. Die Portalen Trias werden durch Ductus hepaticus, Vena portae inferior und Arteria hepatica propria gebildet.

Antwort A bezeichnet die Vena portae hepatis fälschlicherweise als Vena portae inferior; die Portalen Trias werden Ende des ersten Absatzes beschrieben. Alle anderen Vorschläge stimmen. Um die topografische Lage des Organs und seine makroskopischen Eigenschaften (Aussagen C und D) geht es im ersten Absatz, um den Aufbau der Zentralleberläppchen (Antwort E) im vorletzten Textabschnitt und um die verschiedenen Zelltypen (Vorschlag B) im letzten Absatz.

Zu 115.

C. Die Aussagen I und II lassen sich ableiten.

Aussage I ergibt sich aus den Zeitangaben im zweiten Textabschnitt: G1-Phase und S-Phase dauern zusammen ungefähr 20 Stunden, die G2-Phase rund 3 Stunden, macht für die gesamte Interphase etwa 23 Stunden. Derselbe Absatz erwähnt auch die beiden Kontrollinstanzen vor der Mitose (Aussage II) – die erste vor Beginn der S-Phase, die zweite im Rahmen der G2-Phase. Nur Aussage III lässt sich nicht belegen: Naheliegend ist eher das Gegenteil, denn im dritten Absatz steht, dass zu bestimmten Phasen des Zellzyklus unterschiedliche Cycline vorherrschen.

Zu 116.

B. Bei mutiertem P53 wird der Zellzyklus nicht gestoppt und die fehlerhafte Zelle vermehrt sich, sodass Krankheiten wie Krebs entstehen können.

Dass Aussage B stimmt, ergibt sich aus dem letzten Absatz: Ein mutiertes P53 kann seine Kontrollaufgaben nicht wahrnehmen, sodass beschädigte Zellen sich ungehindert vermehren. Die Kontrolle während der G1-Phase (Aussage A) prüft laut Absatz 2 die Zellgröße, die Notwendigkeit weiterer Zellen und die Korrektheit der DNA – die jedoch erst in der S-Phase repliziert wird. Aus dem dritten Textabschnitt geht hervor, dass die Vorschläge C bis E ebenso entfallen: Nach seiner Entstehung ist der Cyclin/CDK-Komplex inaktiv, solange nicht zwei der drei gebundenen Phosphatreste entfernt worden sind. Und dass CDK/Cyclin-Komplexe nur Kontrollfunktionen haben, ist weder richtig, noch lässt es sich dem Text entnehmen.

Zu 117.

D. Die Aussagen I und II lassen sich nicht ableiten.

Die relevanten Informationen finden sich im zweiten Textabschnitt. Hier zeigt sich, dass Aussage I falsche Bezeichnungen verwendet: Die Interphase beginnt mit der G1-Phase, geht dann über in die S-Phase und endet mit der G2-Phase. Aussage II stimmt nicht, da erst am Ende der S-Phase das Erbgut als Zwei-Chromatid-Chromosom vorliegt. Aussage III ist wiederum korrekt: Eine höhere Anzahl von Organellen bedeutet auch eine größere Zelle.

Zu 118.

A. Art und Anzahl der vorhandenen Cycline sind abhängig vom jeweiligen Zeitpunkt im Zellzyklus.

Die angeschnittenen Sachverhalte werden im dritten Absatz behandelt. Demnach liegen Cycline – abhängig vom Zeitpunkt im Zyklus – in unterschiedlichen Arten und Mengen vor (Antwort A stimmt). Alle übrigen Vorschläge sind falsch: Der Phasenübergang zur Mitose geschieht schlagartig, Cyclin-abhängige Kinasen kommen im gesamten Zyklus vor, die Einlagerung von BAX-Proteinen verläuft nicht proportional zur P21-Bildung, und bei der Kontrollinstanz vor der S-Phase sind Wachstumsfaktoren nicht die einzigen Kriterien, sondern auch die Zellgröße sowie die Korrektheit der DNA.

Zu 119.

E. Wenn die DNA nicht repariert werden kann, bilden sich noch mehr P21-Proteine, und diese führen schließlich zur Apoptose mithilfe von BAX-Tunneln am Mitochondrium.

Dass „Apoptose" (Antwort A) für den programmierten Zelltod steht, erfährt man im viertletzten Satz. Aussage B lässt sich aus dem ersten Textabschnitt folgern: Wenn nach einem Zellzyklus aus einer Zelle zwei geworden sind, liegen nach drei Zyklen insgesamt acht Zellen vor. Aussage C findet sich in fast identischer Formulierung im letzten Textabschnitt („P21 hemmt verschiedene CDK-Komplexe"), und Aussage D ergibt sich aus zwei Textstellen am Ende des zweiten sowie zum Schluss des letzten Absatzes: Kontrollfehler während der G2-Phase können dazu führen, dass sich schadhafte Zellen vermehren – und diese unkontrollierte Zellvermehrung nennt man auch Krebs. Aussage E liegt falsch: Auslöser der Apoptose bei fortwährenden Fehlern sind dem letzten Textabschnitt zufolge nicht steigende P21-Mengen, sondern wachsende P53-Konzentrationen.

Zu 120.

A. Die Kontrollinstanz in der S-Phase tritt rund 20 Stunden nach Beginn des Zellzyklus ein.

Aussage A ist falsch: Es gibt keine Kontrollinstanz in der S-Phase. Cytochrom c und Apaf-1 sind Teil einer Enzymkaskade, die die Apoptose einleitet – Aussage B umschreibt diesen Sachverhalt, der im letzten Absatz geschildert wird, korrekt. In diesem Abschnitt steht auch, dass Procaspase-9 nach ihrer Aktivierung zu Caspase-9 wird, sodass Vorschlag D stimmt. Die Antworten C und E decken sich mit den Angaben im zweiten Absatz: Dass „S-Phase" für „Synthese-Phase" steht, erfährt man im Text zwar nicht, ist aber textlogisch auch nicht falsch, und die G1-Phase dauert mit rund 12 Stunden länger als die übrigen Teilphasen.

Lösungen • TMS / EMS I

Figuren lernen

Zu 121.

D.

Fluss im Gebirge

Zu 122.

B.

Menschenkopf

Zu 123.

E.

Fischrücken

Zu 124.

C.

Schwarzer Stift, der eine Linie zeichnet

Zu 125.

E.

Kippender Ohrensessel

Zu 126.

C.

Computermaus

Zu 127.

A.

Fahrradsattel mit schwarzer Spitze

Zu 128.

B.

Kreisverkehr mit Richtungsangabe

Zu 129.

D.

Rabe

Zu 130.

A.

Stern mit abgefallener Zacke

Zu 131.

D.

Geöffnetes Fenster hinter wehendem Vorhang

Zu 132.

C.

Gummibärchen mit Handtasche

Zu 133.

C.

Sphinx mit Kopftuch

Zu 134.

A.

Vulkanausbruch

Zu 135.

E.

Spiegelei mit Ketchup

Zu 136.

B.

Kinnschutz am Motorradhelm

Zu 137.

A.

Davonfliegender Regenschirm

Zu 138.

E.

Pfeil im Stern

Zu 139.

B.

Frauenkopf mit langen Haaren und schwarzem T-Shirt

Zu 140.

D.

Falkenkopf mit schwarzer Haube

Lösungen • TMS / EMS I

Fakten lernen

Zu 141.

B. Drogistin.

Frau Wolff, die geschiedene Patientin, ist von Beruf Drogistin.

Zu 142.

A. Taxifahrerin.

Frau Müller, die Patientin mit dem Nierenstein, ist von Beruf Taxifahrerin.

Zu 143.

D. manisch.

Herr Ackermann, der Pfarrer, ist manisch.

Zu 144.

E. ca. 70 Jahre.

Frau Kleiner, die Designerin, ist ungefähr 70 Jahre alt.

Zu 145.

C. einem Kreuzbandriss.

Herr Schmidt, der Fahrradkurier, leidet an einem Kreuzbandriss.

Zu 146.

E. ist verheiratet.

Herr Graff ist verheiratet.

Zu 147.

C. Milzriss.

Die Diagnose von Frau Koenig lautet Milzriss.

Zu 148.

A. ist alleinerziehend.

Herr Grossmann, der an Ebola erkrankte Patient, ist alleinerziehend.

Zu 149.

E. Langer.

Die Floristin ist Frau Langer.

Zu 150.

C. Schulterprellung.

Herr Geyer, der verwirrte Patient, leidet an einer Schulterprellung.

Zu 151.

A. Ackermann.

Der ungefähr 55 Jahre alte Patient ist Herr Ackermann.

Zu 152.

D. ist ca. 70 Jahre alt.

Herr Grossmann ist ungefähr 70 Jahre alt.

Zu 153.

A. Becker.

Die Paketbotin ist Frau Becker.

Zu 154.

B. Taxifahrerin.

Frau Müller, die Patientin auf der Intensivstation, ist von Beruf Taxifahrerin.

Zu 155.

E. ist apathisch.

Herr Schmidt, der Patient mit dem Kreuzbandriss, ist apathisch.

Zu 156.

A. Wolff.

Die ungefähr 25 Jahre alte Patientin ist Frau Wolff.

Zu 157.

B. Feldtner.

Die kinderlose Patientin ist Frau Feldtner.

Zu 158.

B. ist kinderlos.

Frau Feldtner, die Patientin mit der Leistenzerrung, ist kinderlos.

Zu 159.

C. Buchhalter.

Herr Keyser ist von Beruf Buchhalter.

Zu 160.

D. Psychologin.

Frau Hofer, die Patientin mit Lepra, ist von Beruf Psychologin.

Lösungen • TMS / EMS I

Diagramme und Tabellen

Zu 161.

C. Es haben mehr Männer Humanmedizin studiert als Frauen.

Völlig ohne Rechenaufwand fällt die falsche Aussage C schnell ins Auge – das Schaubild erlaubt keinerlei Rückschlüsse auf die Zahl der Studierenden. Um sicherzugehen, bestätigt ein schneller Überschlag die Vorschläge D (4,34 Mio. ÷ 1,41 Mio. ≈ 3,1) und E (12.000 + 36.000 = 48.000). Auch die Prozentrechnungen sind nicht besonders kompliziert.

Rechnung zu A:

$$\text{Prozentsatz} = \frac{\text{Prozentwert} \times 100}{\text{Grundwert}}$$

$$\text{Prozentsatz} = \frac{209.000 \times 100}{1{,}41\,\text{Mio.}} \approx 15\,\%$$

Rechnung zu B:

$$\text{Prozentsatz} = \frac{\text{Prozentwert} \times 100}{\text{Grundwert}}$$

$$\text{Prozentsatz} = \frac{(209.000 + 191.000 + 40.000 + 34.000) \times 100}{5{,}75\,\text{Mio.}}$$

$$= \frac{474.000 \times 100}{5{,}75\,\text{Mio.}} \approx 8{,}2\,\%$$

Zu 162.

D. Die Aussagen I und III lassen sich ableiten.

Addiert man die absoluten Zahlen, erhält man für die angegebenen Todesursachen insgesamt 793.557 Fälle – Aussage I stimmt. Aussage II wird durch die Angaben in der ersten Zeile widerlegt, wonach 22 Frauen weniger als Männer gestorben sind. Aussage III ist wiederum richtig: Krankheiten des Kreislaufsystems waren 2020 für 34,3 % aller Todesfälle verantwortlich, und eine nicht aufgeführte Todesursache mit einem höheren Prozentanteil kann es rein rechnerisch nicht geben.

Zu 163.

E. Die Forschungsausgaben waren jeweils knapp weniger als doppelt so hoch wie jene für Ausbildung.

Falsch ist Aussage E: 2018 und 2019 waren die Forschungsausgaben stets mehr als doppelt so hoch wie die Aufwendungen für Ausbildung – „knapp weniger als doppelt so hoch" würde einen etwas niedrigeren Wert bedeuten. Die Vorschläge A, B und C lassen sich rechnerisch schnell bestätigen: Die Kosten der Kategorie „nachrichtlich" betrugen 2018 insgesamt 137.534 €, das Verhältnis der Gesundheitsausgaben von 2019 zu 2018 lag bei 413.805 ÷ 393.094 ≈ 1,05, und die summierten Pflegeausgaben von 2018 bis 2020 waren mit 114.244 € niedriger als die Einkommensleistungen 2020 mit 120.412 €. Dass Feststellung D stimmt, lässt sich zeilenweise ablesen.

Zu 164.

D. Die Aussagen I und III lassen sich ableiten.

Für Aussage I muss man die Informationen aus dem Einleitungstext und der Tabelle kombinieren: 24.215 Schwangerschaftsabbrüche im dritten Quartal und 24.153 Abbrüche im vierten Quartal sind zusammen weniger als die Hälfte der insgesamt 99.948 Fälle im Gesamtjahr – also lag die Zahl im ersten Halbjahr höher. Aussage II vernachlässigt, dass sich die Angabe „2,5 %" in der Tabelle nur auf das 4. Quartal bezieht. Die Informationen zu Aussage III finden sich in der zweiten Tabellenzeile.

Zu 165.

E. Von 2005 bis 2009 ist der Bevölkerungsstand in Deutschland stetig gesunken.

Die richtige Lösung ist E. Aussage A scheidet aus, da es 2010 mehr Geburten gab als im Vorjahr. Vorschlag B scheidet aus, da es 2007 etwas weniger als 700.000 Geburten gab (hellgraue Linie). Aussage C entfällt, weil die Differenz zwischen Geburten und Sterbefällen unter anderem auch 2016 erkennbar zurückging. Möglichkeit D vernachlässigt, dass sich die Zahl der

Zu- bzw. Fortzüge ebenfalls auf den Stand der Gesamtbevölkerung auswirkt.

Zu 166.

C. Von 2010 bis 2020 verzeichneten 5 der 16 Bundesländer einen Bevölkerungsrückgang, der jedoch nicht ausreichte, um die wachsenden Einwohnerzahlen der übrigen Bundesländer auszugleichen, sodass die Bevölkerung in Deutschland insgesamt zunahm.

Vorschlag A scheidet aus: Wie sich die Bevölkerungszahlen entwickeln, hängt nicht nur von Todesfällen und Geburten ab, sondern auch von der Zu- und Abwanderung. Auch Aussage B kommt nicht infrage – der bayrische Flächenanteil am deutschen Staatsgebiet ist mit 19,74 % ungefähr doppelt so hoch, also rund 100 % höher als die Anteile Nordrhein-Westfalens (9,55 %) oder Baden-Württembergs (10,0 %). Möglichkeit D ignoriert, dass sich die angegebene Zahl auf 2020 bezieht und in Mecklenburg-Vorpommern am niedrigsten war. Feststellung E entfällt, da der genannte Wert nicht die Einwohnerzahl, sondern die Einwohnerdichte beziffert.

Zu 167.

E. Toilettenspülung, Kleingewerbeanteil sowie Raum-, Auto- und Gartenpflege machen zusammen rund die Hälfte des Trinkwasserverbrauchs pro Kopf aus.

Dass Aussage E falsch sein muss, lässt sich ohne Rechenaufwand am Diagramm ablesen: Die Anteile für Toilettenspülung, Kleingewerbeanteil sowie Raum-, Auto- und Gartenpflege entsprechen zusammengenommen bei weitem nicht der Hälfte.

Rechnung zu A:

44,3 l + 33,2 l + 14,8 l + 7,4 l + 7,4 l + 4,9 l + 11 l
= 123 l

Rechnung zu B:

$$\text{Prozentsatz} = \frac{\text{Prozentwert} \times 100}{\text{Grundwert}}$$

$$\text{Prozentsatz} = \frac{33{,}2 \times 100}{123} = 26{,}99\,\%$$

Rechnung zu C:

4,9 l × 4 × 30 = 588 l

Rechnung zu D:

44,3 l + 33,2 l + 7,4 l = 84,9 l = 0,0849 m^3

0,0849 m^3 × 2,90 €/m^3 ≈ 0,25 €

Zu 168.

E. Vitamin B1 ist eines der wichtigsten Vitamine für den Menschen und wird im Körper vergleichsweise schnell abgebaut.

Aussage A lässt sich leicht nachrechnen: 0,3 mg Vitamin B1 (100 g Vollkornbrot) + 0,2 mg Vitamin B1 (100 g Spinat) + 0,5 g Vitamin B1 (100 g Walnüsse) = 1 mg Vitamin B1. Bei Vorschlag B ist es etwas komplizierter: Die Menge an Spinat, die einen Nährwert von 0,5 Kilokalorien bzw. 500 Kalorien hat, enthält laut der linken Spalte 2 Milligramm Thiamin – das entspricht laut der rechten Spalte 1 Kilogramm Spinat. Vorschlag C ergibt sich aus der Einleitung: Wenn der Thiamin-Tagesbedarf bei 1,2 Milligramm liegt und die Nahrung pro 1.000 Kilokalorien im Schnitt 0,5 Milligramm Thiamin enthalten soll, dann müssen insgesamt 2.400 Kilokalorien aufgenommen werden. Aussage D bestätigt sich, indem man die Angabe „0,1 mg / 100 cal" auf Kilokalorien (1 kcal = 1.000 cal) umrechnet. Vorschlag E ist zwar faktisch richtig, lässt sich aber nicht aus dem Schaubild ableiten.

Zu 169.

C. Nur Aussage III lässt sich ableiten.

Nur Aussage III steht in Einklang mit der Abbildung. In den Lungen, wo der Partialdruck des Sauerstoffs hoch ist, bindet dieser an Hämoglobin und gelangt mit dem Blut in die Muskelregionen. Dort herrscht ein niedriger Partialdruck, sodass das Hämoglobin an Bindungsfähigkeit verliert. Die Sauerstoffmoleküle lösen sich, diffundieren ins Muskelgewebe und binden sich dort an Myoglobin, das bei niedrigem Partialdruck besonders bindungsfähig ist.

Zu 170.

E. Die Zahl der bei Transportmittelunfällen ums Leben gekommenen Kinder und Jugendlichen steigt mit zunehmendem Alter, da Ältere vermehrt am Straßenverkehr teilnehmen.

Der Einleitung zufolge gab es im Jahr 2020 145 Unfälle mit Todesfolge von unter 15-Jährigen. Somit rechnet Möglichkeit A richtig:

$$\text{Prozentwert} = \frac{\text{Grundwert} \times \text{Prozentsatz}}{100}$$

$$\text{Ertrinkungsunfälle: } \frac{145 \times 25\,\%}{100} \approx 36$$

$$\text{Transportmittelunfälle: } \frac{145 \times 32\,\%}{100} \approx 46$$

Aussage B deckt sich mit den Informationen im letzten Satz des vorangestellten Textes, Möglichkeit C entspricht den Angaben im Diagramm. Vorschlag D ergibt sich aus der im Text erwähnten Tatsache, dass 16,5 % der Kinder und Jugendlichen unter 17 Jahren einem Absolutwert von 194.042 entsprechen. Feststellung E kann nicht abgeleitet werden – bei den einzelnen Altersgruppen wird nicht zusätzlich nach Unfallarten aufgeschlüsselt.

Zu 171.

B. Es gibt weniger schwerbehinderte Menschen unter 65 Jahren als über 65 Jahren.

Die richtige Lösung B lässt sich schnell ablesen: Im Jahr 2019 waren gut 55 % aller schwerbehinderten Männer und fast 60 % aller schwerbehinderten Frauen mindestens 65 Jahre alt. Aussage A ist falsch, da sowohl bei den 45- bis 54-Jährigen als auch bei den über 64-Jährigen die Frauen in der Mehrheit waren. Möglichkeit C entfällt, da geschlechterübergreifend deutlich mehr als 20 % der schwerbehinderten Menschen einen Grad der Behinderung von 100 hatten – und 20 % der einleitend erwähnten insgesamt 7,9 Millionen schwerbehinderten Menschen sind knapp 1,6 Millionen Menschen. Vorschlag D verwechselt Prozente mit Prozentpunkten. Aussage E missversteht, dass das Schaubild den Anteil der Altersgruppen an allen schwerbehinderten Menschen wiedergibt, nicht den Anteil der schwerbehinderten Menschen an allen Frauen oder Männern einer Altersgruppe.

Zu 172.

B. Nur Aussage II Ist richtig.

Aussage I widerspricht der Definition der Kategorie „Vollkräfte ärztlicher Dienst" im Einleitungstext. Aussage II ist richtig, der Indexwert stieg von 100 im Jahr 1991 auf ungefähr 180 bis 190 im Jahr 2020, das sind 80–90 % mehr. Bei Aussage III stimmt nur der erste Satzteil – der zweite ignoriert, dass die Beschäftigtenzahl in der Rubrik „Vollkräfte nichtärztlicher Dienst" zum Schluss leicht über dem Ausgangswert von 100 liegt.

Zu 173.

D. Die Vorsorge- und Rehabilitationseinrichtungen in Deutschland zählten 2019 insgesamt mehr als 1,7 Millionen Patienten und Patientinnen.

Richtig ist Lösung D: Die in der Einleitung erwähnten 1,7 Millionen Patienten beziehen sich nur auf Rehabilitationseinrichtungen – nimmt man die Vorsorgeeinrichtungen hinzu, muss die Zahl größer sein. Vorschlag A nimmt nicht zur Kenntnis, dass etwa bei den 55- bis 64-Jährigen die Männer in der Mehrheit sind. Aussage B nennt mit 50 Millionen Euro einen zu hohen Betrag und spricht darüber hinaus von Krankenhauspatienten, wogegen sich das Diagramm mit Vorsorge- und Rehabilitationseinrichtungen beschäftigt. Feststellung C hat keinen Bezug zu den vorhandenen Informationen. Möglichkeit E scheidet aus, da die Differenz zwischen Patienten und Patientinnen bei den unter 5-Jährigen am zweitkleinsten ist (nach den 15- bis 24-Jährigen).

Zu 174.

D. Die Aussagen I und II lassen sich ableiten.

Aussage I steht im Einklang mit den Angaben des Einleitungstextes, und Aussage II ergibt sich aus dem Diagramm: 24 % (überwiegend durch Angehörige zu Hause versorgt) und 56 % (durch ambulante Dienste zu Hause versorgt) ergeben 80 %, und 80 % von 4,1 Millionen Pflegebedürftigen sind knapp 3,3 Millionen Menschen:

$$\text{Prozentwert} = \frac{\text{Grundwert} \times \text{Prozentsatz}}{100}$$

$$\text{Prozentwert} = \frac{4{,}1\,\text{Mio.} \times 80\,\%}{100} = 3{,}28\,\text{Mio.}$$

Aussage III liegt falsch: Dass die Pflegekassen keine Kosten für überwiegend durch Angehörige zu Hause versorgte Personen übernehmen, steht nirgends.

Zu 175.

B. Im Duodenum werden alle aufgeführten Ionen und weitere lösliche Nahrungsbestandteile aufgenommen.

Aussage B ist nicht korrekt, da manche Ionen – zum Beispiel Magnesium (Mg^{2+}) – in anderen Abschnitten des GIT aufgenommen werden. Vorschlag A deckt sich mit dem letzten Absatz der Einleitung, wonach der Körper viele Vitamine nicht selbst herstellen kann und daher auf eine externe Zufuhr angewiesen ist. Die Antworten C, D und E können am Diagramm abgelesen werden.

Zu 176.

D. Die Summe der Fälle, die im Jahr 2020 wegen Enddarmkrebs und Lungen-/Bronchialkrebs stationär behandelt wurden, entspricht ungefähr der Anzahl der Krebstoten in diesem Jahr.

Aussage D deckt sich mit den Angaben in der Einleitung und im Diagramm: Insgesamt sind 2020 rund 230.000 Krebskranke verstorben, während gut 180.000 Menschen mit Lungen-/Bronchialkrebs und etwas mehr als 50.000 Menschen mit Enddarmkrebs stationär behandelt wurden. Aussage A ist schon allein deshalb falsch, weil die Gesamtzahl der Krebskranken unbekannt ist. Vorschlag B verwechselt die Angaben für 2020 und 2019. Feststellung C ignoriert, dass das Diagramm nur einen Teil der insgesamt 1,45 Millionen Menschen erfasst, die 2020 wegen einer Krebserkrankung behandelt wurden. Schlussfolgerung E ist auch auszuschließen, da sich die Schwere des Krankheitsverlaufs nicht aus der Zahl der stationär Behandelten ablesen lässt – zunächst müsste man wissen, wie viele Menschen überhaupt an der betreffenden Krebsart erkrankt waren.

Zu 177.

A. Mit Enzym muss keine Aktivierungsenergie für die Reaktion aufgewendet werden.

Vorschlag A liegt falsch: Um eine Reaktion auszulösen, ist auch mit Enzym Aktivierungsenergie nötig, nur eben weniger. Dass der reaktionsbeschleunigende Effekt von ineffizienten, also unpassenden und weniger wirksamen Enzymen geringer ist, geht aus dem Text hervor (Aussage B). Möglichkeit C gibt die Zusammenhänge korrekt wieder, und auch Aussage D stimmt (der Ausdruck „katalysieren" steht im Einleitungstext). Feststellung E entspricht dem zweiten Satz der Einleitung.

Zu 178.

E. Die Diastole besteht aus den drei Abschnitten Entspannungsphase, Beginn der Füllungsphase und Diastase.

Die Aussagen A bis D lassen sich an den entsprechenden Stellen der Grafik ablesen. Nicht ableitbar ist Vorschlag E: Zur Diastole zählt auch die Vorhofkontraktion, die den Druck in den Vorhöfen weiter erhöht und so zur Füllung der Kammer beiträgt.

Zu 179.

D. MLKP und MLKK sind grundsätzlich nicht gleichzeitig aktiv.

Vorschlag D ist falsch, das Verhältnis von aktivem MLKP zu aktivem MLKK verschiebt sich lediglich. Aussage A ist richtig, bei einer Calcium-Sensitivierung steigt das Kraftniveau schon mit einem niedrigeren Calciumspiegel stärker an. Die Feststellungen B und C gehen aus der Einleitung hervor, und Vorschlag E lässt sich am Diagramm ablesen.

Zu 180.

D. Die Erregung des Vorhofs wird über den AV-Knoten an die Herzkammer weitergeleitet, was durch die PQ-Strecke im EKG veranschaulicht wird.

Die richtige Lösung ist D: Die P-Welle illustriert die Erregung des Vorhofs, die PQ-Strecke die Weiterleitung dieser Erregung über den AV-Knoten zur Herzkammer und der QRS-Komplex die Erregung der Kammer. Aussage A geht erstens über die vorliegenden Informationen hinaus und ist zweitens falsch, denn ein EKG erkennt keine Gefäßverengungen. Vorschlag B vertauscht T- und U-Welle. Vorschlag C irrt, da abgesehen von der R-Zacke die übrigen Ausschläge negativ sind und aus der Grafik nicht einmal hervorgeht, welche Bereiche überhaupt positiv und negativ sind. Antwort E ist falsch, EKGs sind nicht prinzipiell auf einen einzigen Herzschlag beschränkt.

Zu 181.

C. Das Aktionspotential und die Refraktärzeit enden mit dem Erreichen des Ruhepotentials.

Die richtige Lösung C ergibt sich sowohl aus der Einleitung als auch aus dem Diagramm: Mit der Rückkehr zum Ruhepotential enden das Aktionspotential und die Refraktärzeit. Aussage A ist falsch, da der eingezeichnete Schwellenwert bei –55 mV liegt. Vorschlag B entfällt, da die Hyperpolarisation während der relativen Refraktärzeit stattfindet. Bei Möglichkeit D fehlen die Vorzeichen der Spannungswerte und Feststellung E unterschlägt, dass ein Reiz während der relativen Refraktärzeit ein neues, wenngleich schwächer ausgeprägtes Aktionspotential auslösen kann.

Zu 182.

B. Das Aktionspotential fällt größtenteils mit der absoluten Refraktärzeit zusammen.

Nur Aussage B lässt sich ableiten: Die absolute Refraktärzeit beansprucht mit gut 200 ms nahezu das gesamte Aktionspotential. Feststellung A ist zwar richtig, geht aber weder aus der Abbildung noch aus dem Einführungstext hervor. Vorschlag C ist falsch, da das Aktionspotential bereits endet, bevor die Muskelspannung wieder ihr Ausgangsniveau erreicht hat. Die Möglichkeiten D und E widersprechen der Einleitung: Hier heißt es, dass während der relativen Refraktärzeit „ein stärkerer Reiz ein erneutes Aktionspotential initiieren" kann und Herzmuskelzellen gerade nicht tetanisierbar sind.

Zu 183.

A. Die Messwerte geben Auskunft über den Zustand des Immunsystems.

Schlussfolgerung A stimmt, da die aufgeführten Plasmaproteine der Einleitung zufolge eng mit dem Zustand des Immunsystems zusammenhängen. Die Aussagen B und C sind falsch, da alle Werte im Normalbereich (angegeben in der rechten Spalte) liegen. Vorschlag D widerspricht der Tatsache, dass für Albumin wesentlich höhere Werte gemessen wurden als für Gammaglobulin. Möglichkeit E schließlich ignoriert, dass das Blutplasma neben den angegebenen Proteinen noch weitere Stoffe beinhaltet.

Zu 184.

B. Die ideale Außentemperatur kann abgeleitet werden anhand der Schnittstelle von spezifischer Wärmeabgabe je nach Tätigkeit sowie dem Wärmedämmwert der Bekleidung.

Die Aussagen A, C und D bestätigen sich, indem man die zugehörigen Stellen auf der x- und y-Achse sowie die resultierenden Schnittpunkte korrekt ermittelt. Vorschlag E entspricht den angegebenen Schwankungsbereichen, die mit zunehmender Aktivität und wärmerer Kleidung von ±1 auf bis zu ±5 Grad Celsius steigen. Falsch ist Möglichkeit B, die vorliegenden Angaben beziehen sich auf die Raum- und nicht die Außentemperatur.

Lösungen • TMS / EMS I

Konzentriertes und sorgfältiges Arbeiten (nur EMS)

1	~~2~~	5	4	2	6	3	3	~~6~~	1	4	~~4~~	3	2	3	3	~~5~~	2	2	~~3~~	4	5	~~3~~	4	~~5~~	2	6	2	2	~~4~~	3	1	5	4	~~2~~	5	3	3	2	~~6~~	1
2	3	5	~~5~~	2	4	2	~~4~~	3	5	~~1~~	6	2	4	5	~~3~~	4	4	~~4~~	3	3	5	3	3	~~6~~	1	5	3	~~5~~	~~2~~	5	1	4	~~4~~	3	3	2	4	~~5~~	2	4
3	4	~~4~~	~~3~~	4	4	5	~~5~~	2	6	2	6	2	2	4	5	~~4~~	3	3	~~2~~	5	3	2	~~3~~	4	2	~~1~~	6	2	4	4	~~2~~	5	1	5	5	~~1~~	6	2	4	2
4	2	~~6~~	1	5	4	2	6	2	~~2~~	5	3	~~3~~	4	~~5~~	2	3	5	~~1~~	6	2	2	2	~~4~~	3	3	~~6~~	1	1	5	1	~~5~~	2	6	6	3	~~5~~	2	3	~~3~~	4
5	~~3~~	~~4~~	3	2	1	5	~~6~~	1	~~3~~	4	4	2	~~1~~	6	3	3	2	~~2~~	5	1	2	~~2~~	5	6	~~2~~	5	3	3	2	4	2	~~4~~	3	3	~~6~~	1	1	~~5~~	2	6
6	2	~~6~~	1	5	3	3	1	5	~~4~~	3	3	3	~~2~~	5	3	5	5	~~1~~	~~6~~	1	5	4	2	6	~~3~~	~~4~~	~~3~~	4	1	1	1	~~5~~	2	6	2	4	4	5	~~4~~	3
7	6	~~2~~	5	3	5	~~6~~	1	5	3	5	3	6	~~3~~	4	4	2	4	~~4~~	3	~~5~~	2	3	1	5	~~5~~	~~2~~	5	5	3	3	5	~~1~~	6	2	~~3~~	4	4	1	~~1~~	6
8	~~6~~	1	1	~~4~~	3	5	1	~~1~~	6	2	~~2~~	5	3	2	~~6~~	1	~~5~~	2	6	~~3~~	4	2	4	4	1	~~5~~	2	3	3	2	3	~~3~~	4	4	5	1	~~3~~	4	5	1
9	~~1~~	6	6	~~2~~	5	1	5	~~1~~	6	2	~~3~~	4	5	1	4	2	~~6~~	~~1~~	6	~~6~~	1	2	~~3~~	4	4	~~4~~	3	3	2	~~2~~	5	1	5	3	3	5	3	~~5~~	2	3
10	5	~~5~~	2	1	4	~~4~~	3	6	2	~~1~~	6	3	2	~~2~~	5	3	~~6~~	1	5	5	4	4	4	5	~~3~~	4	1	5	~~5~~	2	6	2	~~4~~	3	2	6	3	~~6~~	1	2
11	~~5~~	2	2	1	5	3	3	1	1	~~1~~	6	~~4~~	3	3	5	3	~~1~~	6	2	4	~~2~~	5	4	~~6~~	1	3	~~3~~	4	~~5~~	2	1	5	~~3~~	4	4	6	3	5	~~1~~	6
12	6	3	1	2	~~6~~	~~1~~	6	~~6~~	1	1	~~4~~	3	3	2	~~2~~	5	3	1	5	5	~~3~~	4	~~5~~	2	~~1~~	6	5	1	~~5~~	2	~~3~~	4	2	4	4	5	~~5~~	2	1	5
13	~~1~~	6	4	5	6	3	~~3~~	4	1	5	~~6~~	1	2	3	~~2~~	~~5~~	~~2~~	5	5	5	4	2	4	1	~~3~~	4	~~5~~	2	2	4	6	2	4	~~4~~	3	5	1	1	~~1~~	6
14	5	3	2	~~6~~	1	5	5	~~3~~	4	1	4	~~2~~	5	6	3	~~5~~	2	6	4	~~4~~	3	3	1	~~1~~	6	4	4	6	~~3~~	4	1	~~2~~	5	5	4	~~6~~	1	4	1	5
15	~~4~~	3	~~2~~	5	1	1	4	~~4~~	3	2	~~6~~	1	5	5	~~1~~	6	4	6	4	~~5~~	2	2	4	6	4	~~6~~	1	~~3~~	4	5	6	~~2~~	5	3	1	4	5	~~5~~	2	1
16	1	2	~~3~~	4	5	6	~~2~~	5	5	~~1~~	6	2	6	4	~~4~~	3	~~5~~	~~2~~	~~5~~	2	~~6~~	1	5	3	3	~~2~~	5	3	2	4	6	6	4	~~4~~	3	5	~~6~~	1	4	2
17	1	5	~~6~~	~~1~~	6	6	2	4	~~2~~	5	4	~~4~~	3	3	6	3	5	~~5~~	2	2	6	3	~~3~~	4	4	5	3	2	~~2~~	~~5~~	2	~~1~~	6	6	3	~~3~~	4	4	4	2
18	1	5	~~6~~	1	1	5	3	~~2~~	~~5~~	2	4	1	~~1~~	6	6	3	5	3	2	~~3~~	4	~~5~~	2	4	6	~~6~~	1	1	~~5~~	~~2~~	5	1	5	4	~~4~~	~~3~~	4	4	2	4
19	5	~~5~~	2	1	~~1~~	6	6	~~3~~	~~4~~	3	3	2	~~6~~	1	1	3	3	5	3	5	~~4~~	3	3	6	2	6	3	6	~~6~~	~~1~~	6	6	5	5	~~5~~	~~2~~	5	5	1	1
20	~~6~~	1	1	2	1	~~1~~	6	6	3	~~3~~	4	4	6	3	1	3	3	1	3	~~3~~	4	~~5~~	2	2	6	~~4~~	3	1	~~1~~	~~6~~	1	5	6	~~2~~	~~5~~	~~2~~	5	6	2	3
21	~~2~~	5	~~6~~	1	4	2	4	4	6	~~4~~	3	~~1~~	6	4	1	5	~~5~~	2	2	~~3~~	4	5	~~3~~	4	2	1	1	2	~~4~~	3	3	1	4	1	~~2~~	5	~~4~~	3	1	3
22	1	5	~~5~~	2	2	1	5	1	~~4~~	3	3	6	6	~~5~~	2	4	~~6~~	1	4	~~6~~	1	~~2~~	5	~~4~~	~~3~~	~~4~~	3	1	5	6	2	~~4~~	3	5	1	3	~~3~~	4	1	1

23	5	4	5	6	~~4~~	3	2	~~6~~	~~1~~	6	~~5~~	2	3	1	1	3	~~2~~	5	6	~~4~~	3	3	1	3	~~2~~	5	5	4	2	4	2	4	~~4~~	3	5	~~6~~	1	1	~~2~~	5
24	~~4~~	3	6	5	~~5~~	2	3	~~3~~	~~4~~	3	1	4	2	~~2~~	5	1	4	5	5	~~6~~	1	5	6	~~5~~	2	4	2	~~4~~	3	~~5~~	2	1	3	5	4	1	~~1~~	6	~~3~~	4
25	4	4	1	2	~~4~~	3	5	5	4	~~6~~	~~1~~	6	5	~~5~~	2	3	3	1	~~4~~	3	1	3	1	4	6	~~5~~	2	~~6~~	1	3	~~3~~	4	6	2	~~1~~	6	4	4	5	6
26	~~1~~	6	4	~~2~~	5	6	5	6	~~4~~	3	3	1	4	2	4	6	~~6~~	~~1~~	6	5	4	2	6	5	1	~~1~~	6	~~5~~	2	1	1	1	~~4~~	3	1	5	~~3~~	4	2	6
27	~~4~~	3	3	~~1~~	6	4	1	1	~~5~~	2	1	3	~~3~~	4	5	6	6	3	3	2	2	4	~~5~~	2	~~5~~	2	6	5	1	5	3	~~6~~	1	3	~~3~~	~~4~~	3	3	~~2~~	5
28	6	4	~~6~~	1	3	~~3~~	4	5	5	4	5	5	~~1~~	~~6~~	1	3	5	~~6~~	1	3	2	6	~~4~~	3	~~2~~	5	6	6	2	~~4~~	3	~~5~~	2	~~4~~	3	6	5	4	2	1
29	~~3~~	4	5	~~6~~	~~1~~	6	5	5	4	4	1	~~3~~	4	~~5~~	2	1	5	1	~~4~~	3	6	~~5~~	2	4	5	6	5	~~6~~	1	4	1	~~3~~	4	6	~~3~~	4	~~1~~	6	2	2
30	6	6	~~6~~	1	5	6	3	1	1	4	~~2~~	5	6	5	4	~~2~~	~~5~~	2	~~3~~	4	~~5~~	2	4	6	~~3~~	4	1	2	~~1~~	6	2	1	4	~~4~~	3	1	2	~~6~~	1	5
31	4	~~1~~	6	~~4~~	3	~~5~~	2	~~6~~	1	~~4~~	3	1	5	6	6	~~2~~	~~5~~	2	3	~~2~~	5	4	4	6	5	1	~~1~~	6	6	6	2	3	1	1	5	~~1~~	6	2	~~4~~	3
32	5	~~6~~	1	~~4~~	3	2	1	3	1	~~2~~	5	6	4	6	~~6~~	1	1	~~4~~	3	1	2	~~1~~	6	4	~~2~~	~~5~~	2	2	6	~~4~~	3	1	1	4	4	5	~~1~~	6	5	5
33	~~6~~	~~1~~	6	3	5	~~6~~	1	4	4	6	2	4	~~1~~	6	5	1	~~3~~	~~4~~	3	2	6	2	3	~~5~~	2	1	1	3	6	~~5~~	2	~~3~~	4	1	4	5	4	5	~~5~~	2
34	5	~~5~~	2	3	2	6	6	~~2~~	5	~~6~~	1	4	1	~~1~~	6	2	3	6	3	1	5	1	~~4~~	3	6	5	~~5~~	2	3	6	~~3~~	4	~~5~~	2	1	5	4	~~4~~	3	3
35	4	4	~~5~~	2	6	2	~~3~~	4	~~6~~	~~1~~	6	4	1	5	3	~~6~~	1	1	~~4~~	3	3	1	4	~~5~~	2	6	3	3	1	4	~~2~~	5	5	5	6	2	~~3~~	~~4~~	3	5
36	2	3	~~2~~	5	5	4	1	5	~~4~~	3	2	2	~~1~~	6	5	1	2	3	6	~~4~~	~~3~~	~~4~~	3	3	~~5~~	2	4	5	5	~~6~~	~~1~~	6	2	3	3	1	~~5~~	~~2~~	5	4
37	~~2~~	5	5	6	~~6~~	1	5	4	4	1	~~4~~	3	2	~~2~~	5	5	6	6	6	4	6	~~5~~	2	~~6~~	1	2	~~4~~	~~3~~	4	~~5~~	2	3	1	1	2	~~1~~	6	5	4	4
38	~~6~~	1	4	6	2	~~2~~	5	3	1	~~4~~	3	3	~~1~~	6	6	5	6	~~3~~	4	6	6	~~5~~	2	6	6	5	1	4	5	~~4~~	3	6	6	~~5~~	2	1	5	~~1~~	~~6~~	1
39	6	5	~~5~~	2	4	~~2~~	~~5~~	2	2	3	2	2	1	1	~~3~~	4	1	1	3	3	~~3~~	4	~~4~~	3	~~6~~	1	2	1	3	1	~~1~~	6	2	6	~~6~~	1	~~2~~	5	~~1~~	6
40	~~6~~	1	4	4	2	6	~~5~~	2	3	2	~~3~~	4	2	4	1	~~4~~	3	2	4	~~5~~	2	6	6	4	6	~~5~~	2	2	1	1	3	3	2	~~1~~	~~6~~	1	~~1~~	~~6~~	1	1

Testtrainer
Medizinertest

TMS / EMS II

Bearbeitungszeit:
TMS-Simulation: 307 Minuten
EMS-Simulation: 235 Minuten
+ 60 Minuten Pause

Hilfsmittel TMS: schwarzer Fineliner, Konzeptpapier, Textmarker (bei Bedarf)
Hilfsmittel EMS: Bleistift, Spitzer, Radiergummi, Konzeptpapier, Textmarker (bei Bedarf)

Die Auswertung mit allen Lösungen, Bearbeitungstipps und Kommentaren findest du hinter der Prüfung.

Antwortbogen TMS

Bitte nutze diesen Antwortbogen für die Simulation des TMS. Trenne den Bogen vorsichtig heraus, lies dann die Bearbeitungshinweise und starte die Prüfung. Bei der Auswertung zählen ausschließlich die richtigen Markierungen auf dem Antwortbogen.

Muster zuordnen

	A	B	C	D	E
1.	☐	☐	☐	☐	☐
2.	☐	☐	☐	☐	☐
3.	☐	☐	☐	☐	☐
4.	☐	☐	☐	☐	☐
5.	☐	☐	☐	☐	☐
6.	☐	☐	☐	☐	☐
7.	☐	☐	☐	☐	☐
8.	☐	☐	☐	☐	☐
9.	☐	☐	☐	☐	☐
10.	☐	☐	☐	☐	☐
11.	☐	☐	☐	☐	☐
12.	☐	☐	☐	☐	☐
13.	☐	☐	☐	☐	☐
14.	☐	☐	☐	☐	☐
15.	☐	☐	☐	☐	☐
16.	☐	☐	☐	☐	☐
17.	☐	☐	☐	☐	☐
18.	☐	☐	☐	☐	☐
19.	☐	☐	☐	☐	☐
20.	☐	☐	☐	☐	☐
21.	☐	☐	☐	☐	☐
22.	☐	☐	☐	☐	☐
23.	☐	☐	☐	☐	☐
24.	☐	☐	☐	☐	☐

Med.-nat. Grundverständnis

	A	B	C	D	E
25.	☐	☐	☐	☐	☐
26.	☐	☐	☐	☐	☐
27.	☐	☐	☐	☐	☐
28.	☐	☐	☐	☐	☐
29.	☐	☐	☐	☐	☐
30.	☐	☐	☐	☐	☐
31.	☐	☐	☐	☐	☐
32.	☐	☐	☐	☐	☐
33.	☐	☐	☐	☐	☐
34.	☐	☐	☐	☐	☐

…

	A	B	C	D	E
35.	☐	☐	☐	☐	☐
36.	☐	☐	☐	☐	☐
37.	☐	☐	☐	☐	☐
38.	☐	☐	☐	☐	☐
39.	☐	☐	☐	☐	☐
40.	☐	☐	☐	☐	☐
41.	☐	☐	☐	☐	☐
42.	☐	☐	☐	☐	☐
43.	☐	☐	☐	☐	☐
44.	☐	☐	☐	☐	☐
45.	☐	☐	☐	☐	☐
46.	☐	☐	☐	☐	☐
47.	☐	☐	☐	☐	☐
48.	☐	☐	☐	☐	☐

Schlauchfiguren

	A	B	C	D	E
49.	☐	☐	☐	☐	☐
50.	☐	☐	☐	☐	☐
51.	☐	☐	☐	☐	☐
52.	☐	☐	☐	☐	☐
53.	☐	☐	☐	☐	☐
54.	☐	☐	☐	☐	☐
55.	☐	☐	☐	☐	☐
56.	☐	☐	☐	☐	☐
57.	☐	☐	☐	☐	☐
58.	☐	☐	☐	☐	☐
59.	☐	☐	☐	☐	☐
60.	☐	☐	☐	☐	☐
61.	☐	☐	☐	☐	☐
62.	☐	☐	☐	☐	☐
63.	☐	☐	☐	☐	☐
64.	☐	☐	☐	☐	☐
65.	☐	☐	☐	☐	☐
66.	☐	☐	☐	☐	☐
67.	☐	☐	☐	☐	☐
68.	☐	☐	☐	☐	☐

…

	A	B	C	D	E
69.	☐	☐	☐	☐	☐
70.	☐	☐	☐	☐	☐
71.	☐	☐	☐	☐	☐
72.	☐	☐	☐	☐	☐

Quantitative und formale Probleme

	A	B	C	D	E
73.	☐	☐	☐	☐	☐
74.	☐	☐	☐	☐	☐
75.	☐	☐	☐	☐	☐
76.	☐	☐	☐	☐	☐
77.	☐	☐	☐	☐	☐
78.	☐	☐	☐	☐	☐
79.	☐	☐	☐	☐	☐
80.	☐	☐	☐	☐	☐
81.	☐	☐	☐	☐	☐
82.	☐	☐	☐	☐	☐
83.	☐	☐	☐	☐	☐
84.	☐	☐	☐	☐	☐
85.	☐	☐	☐	☐	☐
86.	☐	☐	☐	☐	☐
87.	☐	☐	☐	☐	☐
88.	☐	☐	☐	☐	☐
89.	☐	☐	☐	☐	☐
90.	☐	☐	☐	☐	☐
91.	☐	☐	☐	☐	☐
92.	☐	☐	☐	☐	☐
93.	☐	☐	☐	☐	☐
94.	☐	☐	☐	☐	☐
95.	☐	☐	☐	☐	☐
96.	☐	☐	☐	☐	☐

Textverständnis

	A	B	C	D	E
97.	☐	☐	☐	☐	☐
98.	☐	☐	☐	☐	☐
99.	☐	☐	☐	☐	☐
100.	☐	☐	☐	☐	☐
101.	☐	☐	☐	☐	☐
102.	☐	☐	☐	☐	☐
103.	☐	☐	☐	☐	☐
104.	☐	☐	☐	☐	☐
105.	☐	☐	☐	☐	☐
106.	☐	☐	☐	☐	☐
107.	☐	☐	☐	☐	☐
108.	☐	☐	☐	☐	☐
109.	☐	☐	☐	☐	☐
110.	☐	☐	☐	☐	☐
111.	☐	☐	☐	☐	☐
112.	☐	☐	☐	☐	☐
113.	☐	☐	☐	☐	☐
114.	☐	☐	☐	☐	☐
115.	☐	☐	☐	☐	☐
116.	☐	☐	☐	☐	☐
117.	☐	☐	☐	☐	☐
118.	☐	☐	☐	☐	☐
119.	☐	☐	☐	☐	☐
120.	☐	☐	☐	☐	☐

Figuren lernen

	A	B	C	D	E
121.	☐	☐	☐	☐	☐
122.	☐	☐	☐	☐	☐
123.	☐	☐	☐	☐	☐
124.	☐	☐	☐	☐	☐
125.	☐	☐	☐	☐	☐
126.	☐	☐	☐	☐	☐
127.	☐	☐	☐	☐	☐
128.	☐	☐	☐	☐	☐
129.	☐	☐	☐	☐	☐
130.	☐	☐	☐	☐	☐

...

	A	B	C	D	E
131.	☐	☐	☐	☐	☐
132.	☐	☐	☐	☐	☐
133.	☐	☐	☐	☐	☐
134.	☐	☐	☐	☐	☐
135.	☐	☐	☐	☐	☐
136.	☐	☐	☐	☐	☐
137.	☐	☐	☐	☐	☐
138.	☐	☐	☐	☐	☐
139.	☐	☐	☐	☐	☐
140.	☐	☐	☐	☐	☐

Fakten lernen

	A	B	C	D	E
141.	☐	☐	☐	☐	☐
142.	☐	☐	☐	☐	☐
143.	☐	☐	☐	☐	☐
144.	☐	☐	☐	☐	☐
145.	☐	☐	☐	☐	☐
146.	☐	☐	☐	☐	☐
147.	☐	☐	☐	☐	☐
148.	☐	☐	☐	☐	☐
149.	☐	☐	☐	☐	☐
150.	☐	☐	☐	☐	☐
151.	☐	☐	☐	☐	☐
152.	☐	☐	☐	☐	☐
153.	☐	☐	☐	☐	☐
154.	☐	☐	☐	☐	☐
155.	☐	☐	☐	☐	☐
156.	☐	☐	☐	☐	☐
157.	☐	☐	☐	☐	☐
158.	☐	☐	☐	☐	☐
159.	☐	☐	☐	☐	☐
160.	☐	☐	☐	☐	☐

Diagramme und Tabellen

	A	B	C	D	E
161.	☐	☐	☐	☐	☐
162.	☐	☐	☐	☐	☐
163.	☐	☐	☐	☐	☐
164.	☐	☐	☐	☐	☐
165.	☐	☐	☐	☐	☐
166.	☐	☐	☐	☐	☐
167.	☐	☐	☐	☐	☐
168.	☐	☐	☐	☐	☐
169.	☐	☐	☐	☐	☐
170.	☐	☐	☐	☐	☐
171.	☐	☐	☐	☐	☐
172.	☐	☐	☐	☐	☐
173.	☐	☐	☐	☐	☐
174.	☐	☐	☐	☐	☐
175.	☐	☐	☐	☐	☐
176.	☐	☐	☐	☐	☐
177.	☐	☐	☐	☐	☐
178.	☐	☐	☐	☐	☐
179.	☐	☐	☐	☐	☐
180.	☐	☐	☐	☐	☐
181.	☐	☐	☐	☐	☐
182.	☐	☐	☐	☐	☐
183.	☐	☐	☐	☐	☐
184.	☐	☐	☐	☐	☐

Antwortbogen EMS

Bitte nutze diesen Antwortbogen für die Simulation des EMS. Trenne den Bogen vorsichtig heraus, lies dann die Bearbeitungshinweise und starte die Prüfung. Bei der Auswertung zählen – mit Ausnahme des Konzentrationstests – ausschließlich die richtigen Markierungen auf dem Antwortbogen. Übersprungene Aufgabennummern gehören zu TMS-Aufgaben, die für die EMS-Simulation nicht bearbeitet werden.

Muster zuordnen

	A	B	C	D	E
2.	☐	☐	☐	☐	☐
4.	☐	☐	☐	☐	☐
6.	☐	☐	☐	☐	☐
7.	☐	☐	☐	☐	☐
8.	☐	☐	☐	☐	☐
9.	☐	☐	☐	☐	☐
10.	☐	☐	☐	☐	☐
11.	☐	☐	☐	☐	☐
12.	☐	☐	☐	☐	☐
13.	☐	☐	☐	☐	☐
14.	☐	☐	☐	☐	☐
17.	☐	☐	☐	☐	☐
18.	☐	☐	☐	☐	☐
19.	☐	☐	☐	☐	☐
21.	☐	☐	☐	☐	☐
22.	☐	☐	☐	☐	☐
23.	☐	☐	☐	☐	☐
24.	☐	☐	☐	☐	☐

Med.-nat. Grundverständnis

	A	B	C	D	E
25.	☐	☐	☐	☐	☐
27.	☐	☐	☐	☐	☐
28.	☐	☐	☐	☐	☐
29.	☐	☐	☐	☐	☐
30.	☐	☐	☐	☐	☐
31.	☐	☐	☐	☐	☐
32.	☐	☐	☐	☐	☐
34.	☐	☐	☐	☐	☐
36.	☐	☐	☐	☐	☐

…

	A	B	C	D	E
37.	☐	☐	☐	☐	☐
38.	☐	☐	☐	☐	☐
40.	☐	☐	☐	☐	☐
41.	☐	☐	☐	☐	☐
43.	☐	☐	☐	☐	☐
44.	☐	☐	☐	☐	☐
45.	☐	☐	☐	☐	☐
47.	☐	☐	☐	☐	☐
48.	☐	☐	☐	☐	☐

Schlauchfiguren

	A	B	C	D	E
49.	☐	☐	☐	☐	☐
51.	☐	☐	☐	☐	☐
53.	☐	☐	☐	☐	☐
54.	☐	☐	☐	☐	☐
56.	☐	☐	☐	☐	☐
57.	☐	☐	☐	☐	☐
58.	☐	☐	☐	☐	☐
59.	☐	☐	☐	☐	☐
60.	☐	☐	☐	☐	☐
61.	☐	☐	☐	☐	☐
63.	☐	☐	☐	☐	☐
64.	☐	☐	☐	☐	☐
66.	☐	☐	☐	☐	☐
67.	☐	☐	☐	☐	☐
68.	☐	☐	☐	☐	☐
69.	☐	☐	☐	☐	☐
70.	☐	☐	☐	☐	☐
72.	☐	☐	☐	☐	☐

Quantitative und formale Probleme

	A	B	C	D	E
73.	☐	☐	☐	☐	☐
75.	☐	☐	☐	☐	☐
76.	☐	☐	☐	☐	☐
77.	☐	☐	☐	☐	☐
78.	☐	☐	☐	☐	☐
79.	☐	☐	☐	☐	☐
81.	☐	☐	☐	☐	☐
82.	☐	☐	☐	☐	☐
83.	☐	☐	☐	☐	☐
84.	☐	☐	☐	☐	☐
87.	☐	☐	☐	☐	☐
88.	☐	☐	☐	☐	☐
91.	☐	☐	☐	☐	☐
92.	☐	☐	☐	☐	☐
93.	☐	☐	☐	☐	☐
94.	☐	☐	☐	☐	☐
95.	☐	☐	☐	☐	☐
96.	☐	☐	☐	☐	☐

Textverständnis

	A	B	C	D	E
97.	☐	☐	☐	☐	☐
98.	☐	☐	☐	☐	☐
99.	☐	☐	☐	☐	☐
100.	☐	☐	☐	☐	☐
101.	☐	☐	☐	☐	☐
102.	☐	☐	☐	☐	☐
109.	☐	☐	☐	☐	☐
110.	☐	☐	☐	☐	☐
111.	☐	☐	☐	☐	☐
112.	☐	☐	☐	☐	☐
113.	☐	☐	☐	☐	☐
114.	☐	☐	☐	☐	☐
115.	☐	☐	☐	☐	☐
116.	☐	☐	☐	☐	☐
117.	☐	☐	☐	☐	☐
118.	☐	☐	☐	☐	☐
119.	☐	☐	☐	☐	☐
120.	☐	☐	☐	☐	☐

Figuren lernen

	A	B	C	D	E
121.	☐	☐	☐	☐	☐
122.	☐	☐	☐	☐	☐
123.	☐	☐	☐	☐	☐
124.	☐	☐	☐	☐	☐
125.	☐	☐	☐	☐	☐
126.	☐	☐	☐	☐	☐
127.	☐	☐	☐	☐	☐
128.	☐	☐	☐	☐	☐
129.	☐	☐	☐	☐	☐
130.	☐	☐	☐	☐	☐

…

	A	B	C	D	E
131.	☐	☐	☐	☐	☐
132.	☐	☐	☐	☐	☐
133.	☐	☐	☐	☐	☐
134.	☐	☐	☐	☐	☐
135.	☐	☐	☐	☐	☐
136.	☐	☐	☐	☐	☐
137.	☐	☐	☐	☐	☐
138.	☐	☐	☐	☐	☐

Fakten lernen

	A	B	C	D	E
141.	☐	☐	☐	☐	☐
142.	☐	☐	☐	☐	☐
143.	☐	☐	☐	☐	☐
144.	☐	☐	☐	☐	☐
145.	☐	☐	☐	☐	☐
146.	☐	☐	☐	☐	☐
147.	☐	☐	☐	☐	☐
148.	☐	☐	☐	☐	☐
149.	☐	☐	☐	☐	☐
150.	☐	☐	☐	☐	☐
151.	☐	☐	☐	☐	☐
152.	☐	☐	☐	☐	☐
153.	☐	☐	☐	☐	☐
154.	☐	☐	☐	☐	☐
155.	☐	☐	☐	☐	☐
156.	☐	☐	☐	☐	☐
157.	☐	☐	☐	☐	☐
158.	☐	☐	☐	☐	☐

Diagramme und Tabellen

	A	B	C	D	E
161.	☐	☐	☐	☐	☐
162.	☐	☐	☐	☐	☐
164.	☐	☐	☐	☐	☐
165.	☐	☐	☐	☐	☐
166.	☐	☐	☐	☐	☐
167.	☐	☐	☐	☐	☐
168.	☐	☐	☐	☐	☐
170.	☐	☐	☐	☐	☐
171.	☐	☐	☐	☐	☐
172.	☐	☐	☐	☐	☐
173.	☐	☐	☐	☐	☐
175.	☐	☐	☐	☐	☐
176.	☐	☐	☐	☐	☐
177.	☐	☐	☐	☐	☐
178.	☐	☐	☐	☐	☐
180.	☐	☐	☐	☐	☐
182.	☐	☐	☐	☐	☐
184.	☐	☐	☐	☐	☐

TMS: Bearbeitungshinweise

Bitte beachte diese Hinweise für die realistische TMS-Simulation!

Die reine Bearbeitungszeit dieser TMS-Simulation beträgt insgesamt ca. 5 Stunden. Nach knapp 3 Stunden – vor dem Untertest „Figuren lernen" – ist eine 60-minütige Pause vorgesehen.

Zu jedem Untertest erhältst du die vorgesehene Bearbeitungszeit und Erklärungen zur Aufgabenstellung. Lies dir diese Hinweise gründlich durch, damit du die Aufgaben richtig bearbeiten kannst. Manche Untertests enthalten speziell gekennzeichnete Angaben für den EMS, die du für die TMS-Simulation ignorieren kannst. Der Untertest „Konzentriertes und sorgfältiges Arbeiten" wird nur im EMS geprüft.

Markiere bitte zu jeder Multiple-Choice-Aufgabe genau einen Lösungsbuchstaben (A, B, C, D oder E) auf dem Antwortbogen durch Ankreuzen. Markierungen im Prüfungsteil werden nicht berücksichtigt. Um versehentlich falsch markierte Antworten zu korrigieren, umkreise die entsprechende Markierung und kreuze einen anderen Lösungsvorschlag an.

Hierzu ein Beispiel:

Aufgabe im Prüfungsteil

1. **Wie viel ergibt 4 × 3?**

   A. 12
   B. 17
   C. 19
   D. 10
   E. Keine Antwort ist richtig.

Markierung auf dem Antwortbogen

	A	B	C	D	E
1.	☒	☐	☐	☐	☐

Korrektur (irrtümlich C markiert)

	A	B	C	D	E
1.	☒	☐	⨂	☐	☐

Wenn du die Aufgaben eines Untertests vor Ablauf der Bearbeitungszeit gelöst hast, darfst du deine bisherigen Antworten in diesem Untertest noch einmal überprüfen. Das Umblättern zu anderen Aufgabengruppen ist jedoch strikt untersagt!

Innerhalb eines Untertests stehen in der Regel die einfachen Fragen am Anfang und die schwereren am Ende. Arbeite schnell und sorgfältig – aber behalte die Ruhe, wenn du die eine oder andere Aufgabe zeitbedingt nicht bearbeiten kannst. Dieser Test ist so konzipiert, dass kaum jemand in der angesetzten Bearbeitungszeit alle Aufgaben richtig lösen kann. Halte dich nicht übermäßig lange mit Aufgaben auf, die dir schwerfallen.

Bitte nutze außer einem schwarzen, dokumentenechten Fineliner, etwas Konzeptpapier und bei Bedarf einem Textmarker keine weiteren Hilfsmittel. Für Notizen und Nebenrechnungen kannst du auch die freien Flächen dieser Prüfungssimulation verwenden.

EMS: Bearbeitungshinweise

Bitte beachte diese Hinweise für die realistische EMS-Simulation!

Die reine Bearbeitungszeit dieser EMS-Simulation beträgt insgesamt ca. 4 Stunden. Nach knapp 2 Stunden – vor dem Untertest „Figuren lernen" – ist eine 60-minütige Pause vorgesehen.

Zu jedem Untertest erhältst du die vorgesehene Bearbeitungszeit und Erklärungen zur Aufgabenstellung. Lies dir diese Hinweise gründlich durch, damit du die Aufgaben richtig bearbeiten kannst.

Einige Untertests enthalten im EMS weniger Aufgaben als im TMS. Einen entsprechenden Hinweis, welche Fragen für die EMS-Simulation auszulassen sind, erhältst du jeweils in der Kopfzeile über der ersten Aufgabe. In den betreffenden Untertests gelten für die TMS- und EMS-Simulation auch verschiedene Bearbeitungszeiten. Hier findest du in der Kopfzeile zwei separate, mit „TMS" oder „EMS" gekennzeichnete Zeitangaben.

Markiere bitte zu jeder Multiple-Choice-Aufgabe genau einen Lösungsbuchstaben (A, B, C, D oder E) auf dem Antwortbogen durch eine diagonalen Strich (von links unten nach rechts oben oder rechts unten nach links oben). Markierungen im Prüfungsteil werden nicht berücksichtigt (Ausnahme: Untertest „Konzentriertes und sorgfältiges Arbeiten"). Um versehentlich falsch markierte Antworten zu korrigieren, radiere den betreffenden Strich sauber aus und markiere einen anderen Lösungsvorschlag.

Hierzu ein Beispiel:

Aufgabe im Prüfungsteil

1. **Wie viel ergibt 4 × 3?**

A. 12
B. 17
C. 19
D. 10
E. Keine Antwort ist richtig.

Markierung auf dem Antwortbogen

	A	B	C	D	E
1.	☒	☐	☐	☐	☐

Wenn du die Aufgaben eines Untertests vor Ablauf der Bearbeitungszeit gelöst hast, darfst du deine bisherigen Antworten in diesem Untertest noch einmal überprüfen. Das Umblättern zu anderen Aufgabengruppen ist jedoch strikt untersagt!

Innerhalb eines Untertests stehen in der Regel die einfachen Fragen am Anfang und die schwereren am Ende. Bearbeite die Fragen schnell und sorgfältig – aber behalte die Ruhe, wenn du die eine oder andere Aufgabe zeitbedingt nicht bearbeiten kannst.

Dieser Test ist so konzipiert, dass kaum jemand in der angesetzten Bearbeitungszeit alle Aufgaben richtig lösen kann. Halte dich nicht übermäßig lange mit Aufgaben auf, die dir schwerfallen.

Bitte nutze außer einem weichen Bleistift, einem Spitzer, einem Radiergummi, etwas Konzeptpapier und bei Bedarf Markierungsstiften keine weiteren Hilfsmittel. Für Notizen und Nebenrechnungen kannst du auch die freien Flächen dieser Prüfungssimulation verwenden.

TMS / EMS II

Muster zuordnen

Aufgabenerklärung

Dieser Untertest prüft deine Fähigkeit, Teile einer komplexen Abbildung wiederzuerkennen.

Zu jeder Aufgabe erhältst du ein Muster und fünf Musterausschnitte A bis E. Entscheide, welcher Ausschnitt deckungsgleich aus dem vorgegebenen Muster stammt. Die Ausschnitte sind weder vergrößert noch verkleinert, weder gedreht noch gespiegelt.

Hierzu ein Beispiel

Aufgabe

185.

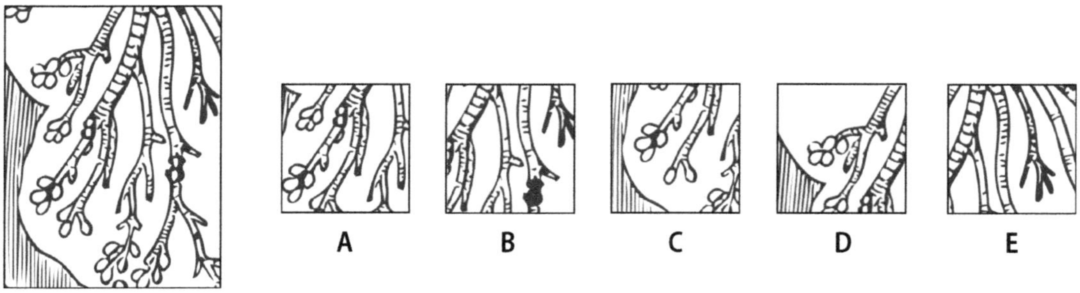

Antwort

186.

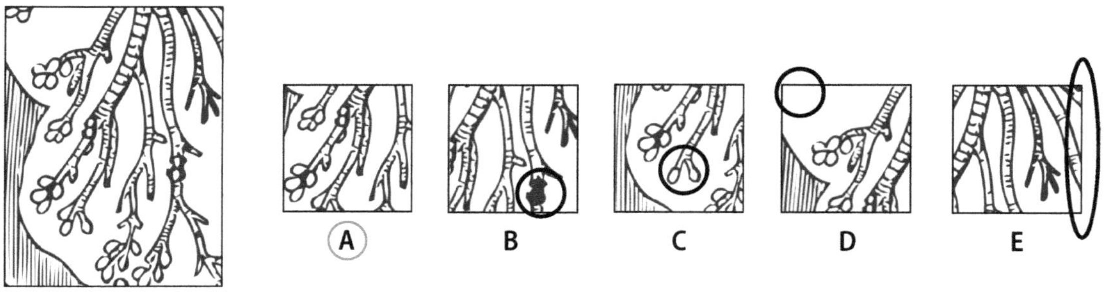

Nur Musterausschnitt A ist identisch mit einem Teil des Originals, er stimmt deckungsgleich überein mit dem Zentrum des Bildes. Die übrigen Ausschnitte weichen ab: In Ausschnitt B wurde eine Stelle geschwärzt, in den Ausschnitten C und D fehlt jeweils ein kleines Objekt und Grafik E überschreitet den Rahmen der Vorlage.

EMS-Simulation: *Die Aufgaben 1, 3, 5, 15, 16, 20 entfallen.*

Muster zuordnen

Bearbeitungszeit 30 Minuten (TMS)
16 Minuten (EMS)

Bearbeite bitte die folgenden Aufgaben, indem du jeweils den Lösungsbuchstaben des passenden Musterausschnitts auf dem Antwortbogen markierst.

1. 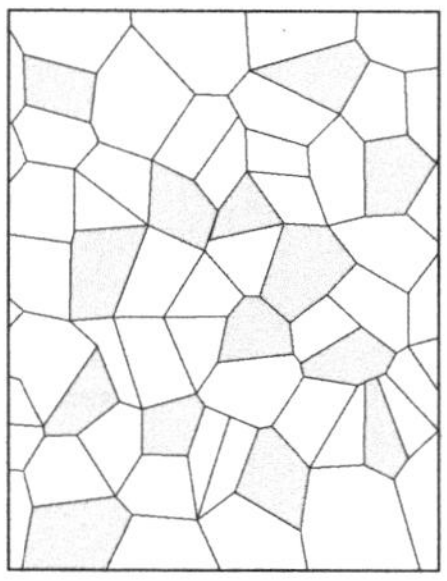

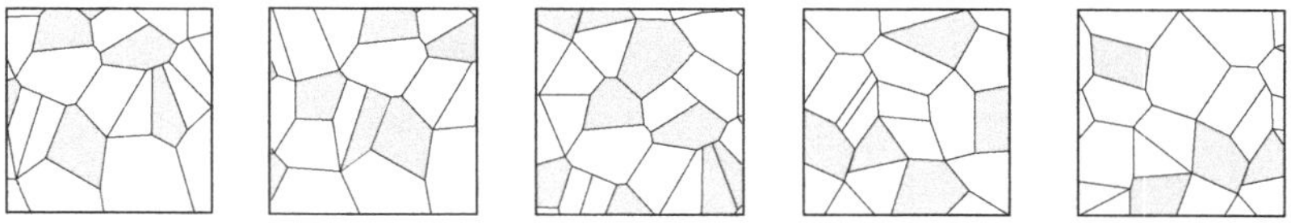

A B C D E

2. 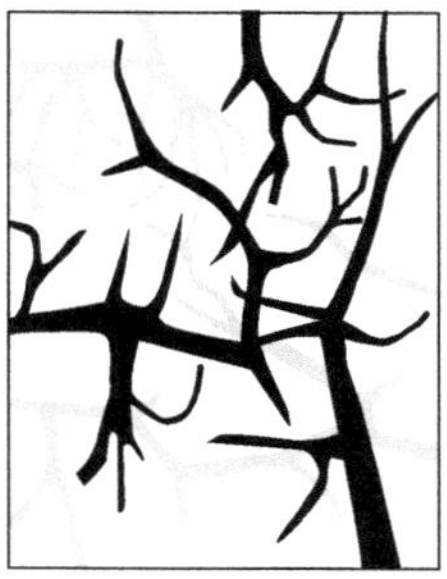

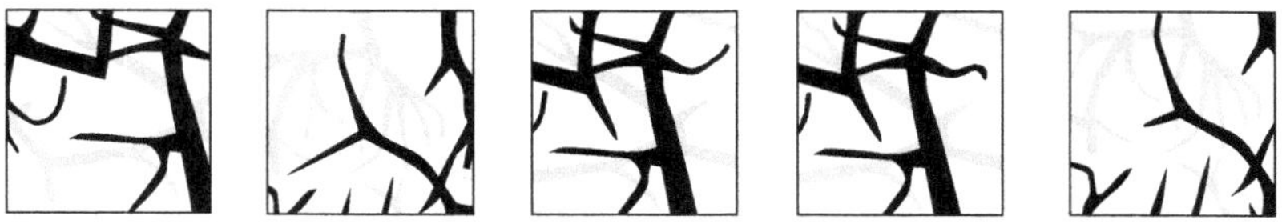

A B C D E

3. 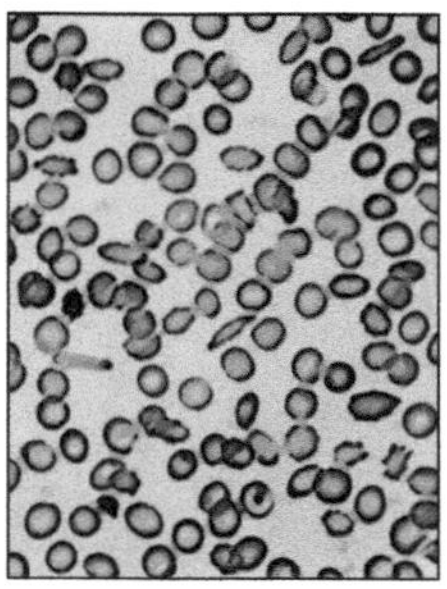

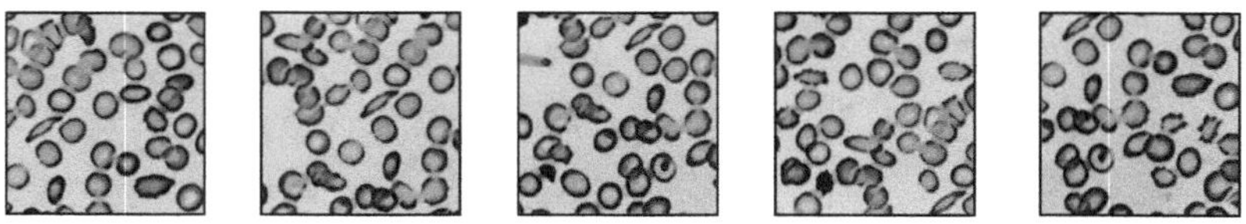

A B C D E

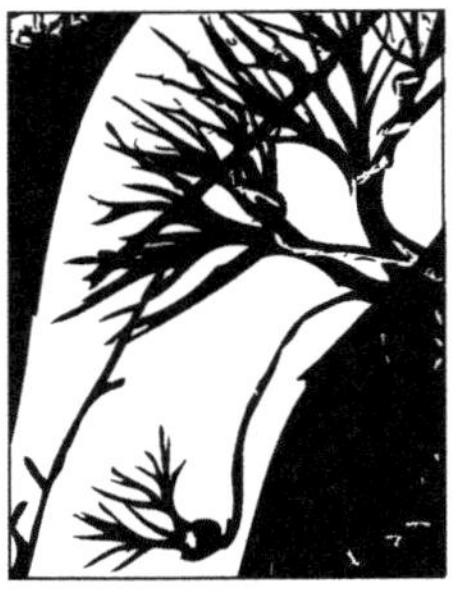

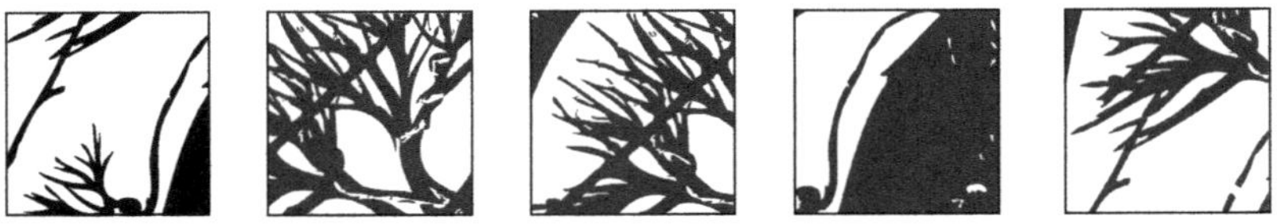

A B C D E

4.

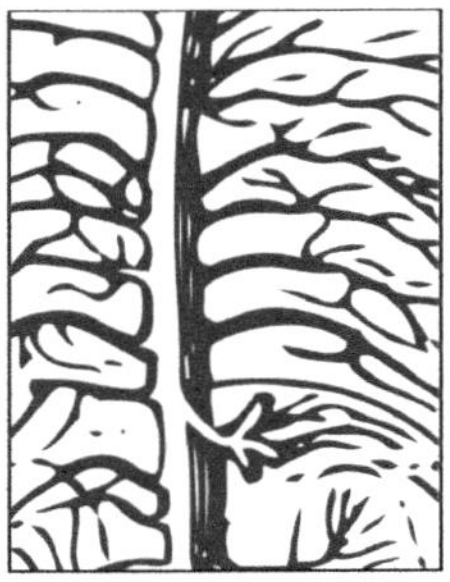

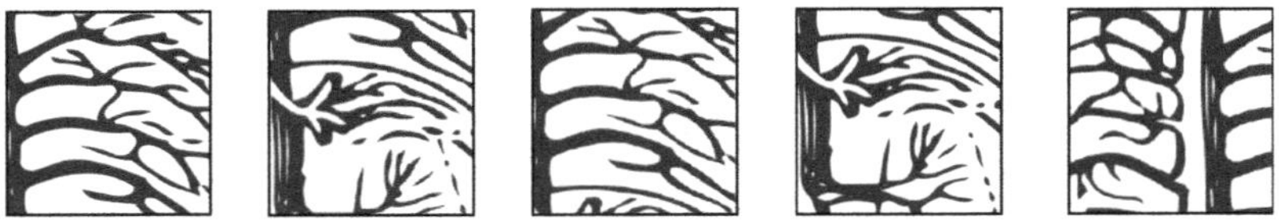

A B C D E

5.

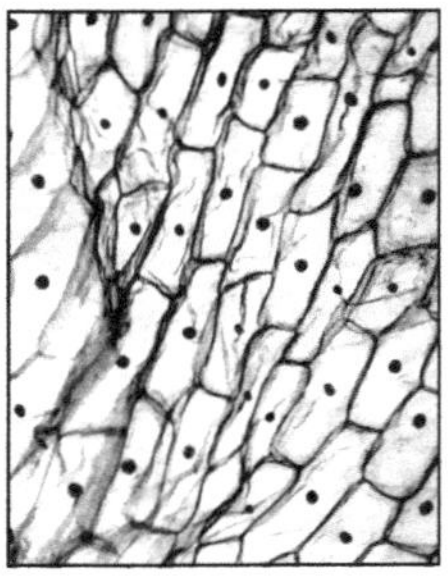

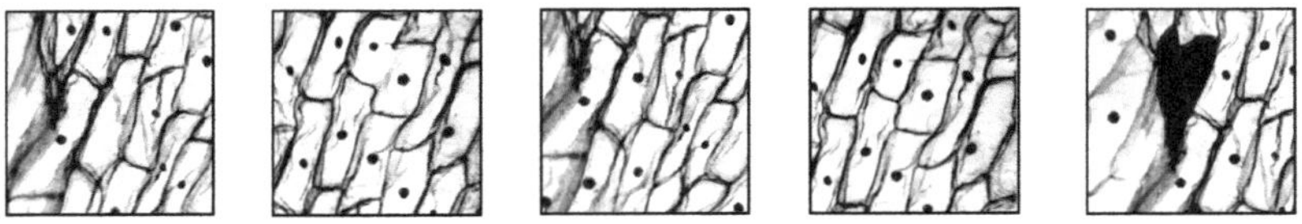

A B C D E

6.

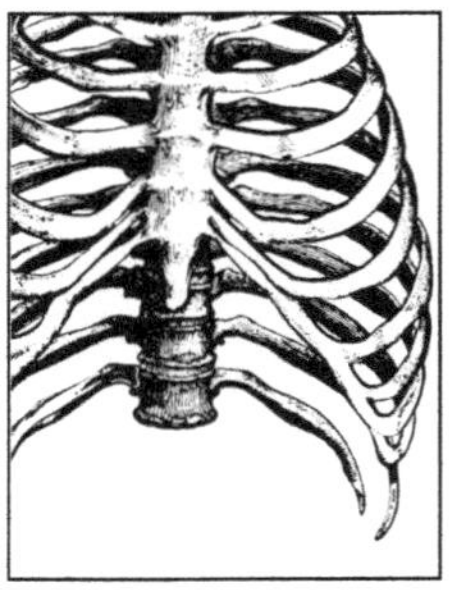

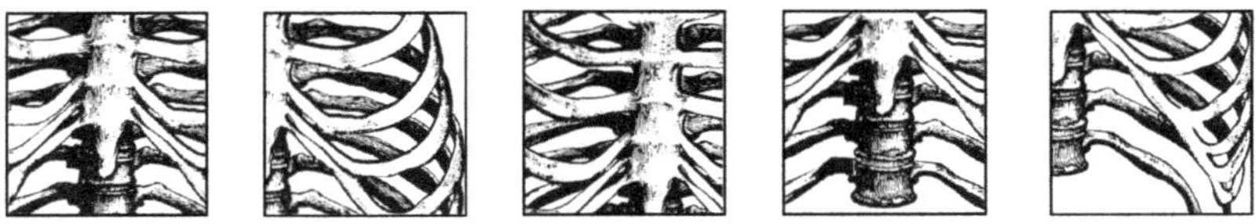

A B C D E

7.

8.

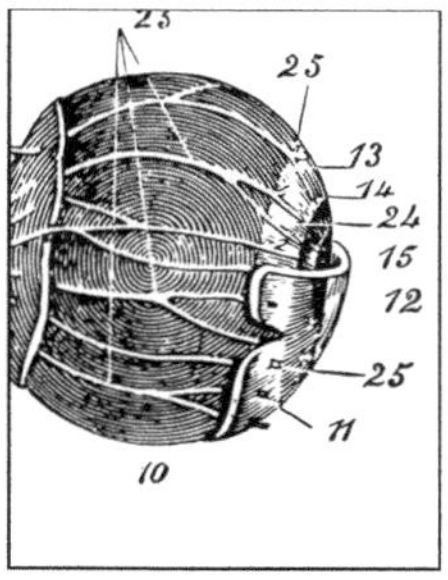

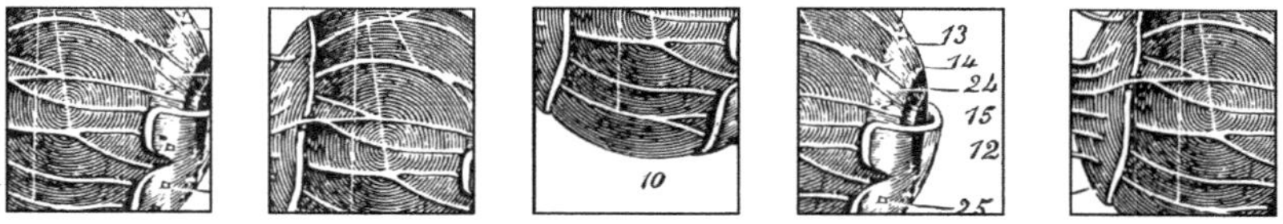

A B C D E

9.

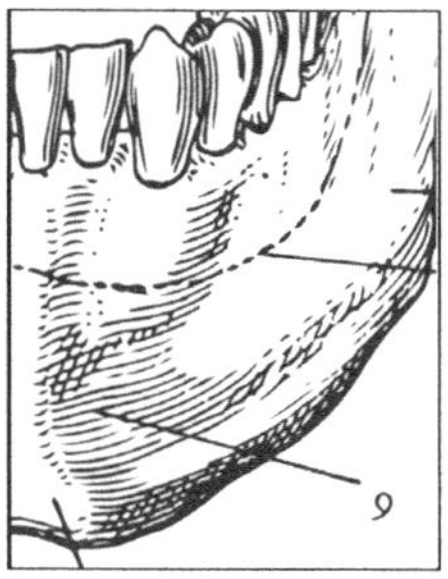

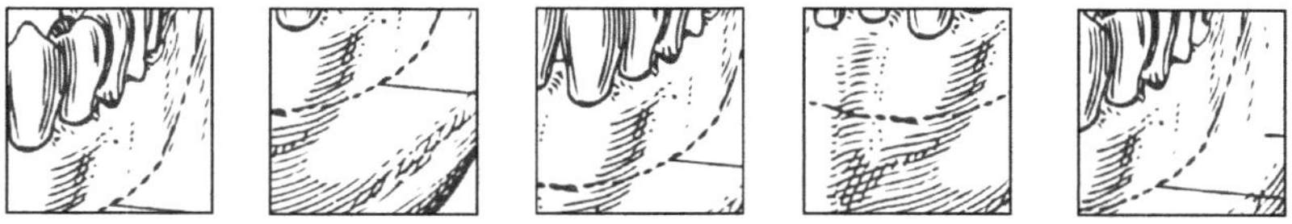

A B C D E

10.

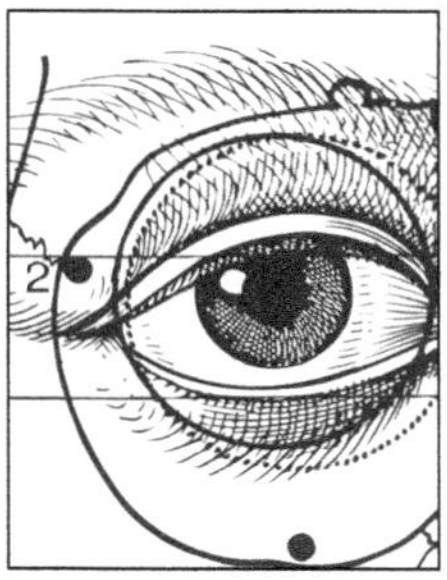

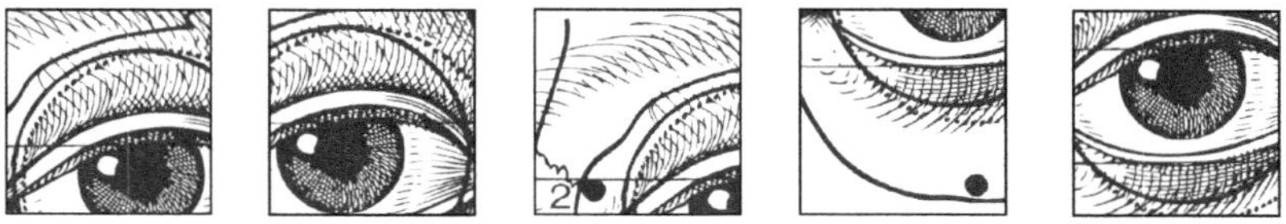

A B C D E

11.

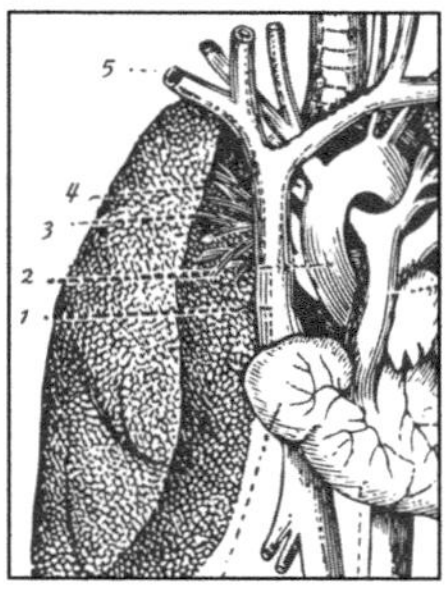

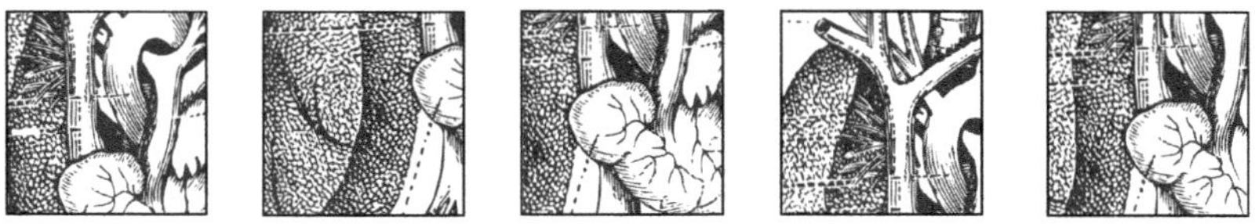

A B C D E

12.

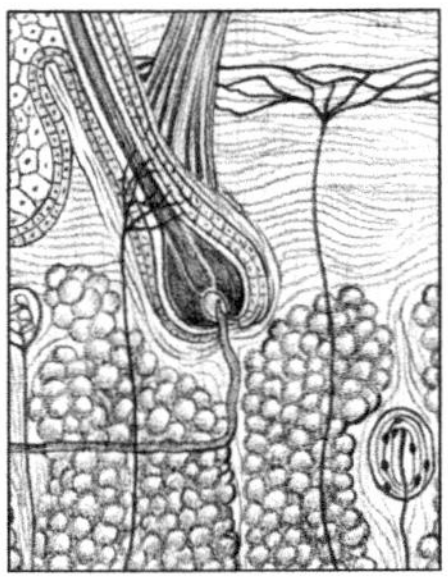

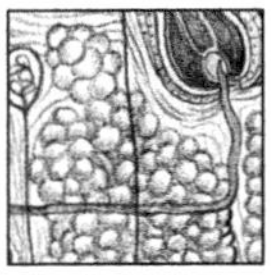
A

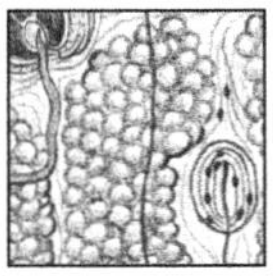
B

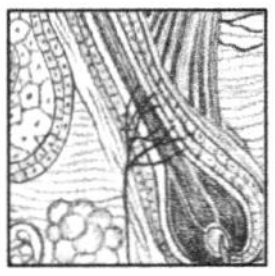
C

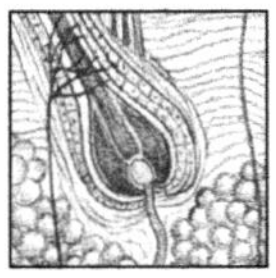
D

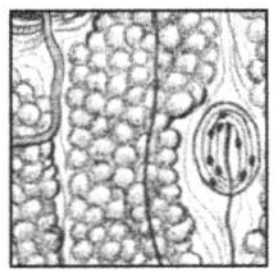
E

13.

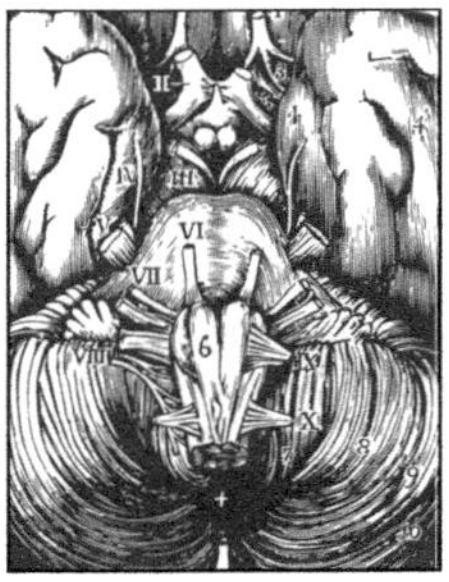

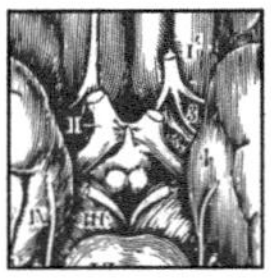
A

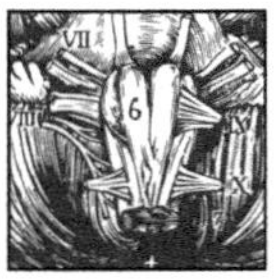
B

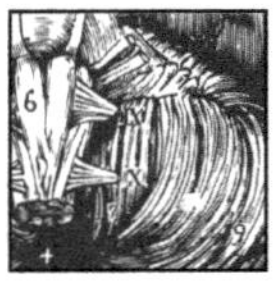
C

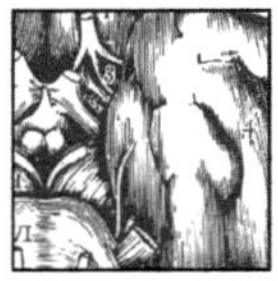
D

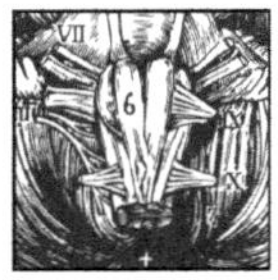
E

14.

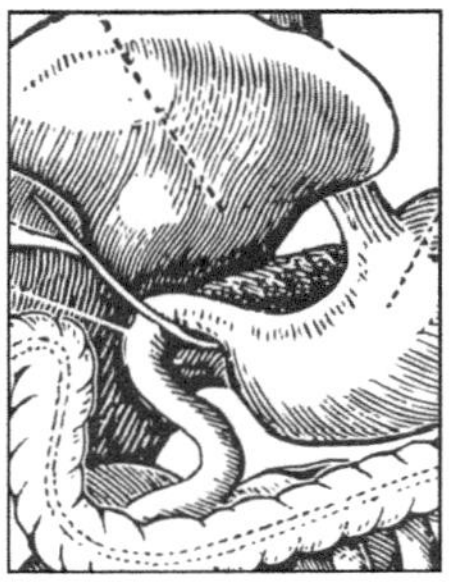

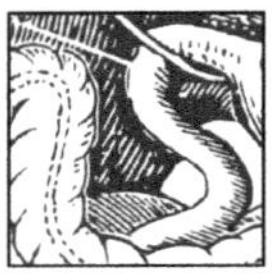
A

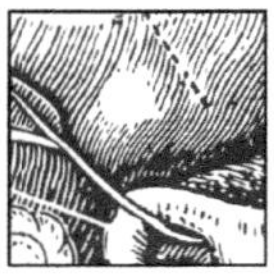
B

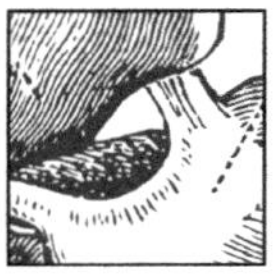
C

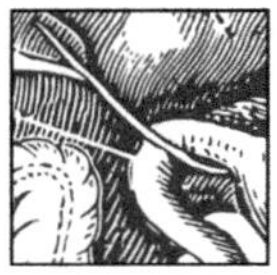
D

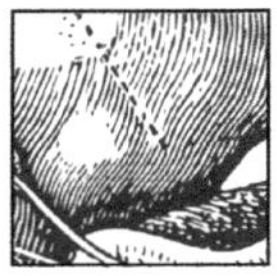
E

15.

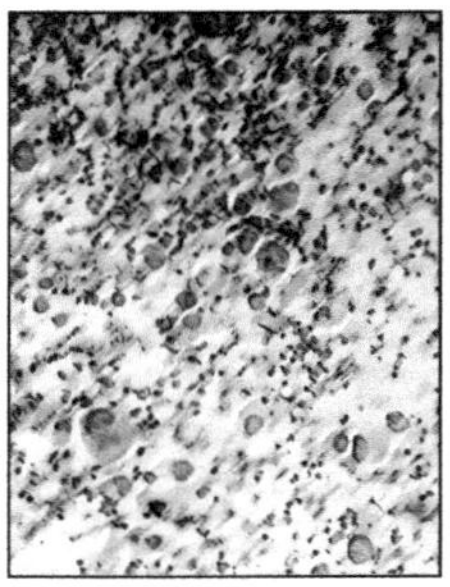

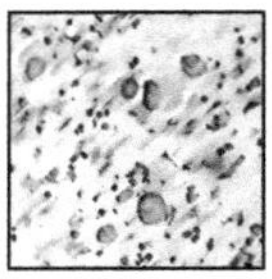
A

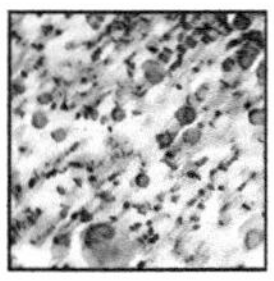
B

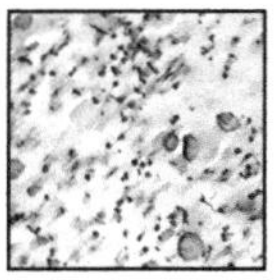
C

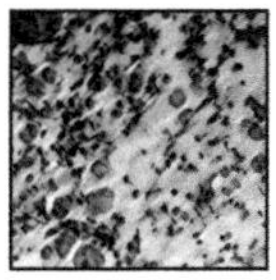
D

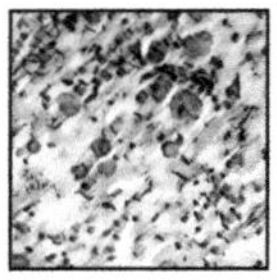
E

16. 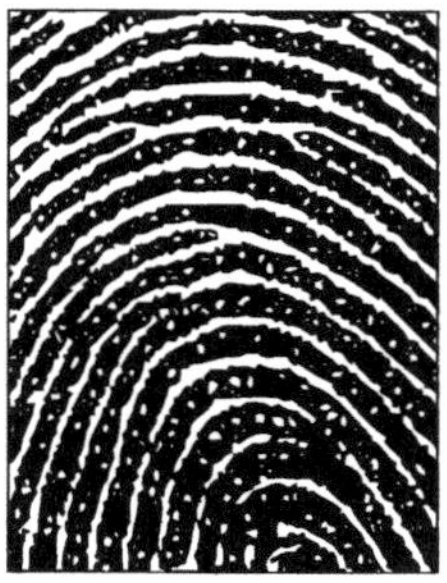

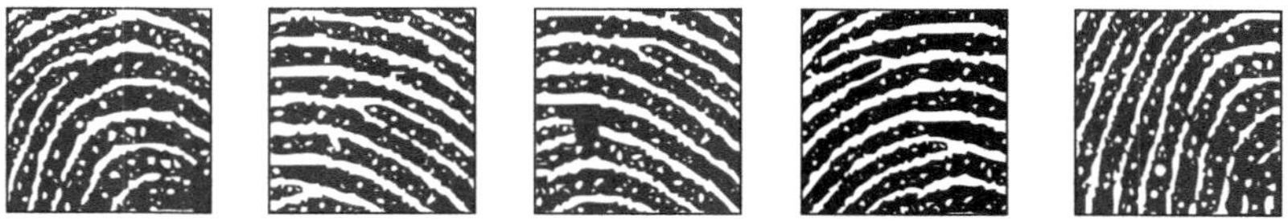

A B C D E

17. 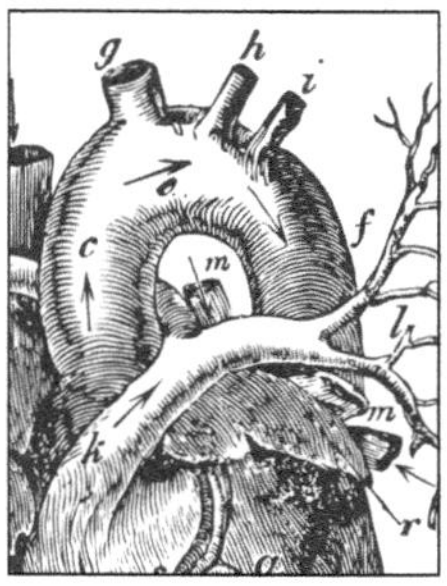

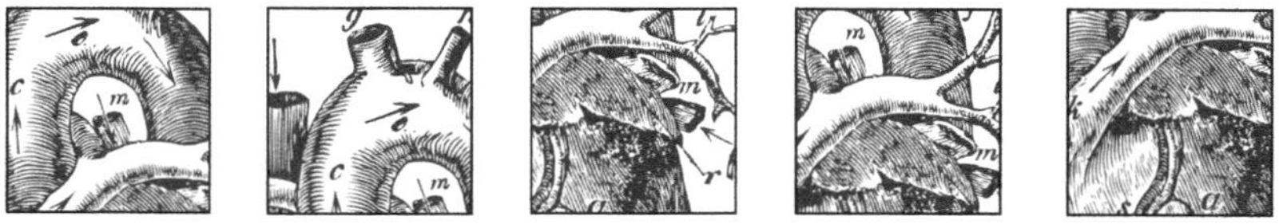

A B C D E

18. 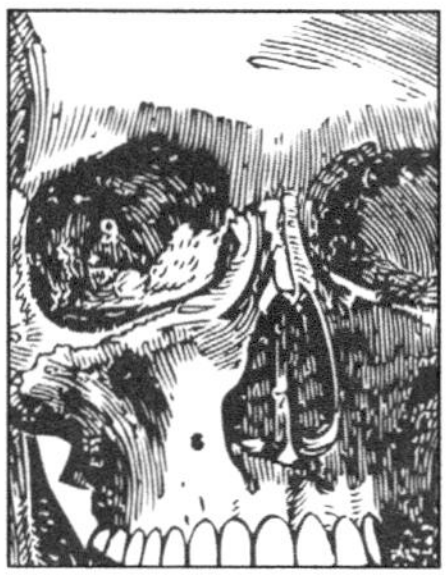

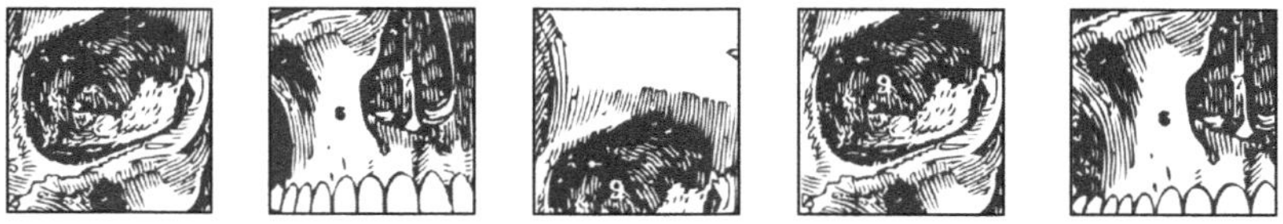

A B C D E

19. 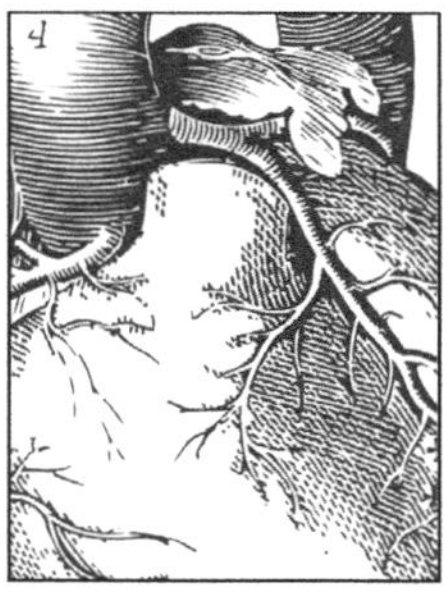

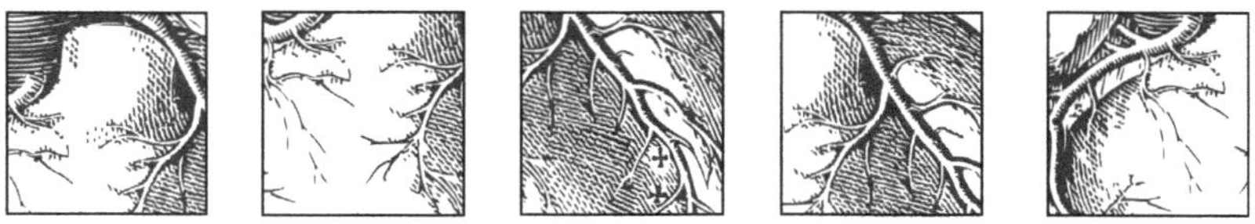

A B C D E

20.

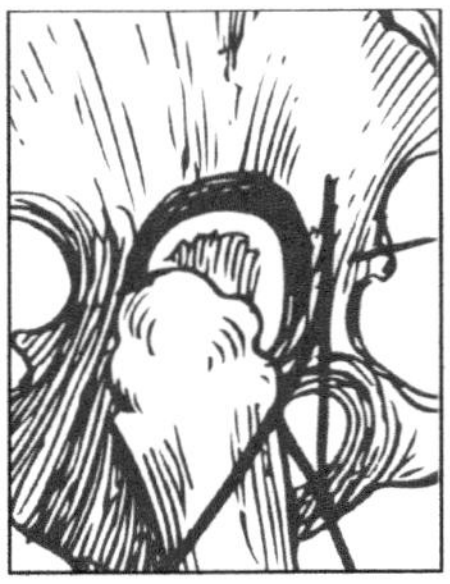

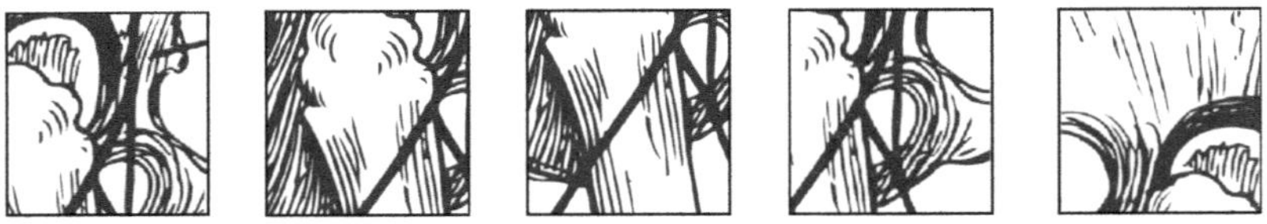

A B C D E

21.

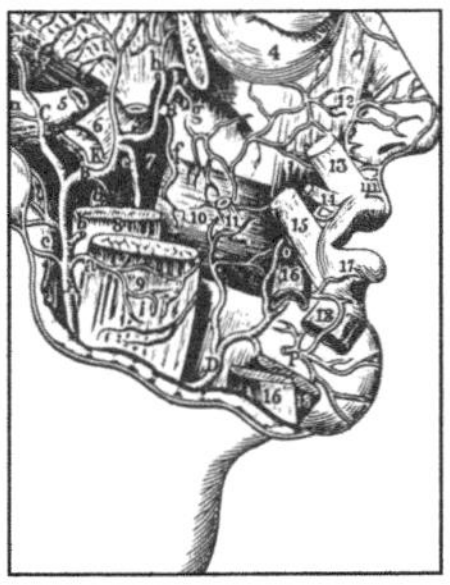

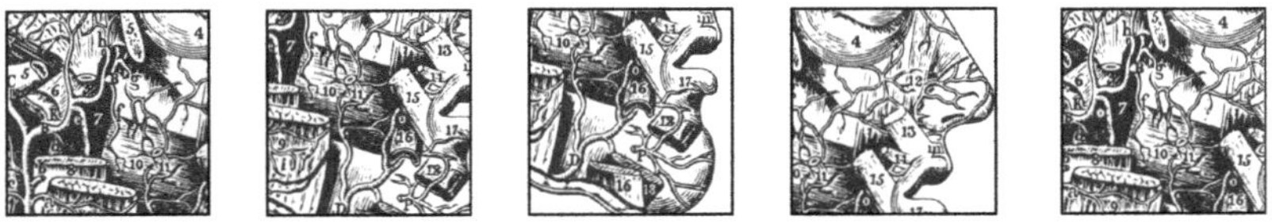

A B C D E

22.

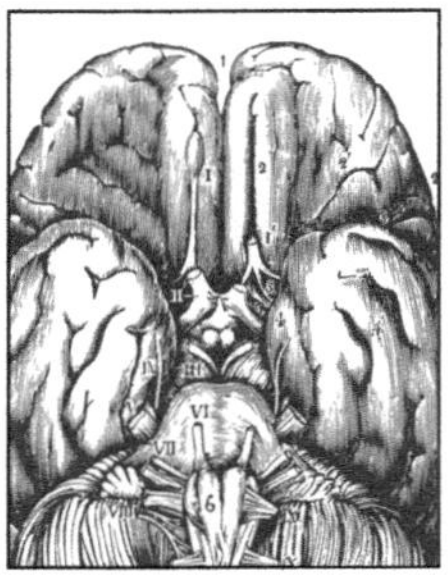

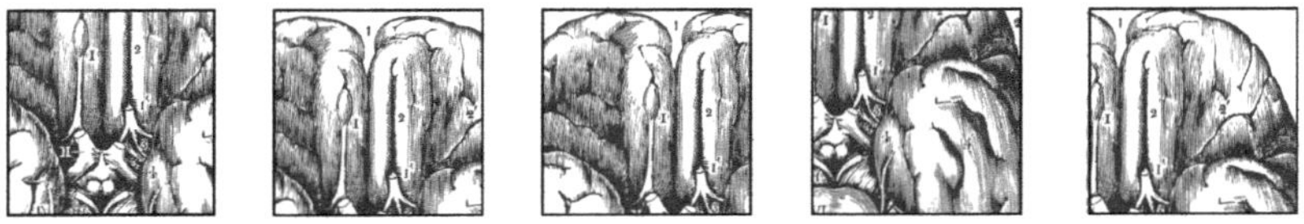

A B C D E

23.

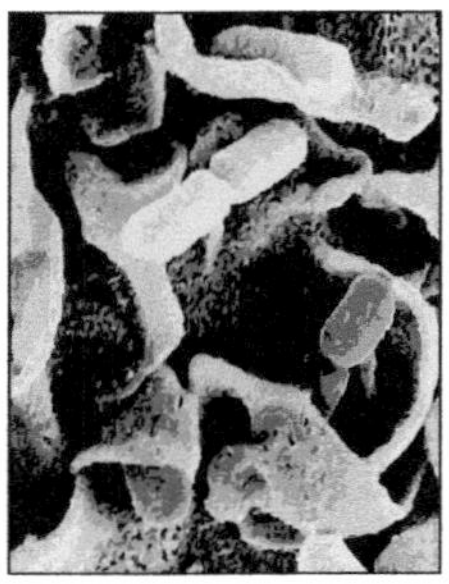

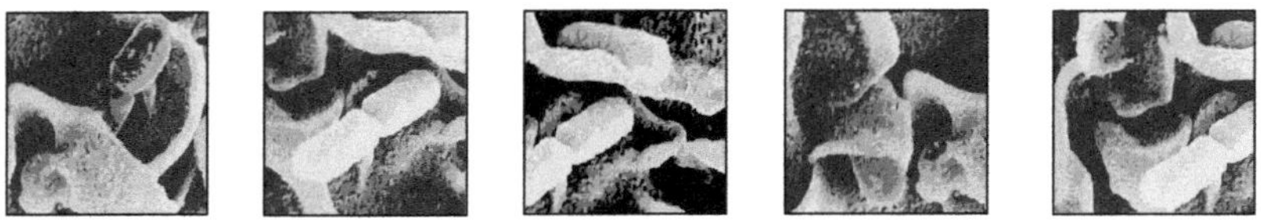

A B C D E

24. 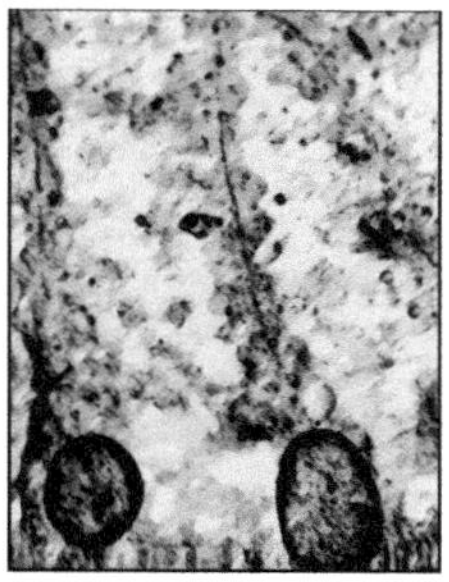

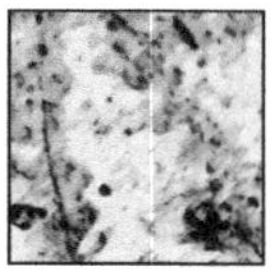
A

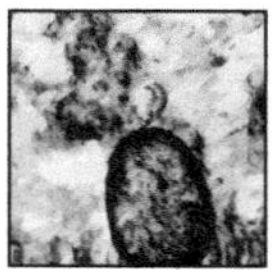
B

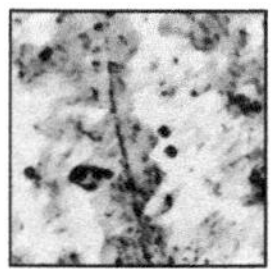
C

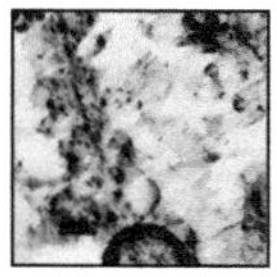
D

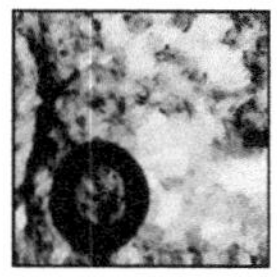
E

TMS / EMS II

EMS-Simulation: *Die Aufgaben 26, 33, 35, 39, 42, 46 entfallen.*

Medizinisch-naturwissenschaftliches Grundverständnis

Bearbeitungszeit 60 Minuten (TMS)
45 Minuten (EMS)

Dieser Abschnitt prüft dein Verständnis medizinisch-naturwissenschaftlicher Zusammenhänge.

Bitte beantworte die folgenden Aufgaben, indem du jeweils den richtigen Lösungsbuchstaben auf dem Antwortbogen markierst.

25. **Das biologische Geschlecht eines Menschen wird durch die Geschlechtschromosomen definiert. Bei der Chromosomenkombination XX prägen sich während der Entwicklung weibliche, bei der Kombination XY männliche Geschlechtsorgane aus. Die Gonosome – die Geschlechtschromosomen – enthalten Erbinformationen, die für spezifische entwicklungsbestimmende Gene codieren. Das Y-Chromosom sorgt für die Ausschüttung des testis determining factor. Dadurch entwickeln sich die männlichen Gonaden. Wenn kein Y-Chromosom vorhanden ist oder dieses den testis determining factor nicht abgeben kann, entstehen die weiblichen Gonaden. Bei den weiblichen Gonaden handelt es sich um die Ovarien (Eierstöcke) und bei den männlichen um die Hoden. Diese Entwicklung beginnt nach der 6. Woche der Befruchtung.**

    Welche der Aussagen lässt bzw. lassen sich aus den gegebenen Informationen ableiten?

    I. Der testis determining factor ist die Grundlage für die Entwicklung der männlichen Geschlechtsmerkmale.
    II. Menschen mit keinem weiteren Gonosom außer einem X-Chromosom haben weibliche Geschlechtsmerkmale.
    III. Die Ausbildung der Brüste beginnt bei Vorhandensein von zwei X-Geschlechtschromosomen ab der 6. Woche.

    A. Nur Aussage I lässt sich ableiten.
    B. Nur Aussage II lässt sich ableiten.
    C. Nur Aussage III lässt sich ableiten.
    D. Nur die Aussagen I und II lassen sich ableiten.
    E. Alle Aussagen lassen sich ableiten.

26. Jeder Patient nimmt Erkrankungen, ebenso wie die Lebensqualität im gesunden Zustand, unterschiedlich wahr. Die Lebensqualität wird beeinflusst durch den physischen Zustand, beispielsweise Schmerzempfindungen, aber auch den psychischen Zustand. Hinzu kommen das soziale Befinden, welches das Verhältnis des Individuums zur Gesellschaft reflektiert, sowie der funktionelle Zustand, der beschreibt, wie alltägliche Situationen bewältigt werden. Mithilfe standardisierter Verfahren wie dem „Short Form 36 Health Survey" wird versucht, das subjektive Empfinden vergleichbar zu machen. Der Fragebogen umfasst acht Bereiche mit insgesamt 36 Fragen, die sich auf das Wohlbefinden oder auch Rollenfunktionen beziehen.

Welche der folgenden Aussagen trifft zu?

A. Die Lebensqualität wird durch physische, psychische, soziale und funktionelle Aspekte definiert.
B. Der „Short Form 36 Health Survey" umfasst 36 Bereiche subjektiver Empfindungen.
C. Parameter der Lebensqualität beziehen sich nur auf das Individuum und internale Empfindungen.
D. Jeder Mensch hat bei einem Beinbruch nachweisbar die gleichen Beeinträchtigungen und Schmerzen.
E. Subjektive Empfindungen lassen sich nur mithilfe subjektiver Verfahren messen.

27. Der Muskel M. pectoralis major gehört zu den ventral verlaufenden Schultermuskeln. Er besteht aus drei Teilen: Pars clavicularis, Pars sternocostalis und Pars abdominalis. Die Ursprünge der drei Muskelteile befinden sich jeweils am Schlüsselbein (Clavicula), am Brustbein (Sternum) auf Höhe der 1. bis 6. Rippe und am vorderen Blatt der Rektusscheide. Als Rektusscheide bezeichnet man die Sehnenplatte (Aponeurose) der Bauchwandmuskeln. Alle Teile des M. pectoralis major setzen an der Crista tuberculi majoris des Oberarms an, wodurch der vordere Teil der Achselhöhle definiert wird. Der Muskel bewirkt die Adduktion des Arms, das heißt seine Bewegung zum Körper hin, sowie die Innenrotation, Anteversion und Retroversion.

Welche Aussage lässt sich aus den gegebenen Informationen ableiten?

A. Der M. pectoralis major setzt an der Crista tuberculi minoris am Oberarm an.
B. Der M. pectoralis major bildet die Rektusscheide.
C. Anteversion beschreibt das Anheben des herunterhängenden Arms nach vorne mittels Drehung des Schultergelenks.
D. Der Pars clavicularis des M. pectoralis major hat seinen Ursprung am Schlüsselbein.
E. Der M. pectoralis major ist vollständig an der Schulter zu finden.

28. **Beim Ein- und Ausatmen passiert die Luft mehrere funktionell relevante Abschnitte der Atemwege. Rein luftleitende Abschnitte sind die Nasenhöhle, der Rachen, die Luftröhre sowie in der Lunge die Bronchien und terminalen Bronchioli. Diese Abschnitte übernehmen grundsätzlich zwar auch Funktionen wie das Anfeuchten oder Erwärmen der Luft, sind aber nicht am Gasaustausch beteiligt. Hierfür sind vielmehr die respiratorischen Bronchioli sowie die Alveolen verantwortlich. An den Alveolen werden Anteile des in der Atemluft vorhandenen Sauerstoffs ins vorbeiströmende Blut abgegeben. Neben der Sauerstoffanreicherung bewirkt die Atmung auch die Abgabe von Kohlenstoffdioxid im Rahmen der Exspiration.**

Welche der folgenden Aussagen trifft bzw. treffen zu?

I. Die luftleitenden Atemwege bestehen aus Rachen, Nasenhöhle, Luftröhre und Bronchioli.
II. In den Bronchioli findet der Gasaustausch statt.
III. In der Lunge wird Sauerstoff in den Körper aufgenommen und CO_2 abgegeben.

A. Nur Aussage I ist richtig.
B. Nur Aussage III ist richtig.
C. Nur die Aussagen I und II sind richtig.
D. Nur die Aussagen I und III sind richtig.
E. Alle Aussagen sind richtig.

29. **Das Knie ist ein Drehscharniergelenk. Es verknüpft die drei Knochen Femur (Oberschenkelknochen), Patella (Kniescheibe) und Tibia (Schienbein). Zum Ausgleich der nicht kongruenten artikulierenden Knochen Femur und Tibia dienen zwei Knorpelscheiben, die Menisken. Das Ligamentum collaterale mediale ist das innere Seitenband des Knies, das Ligamentum collaterale laterale das äußere. In der Gelenkhöhle verlaufen Abschnitte der zwei Kreuzbänder (vorderes und hinteres Kreuzband). Bei Varusstress sollte das Ligamentum collaterale laterale auf Verletzungen überprüft werden, bei Valgusstress das Ligamentum collaterale mediale.**

Welche der Aussagen lässt bzw. lassen sich aus den gegebenen Informationen ableiten?

I. Das Ligamentum collaterale laterale befindet sich beim linken Knie auf der rechten Seite.
II. Verletzungen des Ligamentum collaterale mediale werden durch Fehlstellungen wie zum Beispiel X-Beine begünstigt.
III. Menisken und Kreuzbänder sind im Kniegelenk zu finden.

A. Nur Aussage I lässt sich ableiten.
B. Nur die Aussagen I und II lassen sich ableiten.
C. Nur die Aussagen I und III lassen sich ableiten.
D. Nur die Aussagen II und III lassen sich ableiten.
E. Alle Aussagen lassen sich ableiten.

30. **Myopie, Hyperopie und Astigmatismus sind Refraktionsanomalien des Auges. Eine Myopie, auch Kurzsichtigkeit genannt, wird verursacht durch eine zu hohe Brechkraft der Hornhaut, die den Großteil zur Brechkraft des Auges insgesamt beiträgt, oder einen zu langen Bulbus. Der Brennpunkt liegt dann vor der Netzhaut, sodass hier kein scharfes Bild entsteht. Um diese Anomalie zu beheben, kann ein konkav gerundetes Streuglas verwendet werden. Bei der Hyperopie, der sogenannten Weitsichtigkeit, ist der Bulbus zu kurz oder die Brechkraft zu gering, sodass der Brennpunkt hinter der Netzhaut liegt und in der Nähe befindliche Objekte nicht scharf abgebildet werden. Personen mit Hyperopie halten Bücher zum Lesen daher oft in größerer Distanz zum Gesicht. Das Gegenteil einer konkaven Brille ist die konvexe Brille, deren Gläser Sammellinsen darstellen. Die Brechkraft konvexer Gläser wird mit positiven, jene konkaver Gläser mit negativen Dioptrie-Werten beziffert.**

    Welche der Aussagen lässt bzw. lassen sich aus den gegebenen Informationen ableiten?

    I. In Fällen von Hyperopie befindet sich der Brennpunkt vor der Netzhaut.
    II. Eine Myopie hat ihre Ursache in einem zu langen Bulbus.
    III. Brillen für Personen mit Hyperopie müssen über Gläser mit positiven Dioptrie-Werten verfügen.

    A. Nur Aussage I lässt sich ableiten.
    B. Nur Aussage II lässt sich ableiten.
    C. Nur Aussage III lässt sich ableiten.
    D. Die Aussagen I und II lassen sich ableiten.
    E. Die Aussagen I und III lassen sich ableiten.

31. **Der Primacy-Effekt bezeichnet das Phänomen, dass zu einem früheren Zeitpunkt eingehende Informationen besser gemerkt werden. Der Recency-Effekt steht für das Gegenteil. Demnach sind später erhaltene Inhalte länger aus dem Langzeitgedächtnis abrufbar. Der Recency-Effekt beruht auf der Annahme, dass die zuletzt eingegangenen Informationen nicht mehr durch nachfolgende Inhalte überschrieben werden können. Der Primacy-Effekt stützt sich demgegenüber auf die Theorie, dass frühe Informationen ungehindert ins Langzeitgedächtnis übergehen können, das in dieser Phase noch die höchste Aufnahmefähigkeit aufweist. Die konkurrierenden Ansichten basieren somit auf den gegensätzlichen Vorstellungen einer proaktiven Hemmung, wonach die ersten Informationen alle folgenden überlagern, beziehungsweise einer retroaktiven Hemmung.**

    Welche Aussage lässt sich aus den gegebenen Informationen nicht ableiten?

    A. Grundlage des Recency-Effekts ist die Annahme einer retroaktiven Hemmung, der Primacy-Effekt basiert auf der Vorstellung einer proaktiven Hemmung.
    B. Informationen, die aufgenommen und gespeichert werden, können auch nach einer längeren Zeitperiode primär im Kurzzeitgedächtnis gefunden werden.
    C. Als Primacy-Effekt bezeichnet man den Vorgang, dass eine früher eingegangene Information nachfolgende Inhalte überlagert oder überschreibt.
    D. Der Begriff der retroaktiven Hemmung steht für die Überlagerung bzw. Überschreibung von früher gespeicherten durch später eingehende Informationen.
    E. Die Informationen eines Vortrags werden von den Zuhörern je nach dem Zeitpunkt der Vermittlung unterschiedlich gut gemerkt.

32. **Das Wachstum des Brustgewebes während einer Schwangerschaft basiert auf der Wirkung von Östrogenen, humanem plazentaren Lactogen (hPL) und Progesteron. Nach der Geburt, infolge des Ausstoßens der Plazenta, sinkt der Progesteronspiegel. Aufgrund des geringeren Vorhandenseins von Progesteron, das zuvor die die Wirkung von Prolactin an den Drüsen gehemmt hatte, kann das in der Hypophyse gebildete Prolactin nun an den Rezeptor in der Brustdrüse binden. Die Ausschüttung von Prolactin im Hypophysenvorderlappen wird durch Dopamin gehemmt. Wenn das Kind an der Brust saugt, wird die Dopaminfreisetzung aus dem Hypothalamus gehemmt.**

Welche Schlussfolgerung lässt sich aus den gegebenen Informationen ziehen?

A. Das Brustwachstum während der Schwangerschaft wird maßgeblich durch den Ausstoß von Prolactin hervorgerufen.
B. Die Ausschüttung von Prolactin findet überall in der Hypophyse statt.
C. Eine Hemmung von Dopamin fördert die Wirkung von Prolactin.
D. hPL ist ein Östrogen.
E. Unmittelbar nach der Geburt sorgt die Plazenta für eine Steigerung des Progesteronspiegels.

33. **Die Kaumuskulatur besteht aus vier paarigen Muskeln. Paarig bedeutet, dass ein Muskel auf beiden Körperhälften je einmal vorkommt. Als tiefe Kaumuskeln bezeichnet man den M. pterygoideus medialis und den M. pterygoideus lateralis, als oberflächliche Kaumuskeln den M. temporalis und den M. masseter. Der M. temporalis ist stärker als der M. masseter und M. pterygoideus medialis. Somit ist er der stärkste Kieferschließer. Die sogenannte Kaumuskelschlinge wird durch den M. masseter und den M. pterygoideus medialis gebildet. Der M. pterygoideus lateralis bewirkt eine Vorschubbewegung des Kiefers, für die entgegengerichtete Bewegung (Retrusion) ist der M. temporalis verantwortlich. An der Kieferöffnung ist der M. pterygoideus lateralis ebenfalls beteiligt. Innerviert werden alle Muskeln durch den Nervus mandibularis, einen Ast des Nervus trigeminus.**

Welche Aussage lässt sich aus den gegebenen Informationen ableiten?

A. Die menschliche Kaumuskulatur setzt sich zusammen aus insgesamt acht einzelnen Kaumuskeln.
B. Die tiefe Kaumuskulatur wird durch drei paarige Muskeln gebildet.
C. M. pterygoideus lateralis ist verantwortlich für die Retrusion.
D. Die oberflächlichen Kaumuskeln werden durch einen Ast des Nervus mandibularis innerviert.
E. Der kräftigste am Kieferschluss beteiligte Muskel ist der M. masseter.

34. **In der Zelle laufen verschiedene Transportvorgänge ab. Die passiven Transportvorgänge, die ohne Energieverbrauch auskommen, umfassen unter anderem die einfache und erleichterte Diffusion. Zu den aktiven Transportvorgängen, die Energie verbrauchen, zählen der Cotransport, der elektrogene Transport und der elektroneutrale Transport. Beim elektroneutralen Transport wandern gleich viele positive und negative Ladungen in eine Richtung oder gleich viele positive oder negative Ladungen in entgegengesetzte Richtungen. Die einfache Diffusion beschreibt den Übergang von Molekülen über eine Membran ohne Hilfsproteine wie Kanäle und ohne Energieverbrauch. Der aktive Transport und die erleichterte Diffusion finden mit Hilfsproteinen wie Kanälen, Carriern oder Pumpen statt. Carrier und Pumpen benötigen nicht direkt Energie für den Transport, sondern nutzen einen Gradienten der zu transportierenden Stoffe, der durch aktiven Transport aufgebaut wurde.**

    Welche Aussage lässt sich aus den gegebenen Informationen nicht ableiten?

    A. Die passiven Transportvorgänge kommen ohne Hilfsproteine aus.
    B. Elektroneutrale Transportvorgänge benötigen Energie, verändern aber nicht den Zustand der elektronischen Ladung.
    C. Der einfache Diffusionsprozess verbraucht keine Energie.
    D. Carrier werden beim aktiven Transport verwendet, können aber auch passiv eingesetzt werden.
    E. Der elektrogene, der elektroneutrale und der Cotransport werden als aktive Transportvorgänge bezeichnet.

35. **Die verschiedenen Gelenkarten lassen sich grob in zwei Kategorien einteilen. Echte Gelenke (Diarthrosen) besitzen einen Gelenkspalt, bei unechten Gelenken (Synarthrosen) ist dies nicht der Fall. Das unechte Gelenk der Synarthrosen wird durch Bindegewebe, Knochen, Bänder oder Knorpel gebildet. Zu dieser Gruppe von Gelenken gehören die Syndesmosen, Synchondrosen und Synostosen. Letztere bilden sich durch das Verschmelzen von Wachstumsfugen (Epiphysenfugen). Diese sind knorpelige Bereiche, die sich in der Metaphyse zwischen der Epiphyse und Diaphyse eines Knochens befinden und mit zunehmendem Alter verknöchern. Anstelle des Knorpels bildet sich also Knochengewebe. Synchondrosen sind Verbindungen aus Knorpel, wie zum Beispiel Wachstumsfugen vor dem Verschluss. Der Begriff Syndesmosen bezeichnet über Bänder direkt miteinander verbundene Gelenkflächen. Weitere Einteilungen der Gelenke können auf Basis ihrer Form und Freiheitsgrade vorgenommen werden.**

    Welche der folgenden Aussagen trifft zu?

    A. Synarthrosen weisen einen Gelenkspalt auf.
    B. Diarthrosen werden durch Bänder gebildet.
    C. Synostosen sind knorpelige Bereiche der Wachstumsfuge.
    D. Syndesmosen sind verknöcherte Strukturen, die im Alterungsprozess entstehen.
    E. Eine allgemeine Unterscheidung von Gelenkarten gliedert in Diarthrosen und Synarthrosen; diese können in weitere Kategorien unterteilt werden.

36. **Kohlenhydrate sind essentiell für die Energieversorgung des Körpers. Sämtliche Arten von Kohlenhydraten basieren auf einem Monosaccharid, der aus einer Kette von meist drei bis sechs Kohlenstoffatomen besteht und eine sogenannte funktionelle Gruppe besitzt. Bei diesen funktionellen Gruppen handelt es sich in der Regel um Aldehyd- oder Ketogruppen. Aldehydgruppen zeichnen sich durch eine Bindung eines Sauerstoffatoms und eines Wasserstoffatoms am ersten C-Atom (Kohlenstoffatom) eines Monosaccharids aus. Ketogruppen kennzeichnet ein Sauerstoffatom, welches an einem beliebigen C-Atom in der Mitte des Monosaccharids bindet. Bei beiden funktionellen Gruppen ist das Sauerstoffatom über eine Doppelbindung an das Kohlenstoffatom gebunden. Bei Aldehydgruppen binden somit an das C-Atom der funktionellen Gruppe ein weiteres Kohlenstoffatom, ein Wasserstoffatom und ein Sauerstoffatom. An das C-Atom einer Ketogruppe binden zwei weitere C-Atome des Monosaccharids und ein Sauerstoffatom.**

Welche Aussage lässt sich aus den gegebenen Informationen nicht ableiten?

A. Das zu einer Ketogruppe gehörige Kohlenstoffatom, welches eine Bindung zum Sauerstoffatom der Gruppe aufweist, ist mit zwei weiteren Kohlenstoffatomen des Monosaccharids verbunden.
B. Bei Aldehydgruppen binden ein Sauerstoff- und ein Wasserstoffatom an ein C-Atom am Anfang eines Monosaccharids.
C. Das C-Atom, welches direkt an einer Ketogruppe beteiligt ist, hat Bindungen zu einem Sauerstoffatom und zwei weiteren C-Atomen.
D. Bei Aldehydgruppen hat das C-Atom, welches mit dem Sauerstoffatom und einem Wasserstoffatom verbunden ist, keine weiteren Bindungen.
E. Sauerstoffatome besitzen eine Doppelbindung an das C-Atom.

37. **DNA setzt sich zusammen aus Nucleotiden. Diese bestehen wiederum aus einem Zucker, einer organischen Purin- oder Pyrimidinbase und mindestens einem Phosphatrest. Wenn eine Zelle untergeht, werden ihre einzelnen Bestanteile abgebaut. Dazu gehört auch die DNA. Nucleotide mit Purinbasen können zu Harnsäure abgebaut werden. Bei diesem Stoffwechselprozess wird Xanthin zu Harnsäure oxidiert, unter Mitwirkung der Xanthinoxidoreduktase. Dieses Enzym kann zwei verschiedene Isoformen annehmen, nämlich Xanthinoxidase und Xanthindehydrogenase. Xanthinoxidase überträgt bei der Oxidation Elektronen auf molekularen Sauerstoff, sodass Sauerstoffradikale entstehen. Xanthindehydrogenase überträgt die Elektronen bei der Oxidation auf den Elektronenakzeptor NAD+. Somit unterscheiden sich beide Enzyme nur durch ihren Wirkort im Körper und den Elektronenakzeptor.**

Welche Aussage lässt sich aus den gegebenen Informationen ableiten?

A. Pyrimidinbasen der DNA werden zu Harnsäure abgebaut.
B. Nur eine Isoform der Xanthinoxidoreduktase kann Xanthin zu Harnsäure umbauen.
C. Harnsäure wird ausgeschieden.
D. Bei einer Oxidation werden Elektronen auf einen Elektronenakzeptor übertragen.
E. Nucleotide der DNA bestehen grundsätzlich aus vier Bauteilen.

38. Ein Sturz auf die Schulter kann verschiedene Strukturen beschädigen. Unter anderem kann es zu einer Sprengung des Schultereckgelenks (Articulatio acromioclavicularis = AC) kommen. Abhängig von der Beschädigung der beiden Bänder Lig. acromioclaviculare und Lig. coracoclaviculare lässt sich diese Verletzung in drei Stufen einteilen: Tossy I bei einer Zerrung des Bandapparats der Schulter, Tossy II bei Ruptur des Lig. acromioclaviculare und Überdehnung des Lig. coracoclaviculare sowie Tossy III bei Ruptur der Ligamente und einem Auskugeln (Luxation) des Gelenks zwischen Schlüsselbein (Clavicula) und Schulterblatt. Bei einem Klaviertastenphänomen, hervorgerufen durch eine Schlüsselbeinluxation, sind einige Bänder betroffen. Das Ende der Clavicula zeigt dann aufgrund eines Muskelzugs aufwärts. Drückt man die Clavicula herunter und lässt los, springt sie wie eine Klaviertaste nach oben.

Welche der Aussagen lässt bzw. lassen sich aus den gegebenen Informationen ableiten?

I. Tossy-III-Verletzungen kennzeichnen sich hauptsächlich durch die Rupturen von Lig. acromioclaviculare und Lig. coracoclaviculare.
II. Bei Tossy-II- und Tossy-III-Verletzungen kommt es aufgrund der Ligamentruptur zum sogenannten Klaviertastenphänomen.
III. Tossy I steht für eine Zerrung der Ligamente des Schultergelenks.

A. Nur Aussage I lässt sich ableiten.
B. Nur Aussage II lässt sich ableiten.
C. Nur Aussage III lässt sich ableiten.
D. Die Aussagen I und II lassen sich ableiten.
E. Die Aussagen II und III lassen sich ableiten.

39. Die Beweglichkeit eines Gelenks hängt von seiner Konstruktionsform ab. Diese bestimmt die Freiheitsgrade, in denen sich das Gelenk bewegen kann. Das Schultergelenk hat drei Freiheitsgrade und erlaubt insgesamt sechs verschiedene Bewegungsformen: Anteversion und Retroversion, Abduktion und Adduktion sowie Innenrotation und Außenrotation. Unter einer Retroversion versteht man die Bewegung nach hinten eines locker herunterhängenden Arms. Als Anteversion bezeichnet man dessen Nach-vorne-Strecken. Die Adduktion steht für das Anziehen des Arms zur Körpermitte hin, die Abduktion für die entgegengerichtete Bewegung vom Körper weg. Außenrotation beschreibt die Seitwärtsdrehung eines nach vorne gerichteten Arms, Innenrotation dessen Einwärtsdrehung zum Körper hin. Die Abduktion über einen 90°-Winkel hinaus wird auch Elevation genannt. Ein Freiheitsgrad bestimmt sich dadurch, dass in der betreffenden Ebene je zwei komplementäre Bewegungsrichtungen möglich sind. Die aufgeführten Bewegungsformen sind auch auf andere Extremitäten übertragbar.

Welche Aussage lässt sich nicht aus den gegebenen Informationen ableiten?

A. Anteversion und Retroversion beziehen sich auf denselben Freiheitsgrad.
B. Ein Freiheitsgrad für Adduktion und Abduktion ermöglicht immer auch die Elevation.
C. Das Heranführen des rechten Beins zur Körpermitte hin beschreibt eine Adduktion.
D. Eine Außenrotation ist beispielsweise das Drehen des Fußes nach außen.
E. Beim Abspreizen des kleinen Fingers von der Hand handelt es sich um eine Abduktion.

40. **Die Hand verfügt über fünf verschiedene Gelenktypen. Zwischen dem Unterarm und den proximalen Handwurzelknochen (Ossa carpi) liegt das Articulatio radiocarpalis. Zwischen den proximal liegenden Handwurzelknochen und den darauffolgenden distalen Handwurzelknochen befindet sich das Articulatio mediocarpalis. Da die Handwurzelknochen nebeneinander liegen, befindet sich dazwischen weitere Gelenke, die Articulationes intercarpales. Die Mittelhandknochen sind über die Articulationes carpometacarpales mit den Handwurzelknochen verbunden. Unter diesen Gelenken hat das Daumensattelgelenk eine Sonderstellung. Die Mittelhandknochen der übrigen Finger liegen so nahe beieinander, dass sie weitere Gelenke bilden, die Articulationes intermetacarpales.**

Welche Aussage lässt sich aus den gegebenen Informationen nicht ableiten?

A. Das Articulatio radiocarpalis befindet sich zwischen den Ossa carpi und der Ulna.
B. Das Articulatio mediocarpalis ist ein Gelenk zwischen Handwurzelknochen.
C. Die Articulationes intercarpales sind Gelenke zwischen den Handwurzelknochen.
D. Vom Zeigefinger bis zum kleinen Finger bilden die nebeneinanderliegenden Mittelhandknochen Gelenke.
E. In der Hand sind fünf Gelenktypen vorhanden.

41. **Für Genanalysen werden verschiedene Verfahren verwendet. Dazu gehören unter anderem die PCR-Methode (Polymerasekettenreaktion), die Elektrophorese oder das Southern-Blot-Verfahren. Für diese Analysen sind bestimmte Enzyme unverzichtbar. Benötigt werden zum Beispiel Plasmide, Restriktionsendonukleasen und Reverse Transkriptase. Restriktionsendonukleasen werden dazu genutzt, die DNA gezielt an bestimmten Stellen zu schneiden, um Teile hinzuzufügen, zu entfernen oder neu zu verbinden. Plasmide sind ursprünglich Sequenzen aus bakteriellen oder viralen Genomen, die zum Transport von Erbgutabschnitten genutzt werden können. Sie stellen eine ringförmige DNA dar, die im Körper repliziert und synthetisiert wird. Reverse Transkriptase sorgt für die Synthese der DNA auf Basis einer mRNA-Vorlage. Auf natürlichem Wege – das heißt, im Körper – verläuft dieser Prozess umgekehrt.**

Welche der Aussagen lässt bzw. lassen sich aus den gegebenen Informationen ableiten?

I. Restriktionsenzyme schaffen eine gezielte Verbindung ausgewählter DNA-Teile.
II. Plasmide können aus Bakterien stammen.
III. Im Körper wird die DNA in mRNA umgewandelt.

A. Keine Aussage lässt sich ableiten.
B. Nur Aussage I lässt sich ableiten.
C. Die Aussagen I und II lassen sich ableiten.
D. Die Aussagen I und III lassen sich ableiten.
E. Die Aussagen II und III lassen sich ableiten.

42. **Eine Synapse ist das Bindeglied von einer Nervenzelle zu einer anderen. Elektrische Synapsen besitzen spezielle Verbindungen, die sogenannten Gap Junctions, die das elektrische Potenzial direkt in Form von Ionen übertragen. Chemische Synapsen verfügen über einen synaptischen Spalt, in den von der Präsynapse Metabolite (chemische Botenstoffe) ausgeschüttet werden. Das nachverschaltete Neuron bildet die Postsynapse. Hier binden die freigesetzten Botenstoffe an den Rezeptoren. Über den Rezeptor gelangen geladene Ionen in die Postsynapse. Deren elektrisches Potenzial ändert sich durch die Ladung der Ionen, sodass weitere Kanäle zur Aufnahme von Ionen in die Postsynapse geöffnet werden. So entsteht in dieser schließlich das Aktionspotenzial, welches damit auf die beschriebene Weise von der ersten Nervenzelle zur nachgeschalteten übertragen wurde.**

Welche der folgenden Aussagen lässt sich aus den gegebenen Informationen nicht ableiten?

A. Die chemische Synapse ist eine Verbindung zweier Nerven, gebildet aus Präsynapse, synaptischem Spalt und Postsynapse.
B. Chemische Synapsen übertragen Informationen mithilfe von Metaboliten.
C. An der Postsynapse werden Ionen in die Nervenzelle gelassen.
D. Die Verbindung elektrischer Synapsen geschieht über Gap Junctions.
E. Nur bei elektrischen Synapsen kommt es zu einer Veränderung der vorhandenen elektrischen Ladungen.

43. **Erythrozyten weisen auf ihrer Oberfläche verschiedene Moleküle auf, die Antigene genannt werden. Zum größten Teil handelt es sich dabei um Glykolipide und Glykoproteine. Antikörper der jeweils anderen Blutgruppen können diese Strukturen auf der Oberfläche erkennen und den Erythrozyten zerstören. Weil sie bei der Reaktion mit passenden Antigenen das Blut verklumpen lassen, werden diese Antikörper auch Agglutinine genannt. Man unterscheidet in die Blutgruppen A, B, AB oder 0. Die Antikörper reagieren nur auf vollständig fremde Blutgruppen. Menschen mit Blutgruppe AB haben also keine Antikörper gegen die Gruppen A und B. Eine weitere Einteilung unterscheidet in den Rhesusfaktor. Vereinfacht ausgedrückt gibt es hier die Kategorien Rh+ und Rh–. Bei Rh+ ist ein Antigen an der Erythrozytoberfläche vorhanden, bei Rh– nicht. Erythrozyten ist der Fachbegriff für die roten Blutkörperchen.**

Welche der Aussagen lässt bzw. lassen sich aus den gegebenen Informationen ableiten?

I. Eine Mutter mit Rh– kann ihr Kind gefährden, wenn dieses Rh+ ist und über die Nabelschnur Blut zwischen Mutter und Kind ausgetauscht wird.
II. Möglich ist eine Erythrozytenspende von Menschen mit Blutgruppe A an Menschen mit Blutgruppe AB, aber nicht umgekehrt.
III. Auf der Oberfläche von roten Blutkörperchen befinden sich Agglutinine.

A. Nur Aussage I ist richtig.
B. Nur Aussage II ist richtig.
C. Nur die Aussagen I und II sind richtig.
D. Nur die Aussagen I und III sind richtig.
E. Alle Aussagen sind richtig.

44. Unter Einwirkung von Hexokinase entsteht aus Glucose das Molekül Glucose-6-phosphat. Dabei wird aus ATP im Rahmen einer irreversiblen Reaktion ADP. Glucose-6-phosphat wird wiederum zu Fructose-6-phosphat umgewandelt, und dieses schließlich mithilfe von Phosphofructokinase-1 zu Fructose-1,6-bisphosphat, unter Verbrauch von Energie durch die Umwandlung von ATP zu ADP. Hexokinase wird durch die Endproduktthemmung reguliert, indem eine Anreicherung des Endprodukts Glucose-6-phosphat die Aktivität der Hexokinase mindert. Das Enzym Phosphofructokinase-1 wird durch die Anreicherung von AMP und ADP sowie Fructose-2,6-bisphosphat stimuliert und durch ATP und Citrat gehemmt. Am Ende dieses Stoffwechselweges entsteht ATP.

Welche Aussage lässt sich aus den gegebenen Informationen ableiten?

A. Beim Enzym Phosphofructokinase-1 kann eine Endproduktthemmung stattfinden.
B. Glucose-6-phosphat entsteht aus der Umwandlung von Glucose-1-phosphat unter Einwirkung von Hexokinase.
C. Fructose-1,6-bisphosphat führt zu einer Steigerung der Aktivität von Phosphofructokinase-1.
D. ATP entsteht bei jeder Reaktion der Glykolyse.
E. Citrat und AMP bewirken eine Hemmung von Phosphofructokinase-1.

45. Der Frank-Starling-Mechanismus beschreibt einen Prozess der Selbstregulation des Herzens. Der Mechanismus sorgt für eine konstante Herzfrequenz bei veränderlichem Schlagvolumen infolge einer unterschiedlichen Vorlast oder Nachlast des Herzens. Unter der Vorlast versteht man die Kraft, mit der das in der Füllungsphase einströmende Blut die Wände der Herzkammern dehnt. Die Nachlast bezeichnet die dem Pumpeffekt des Herzens entgegenwirkende Kraft, hervorgerufen durch den Widerstand der herznahen Gefäße Aorta (Hauptschlagader) und Lungenschlagader. Durch den entstehenden Rückstau steigt die in der Kammer verbleibende Blutmenge. Für beide Fälle formuliert der Frank-Starling-Mechanismus einen Zusammenhang zwischen der Blutmenge und der entsprechend angepassten Kraft des Herzschlags. Abhängig vom Volumen des im Herzen befindlichen Blutes steigt diese Kraft und somit auch die ausgeworfene Blutmenge.

Welche Aussage lässt sich aus den gegebenen Informationen nicht ableiten?

A. Die Vorlast beeinflusst den Herzschlag unmittelbar, weil die Kraftentfaltung während des Schlags vom Blutvolumen abhängt.
B. Der Frank-Starling-Mechanismus bezieht sich nur auf die unmittelbare Blutvolumenänderung während eines Herzschlags, nicht auf Änderungen des Blutvolumens über mehrere Schläge hinweg.
C. Je größer das Blutvolumen im Herzen ist, desto stärker ist die Kontraktion des Herzmuskels, um das Blut in die Gefäße zu befördern.
D. Die Nachlast hat ihren Ursprung im Zurückbleiben der entsprechenden Blutmenge in der Herzkammer während eines Herzschlags.
E. Die Vorlast resultiert aus der vor dem Schlag in das Herz einfließenden Blutmenge, die Nachlast aus dem nach einem Schlag im Herzen verbleibenden Blutvolumen.

46. Calcitriol fördert die Mineralisierung des Knochens durch die vermehrte Aufnahme von Calcium, beispielsweise über die Nahrung im Darm. Außerdem verhindert es die Sekretion von Calcium in der Niere, sodass größere Mengen des Mineralstoffs rückresorbiert werden. Daraus resultiert eine höhere Calciumkonzentration im Blut, die schließlich zu einem Knochenaufbau führt. Der Gegenspieler von Calcitriol ist Parathormon, welches den Abbau von Calcium in den Knochen bewirkt. Durch Parathormon kommt es außerdem zur verstärkten Ausscheidung von Phosphat in der Niere. Dieser Mineralstoff ist neben Calcium eine maßgebliche Komponente bei der Steuerung des Knochenaufbaus. Calcitriol fördert demgegenüber die Resorption von Phosphat in der Niere.

Welche der folgenden Aussagen ist bzw. sind falsch?

I. Calcitriol übernimmt eine wichtige Funktion beim Abbau von Knochenmasse, Parathormon bei deren Aufbau.
II. Der Prozess des Knochenauf- und -abbaus hängt im Wesentlichen von der Verfügbarkeit von Calcium ab.
III. Der Einfluss von Calcitriol und Parathormon beschränkt sich auf Sekretions- und Resorptionsvorgänge in der Niere.

A. Nur Aussage I ist falsch.
B. Nur Aussage II ist falsch.
C. Nur die Aussagen I und III sind falsch.
D. Nur die Aussagen II und III sind falsch.
E. Alle Aussagen sind falsch.

47. Die Zusammensetzung der Nährstoffe im Rahmen einer ausgewogenen Ernährung liegt grob bei 60 % Kohlenhydraten, 25 % Lipiden und 15 % Proteinen. Zusätzlich benötigt der Körper kleinere Mengen an Vitaminen, Elektrolyten und Spurenelementen. Für die Motilität des Magen-Darm-Trakts sind außerdem Ballaststoffe wichtig. Dabei handelt es sich um Substanzen, die vom Körper nicht resorbiert oder anderweitig verwertet werden können. Bei der Verdauung von Nährstoffen wird unterschiedlich viel Sauerstoff verbraucht. Die Aufnahme von Glucose und anderen Kohlenhydraten erfordert vergleichsweise wenig Sauerstoff, weshalb in diesem Fall der Quotient aus CO_2-Abgabe und Sauerstoff-Aufnahme mit einem Wert von ca. 1 relativ groß ist. Höher ist der Sauerstoffbedarf zur Resorption von Proteinen, am höchsten bei der Verdauung von Fetten, wobei mehr Sauerstoff verbraucht als CO_2 abgegeben wird.

Welche Schlussfolgerung lässt sich aus den gegebenen Informationen ziehen?

A. Ballaststoffe sind Pflanzenzellwände.
B. Bei der Resorption kohlenhydrathaltiger Nahrung ist der CO_2-Ausstoß in Litern annährend doppelt so hoch wie der Sauerstoffverbrauch.
C. Die Vitaminzufuhr ist im Rahmen einer ausgewogenen Ernährung vernachlässigbar, da diese Substanzen nur in geringen Mengen benötigt werden.
D. Die Verdauung von Kohlenhydraten bedeutet für den Körper den größten Aufwand, ablesbar am größten Quotienten aus CO_2-Abgabe und Sauerstoff-Aufnahme.
E. Der Quotient aus CO_2-Abgabe und Sauerstoff-Aufnahme ist bei der Resorption von Proteinen und Fetten <1.

48. **Vom Entschluss, eine Handlung auszuführen, bis zur resultierenden Bewegung sind verschiedene Instanzen involviert. Wichtige motivationale Signale werden unter anderem über das limbische System geformt. Zur Ausarbeitung und Abstimmung des Bewegungsablaufs gelangt ein Signal anschließend in den Motorkortex, in die Basalganglien und das Kleinhirn. Das Kleinhirn hat die Aufgabe zur Koordination der beteiligten Muskelgruppen, um die richtigen Muskeln zu kontrahieren und jene zu hemmen, die nicht bewegt werden sollen. Die Basalganglien sorgen dafür, dass keine unbeabsichtigten Bewegungen ausgeführt werden. Sie können auch bereits erlernte Bewegungsabläufe abrufen. Nach diesen Verarbeitungsprozessen gelangt das Signal zur Bewegungsausführung zunächst über den Thalamus in Richtung motorischer Kortex, daraufhin zum Rückenmark und schließlich zu den jeweiligen Muskeln.**

Welche Aussage lässt sich aus den gegebenen Informationen nicht ableiten?

A. Die Formung des Bewegungsablaufs geschieht im Motorkortex, in den Basalganglien und im Kleinhirn.

B. Die für einen flüssigen Bewegungsablauf nötige Abstimmung der Muskeln liegt in der Zuständigkeit des Kleinhirns.

C. Die Basalganglien sorgen für die Vermeidung weiterer Bewegungen neben der beabsichtigten Willkürbewegung.

D. Der Gedächtnisspeicher für bereits bekannte Bewegungsmuster kann über die Basalganglien abgerufen werden.

E. Der Thalamus sendet Signale zur Hemmung derjenigen Muskeln aus, bei denen es während der Ausführung der Bewegung nicht zu einer Kontraktion kommen soll.

TMS / EMS II

Schlauchfiguren

Aufgabenerklärung

Nun steht dein räumliches Vorstellungsvermögen auf dem Prüfstand.

Zu jeder Aufgabe erhältst du zwei Abbildungen eines durchsichtigen Würfels, der kleine Schläuche, Kabel, Wollfäden oder Ähnliches beinhaltet. Die jeweils linke Abbildung zeigt immer die Vorderansicht (Frontansicht) des Würfels. Finde heraus, von welcher Seite der Würfel auf dem zweiten Foto abgebildet ist: Handelt es sich um die Ansicht von rechts (r), links (l), unten (u), oben (o) oder hinten (h)?

Hierzu ein Beispiel

Aufgabe

1.

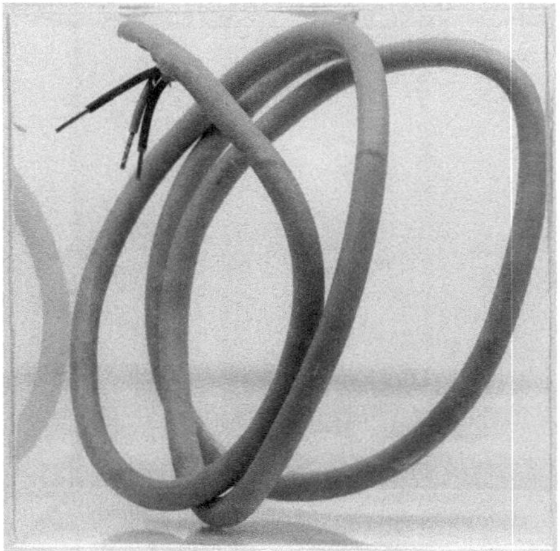

A. r
B. l
C. u
D. o
E. h

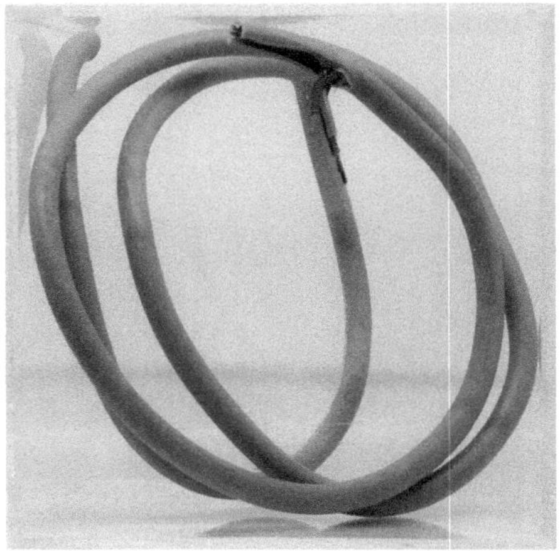

Antwort

B. l

Ein guter Orientierungspunkt ist das aufgespleißte Kabelende: Es befindet sich in der Frontansicht (linkes Foto) oben links und auf dem zweiten Bild oben mittig im Vordergrund. Das zweite Bild zeigt demnach die Ansicht von der linken Seite, und die richtige Lösung ist B.

EMS-Simulation: *Die Aufgaben 50, 52, 55, 62, 65, 71 entfallen.*

Schlauchfiguren

Bearbeitungszeit 15 Minuten (TMS)
10 Minuten (EMS)

Bearbeite bitte die folgenden Aufgaben, indem du jeweils den richtigen Lösungsbuchstaben auf dem Antwortbogen markierst.

49.

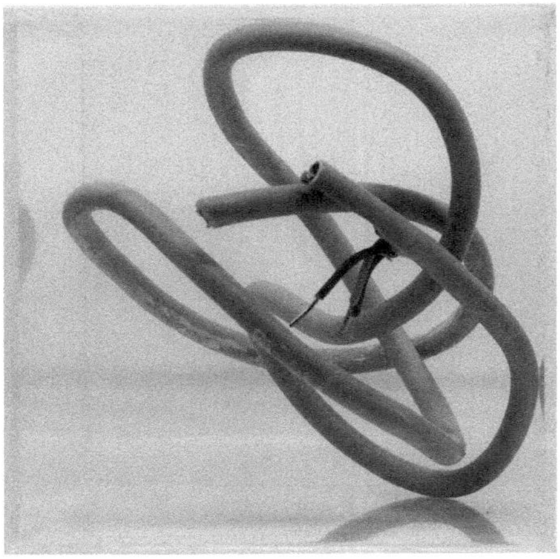

A. r
B. l
C. u
D. o
E. h

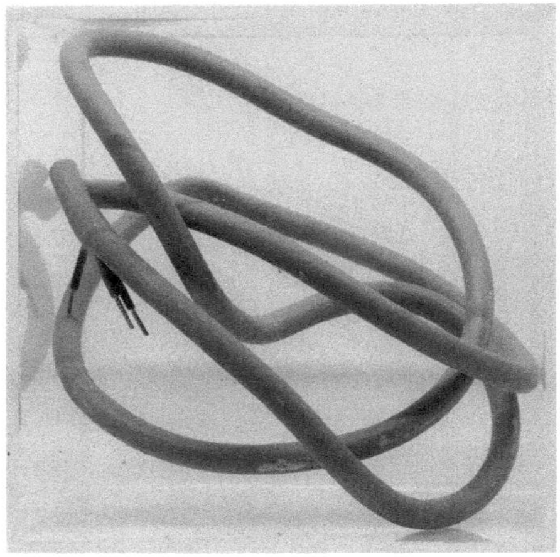

50.

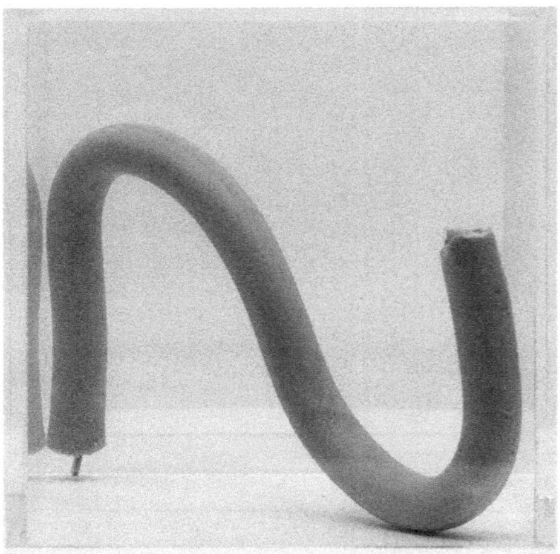

A. r
B. l
C. u
D. o
E. h

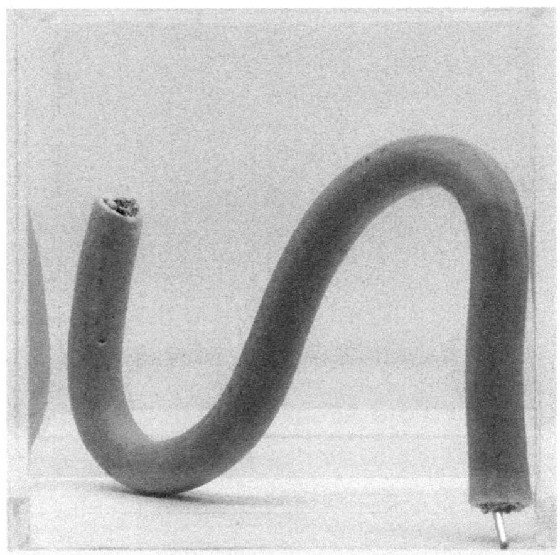

51.

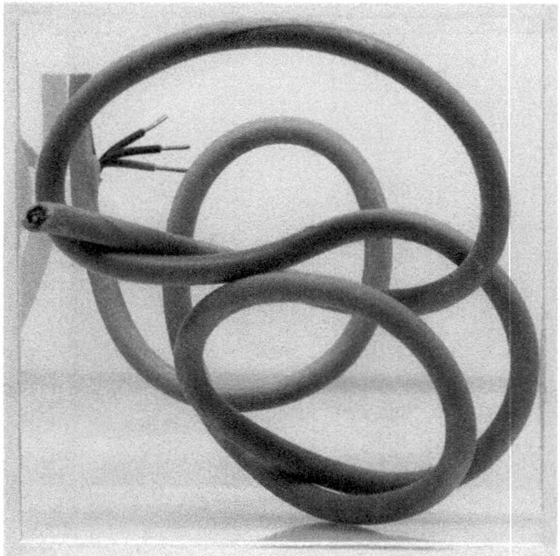

A. r
B. l
C. u
D. o
E. h

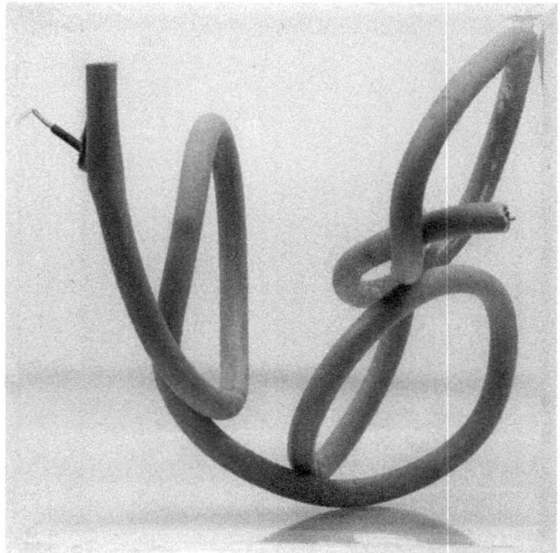

52.

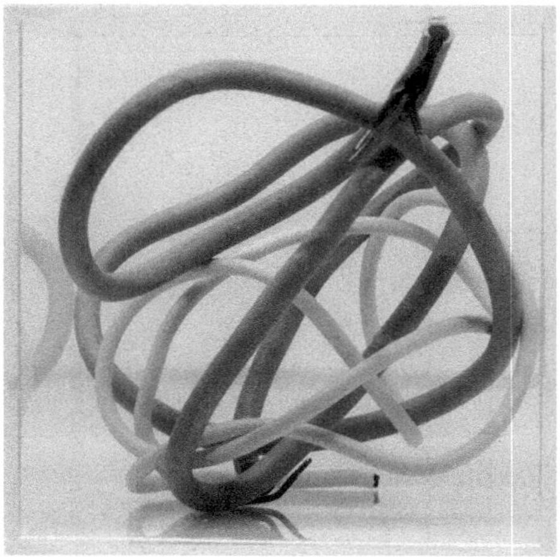

A. r
B. l
C. u
D. o
E. h

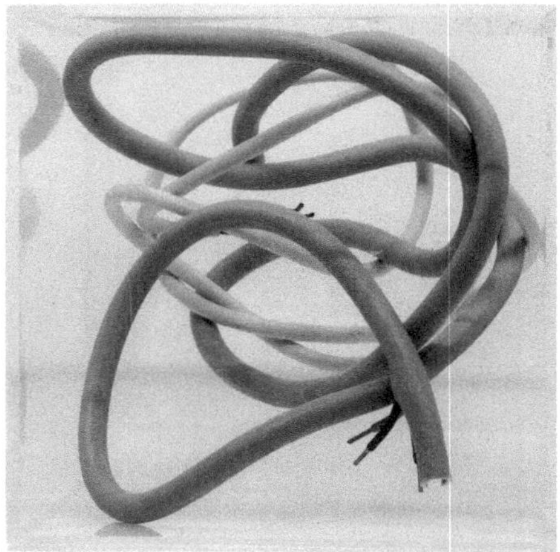

53.

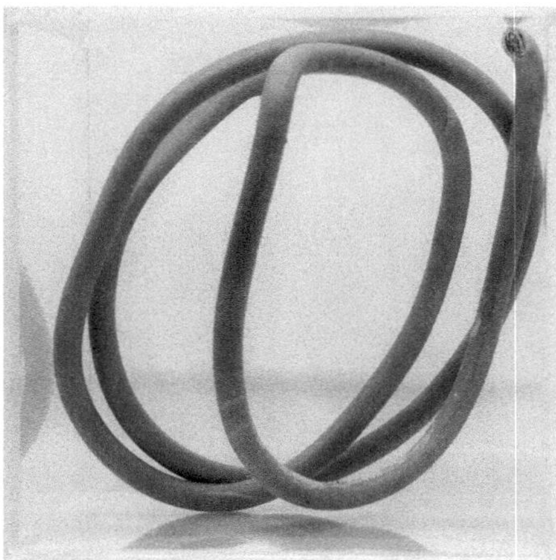

A. r
B. l
C. u
D. o
E. h

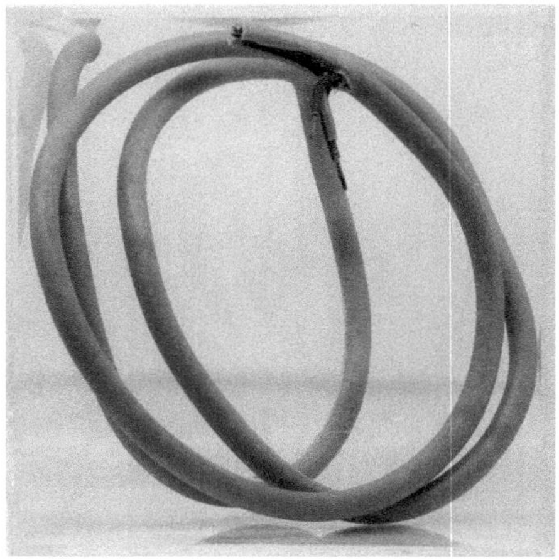

54.

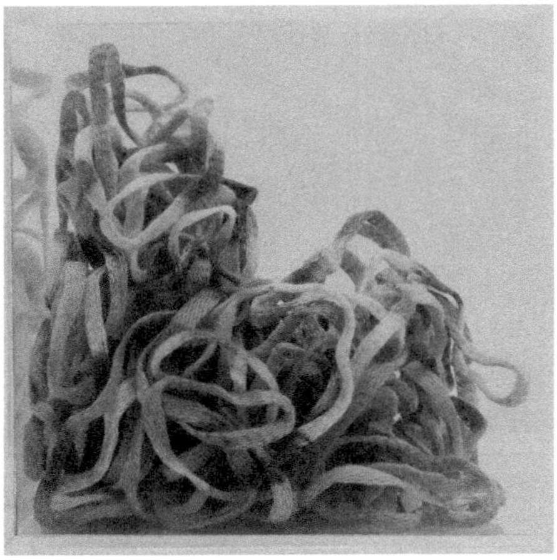

A. r
B. l
C. u
D. o
E. h

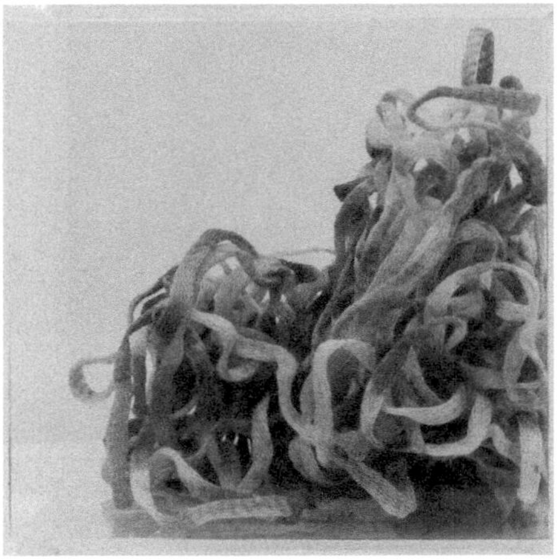

55.

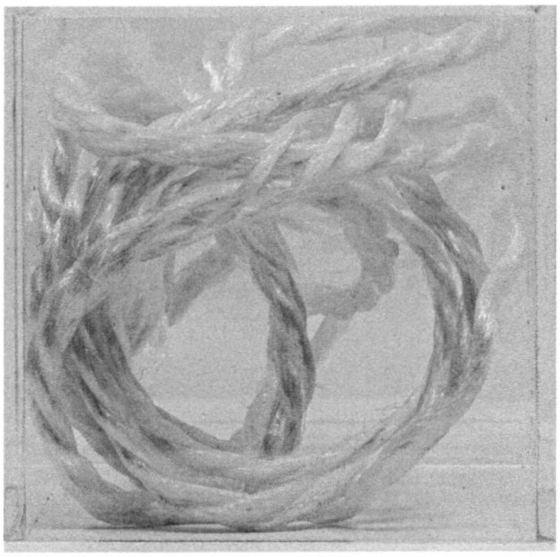

A. r
B. l
C. u
D. o
E. h

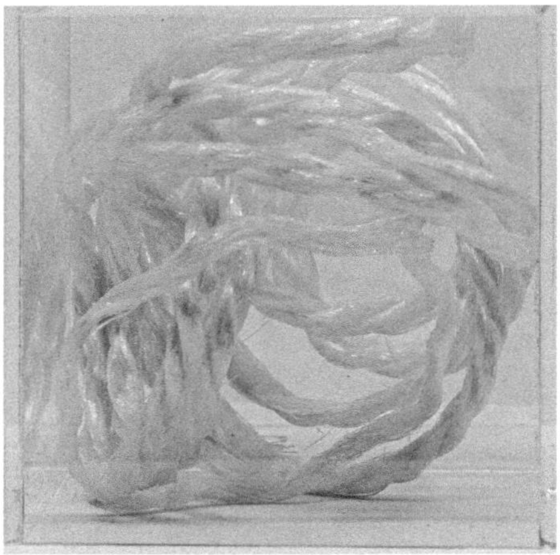

56.

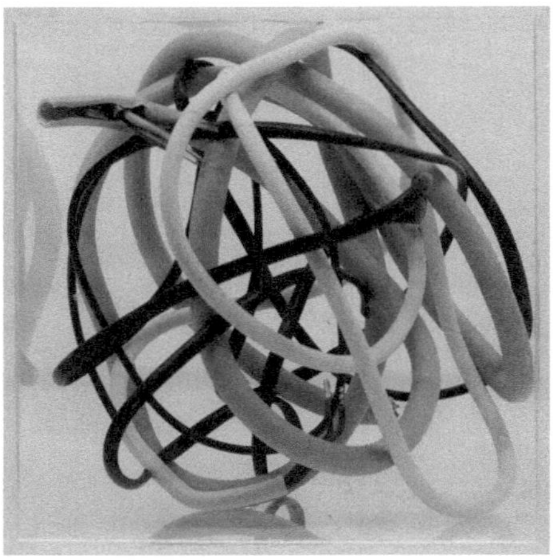

A. r
B. l
C. u
D. o
E. h

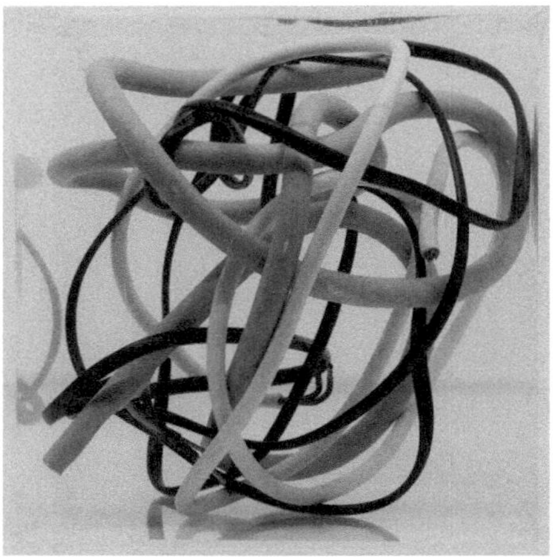

57.

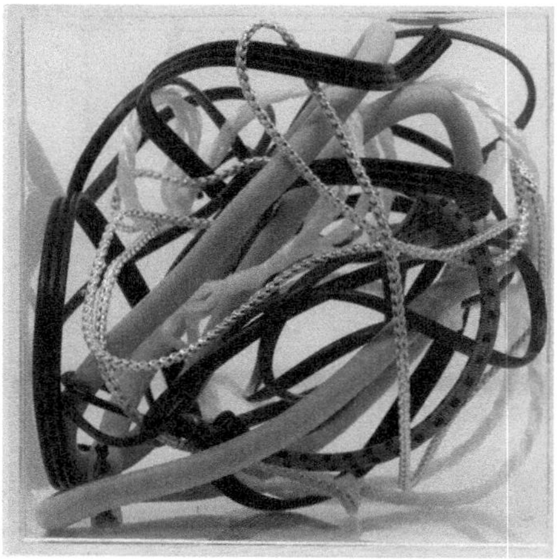

A. r
B. l
C. u
D. o
E. h

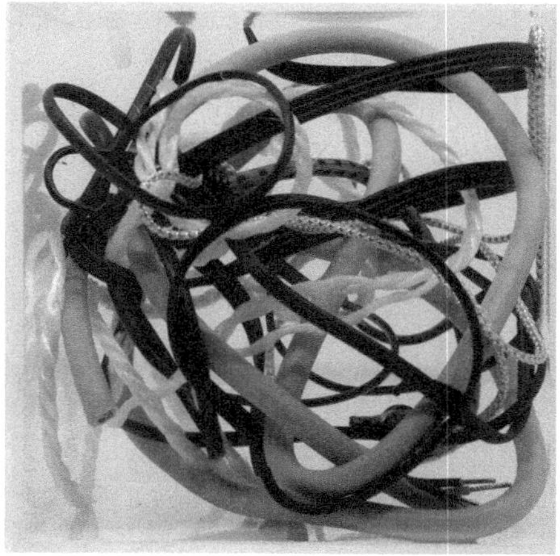

58.

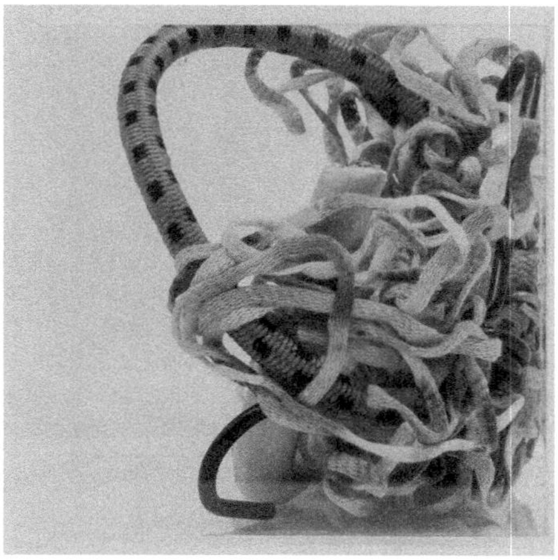

A. r
B. l
C. u
D. o
E. h

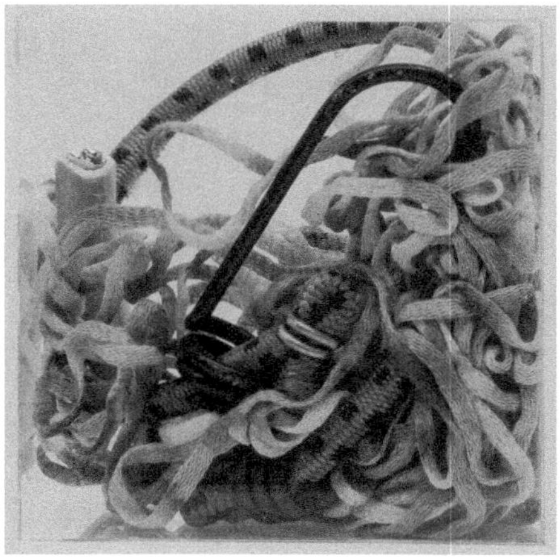

59.

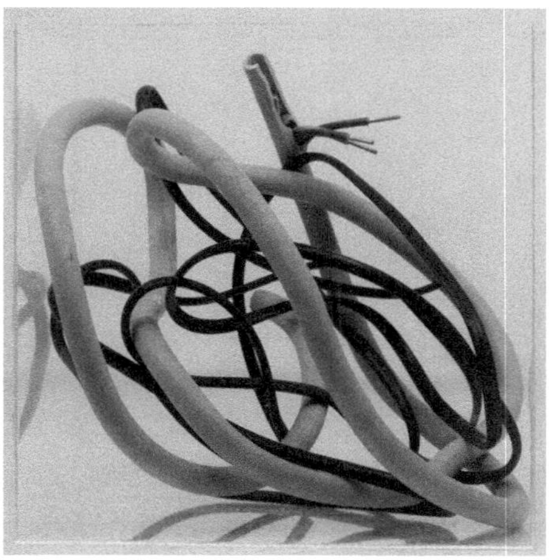

A. r
B. l
C. u
D. o
E. h

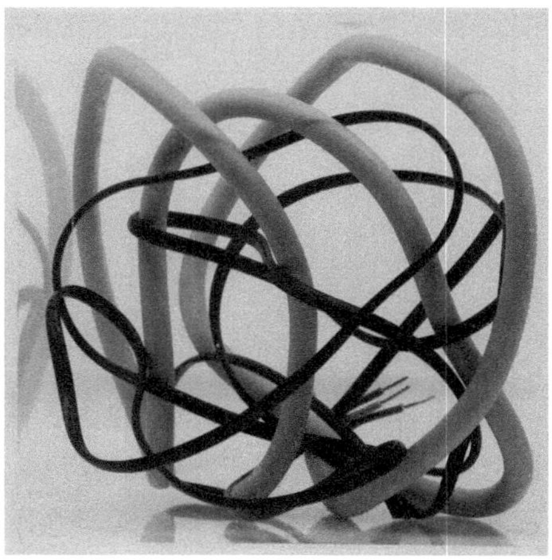

60.

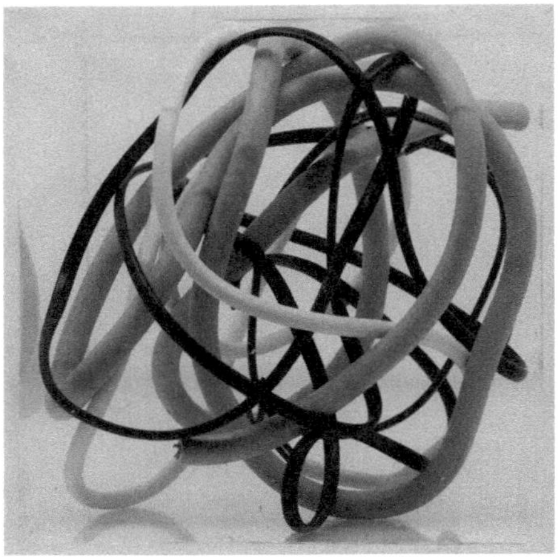

A. r
B. l
C. u
D. o
E. h

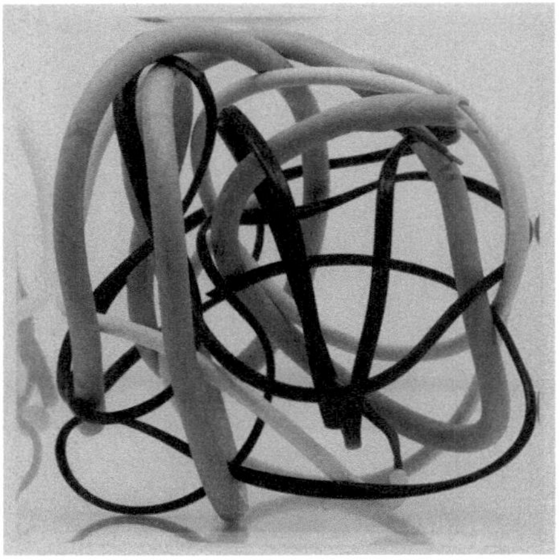

61.

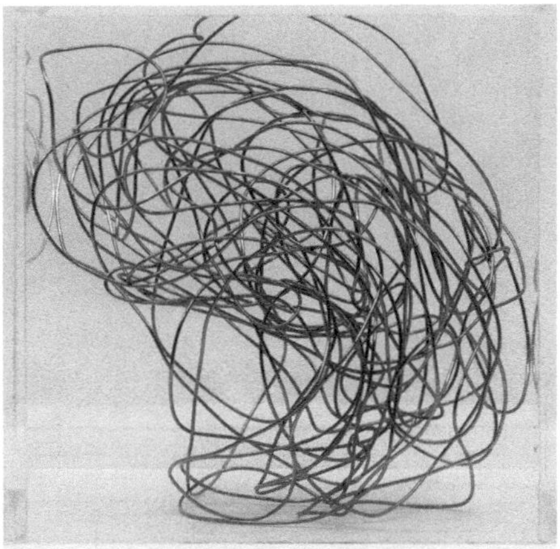

A. r
B. l
C. u
D. o
E. h

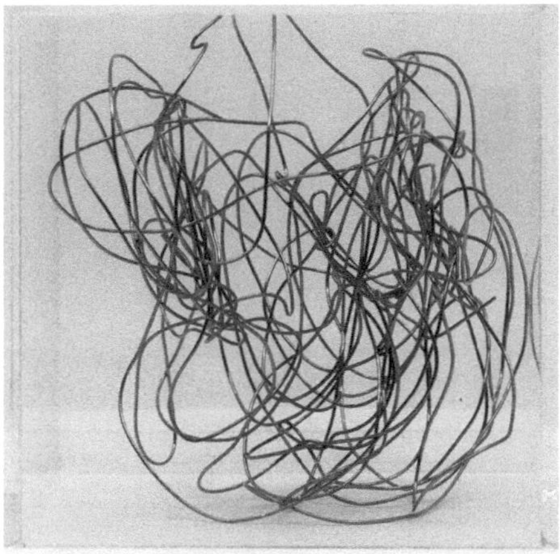

62.

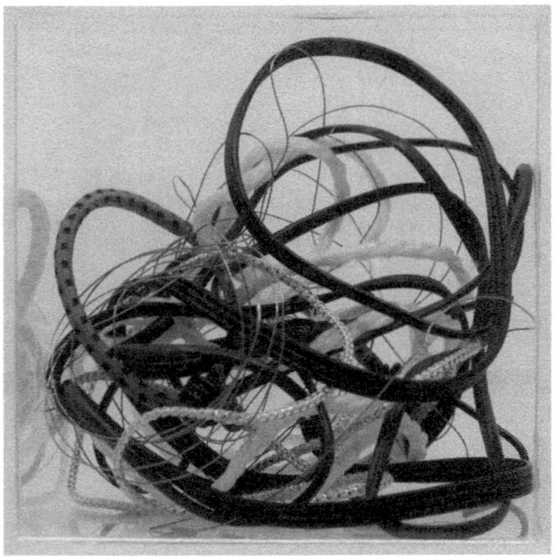

A. r
B. l
C. u
D. o
E. h

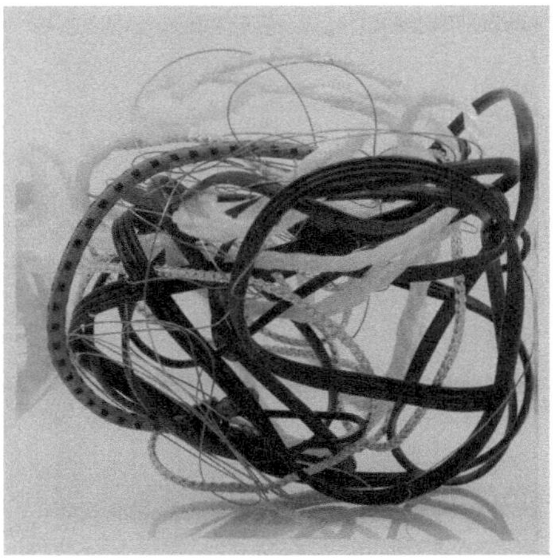

63.

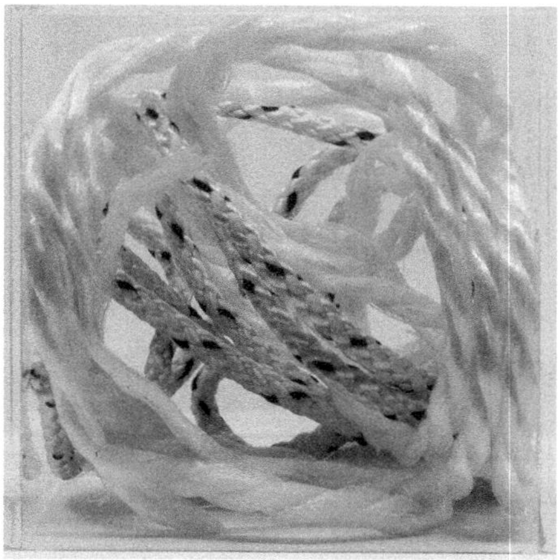

A. r
B. l
C. u
D. o
E. h

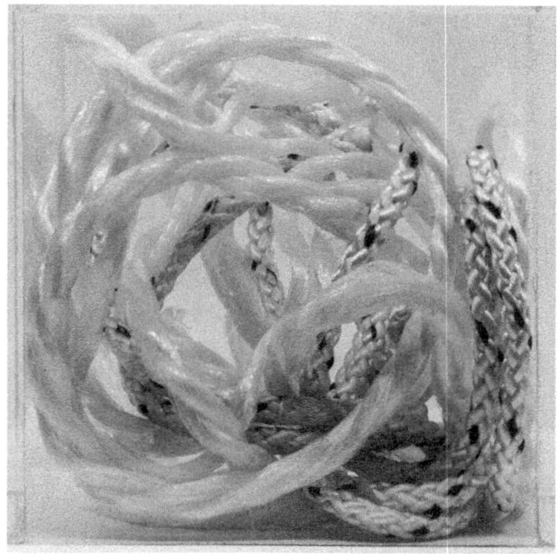

64.

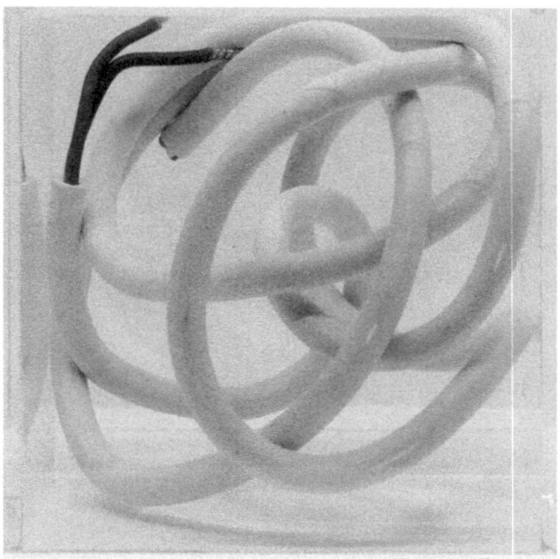

A. r
B. l
C. u
D. o
E. h

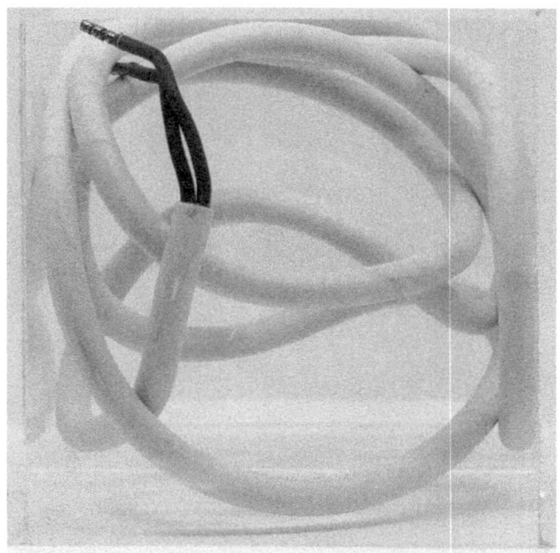

65.

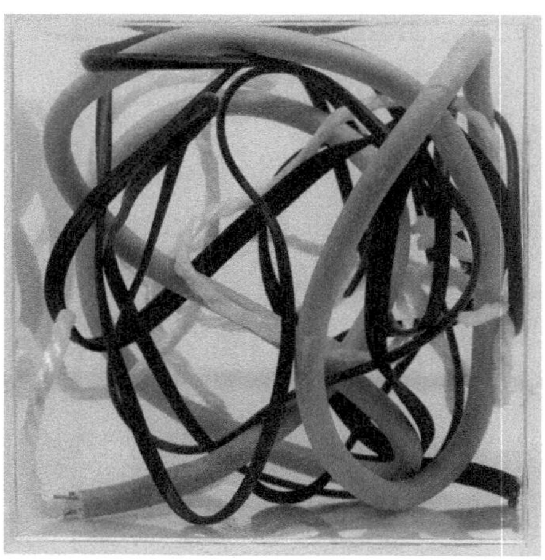

A. r
B. l
C. u
D. o
E. h

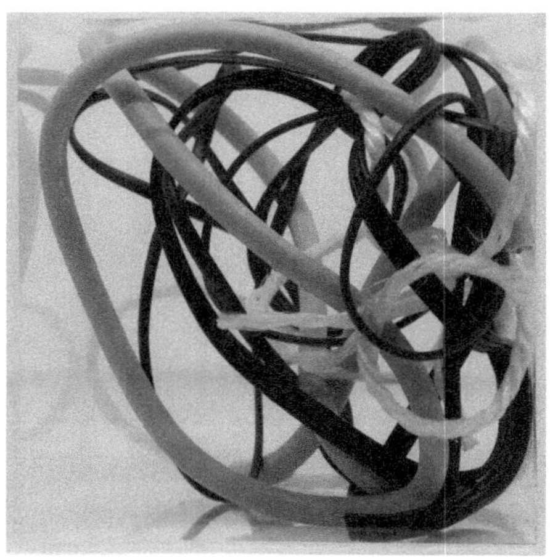

66.

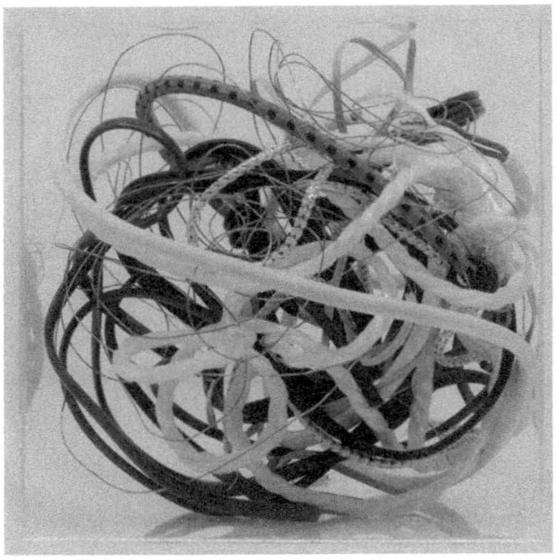

A. r
B. l
C. u
D. o
E. h

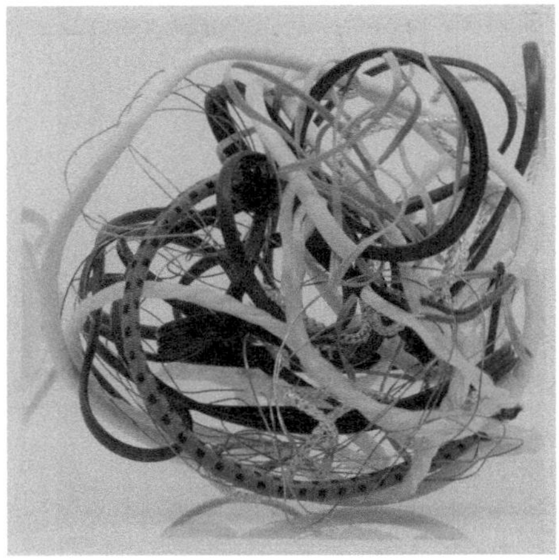

67.

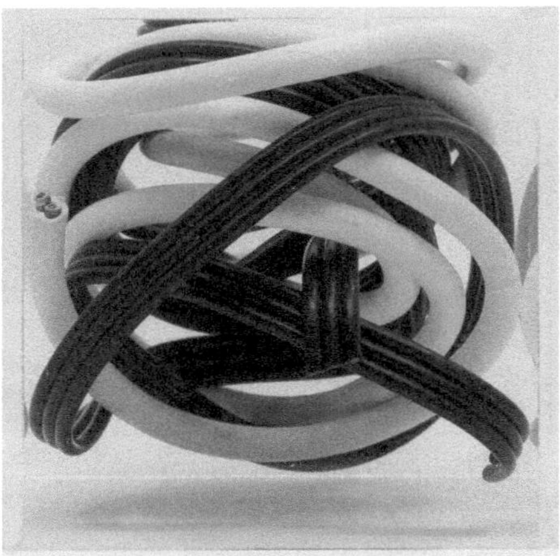

A. r
B. l
C. u
D. o
E. h

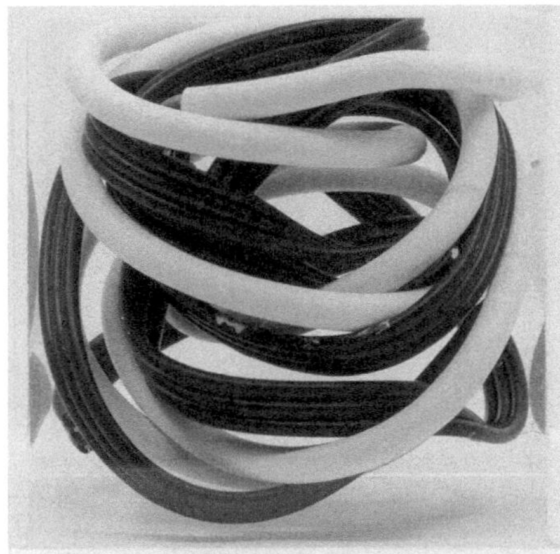

68.

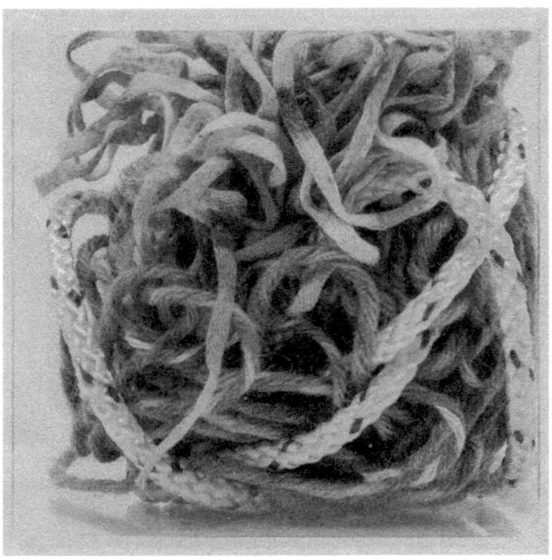

A. r
B. l
C. u
D. o
E. h

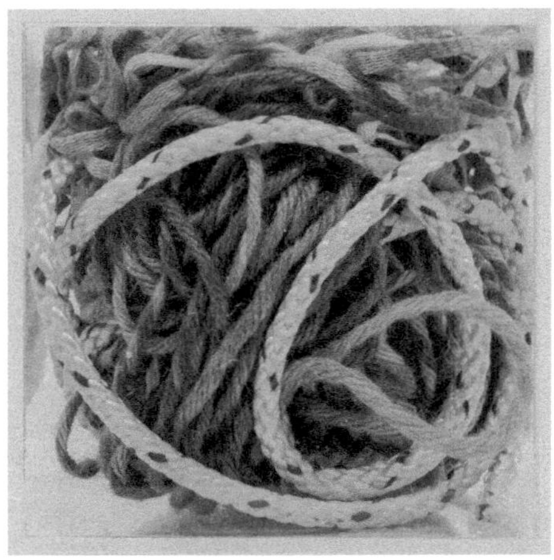

69.

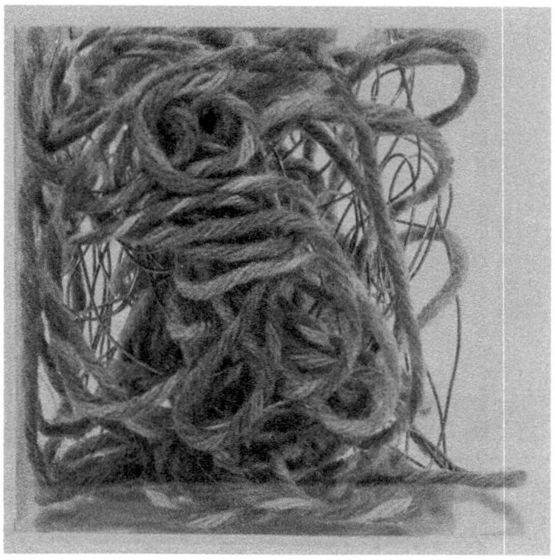

A. r
B. l
C. u
D. o
E. h

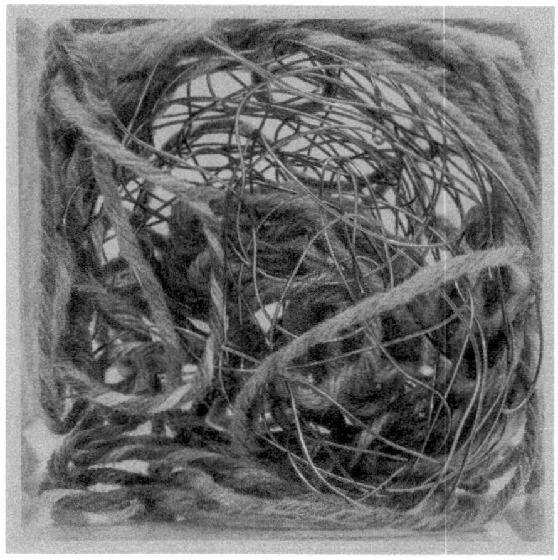

70.

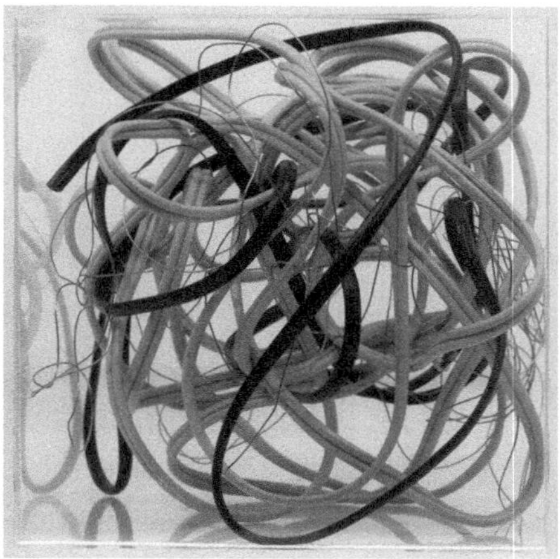

A. r
B. l
C. u
D. o
E. h

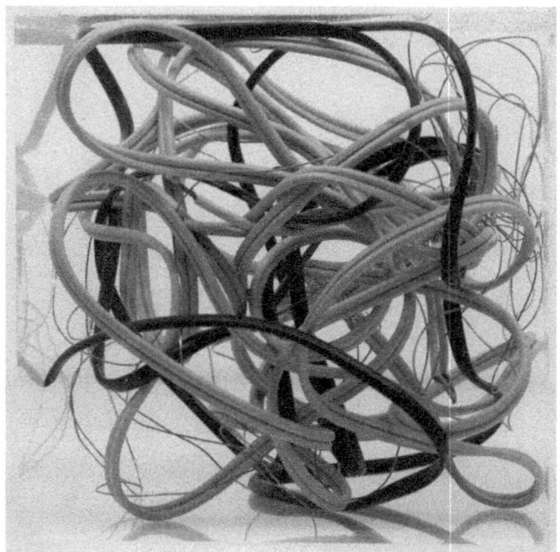

71.

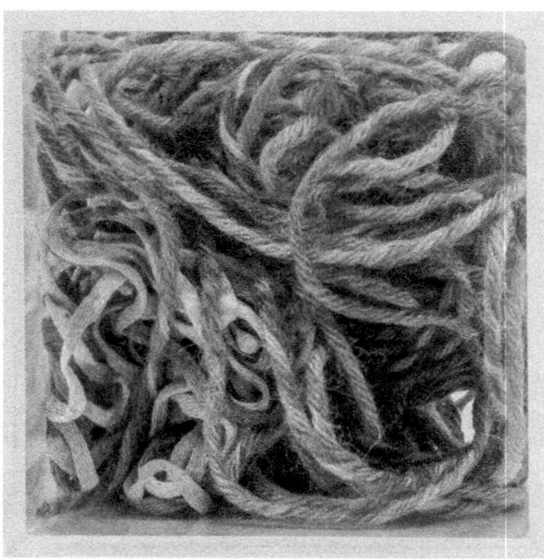

A. r
B. l
C. u
D. o
E. h

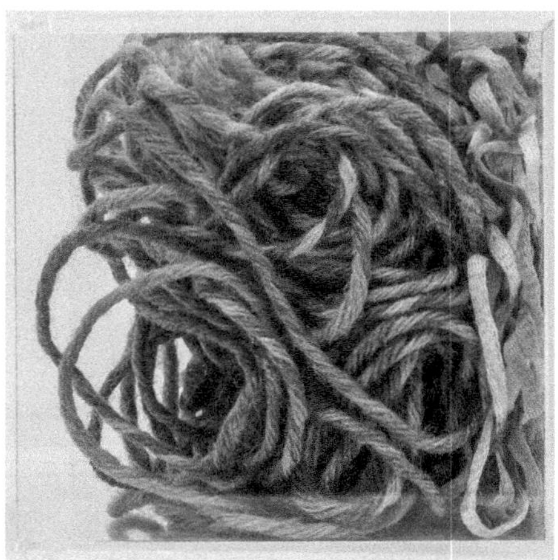

72.

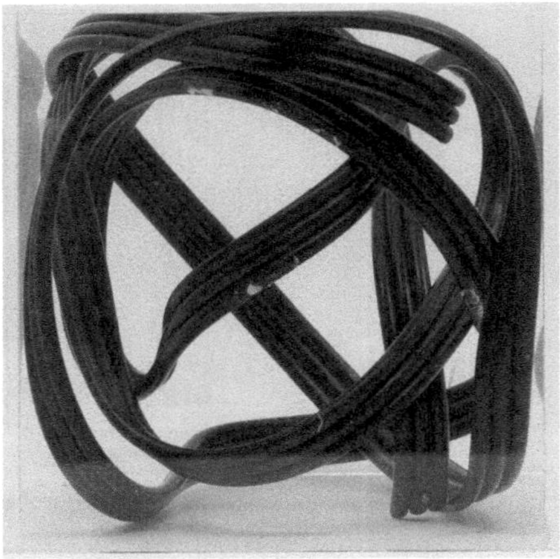

A. r
B. l
C. u
D. o
E. h

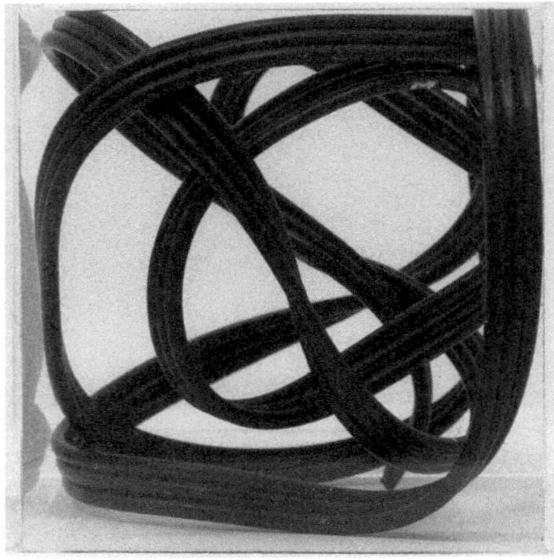

TMS / EMS II

EMS-Simulation: *Die Aufgaben 74, 80, 85, 86, 89, 90 entfallen.*

Quantitative und formale Probleme

Bearbeitungszeit 60 Minuten (TMS)
45 Minuten (EMS)

In diesem Abschnitt geht es darum, Zahlen, Einheiten und Formeln in medizinischen und naturwissenschaftlichen Zusammenhängen anzuwenden.

Bitte beantworte die folgenden Aufgaben, indem du jeweils den richtigen Lösungsbuchstaben auf dem Antwortbogen markierst.

73. **Mithilfe von Spritzenpumpen (Perfusoren) lassen sich – etwa im Rahmen einer Infusionstherapie – Wirkstoffe automatisiert und kontinuierlich verabreichen. Auf einer Intensivstation erhält ein Patient über drei Perfusoren bestimmte Wirkstoffmengen in unterschiedlich konzentrierten Lösungen: Über Perfusor A erhält er 0,5 mg Wirkstoff innerhalb einer Stunde, über Perfusor B 0,2 mg Wirkstoff innerhalb von 30 Minuten und über Perfusor C 0,7 mg Wirkstoff innerhalb von zwei Stunden. Wie lange dauert es, bis dem Patienten insgesamt 3,75 mg Wirkstoff verabreicht wurden?**

A. 1,5 Stunden
B. 2 Stunden
C. Mehr als 4 Stunden
D. 3,5 Stunden
E. 3 Stunden

74. **In einem Labor wurde die Vermehrung von Endothelzellen untersucht. Dazu wurde in regelmäßigen Abständen die Anzahl der Zellen gemessen:**

Zeitpunkt	**t = 0**	**t = 1**	**t = 2**	**t = 3**
Anzahl Zellen	200.000	252.000	317.500	400.200

Welche Art von Wachstum ist hier dargestellt, wenn sich der Verlauf nach dem angegebenen Schema fortsetzt?

A. Logistisches Wachstum
B. Beschränktes Wachstum
C. Lineares Wachstum
D. Kubisches Wachstum
E. Exponentielles Wachstum

75. Ein Arzneimittel-Großhändler überprüft verschiedene Kennzahlen eines Medikaments in seinem Sortiment, um seine Lagerhaltung zu optimieren. Die Jahresbedarfsmenge (J) des Medikaments beträgt 1.500 Stück, die Bestellkosten je Bestellung (BK) betragen 10 €, der Einstandspreis je Stück (EP) liegt bei 20 €. Den Zinssatz für Lagerkosten (LS) veranschlagt der Großhändler mit 10 % und den Zinssatz für Kapital (ZS) mit 5 %. Wie lautet die optimale Bestellmenge M_{opt} nach Anwendung der sogenannten „Andler-Formel":

$$M_{opt} = \sqrt{\frac{200 \times J \times BK}{EP(ZS \times 100 + LS \times 100)}}$$

- A. 100 Stück
- B. 150 Stück
- C. 200 Stück
- D. 250 Stück
- E. Keine Antwort ist richtig.

76. Fledermäuse orientieren sich mithilfe eines speziellen Schall-Ortungssystems. Sie stoßen Ortungsrufe aus und erkennen Objekte anhand des reflektierten Echos. Dabei können sie Strukturen orten, die halb so groß sind wie die Schallwellenlänge des ausgestoßenen Ortungsrufs – je kürzer die Wellenlänge, desto feiner die „Auflösung". Die Wellenlänge λ berechnet sich nach der Formel:

$$\lambda = \frac{c}{f}$$

Eine Zwergfledermaus kann Objekte bis zu einer minimalen Ausdehnung von 3,4 mm orten. Welche Frequenz f haben ihre Ortungsrufe? Die Schallgeschwindigkeit c kann mit 340 m/s angenommen werden. Ein Hertz (Hz) entspricht einer Schwingung pro Sekunde.

- A. Ca. 50 kHz
- B. Ca. 25 kHz
- C. Ca. 75 kHz
- D. Ca. 100 kHz
- E. Ca. 500 kHz

77. Das Schlagvolumen SV bezeichnet die Blutmenge, die das Herz bei einer Kontraktion in die Blutbahn pumpt. Die Multiplikation von SV und der Herzfrequenz HF ergibt das Herzzeitvolumen HZV. Je nach körperlicher Aktivität können SV und HF steigen oder sinken. Wie stark geht das HZV eines Sportlers nach dem Training zurück, wenn SV von 140 ml auf 70 ml sinkt und HF von 150 Schlägen auf 50 Schläge pro Minute abnimmt?

- A. Es sinkt um ca. 16 %.
- B. Es sinkt um ca. 20 %.
- C. Es sinkt um ca. 33 %.
- D. Es sinkt um ca. 66 %.
- E. Es sinkt um ca. 83 %.

78. Die Nieren filtrieren unerwünschte Stoffe aus dem Blut, die dann über den Urin ausgeschieden werden. Die Klärrate Kr der Niere entspricht dem Quotienten aus der Ausscheidungsrate AR und der Konzentration c des zu filtrierenden Stoffes im Blutplasma. Es gilt:

$$\mathrm{Kr} = \frac{\mathrm{AR}}{\mathrm{c(Plasma)}} \qquad \mathrm{AR} = \mathrm{Urinflussrate} \times \mathrm{c(Urin)} \qquad [\mathrm{Urinflussrate}] = \frac{\mathrm{ml}}{\mathrm{min}}$$

$$[\mathrm{c}] = \frac{\mathrm{mmol}}{\mathrm{l}}$$

Welche Einheit hat Kr?

A. $[\mathrm{Kr}] = \frac{\mathrm{ml}}{\mathrm{min}}$

B. $[\mathrm{Kr}] = \frac{\mathrm{mmol}}{\mathrm{min}}$

C. $[\mathrm{Kr}] = \mathrm{l}$

D. $[\mathrm{Kr}] = \frac{\mathrm{mmol}}{\mathrm{ml}}$

E. $[\mathrm{Kr}] = \frac{\mathrm{mmol}}{\mathrm{l}}$

79. Die Van-der-Waals-Gleichung ist eine Zustandsgleichung, die das Verhalten realer Gase in vergleichsweise guter Annäherung beschreibt. Demnach gilt:

$$\left(p + \frac{n^2 a}{V^2}\right)(V - nb) = nRT$$

Welche der folgenden Formeln ist falsch?

A. $p = \frac{nRT}{V - nb} - \frac{n^2 a}{V^2}$

B. $a = \frac{V^2}{n^2} \times \left(\frac{nRT}{V - nb} - p\right)$

C. $b = \frac{V}{n} - \left(\frac{RT}{p + \frac{n^2 a}{V^2}}\right)$

D. $\frac{n^2}{V^2} = \frac{1}{a} \times \left(\frac{nRT}{V - nb} - p\right)$

E. $n = \frac{V^2}{a} + \left(\frac{nRT}{V - nb} - p\right)$

80. **Zug und Druck wirken bei einem elastischen Körper mit einer Kraft F senkrecht auf die Fläche A. Somit ist der Zug oder Druck σ gleich Kraft pro Fläche. Die dadurch hervorgerufene Längenänderung ist proportional zur einwirkenden Kraft. Es ergeben sich folgende Zusammenhänge (E steht für das Elastizitätsmodul, L für die ursprüngliche Länge des Objekts und ΔL für die Längenänderung):**

$$\sigma = \frac{F}{A} \qquad \sigma = E \times \frac{\Delta L}{L}$$

Welche Einheit ergibt sich für σ anhand der folgenden Informationen:

$$[F] = kg \times m \times s^{-2} \qquad [A] = m^2 \qquad 1\,J = 1\,N \times m = 1\,kg \times m^2 \times s^{-2} \qquad 1\,Pa = 1\frac{N}{m^2}$$

A. $[\sigma] = m \times s^{-1}$

B. $[\sigma] = m^2$

C. $[\sigma] = kg \times m \times s^{-1}$

D. $[\sigma] = J$

E. $[\sigma] = Pa$

81. **Schwitzen ist ein Mittel der Wärmeregulation des Körpers. Dabei wird Energie an die Umgebung abgegeben. Dieser Vorgang kann mithilfe der angegebenen physikalischen Formeln beschrieben werden. Hierbei steht Q_v für die Verdampfungsenthalpie oder auch Verdampfungswärme, q_v für die spezifische Verdampfungswärme pro Kilogramm eines Stoffes, die Größe m für die Masse der verdunstenden Substanz, p für die thermische Leistung, die sich aus der Verdampfungsenthalpie pro Zeiteinheit ergibt, und t für die Zeitspanne, in der die thermische Leistung betrachtet wird.**

$$Q_v = m \times q_v \qquad p = \frac{Q_v}{t} \qquad 1\,J = 1\,Ws = 1\frac{kg \times m^2}{s^2}$$

Welche Menge an Wasser muss zur Beibehaltung der Körpertemperatur durch das Schwitzen ausgeschieden werden bei einer thermischen Leistung von p=100 W und einem Zeitraum von t = 1 h? Die spezifische Verdampfungswärme des Wassers kann hierbei mit 2,4 MJ × kg^{-1} (= 2.400 J × g^{-1}) angenommen werden.

A. $m = 150\frac{g}{s}$

B. $m = 150\frac{kg \times m^2 \times g}{s^2}$

C. $m = 150\,g \mathrel{\hat{=}} 150\,ml$

D. $m = 0{,}015\,g \mathrel{\hat{=}} 0{,}015\,ml$

E. $m = 0{,}067\,g$

82. Die Mindestgröße d eines durch ein Mikroskop zu erkennenden Objekts hängt ab von der Wellenlänge λ des genutzten Lichts und dem Auflösungsvermögen des Objektivs. Bei einem Versuch beträgt d = 750 nm und λ = 500 nm. Wie groß müsste – bei konstantem Auflösungsvermögen – ein Objekt mindestens sein, damit es sich bei λ = 400 nm erkennen lässt? Es gilt die Beziehung:

$$\frac{d_1}{d_2} = \frac{\lambda_1}{\lambda_2}$$

A. $d_2 = 600$ nm
B. $d_2 = 600\ nm^2$
C. $d_2 = 167$ nm
D. $d_2 = 167\ nm^3$
E. $d_2 = 937{,}5$ nm

83. In einem halben Liter einer wässrigen Lösung A sind x Moleküle Lactose enthalten. 100 ml dieser Lösung werden nun mit 900 ml reinem Wasser vermischt. 500 ml der so entstandenen Flüssigkeit werden daraufhin mit 500 ml einer weiteren Lösung B vermischt, welche pro Liter y Moleküle Maltose enthält. Wie viele Moleküle der genannten Zuckerarten enthalten 100 ml der hergestellten Mischung?

A. $x/100$ Moleküle Lactose; $y/20$ Moleküle Maltose
B. $x/50$ Moleküle Lactose; $y/30$ Moleküle Maltose
C. $x/70$ Moleküle Lactose; $y/20$ Moleküle Maltose
D. $x/50$ Moleküle Lactose; $y/30$ Moleküle Maltose
E. $x/100$ Moleküle Lactose; $y/10$ Moleküle Maltose

84. Der Blutfluss durch das Gefäßsystem lässt sich näherungsweise mithilfe bestimmter physikalischer Strömungsgesetze beschreiben. Eines davon ist das Gesetz von Hagen-Poiseuille zur Berechnung des Volumenstromes von Flüssigkeiten in einem Rohr. Hierbei bezeichnet Q die Volumenstromstärke, r den Gefäßradius, l die Gefäßlänge, η die Viskosität der strömenden Flüssigkeit und Δp die Druckdifferenz zwischen Anfangs- und Endpunkt:

$$\dot{Q} = \frac{\pi \times r^4}{8\eta \times l} \times \Delta p$$

Angenommen, der Gefäßdurchmesser am Anfangspunkt verringert sich aufgrund von Ablagerungen an der Gefäßwand um 25 %: Wie müsste sich, rein mathematisch betrachtet, der Druck an diesem Punkt verändern, damit – bei ansonsten konstanten Bedingungen – die Volumenstromstärke gleich bleibt?

A. Er müsste um 25 % steigen.
B. Er müsste sich mehr als verdreifachen.
C. Er müsste sich vervierfachen.
D. Er müsste um 300 % zunehmen.
E. Er müsste auf das 256-fache steigen.

85. Die meistverwendete Infusionslösung weltweit ist die isotonische Kochsalzlösung aus Kochsalz (NaCl) und Wasser. Sie hat eine NaCl-Konzentration von 9 g/l. Angenommen, in einem Behälter befinden sich 0,0108 m^3 Wasser und 1,35 kg NaCl: Wie viel reines Wasser müsste hinzugegeben werden, damit eine isotonische Kochsalzlösung hergestellt werden kann?

A. Ca. $1{,}4 \times 10^2$ l
B. Ca. $1{,}4 \times 10^3$ l
C. Ca. $1{,}6 \times 10^2$ l
D. Ca. $1{,}6 \times 10^4$ l
E. Ca. $1{,}4 \times 10^6$ l

86. Ein Patient erhält in gleichen Zeitabständen dreimal täglich eine Dosis eines bestimmten Medikaments. Es hat eine Bioverfügbarkeit von 50 %, das heißt, die Hälfte des Wirkstoffs wird ins Blut aufgenommen. Über die Niere werden pro Tag 48 mg des aufgenommenen Wirkstoffs wieder ausgeschieden. Am Ende des zweiten Tages sind noch 150 mg Wirkstoff im Blut des Patienten vorhanden. Wie viel Wirkstoff enthält eine Dosis?

A. 96 mg
B. 82 mg
C. 41 mg
D. 164 mg
E. 130 mg

87. In einem Labor wird das Wachstum einer bestimmten Bakterienart untersucht. Zu Versuchsbeginn befindet sich im Gefäß genau ein Bakterium. Bei einer Versuchstemperatur von konstant 10 Grad Celsius verdoppelt sich die Zahl der Exemplare alle 8 Stunden. Nach 8 Tagen ist das Gefäß vollständig gefüllt. Wie lange hätte dies bei einer Ausgangsmenge von 4 Exemplaren und einer Temperatur von 30 Grad Celsius gedauert, wenn sich unter diesen Bedingungen alle 6 Stunden eine Verdopplung ergibt?

A. 4,5 Tage
B. 5 Tage
C. 5,5 Tage
D. 6 Tage
E. 6,5 Tage

88. Eine neuartige Infektionskrankheit hat die Leitsymptome Fieber, Nackensteife und Hautausschlag. Die Symptome treten unabhängig voneinander auf, einzeln oder in Kombination. Fieber tritt in 90 % der Fälle auf, Nackensteife in 70 % und Hautausschlag in 60 %. Wie hoch ist der rechnerisch kleinstmögliche Anteil der Erkrankten, die alle drei Symptome zeigen, an sämtlichen Erkrankten?

A. 10 %
B. 20 %
C. 40 %
D. 55 %
E. 60 %

89. Im Verhältnis zu seinem Anteil an der Körpermasse verbraucht das menschliche Gehirn beträchtliche Mengen Energie. Die zur Energiebereitstellung ablaufenden Stoffwechselprozesse benötigen Sauerstoff, der dem Gehirn über das Blut zugeführt wird. Indem man den Sauerstoffgehalt des Blutes vor und nach dem Durchströmen des Gehirns bestimmt, lässt sich die zur Energieversorgung benötigte Blutmenge abschätzen. Bei einer Versuchsperson beträgt die arterielle Sauerstoffkonzentration 0,18 l O_2 und die venöse 0,12 l O_2 pro Liter Blut. In einer Minute werden 48 ml O_2 aufgenommen. Wie viel Blut durchfließt das Gehirn pro Minute?

A. 0,8 Liter
B. 0,6 Liter
C. 0,06 Liter
D. 0,08 Liter
E. 0,5 Liter

90. Wie ändert sich in der folgenden Formel der Wert für a, wenn man c_2 vergrößert (mit $b > 0$, $c_1 > 0$, $c_2 > 0$)?

$$\frac{1}{a} = (1+b) \times \left(\frac{1}{c_1} - \frac{1}{c_2} \right)$$

A. Der Wert für a wird kleiner.
B. Der reziproke Wert für a wird kleiner.
C. Der reziproke Wert für a hängt weniger stark von b ab.
D. Um die Frage zu beantworten, müsste man mindestens den Wert für b kennen.
E. Um die Frage zu beantworten, müsste man mindestens den Wert für c_1 kennen.

91. Das Van't-Hoff-Gesetz für verdünnte Lösungen formuliert einen Zusammenhang von osmotischem Druck, osmotischer Konzentration und Temperatur. Dieser Zusammenhang lässt sich beschreiben als Produkt der universellen Gaskonstante R, der Temperatur T und der Konzentration c_{osm} der gelösten Teilchen. Die Konzentration der gelösten Teilchen kann als Quotient aus der Stoffmenge n der gelösten Teilchen und dem Volumen V berechnet werden. Wie lautet die Formel für das Van't-Hoff-Gesetz, ausgehend vom osmotischen Druck Π?

A. $\Pi = R \times T \times c_{osm} \times n \times V$

B. $\Pi = R \times T \times c_{osm} \times \frac{n}{V}$

C. $\Pi = \frac{R \times T \times c_{osm}}{n \times V}$

D. $\Pi = R \times T \times n \times V^{-1}$

E. $\Pi = (R \times T \times c_{osm})^{n \times V}$

92. Die sogenannte Akkomodationsbreite bezeichnet den Distanzbereich, in dem Objekte vom Auge entfernt sein dürfen, damit sie scharf erkannt werden können. Der nächste vor dem Auge befindliche Punkt, der noch scharf abgebildet werden kann, heißt Nahpunkt (nah) und der entfernteste Fernpunkt (fern). Welchen Wert hat der Nahpunkt bei einer Akkomodationsbreite A von 7,8 dpt und einem Fernpunkt von 5 m, wenn folgende Beziehungen gelten:

$$A = \frac{1}{nah} - \frac{1}{fern} \qquad [A] = dpt = \frac{1}{m}$$

A. A = 12,5 cm
B. A = 12,5 m
C. A = 8 dpt
D. A = 160 cm
E. A = 62,5 cm

93. Die allgemeine Gasgleichung lautet $p \times V = n \times R \times T$. R steht für die Gaskonstante. Für das Gesetz von Dalton wird die allgemeine Gasgleichung nach dem Partialdruck p aufgelöst. Bei der Zustandsgleichung eines idealen Gases wird davon ausgegangen, dass die Stoffmenge n konstant ist. Bei isothermen Zustandsänderungen ist darüber hinaus auch die Temperatur konstant, sodass das Boyle-Mariotte-Gesetz zwei Produkte von Drücken und Volumina gleichsetzen kann. Das Gesetz von Gay-Lussac beschreibt isobare Zustandsänderungen mit konstantem Druck, sodass der Quotient von Volumen und Temperatur gleich bleibt. Welche Gleichung lässt sich aus den gegebenen Informationen nicht ableiten?

A. Boyle-Mariotte: $p_1 = p_2 \times V_2 \times V^{-1}$
B. Dalton: $p = \frac{n \times R \times T}{V}$
C. Boyle-Mariotte: $p_1 \times V_1 = p_2 \times V_2$
D. Gay-Lussac: $\frac{V}{T} = \text{konst.}$
E. Zustandsgleichung ideales Gas: $p \times V \times T = \text{konst.}$

94. Im Rahmen einer Studie untersuchen Wissenschaftler die Wirksamkeit eines Arzneimittels zur Behandlung einer bestimmten Infektionskrankheit. Dafür wird einer erkrankten Person 15 ml Blut abgenommen und anschließend eine bestimmte Menge des Wirkstoffs hinzugegeben. Vor Zugabe des Wirkstoffs werden in der Blutprobe $5{,}46 \times 10^5$ Krankheitserreger pro ml gezählt. Angenommen, der Wirkstoff senkt die Zahl der Erreger um 20 % je Stunde: Nach frühestens wie vielen Stunden befinden sich in der Blutprobe weniger als $2{,}73 \times 10^5$ Erreger pro ml?

A. Nach 2 Stunden
B. Nach 4 Stunden
C. Nach 3 Stunden
D. Nach 5 Stunden
E. Nach 6 Stunden

95. **Den Raum zwischen den Zellmembranen eines Körpers nennt man Extrazellulärraum (EZR), den Raum innerhalb der Zellen analog dazu Intrazellulärraum (IZR). Die Gesamtwassermenge im Körper eines Erwachsenen verteilt sich im Verhältnis von ungefähr 3:2 auf IZR und EZR. Per Injektion werden einem Patienten 200 mg einer Substanz verabreicht, die sich ausschließlich im EZR verteilt. Wie viel Wasser befindet sich insgesamt im IZR der Person, wenn 10 Stunden nach der Injektion eine Substanz-Konzentration von 0,01 mg/ml gemessen wird und zwischenzeitlich 25 % der injizierten Menge wieder ausgeschieden wurden?**

A. 26 l

B. 22,5 l

C. 15 l

D. 28 l

E. 30 l

96. **Im Rahmen eines Experiments wird untersucht, wie sich das Atemverhalten auf die Luftqualität in Gebäuden auswirkt. Die Versuchsperson befindet sich in einem luftdicht abgeschlossenen Raum mit 20 m^3 Volumen, der CO_2-Gehalt der Luft beträgt zu Beginn 0,05 %. Die Person macht bei leichter Aktivität 20 Atemzüge pro Minute. Bei jedem Zug werden 500 ml Luft ein- und ausgeatmet. Rund 4 % der ausgeatmeten Luft bestehen aus CO_2, das der Körper an die Umgebung abgibt. Nach welchem Zeitraum erreicht die Zimmerluft die gesundheitsgefährdende Konzentration von 1 % CO_2?**

A. Nach 7–8 Stunden

B. Nach 9–10 Stunden

C. Nach 6 Stunden

D. Nach 11–12 Stunden

E. Nach 5 Stunden

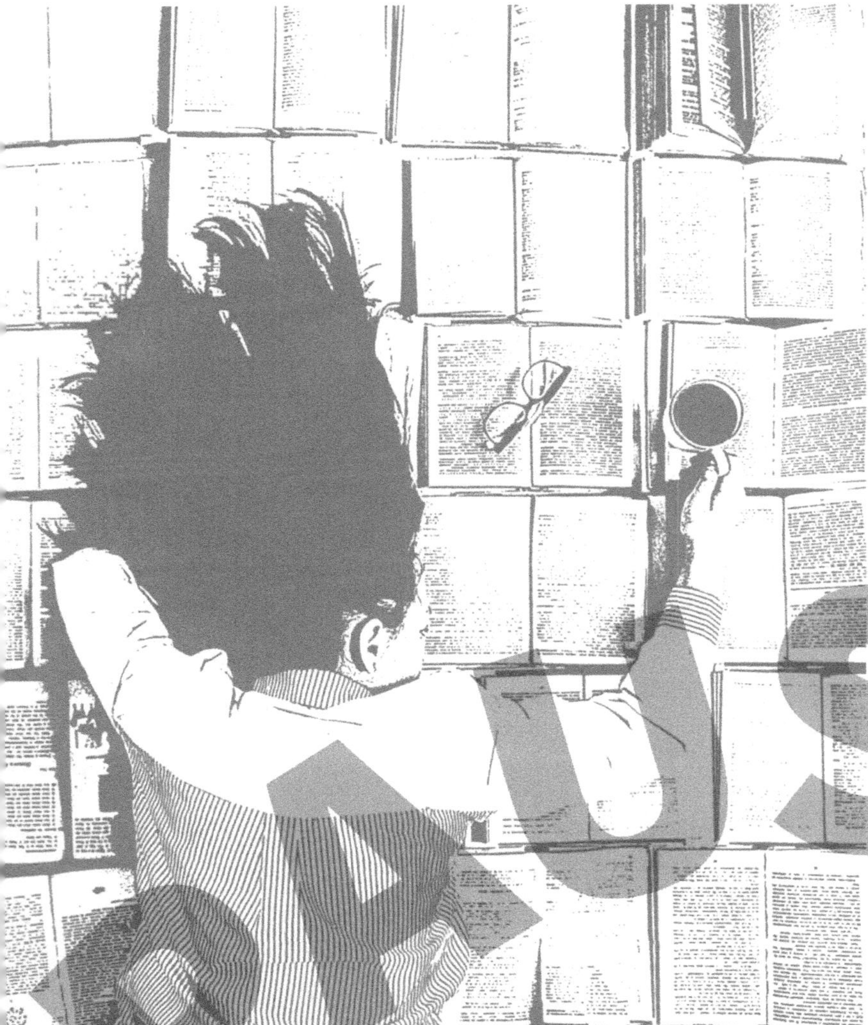

60 Minuten Pause

TMS / EMS II

Figuren lernen (Einprägephase) *Aufgabenerklärung*

Wie gut kannst du dir visuelle Details einprägen?

Nun liegen dir 20 Figuren vor. In jeder Figur ist eine Teilfläche schwarz gefärbt – bitte merke dir, um welche es sich handelt.

Hierzu ein Beispiel

Aufgabe

1.

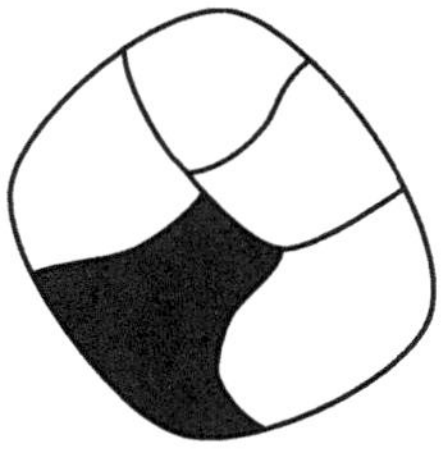

Antwort

1.

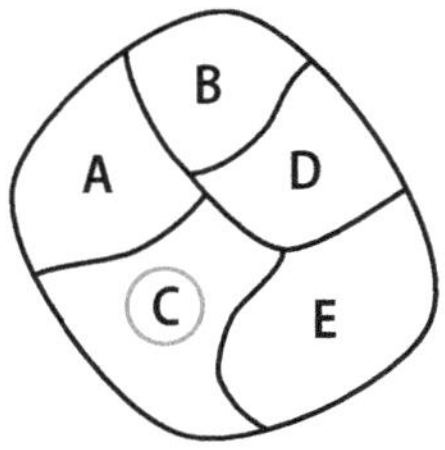

Bitte beachte: Die Reihenfolge, in der dir die Figuren zum Einprägen vorliegen, entspricht nicht der Reihenfolge in der späteren Reproduktionsphase.

Figuren lernen (Einprägephase)

Einprägezeit 4 Minuten

Bitte merke dir, welche Teilflächen schwarz gefärbt sind. Hierbei darfst du dir keine Notizen machen.

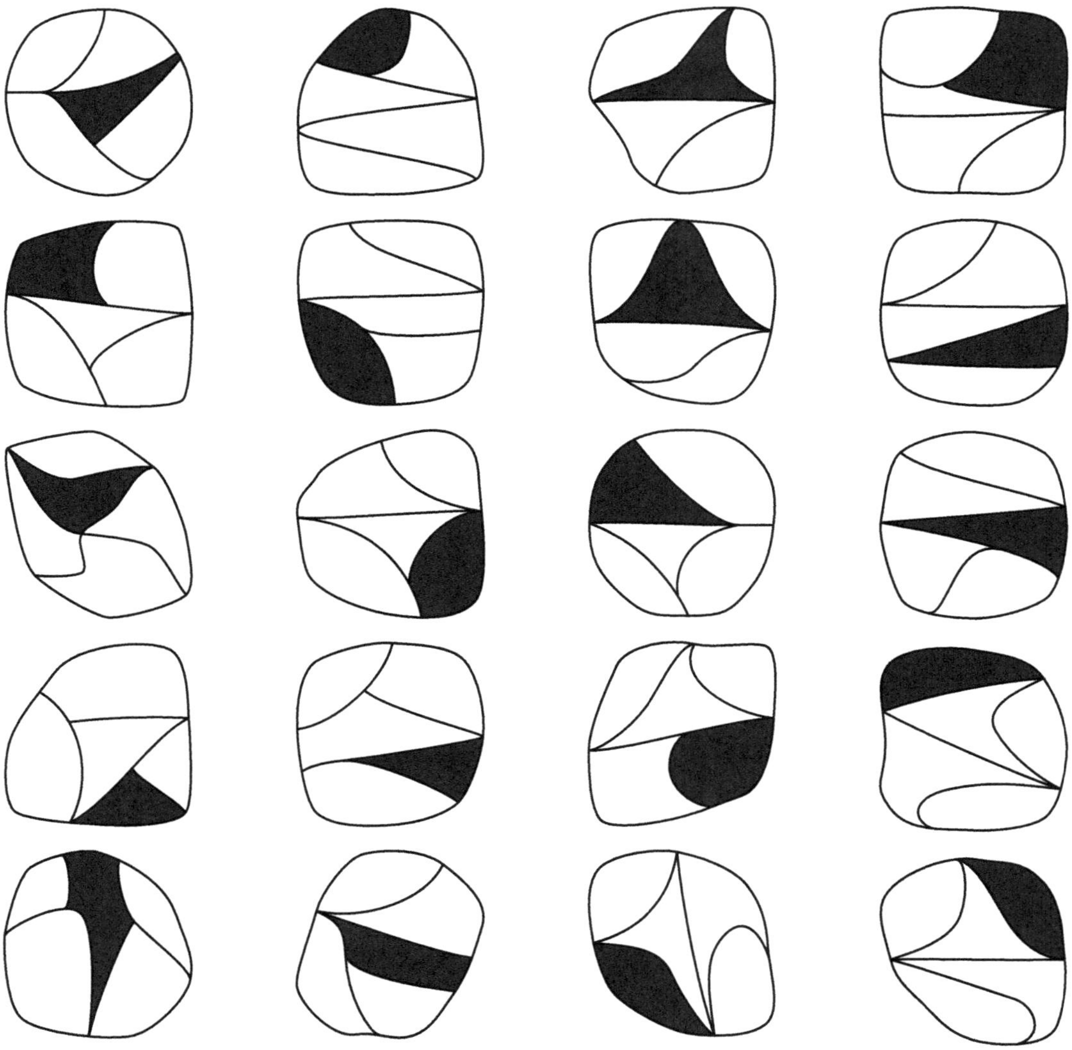

TMS / EMS II

Fakten lernen (Einprägephase)

Aufgabenerklärung

Nun wird dein Faktengedächtnis geprüft.

Dir liegen 15 stichwortartige Fallbeschreibungen vor: Du erhältst jeweils den Nachnamen, das ungefähre Alter, den Beruf, ein weiteres Merkmal (wie z. B. den Familienstand) und die Diagnose der Patienten. Bitte präge dir diese Informationen gut ein – hierbei darfst du dir keine Notizen machen. In der Reproduktionsphase musst du einige Detailfragen richtig beantworten.

Hierzu ein Beispiel

Fallbeschreibung

Berg: ca. 30 Jahre, Verkäuferin, verwitwet – Depression

Aufgabe

1. **Die Patientin mit der Depression ist von Beruf ...?**

   A. Verkäuferin.
   B. IT-Fachfrau.
   C. Projektmanagerin.
   D. Lehrerin.
   E. Therapeutin.

Antwort

A. Verkäuferin.

Fakten lernen (Einprägephase)

Einprägezeit 6 Minuten

Bitte präge dir nun die Fallbeschreibungen ein. Hierbei darfst du dir keine Notizen machen.

Zhang:	ca. 30 Jahre,	Journalist, athletisch – Rheuma
Cheng:	ca. 30 Jahre,	Redakteurin, cholerisch – Nasenbeinbruch
Liu:	ca. 30 Jahre,	Schriftstellerin, gesprächig – Bandscheibenvorfall
Demir:	ca. 35 Jahre,	Köchin, überheblich – Mundfäule
Yildirim:	ca. 35 Jahre,	Kellner, empfindlich – Verstopfung
Bulut:	ca. 35 Jahre,	Bäcker, Rollstuhl – Fußpilz
Rosner:	ca. 45 Jahre,	Mediengestalter, Intensivstation – Akne
Bäumer:	ca. 45 Jahre,	Friseur, seriös – Vergiftung
Wieser:	ca. 45 Jahre,	Musikerin, unruhig – Depression
Altmann:	ca. 60 Jahre,	Fachinformatikerin, geduldig – Trommelfellriss
Neuwirth:	ca. 60 Jahre,	Elektrikerin, verwitwet – Oberschenkelhalsbruch
Jungblut:	ca. 60 Jahre,	Tischler, fröhlich – Hodenkrebs
Starck:	ca. 80 Jahre,	Kinderarzt, frustriert – Bauchschmerzen
Muth:	ca. 80 Jahre,	Erzieher, kräftig – Schlaganfall
Heldt:	ca. 80 Jahre,	Hebamme, seriös – Demenz

TMS / EMS II

EMS-Simulation: *Die Aufgaben 103–108 zum Text „Blutversorgung und Gefäße" entfallen.*

Textverständnis

Bearbeitungszeit 60 Minuten (TMS)
45 Minuten (EMS)

In diesem Abschnitt musst du umfangreiche, komplexe Texte verstehen und verarbeiten.

Du erhältst insgesamt vier längere Texte mit je sechs nachfolgenden Fragen. Beantworte die Aufgaben bitte, indem du jeweils den richtigen Lösungsbuchstaben auf dem Antwortbogen markierst.

Das Verdauungssystem

Die Verdauung beginnt im Mund, in dem die Nahrung zerkleinert und mit Speichel gemischt wird. Der Schluckvorgang, der den Brei in den Ösophagus – die Speiseröhre – befördert, findet im Rachen (Pharynx) statt. Der Ösophagus unterteilt sich in den Pars cervicalis, den Pars thoracalis und den Pars abdominalis. Pharynx und Ösophagus dienen ausschließlich zum Transport des Nahrungsbreis, dem pro Tag zwischen 0,5 und 1,5 Liter Speichel hinzugegeben wird, wodurch der erste Zersetzungsprozess der Nahrung eingeleitet wird.

Im Magen wird die Nahrung durch Enzyme aufgespalten und der Speisebrei für den Darmtrakt portioniert. Der Magensaft – tägliche Produktion bei einem Erwachsenen insgesamt ungefähr 2–3 Liter – besteht aus Wasser, Stoffen wie Pepsin und Bicarbonat und Salzsäure, sodass das Milieu insgesamt sehr sauer ist. Flüssigkeiten brauchen gerade einmal 30 Minuten, um den Magen zu passieren; am längsten benötigen fettreiche Nahrungsmittel.

Nach dem Magen gelangt der Brei zunächst in den Dünndarm (Intestinum tenue) und daraufhin in den Dickdarm (Intestinum crassum). Das Intestinum tenue gliedert sich in das vierteilige Duodenum (Zwölffingerdarm), das Jejunum (Leerdarm) und das Ileum (Krummdarm). Danach folgen, als Teile des Dickdarms, das Zäkum (Blinddarm) mit dem Appendix (Wurmfortsatz) – welcher bei einer Appendizitis oft entfernt wird –, das Kolon (Grimmdarm), das Rektum (Mastdarm) und, anschließend an den Dickdarm, der Analkanal. Das Kolon besteht aus vier Abschnitten: Colon ascendens, Colon transversum, Colon descendens und Colon sigmoideum.

Im Dünndarm spalten Enzyme die Nahrung weiter in Moleküle auf, und die entstehenden Nährstoffe werden resorbiert. Im ersten Teil des Intestinum tenue neutralisieren sogenannte Brunnerdrüsen in den Darmwänden den sauren Speisebrei mittels Sezernierung, d. h. Absonderung von Sekreten. Im Ileum werden besonders Vitamin B12, Vitamin C und Gallensäure resorbiert, wogegen Wasser, Aminosäuren, Hexosen, Fettsäuren, Lipide und weitere Stoffe im Ileum und Jejunum aufgenommen werden. Im Dickdarm wird überwiegend Wasser resorbiert.

In das Duodenum werden vom Pankreas pro Tag ungefähr 1,5–2 Liter Pankreassekrete hinzugegeben. Diese enthalten zahlreiche Enzyme, darunter Cholesterinesterasen, Lipasen, Proteasen und Peptidasen. Die Galle produziert pro Tag einen Anteil von ca. 0,5–1 Litern des Magen-Darm -Sekrets; sie liefert beispielsweise Gallensäure und Cholesterin. Das Dünndarmsekret schließlich – von dem täglich rund 1–2 Liter produziert wird – enthält vor allem Bicarbonat und Mucine.

Der gesamte Verdauungstrakt wird primär über das enterische Nervensystem gesteuert. Es besteht aus efferenten und afferenten Nervenzellen und ist größtenteils autonom, als Teil des vegetativen Nervensystems allerdings verbunden mit dessen weiteren Teilen Sympathikus und Parasympathikus. Der Sympathikus ist allgemein dafür bekannt, den Körper in Handlungsbereitschaft zu versetzen, wohingegen der Parasympathikus eher aktivitätshemmend wirkt, indem er beispielsweise nach dem Essen die Verdauung fördert und dadurch einer gewissen Trägheit Vorschub leistet. Im Einzelnen steigert der Parasympathikus zum Beispiel, durch eine erhöhte Ausschüttung des Transmitters Acetylcholin, die Produktion von Magensäure und Pankreassekreten. Serotonin fördert die Motorik des Darms, wohingegen Noradrenalin durch Engstellung der Blutgefäße die Motorik des Darms senkt, ebenso wie Stickstoffmonoxid. Grundsätzlich können wir keines der genannten Nervensysteme bewusst steuern.

97. Welche der Aussagen lässt bzw. lassen sich aus dem Text ableiten?

I. Nach dem Verlassen des Mundes gelangt die Nahrung vom Pharynx aus direkt in den Magen.
II. Für das saure Milieu im Intestinum tenue sorgt hauptsächlich Pepsin.
III. Bei Verdauungsvorgängen bewirkt der Parasympathikus Müdigkeit und Schlappheit.

A. Nur Aussage I lässt sich ableiten.
B. Nur Aussage III lässt sich ableiten.
C. Die Aussagen I und II lassen sich ableiten.
D. Die Aussagen II und III lassen sich ableiten.
E. Keine Aussage lässt sich ableiten.

98. Welche Aussage ist dem Text zufolge richtig?

A. Bei hoher Sekretion werden im Verdauungstrakt insgesamt ca. 9,5 Liter Sekrete pro Tag abgesondert.
B. Das Intestinum tenue gliedert sich in vier Teile.
C. Im Duodenum werden Cholesterinesterase, Lipasen und Proteasen sezerniert.
D. Brunnerdrüsen sezernieren basische Sekrete.
E. Acetylcholin ist ein Transmitter, der die Motorik des Darms fördert.

99. Welche Aussage ist dem Text zufolge falsch?

A. Die Sekrete in Magen und Dünndarm enthalten Bicarbonat.
B. Der Verdauungstrakt wird ausschließlich vom enterischen Nervensystem gesteuert.
C. Das vegetative Nervensystem besteht aus Parasympathikus, Sympathikus und dem enterischen Nervensystem.
D. Bei einem Mangel an Acetylcholin wird die Verdauung im Magen und Darm aufgrund fehlender Sekrete beeinträchtigt.
E. Schon im Mund beginnt die Zersetzung der Nahrung unter Einwirkung von im Speichel enthaltenen Stoffen.

100. Welche der Aussagen lässt bzw. lassen sich aus dem Text ableiten?

I. Die reine Transportstrecke besteht aus Pharynx und Ösophagus.
II. Vitamin B12 kann im gesamten Intestinum tenue resorbiert werden.
III. Der Dickdarm besteht aus Zäkum, Kolon und Rectum.

A. Nur Aussage I lässt sich ableiten.
B. Nur Aussage II lässt sich ableiten.
C. Die Aussagen I und II lassen sich ableiten.
D. Die Aussagen I und III lassen sich ableiten.
E. Die Aussagen II und III lassen sich ableiten.

101. Welche der Aussagen lässt bzw. lassen sich aus dem Text ableiten?

I. Bei zu viel Noradrenalin wird der Magen-Darm-Trakt mit weniger Blut versorgt.
II. Fettsäuren und Lipide werden im Ileum und Jejunum aufgenommen.
III. Im Vergleich zu anderer Nahrung passiert Wasser den Magen relativ schnell.

A. Nur Aussage I lässt sich ableiten.
B. Nur Aussage II lässt sich ableiten.
C. Die Aussagen I und II lassen sich ableiten.
D. Die Aussagen I und III lassen sich ableiten.
E. Alle Aussagen lassen sich ableiten.

102. Welche Aussage lässt sich nicht aus dem Text ableiten?

A. Der Transmitter Noradrenalin löst Prozesse aus, die dem Sympathikus zugeschrieben werden können.
B. Der Ösophagus besteht aus drei Teilen: Pars cervicalis, Pars horacalis und Pars abdominalis.
C. Der Wurmfortsatz wird bei einer Appendizitis, im Volksmund auch Blinddarmentzündung genannt, häufig entfernt.
D. Das Colon sigmoideum befindet sich vor dem Mastdarm und dem Analkanal.
E. Der Zwölffingerdarm mit seinen vier Teilen ist der längste Abschnitt des Dünndarms.

Blutversorgung und Gefäße

Im menschlichen Körper gibt es zwei Blutkreisläufe: den Körperkreislauf und den Lungenkreislauf. Der Körperkreislauf, auch großer Kreislauf genannt, versorgt den Körper und die Organe mit Nährstoffen – darunter Sauerstoff – und sorgt für den Stoffwechselmetabolismus sowie den Abtransport von Gasen. Der kleine Kreislauf befördert das venöse Blut aus den Organen vom Herzen aus über die Pulmonalarterie zum Kapillarbett der Lunge. Der große Kreislauf beginnt im linken Ventrikel und endet im rechten Vorhof, dazwischen werden nacheinander die Aorta und weitere Arterien, die Organe und anschließend die Venen, mündend in der Hohlvene (Vena cava), passiert.

Eine andere Einteilung des Blutkreislaufs gliedert diesen in das Hochdruck- und Niederdrucksystem, orientiert am Druckunterschied des Blutflusses. Das Hochdrucksystem beinhaltet folglich alle arteriellen Gefäße des großen Blutkreislaufs und, wenn das Herz sich in der Systole zusammenzieht, den linken Ventrikel. Im gegenteiligen Zustand der Diastole rechnet man den linken Ventrikel dagegen zum Niederdrucksystem. Dieses umfasst außerdem den Lungenkreislauf, den linken Vorhof, die vollständige rechte Herzseite sowie die Venen.

Die am Hoch- und Niederdrucksystem beteiligten Gefäße unterscheiden sich in ihrem Aufbau. Im Hochdrucksystem müssen sie aufgrund der starken Drücke großen Kräften standhalten. Während der Systole bewirkt die Pumparbeit des Herzens einen stoßartigen Blutfluss vom Herzen weg. Die auftretenden Druckunterschiede werden durch viele elastische Fasern im Gewebe der Gefäße abgeschwächt, sodass ein harmonischer, gleichmäßiger Blutstrom entsteht. Man spricht dabei auch vom Windkesseleffekt. Besonders gut lässt sich dieser Effekt bei der Aorta ascendens und der Arteria pulmonalis beobachten, die nahe am Herzen dafür sorgen, dass das Blut ruhig und kontinuierlich in den weiteren Kreislauf gelangt.

Die Gefäße des Niederdrucksystems sind innenseitig mit einer Epithelschicht ausgekleidet. Darüber liegen das Stratum subendotheliale und die Membrana elastica interna, die zusammen mit der Epithelschicht die zum Lumen gewandte Tunica intima bilden. Diese ist wiederum umhüllt von der Tunica media; die äußere Schicht bildet schließlich die Tunica adventitia. Die Gefäße des Hochdrucksystems bestehen aus Tunica intima, einer dickeren Schicht Tunica media, die in diesem System in Herznähe vermehrt Muskelzellen und elastische Fasern enthält, und Tunica adventitia. Ein weiterer Unterschied besteht darin, dass die zweischichtig angeordneten glatten Muskelfasern im Niederdrucksystem aufgrund von Bindegewebseinlagerungen unregelmäßig angeordnet sind. Umgeben werden die Gefäße von Bindegewebe.

103. Welche der Aussagen ist bzw. sind dem Text zufolge richtig?

I. Venen gehören zum Niederdrucksystem.
II. Die rechte Herzhälfte und Teile der linken Herzhälfte gehören zum Niederdrucksystem.
III. Pulmonalarterie und Pulmonalvene sind Teil des Niederdrucksystems.

A. Nur Aussage I ist richtig.
B. Nur Aussage III ist richtig.
C. Die Aussagen I und II sind richtig.
D. Die Aussagen I und III sind richtig.
E. Alle Aussagen sind richtig.

104. Welche der Aussagen lässt bzw. lassen sich aus dem Text ableiten?

I. Arterien sind Gefäße, die sauerstoffreiches Blut transportieren.
II. Venöses Blut fließt zum Herzen hin.
III. Arterien sind Teil des Niederdrucksystems.

A. Nur Aussage I lässt sich ableiten.
B. Nur Aussage II lässt sich ableiten.
C. Die Aussagen I und II lassen sich ableiten.
D. Die Aussagen II und III lassen sich ableiten.
E. Keine Aussage lässt sich ableiten.

105. Welche Aussage lässt sich aus dem Text ableiten?

A. Gefäße des Hochdrucksystems verfügen im Vergleich zum Niederdrucksystem über weniger Schichten, die dafür aber stärker ausgeprägt sind.
B. Die Tunica media enthält bei Arterien grundsätzlich mehr elastische Fasern als bei Venen.
C. Kapillare gehören weder zum Niederdrucksystem noch zum Hochdrucksystem.
D. Der große Kreislauf umfasst Arterien und Venen.
E. Die Tunica media unterscheidet sich nur in der Anordnung der Muskelzellen zwischen den Gefäßtypen.

106. Welche der angegebenen Reihenfolgen der Stationen im Blutkreislauf lässt bzw. lassen sich nicht aus dem Text ableiten?

I. Linker Ventrikel → Aorta → Organ → Hohlvene → rechter Vorhof
II. Herz → Arterien → Organe → Venen → Herz → Lunge → Herz
III. Pulmonalarterie → Lunge → Pulmonalvene → rechter Vorhof

A. Nur Aussage I lässt sich nicht ableiten.
B. Nur Aussage II lässt sich nicht ableiten.
C. Nur Aussage III lässt sich nicht ableiten.
D. Die Aussagen II und III lassen sich nicht ableiten.
E. Alle Aussagen sind richtig.

107. Welche Aussage lässt sich nicht aus dem Text ableiten?

A. Das Stratum subendotheliale besteht aus Bindegewebe.
B. Elastische Fasern sind für den Windkesseleffekt notwendig.
C. Venen und Arterien bestehen aus drei Tunicae und einem Bindegewebe um das Gefäß.
D. Die Tunica intima besteht aus Endothel, Stratum subendotheliale und Membrana elastica interna.
E. Venen des Niederdrucksystems sind dünner als Arterien des Hochdrucksystems.

108. Welche Aussage ist dem Text zufolge richtig?

A. In der Systole ist das Herz entspannt, in der Diastole kontrahiert es.
B. An der Aorta ascendens und der Arteria pulmonalis setzt kein Windkesseleffekt ein.
C. Die Membrana elastica interna ist die Schicht der Tunica media, die am weitesten vom Lumen entfernt ist.
D. Das Lumen von Blutgefäßen ist durch eine Epithelschicht ausgekleidet.
E. Der Windkesseleffekt gleicht plötzliche Druckabfälle im Hochdrucksystem aus.

Schilddrüsenhormone

Schilddrüsenhormone haben großen Einfluss auf viele Bereiche des Körpers. In der frühkindlichen Entwicklung des Menschen führt eine unbehandelte angeborene primäre Hypothyreose zu Wachstumsstörungen und dauerhaften Beeinträchtigungen der Intelligenz. Daher wird zwischen dem zweiten und vierten Lebenstag eines Neugeborenen die TSH-Konzentration gemessen. Ein erhöhter Wert deutet auf eine angeborene primäre Hypothyreose hin, die eine niedrige Konzentration von T_3 und T_4 im Körper zur Folge hat. Ursache kann eine Fehlbildung oder Unterentwicklung der Schilddrüse sein, sodass trotz hohem TSH-Spiegel die Schilddrüsenhormone T_3 und T_4 nicht gebildet werden können. Andere Formen der Hypothyreose können durch den Mangel an Syntheseprodukten der Schilddrüsenhormone entstehen.

Die Bildung von T_3 und T_4 wird durch ein Zusammenspiel von Hypothalamus und Hypophyse mit der Schilddrüse reguliert. Der Hypothalamus schüttet das Hormon Thyreoliberin (TRH) aus. TRH stimuliert die Freisetzung von Thyreotropin (TSH) in der Adenohypophyse, einem Teil der Hypophyse. TSH wirkt über einen GPCR (G-Protein gekoppelten Rezeptor) stimulierend auf die Schilddrüse. Hier werden dann die Hormone T_3 und T_4 gebildet und schließlich in den Körper freigesetzt.

An der basolateralen Membran des Follikelepithels wird Iodid über einen Natrium-Iodid-Symporter aus dem Blut in die Epithelzelle transportiert. Um in das Follikellumen zu gelangen, wird Iodid im Austausch mit Chlorid über einen Anionenaustauscher transportiert. Im Follikellumen reagieren $NADPH+H^+$ und O_2 mithilfe einer NADPH-Oxidase zu $NADP^+$ und H_2O_2. Das H_2O_2 wiederum dient dem Enzym Thyreoperoxidase zur Bindung des Iodids an Thyreoglobulin. Nach mehrfacher Wiederholung der Reaktion und der Bildung einer Ether-Bindung zwischen den iodierten Tyrosylresten entsteht aus Thyreoglobulin durch Anlagerung von drei bzw. vier Iodresten entsprechend Triiodthyronin (T_3) oder Thyroxin (T_4).

T_3 und T_4 werden über Vesikel in das Blut ausgeschüttet. Der T_4-Anteil in den Vesikeln liegt bei ca. 90 %, der T_3-Anteil bei 10 %. Nur 0,3 % der Schilddrüsenhormone liegen frei im Blut vor, der Großteil ist entweder an TBG (Thyroxin-bindendes Globulin) oder TBPA (Thyroxin-bindendes Präalbumin) gebunden.

Allgemein sorgen die Schilddrüsenhormone in den Zellen für die Synthese von Genen der DNA, die den Stoffwechsel fördern und – infolge des erhöhten Stoffwechsels – den Energieverbrauch steigern. Sind zu viele Schilddrüsenhormone vorhanden, kann eine Hyperthyreose wegen des erhöhten Grundumsatzes mit starkem Gewichtsverlust einhergehen. Typische weitere Symptome für Morbus Basedow, eine bestimmte Art von Hyperthyreose, bestehen in der sogenannten „Merseburger Trias" aus Strumabildung, Herzrasen und Exophthalmus. Die Struma bezeichnet eine Vergrößerung der Schilddrüse, verursacht durch die vermehrte Produktion von Schilddrüsenhormonen, die ausgelöst wird durch einen Mangel an dem Syntheseprodukt Iod in der Schilddrüse infolge des erhöhten Iodverbrauchs. Zu einem Exophthalmus (hervortretenden Augen) kann es kommen, da die bei Morbus Basedow vorhandenen Autoantikörper gegen die Schilddrüse auch mit anderem Gewebe wie jenem am Auge reagieren können. Grundsätzlich lässt sich eine Hyperthyreose durch einen erhöhten T_3- und T_4-Spiegel bei gleichzeitig niedriger TSH- und

TRH-Konzentration bestimmen. Die niedrige TSH- und TRH-Konzentration lässt sich durch eine negative Rückkopplung der Schilddrüsenhormone auf den Hypothalamus erklären.

109. Welche der Aussagen lässt bzw. lassen sich aus dem Text ableiten?

I. Schilddrüsenhormone wirken nicht direkt auf die Hypophyse.
II. Eine Hypothyreose führt zu einem Mangel an Schilddrüsenhormonen bei zugleich erhöhtem TRH- und TSH-Spiegel.
III. Die Hypophyse leitet Signale über eine weitere Membran weiter an die Adenohypophyse und ein G-Protein.

A. Nur Aussage I lässt sich ableiten.
B. Nur Aussage II lässt sich ableiten.
C. Die Aussagen I und II lassen sich ableiten.
D. Die Aussagen II und III lassen sich ableiten.
E. Keine Aussage lässt sich ableiten.

110. Welche Aussage lässt sich aus dem Text ableiten?

A. In der Schilddrüse kommt es zur Aufnahme von Signalen der Adenohypophyse über einen GPCR.
B. 90 % der freigesetzten Schilddrüsenhormone im Blut sind vom Typ T_3.
C. Die TSH-Konzentration wird standardmäßig zwischen dem zweiten und vierten Lebensjahr gemessen.
D. Die Auslöser einer Hyperthyreose sind Antikörper.
E. Notwendig für die mithilfe von Thyreoperoxidase ablaufende Reaktion sind $NADPH+H^+$ und O_2.

111. Welche Aussage lässt sich nicht aus dem Text ableiten?

A. Schilddrüsenhormone wirken auf den Körper, indem sie Stoffwechselvorgänge und Genaktivitäten beeinflussen.
B. Die primäre Hypothyreose beeinflusst die Entwicklung von Neugeborenen irreversibel.
C. An der basolateralen Membran wird Iod in die Zellen des Follikelepithels transportiert.
D. Triiodthyronin entsteht durch die Anlagerung von drei Iodresten an Thyreoglobulin.
E. Nach der Synthese von Thyroxin und Triiodthyronin befinden sich die Stoffe in Vesikeln der Schilddrüse.

112. Welche der Aussagen lässt bzw. lassen sich aus dem Text ableiten?

I. Thyreoglobulin wird infolge von Modifikationen zu Schilddrüsenhormonen umgewandelt.
II. Iodid wird über einen Anionentauscher in die Follikelepithelzelle transportiert und dort unter Einwirkung von NADPH-Oxidase verarbeitet.
III. Thyroxin und Triiodthyronin sind im Blut vorwiegend an TRH gebunden.

A. Nur Aussage I lässt sich ableiten.
B. Nur Aussage II lässt sich ableiten.
C. Die Aussagen I und II lassen sich ableiten.
D. Die Aussagen II und III lassen sich ableiten.
E. Alle Aussagen lassen sich ableiten.

113. Welche Aussage ist dem Text zufolge richtig?

A. Bei einem Mangel an TRH oder TSH ist in der Regel das Vorhandensein einer Hyperthyreose zu diagnostizieren.
B. Das Thyroxin bindende Globulin bewirkt, dass T_3 und T_4 frei im Blut vorliegen können.
C. Iodid gelangt über eine Membran im Austausch gegen Natrium in die Epithelzelle des Follikels.
D. Das hohe Niveau des TRH-Spiegels bei einer Hypothyreose folgt aus einer schwachen bzw. ausbleibenden Rückkopplung von T_3 und T_4.
E. Thyreoliberin wirkt in Form einer negativen Rückkopplung unmittelbar auf die Hypophyse.

114. Welche Aussage lässt sich nicht aus dem Text ableiten?

A. Eine primäre Hypothyreose kann in einer dysfunktionalen Schilddrüse begründet sein.
B. Bei einem gesunden Menschen wird bei Vorhandensein einer großen Menge an T_3 und T_4 die TRH-Ausschüttung zurückgefahren.
C. Morbus Basedow kennzeichnet sich durch die Merseburger Trias, die unter anderem einen signifikanten Gewichtsverlust umfasst.
D. NADPH-Oxidase sorgt für die Synthese von H_2O_2.
E. Zur Strumabildung kann es durch einen Mangel an Iod, einem Syntheseprodukt der Schilddrüse, kommen.

Plexus brachialis

Die obere Extremität weist einen komplexen Verlauf der Nerven aus dem Plexus brachialis auf. Die aus dem Rückenmark entspringenden Fasern (Fila radicularia radicis anterioris und posterioris) treten gebündelt durch das Foramen intervertebrale aus der Wirbelsäule und lagern sich zu einer Radix anterior und einer Radix posterior zusammen. Die Radix anterior besteht aus motorischen Fasern, welche Informationen vom Rückenmark zum Muskel leiten und diese gezielt innervieren (efferente Fasern). Die sensiblen Fasern der Radix posterior leiten Informationen zum Rückenmark und weiter zum Gehirn (afferente Fasern). Im weiteren Verlauf bündeln sich Radix anterior und Radix posterior zu einem Spinalnerv.

Die Spinalnerven in der oberen Extremität stammen primär aus fünf Rückenmarkssegmenten. Im Einzelnen sind dies die zervikalen Segmente 5 bis 8 (C5–C8) und das erste thorakale Segment (Th1). Die Spinalganglien werden nach Abgabe der Rami dorsales der Spinalnerven zu den fünf Rami ventrales der Spinalnerven, die sich zu drei Trunci zusammenschließen. Der Truncus superior besteht aus Fasern der Segmente C5 und C6. Der Truncus medius enthält ausschließlich Fasern des Segments C7. Der Truncus inferior beinhaltet Fasern aus den restlichen Rückenmarksegmenten, welche die obere Extremität versorgen.

Die Äste, die direkt aus den Rami ventrales oder den Trunci entspringen und oberhalb des Schlüsselbeins (Clavicula) entspringen, bilden den Pars supraclavicularis des Plexus brachialis. Der Pars supraclavicularis besteht aus Fasern der Segmente C4–C7. Die Äste aus den Fasciculi, die sich unterhalb der Clavicula befinden, gehören zum Pars infraclavicularis des Plexus brachialis.

Die Trunci teilen sich in jeweils zwei Divisionen auf. Jeder Truncus gibt somit zwei Anteile ab, die sich daraufhin zu insgesamt drei Faszikeln verbinden. Der Fasciculus lateralis besteht aus einer Division des Truncus superior und einer Division des Truncus medius. Der Fasciculus posterior enthält je eine Division aller drei Trunci. Eine Besonderheit stellt der Fasciculus medialis dar, der nur aus einer Division des Truncus inferior besteht. Benannt sind die Faszikel nach ihrer Lage zur Arteria axillaris, an der entlang sie verlaufen.

Der Pars supraclavicularis teilt sich in vier Nerven: N. dorsalis scapulae (C4, C5), N. suprascapularis (C4–C6), N. thoracicus longus (C5–C7) und N. subclavius (C5, C6).

Der Fasciculus lateralis bildet den N. musculocutaneus, N. pectoralis lateralis und den lateralen Anteil des N. medianus. Zum Fasciculus medialis gehören der N. ulnaris, N. pectoralis medialis, N. cutaneus brachii medialis, N. cutaneus antebrachii medialis und der mediale Anteil des N. medianus. Der dritte der erwähnten Fasciculi bildet den N. radialis, N. axillaris, N. subscapularis und N. thoracodorsalis.

Die kurzen Äste des Pars infraclavicularis entspringen an Faszikeln. Die langen Äste sind Endäste der Faszikel, sie spalten sich also nicht von diesen ab, erhalten aber in ihrem Verlauf einen anderen Namen. Zu den kurzen Ästen gehören der N. subscapularis, N. thoracodorsalis, Nn. pectorales medialis und lateralis, N. cutaneus brachii medialis und N. cutaneus antebrachii medialis. Somit sind alle anderen genannten Nerven der Faszikel des Pars infraclavicularis des Plexus Endnerven.

115. Welche der Aussagen lässt bzw. lassen sich aus dem Text ableiten?

I. Durch das Foramen intervertebrale treten ausschließlich die Fila radicularia radicis anterioris.
II. Der Plexus brachialis besteht aus den Teilen Pars supraclavicularis und Pars infraclavicularis.
III. Sensible Fasern sind efferent und leiten Signale zum Gehirn.

A. Nur Aussage I lässt sich ableiten.
B. Nur Aussage II lässt sich ableiten.
C. Die Aussagen I und II lassen sich ableiten.
D. Die Aussagen II und III lassen sich ableiten.
E. Keine der Aussagen lässt sich ableiten.

116. Welche Aussage ist dem Text zufolge richtig?

A. Zu den Trunci des Plexus brachialis schließen sich fünf Rami ventrales der Spinalnerven zusammen.
B. Die Fasern des Radix anterior und des Radix posterior verlaufen stets räumlich entfernt voneinander.
C. Die verschiedenen Trunci des Plexus brachialis haben Anteile an Nervensträngen aus den gleichen Rückenmarkssegmenten.
D. Der Truncus inferior besteht aus Fasern aller Rückenmarkssegmente des Plexus.
E. Der Plexus brachialis befindet sich unterhalb der Clavicula.

117. Welche Aussage lässt sich nicht aus dem Text ableiten?

A. Die obere Extremität wird durch den Plexus brachialis versorgt.
B. Spinalnerven verlaufen außerhalb der Wirbelsäule und sind zusammengesetzt aus den Fila radicularia radicis anterioris und posterioris.
C. Zum Pars supraclavicularis, dessen Fasern auch aus Trunci des Plexus brachialis stammen können, gehören unter anderem N. subclavius und N. subscapularis.
D. Der Truncus superior wird gebildet aus Fasern aus den Rückenmarkssegmenten C5 und C6.
E. Die Faszikel des Plexus brachialis laufen um die Arteria axillaris herum.

118. Welche der Aussagen lässt bzw. lassen sich aus dem Text ableiten?

I. Der Fasciculus lateralis besteht aus Fasern der Segmente C5 bis C7.
II. Der Pars infraclavicularis des Plexus brachialis geht hervor aus den Spinalnerven an der Wirbelsäule, deren Rami ventrales die Trunci und Fasciculi bilden, welche schließlich zu Endnerven werden.
III. Der aus dem Fasciculus posterior stammende N. cutaneus brachii medialis enthält Fasern aus den Segmenten C5 bis Th1.

A. Nur Aussage I lässt sich ableiten.
B. Nur Aussage II lässt sich ableiten.
C. Die Aussagen I und II lassen sich ableiten.
D. Die Aussagen II und III lassen sich ableiten.
E. Alle Aussagen lassen sich ableiten.

119. Welche Aussage ist dem Text zufolge richtig?

A. In die im Text genannten Faszikel fließen durch den Pars supraclavicularis Anteile des Segments C4 ein.
B. Den Rückenmarkssegmenten C4 bis Th2 entstammen die Nerven für die obere Extremität.
C. Der Truncus medius besteht aus den Rami ventrales eines einzigen Rückenmarkssegments.
D. Sämtliche genannten kurzen Äste des Pars infraclavicularis gehören zum Fasciculus medialis.
E. Jeder Truncus gibt zwei Divisionen an einen jeweils bestimmten Faszikel.

120. Welche Aussage ist dem Text zufolge falsch?

A. Die Trunci schließen sich zu Rami dorsales und Rami ventrales zusammen.
B. Die motorischen Fasern des Rückenmarks verlaufen zu den Muskeln und innervieren diese.
C. Der N. medianus besteht als einziger erwähnter Nerv des Pars infraclacvicularis aus mehreren Faszikelanteilen.
D. Der Fasciculus posterior, aus dem zum Beispiel der N. axillaris und N. radialis hervorgehen, entstammt ursprünglich den Segmenten C5 bis Th1.
E. Der N. ulnaris bildet die Fortsetzung eines Faszikels mit anderem Namen.

TMS / EMS II

EMS-Simulation: *Die Aufgaben 139, 140 entfallen.*

Figuren lernen (Reproduktion)

Bearbeitungszeit 5 Minuten

Vor Kurzem lagen dir 20 Figuren vor, bei denen jeweils eine Teilfläche geschwärzt war.

Bearbeite nun bitte die folgenden Aufgaben: Markiere jeweils den Lösungsbuchstaben der schwarzen Teilfläche auf dem Antwortbogen.

121.

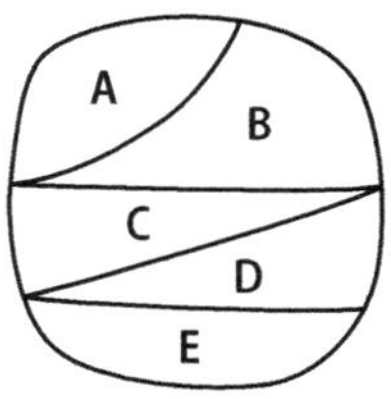

122.

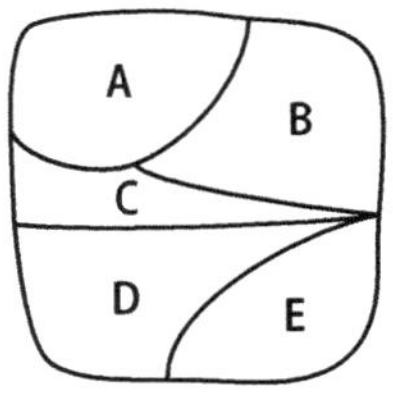

123.

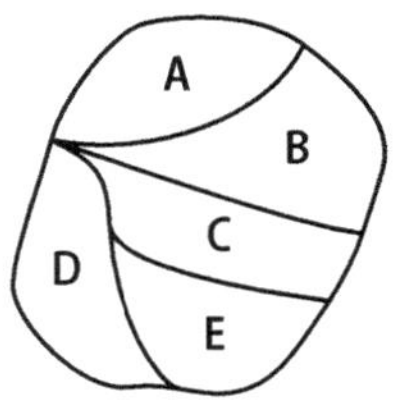

124.

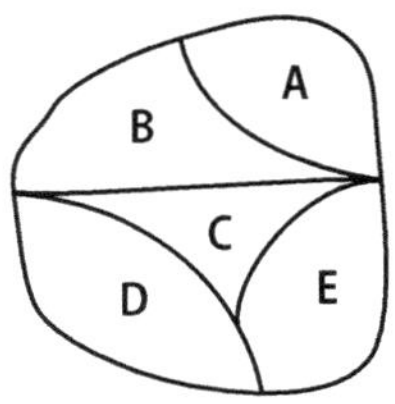

125.

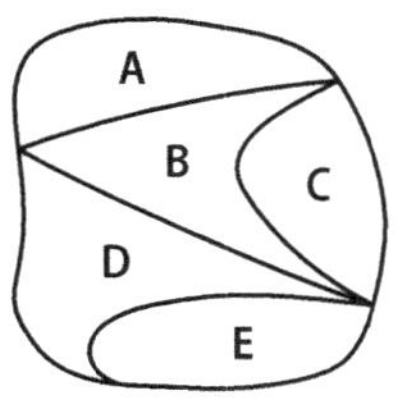

126.

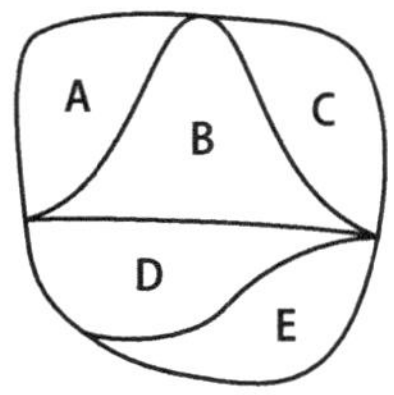

127.

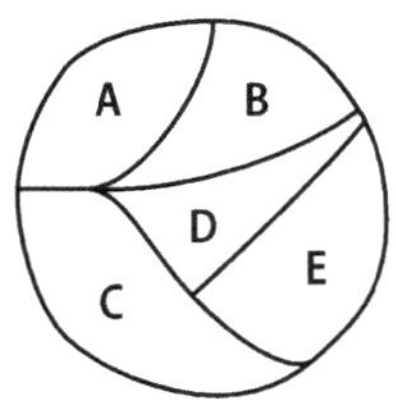

128.

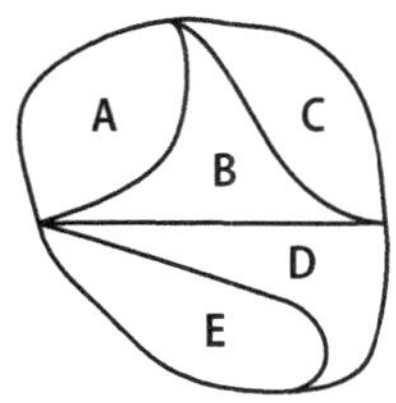

129.

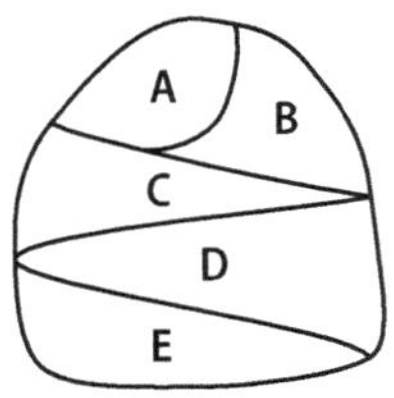

130.

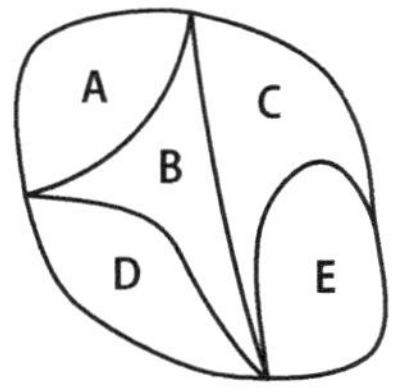

131.

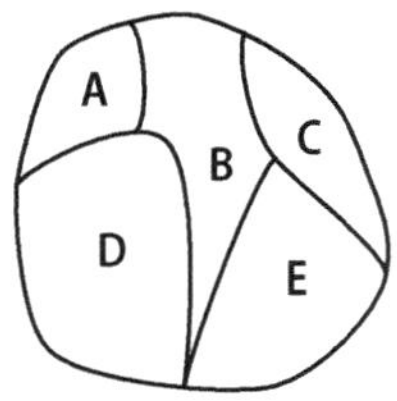

132.

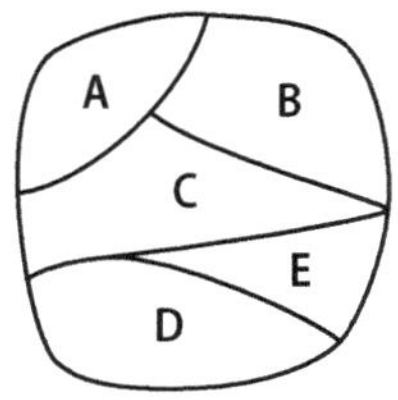

133.

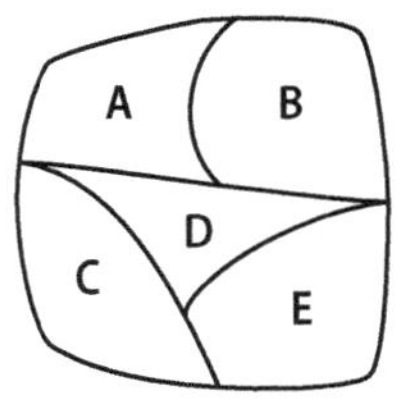

134.

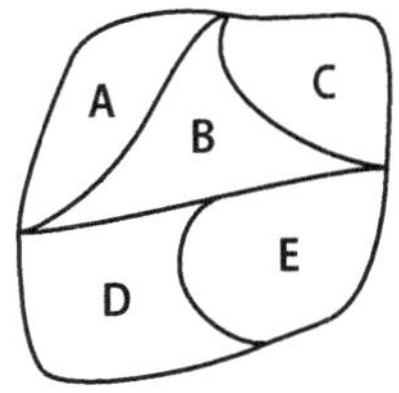

135.

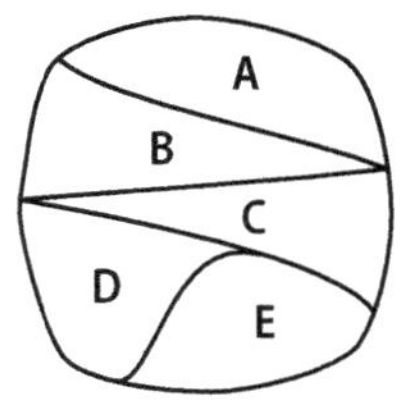

136.

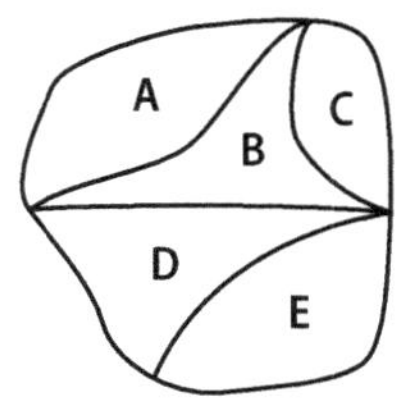

137.

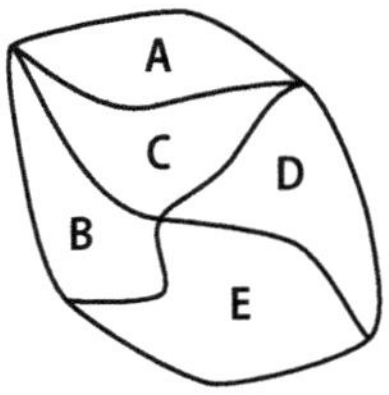

138.

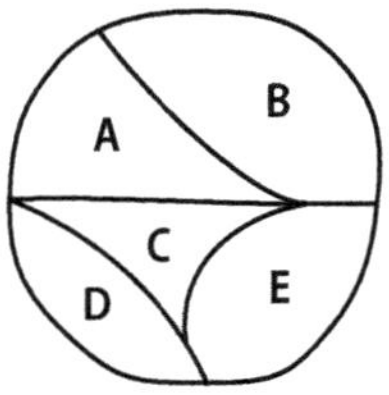

139.

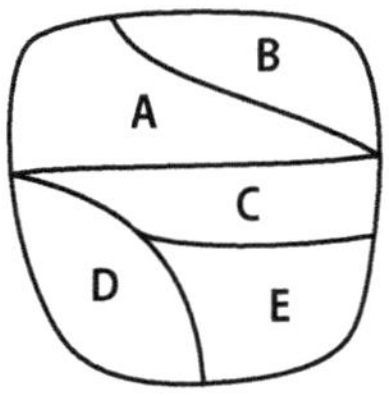

140.

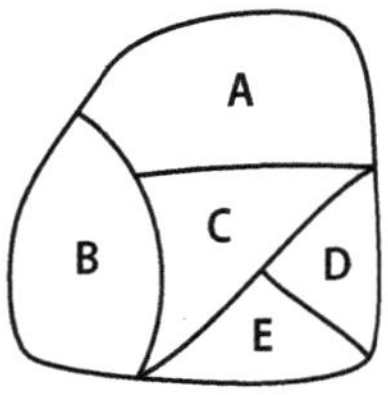

TMS / EMS II

EMS-Simulation: *Die Aufgaben 159, 160 entfallen.*

Fakten lernen (Reproduktion)

Bearbeitungszeit 7 Minuten (TMS)
6 Minuten (EMS)

Vor Kurzem lagen dir mehrere Fallbeschreibungen vor, die du dir einprägen solltest.

Bearbeite nun bitte die folgenden Aufgaben: Markiere jeweils den richtigen Lösungsbuchstaben auf dem Antwortbogen.

141. Herr Rosner ...?

A. ist gesprächig.
B. ist ca. 60 Jahre alt.
C. sitzt im Rollstuhl.
D. hat Bauchschmerzen.
E. ist auf der Intensivstation.

142. Die Diagnose von Frau Bäumer lautet ...?

A. Mundfäule.
B. Rheuma.
C. Vergiftung.
D. Trommelfellriss.
E. Nasenbeinbruch.

143. Die an Demenz erkrankte Patientin ...?

A. ist seriös.
B. ist überheblich.
C. heißt Muth.
D. ist cholerisch.
E. ist von Beruf Journalistin.

144. Der athletische Patient ist von Beruf ...?

A. Redakteur.
B. Journalist.
C. Kellner.
D. Mediengestalter.
E. Fachinformatiker.

145. Der Patient mit dem Fußpilz ist von Beruf ...?

A. Bäcker.
B. Journalist.
C. Kinderarzt.
D. Fachinformatiker.
E. Tischler.

146. Die Elektrikerin ist ...?

A. gesprächig.
B. überheblich.
C. seriös.
D. verwitwet.
E. kräftig.

147. Der Kinderarzt heißt ...?

A. Zhang.
B. Bulut.
C. Altmann.
D. Wieser.
E. Starck.

148. Die Diagnose der gesprächigen Patientin lautet …?

A. Bauchschmerzen.
B. Oberschenkelhalsbruch.
C. Bandscheibenvorfall.
D. Fußpilz.
E. Schlaganfall.

149. Das Alter des Erziehers beträgt …?

A. ca. 30 Jahre.
B. ca. 35 Jahre.
C. ca. 45 Jahre.
D. ca. 60 Jahre.
E. ca. 80 Jahre.

150. Die Köchin leidet an …?

A. einem Bandscheibenvorfall.
B. Demenz.
C. Mundfäule.
D. Depression.
E. einem Oberschenkelhalsbruch.

151. Der ca. 60 Jahre alte Patient heißt …?

A. Neuwirth.
B. Altmann.
C. Jungblut.
D. Wieser.
E. Heldt.

152. Frau Heldt …?

A. ist verwitwet.
B. ist unruhig.
C. ist Tischlerin.
D. ist ca. 80 Jahre alt.
E. ist frustriert.

153. Der Kellner heißt …?

A. Yildirim.
B. Demir.
C. Bulut.
D. Neuwirth.
E. Muth.

154. Der Patient im Rollstuhl ist von Beruf …?

A. Erzieher.
B. Bäcker.
C. Musiker.
D. Tischler.
E. Kinderarzt.

155. Der Patient mit dem Schlaganfall …?

A. ist unruhig.
B. ist seriös.
C. ist athletisch.
D. ist Redakteur.
E. ist kräftig.

156. Die ca. 45 Jahre alte Patientin heißt …?

A. Wieser.
B. Liu.
C. Bulut.
D. Demir.
E. Altmann.

157. Die geduldige Patientin heißt …?

A. Bulut.
B. Altmann.
C. Jungblut.
D. Starck.
E. Liu.

158. Der Patient mit Hodenkrebs ...?

A. ist athletisch.
B. ist fröhlich.
C. ist überheblich.
D. ist seriös.
E. ist kräftig.

159. Frau Wieser ist von Beruf ...?

A. Köchin.
B. Friseurin.
C. Musikerin.
D. Hebamme.
E. Mediengestalterin.

160. Die Patientin mit dem Trommelfellriss ist von Beruf ...?

A. Kellnerin.
B. Kinderärztin.
C. Journalistin.
D. Fachinformatikerin.
E. Hebamme.

TMS / EMS II

EMS-Simulation: *Die Aufgaben 163, 169, 174, 179, 181, 183 entfallen.*

Diagramme und Tabellen

Bearbeitungszeit 60 Minuten (TMS)
45 Minuten (EMS)

In diesem Untertest geht es darum, Diagramme und Tabellen richtig zu interpretieren.

Sieh dir das vorgestellte Schaubild bzw. die vorliegende Tabelle genau an und beantworte dann die nachfolgende Frage, indem du jeweils den richtigen Lösungsbuchstaben auf dem Antwortbogen markierst.

161. Das folgende Diagramm veranschaulicht die Entwicklung der Beschäftigtenzahl im Gesundheitswesen. Der Anteil der medizinischen Berufe daran – zum Beispiel Ärzte, Krankenpfleger, Medizinische Fachangestellte – ist gesondert ausgewiesen. Allgemein waren im dargestellten Zeitraum rund drei von vier Beschäftigten im Gesundheitswesen weiblich. Gut 12 % der Beschäftigten waren mindestens 60 Jahre alt.

Zuwachs der Beschäftigten im Gesundheitswesen

Veränderung gegenüber dem Vorjahr in Tausend

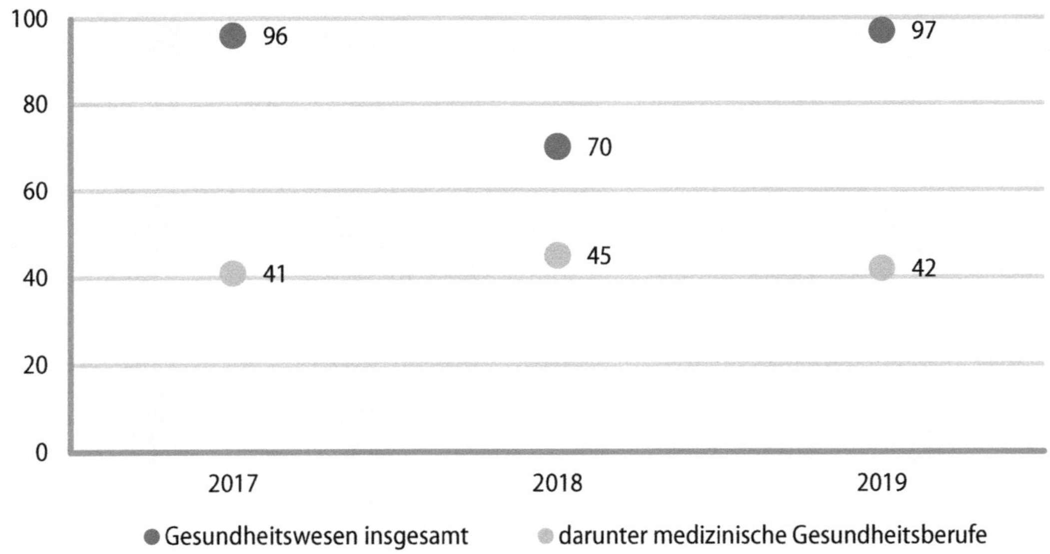

Quelle: Statistisches Bundesamt

Welche Schlussfolgerung lässt sich aus den gegebenen Informationen ziehen?

A. Im Gesundheitswesen standen Jahr für Jahr mehr finanzielle Mittel zur Verfügung, um neues Personal einzustellen, sodass die Beschäftigtenzahl immer weiter zugenommen hat.

B. Die Zahl der Beschäftigten steigt, weil viele Fachkräfte im Renteneintrittsalter sind und schon kurz vorher neues Personal eingestellt wird, um eine optimale Einarbeitung und Übergabe zu gewährleisten.

C. Die Zahl der Beschäftigten im Gesundheitswesen stagniert, weil die Berufe gesellschaftlich wenig Anerkennung genießen, vergleichsweise niedrig entlohnt werden und daher unattraktiv sind.

D. Der Frauenanteil am Gesamtpersonal des Gesundheitswesens ist hoch.

E. Das medizinische Personal stellte 2019 die Mehrheit der Beschäftigten im Gesundheitswesen.

162. Im Jahr 2020 wurden in Deutschland insgesamt 1.001.404 Todesfälle verzeichnet. Von den Gestorbenen waren 500.817 weiblich und 500.587 männlich. Unter den im Diagramm aufgeführten „bösartigen Neubildungen" versteht man die Bildung von Tumoren oder Krebs. Ein Myokardinfarkt wird umgangssprachlich auch als Herzinfarkt bezeichnet. „Pankreas" ist der Fachbegriff für die Bauchspeicheldrüse. Eine Pneumonie ist eine Lungenentzündung, und chronisch ischämische Herzkrankheiten sind Erkrankungen der Herzkranzgefäße.

Häufigste Todesursachen nach Geschlecht 2020

In Tausend

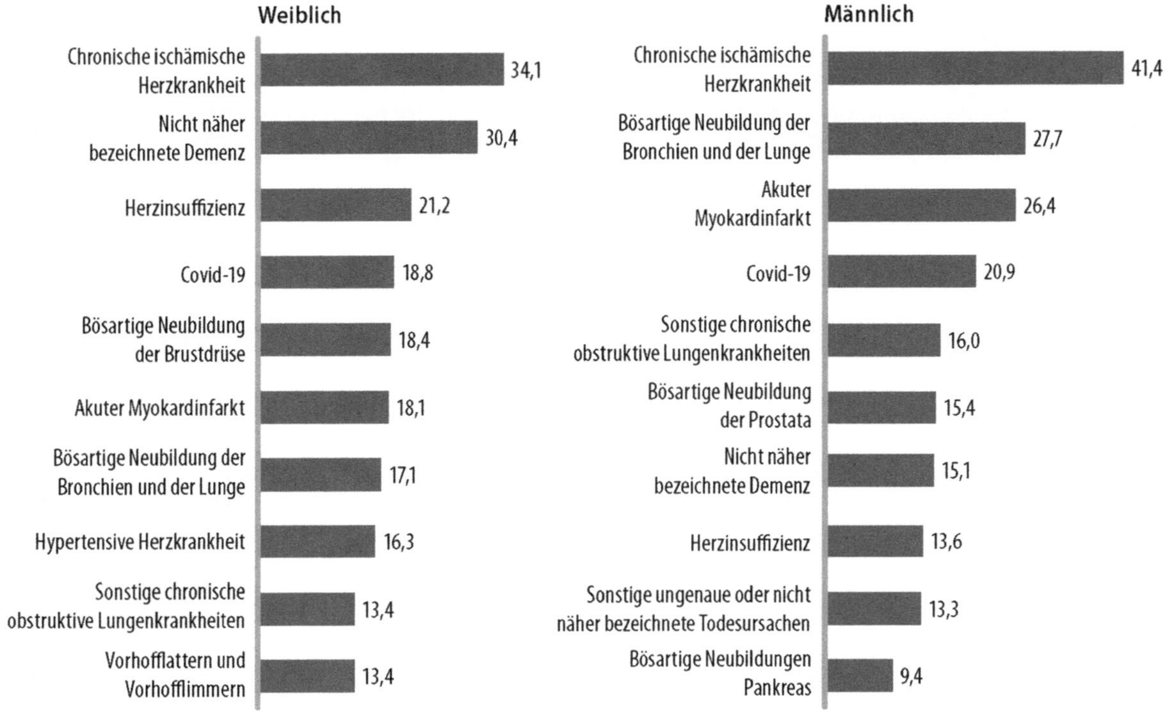

Quelle: Statistisches Bundesamt

Welche Schlussfolgerung lässt sich aus den gegebenen Informationen ziehen?

A. Bei sechs der angegebenen Todesursachen lagen zum Zeitpunkt der Datenerhebung keine Zahlen für beide Geschlechter vor.

B. Die häufigste Todesursache im Jahr 2020 war bei Männern die chronisch ischämische Herzkrankheit, bei Frauen die nicht näher bezeichnete Demenz.

C. Die nicht näher bezeichnete Demenz war 2020 bei Männern die siebthäufigste, bei Frauen die zweithäufigste Todesursache und insgesamt verantwortlich für 45.500 Todesfälle.

D. Im Jahr 2020 sind insgesamt 9.400 Männer an Pankreaskrebs erkrankt.

E. Rund 60 % aller weiblichen Verstorbenen im Jahr 2020 sind an einer der angegebenen Todesursachen gestorben.

163. Sie sehen vor sich das Klimadiagramm der Stadt Rom. Für jeden Monat sind die durchschnittliche Tages-, Nacht- und Wassertemperatur, die Sonnenscheindauer pro Tag sowie die monatlichen Niederschlagstage angegeben.

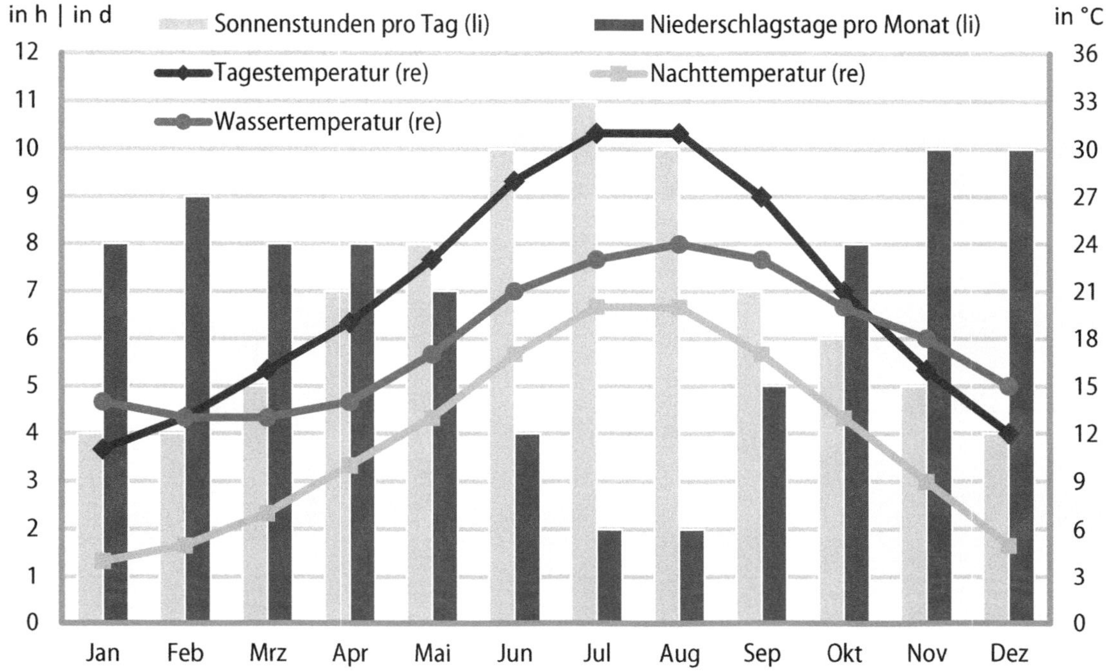

Welche der folgenden Aussagen lässt bzw. lassen sich aus den gegebenen Informationen ableiten?

I. Sonnenstunden und Niederschlagstage scheinen mathematisch umgekehrt proportional zu sein.

II. Wasser kann Wärme länger speichern als Luft, erwärmt sich aber langsamer.

III. Die Differenz zwischen Tages- und Nachttemperatur beträgt in Rom mindestens 7°C und höchstens 11°C.

A. Nur Aussage I lässt sich ableiten.

B. Nur Aussage II lässt sich ableiten.

C. Die Aussagen I und III lassen sich ableiten.

D. Die Aussagen II und III lassen sich ableiten.

E. Keine Aussage lässt sich ableiten.

164. Das Statistische Bundesamt definiert Gesundheitsausgaben als „Ausgaben für den Endverbrauch von Gesundheitsgütern und -dienstleistungen sowie Investitionen im Gesundheitssektor. (...) Auch Aufwendungen für Pflege, betriebliche Gesundheitssicherung und gesundheitliche Maßnahmen zur Wiedereingliederung ins Berufsleben gelten als Gesundheitsausgaben." Die Gesundheitsausgaben im Jahr 2020 wurden zu ungefähr zwei Dritteln durch Sozialversicherungsbeiträge finanziert. Darunter haben die Beiträge der Arbeitgeber und der Arbeitnehmer jeweils rund ein Viertel der Gesamtausgaben gedeckt.

Entwicklung der Gesundheitsausgaben in Deutschland

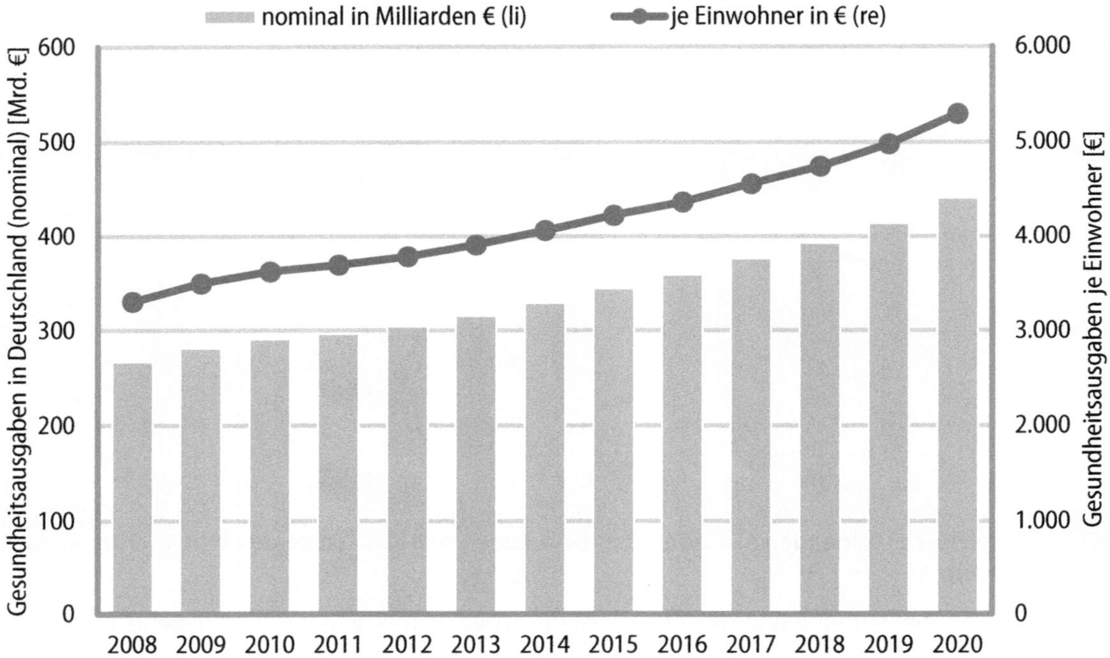

Quelle: Statistisches Bundesamt

Welche der Aussagen lässt bzw. lassen sich aus den gegebenen Informationen ableiten?

I. Die Gesundheitsausgaben für 800 Einwohner entsprechen ungefähr 1 % der Gesundheitsausgaben insgesamt.
II. Die Gesundheitsausgaben pro Kopf sind von 2008 bis 2020 jedes Jahr gestiegen.
III. Im beobachteten Zeitraum wurden die Gesundheitsausgaben zum Großteil durch die Sozialversicherungsbeiträge von Arbeitgebern und Arbeitnehmern gedeckt.

A. Nur Aussage I lässt sich ableiten.
B. Nur Aussage II lässt sich ableiten.
C. Nur Aussage III lässt sich ableiten.
D. Die Aussagen I und II lassen sich ableiten.
E. Die Aussagen I und III lassen sich ableiten.

165. **Die vorliegende Tabelle enthält verschiedene Angaben zu Fachabteilungen in Krankenhäusern. Unter der durchschnittlichen Verweildauer versteht man die Anzahl der Tage, an denen ein Patient im Schnitt stationär behandelt wurde. Sie entspricht dem Quotienten aus Berechnungs- und Behandlungstagen und Fallzahl. Die durchschnittliche Bettenauslastung beziffert das Verhältnis der belegten zu den vorhandenen Betten und errechnet sich, indem man die Berechnungs- und Belegungstage prozentual ins Verhältnis setzt zum Produkt der aufgestellten Betten und der 365 Tage im Jahr.**

Einrichtungen, Betten und Patientenbewegung 2017

Fachabteilungsbezeichnung	Fachabteilungen insgesamt		Patientenbewegung		
	insgesamt	aufgest. Betten insgesamt	Fallzahl	Berechnungs- + Belegungstage	durchschn. Verweildauer
		Anzahl		in Tsd.	in Tagen
Allgemeine Fachabteilungen					
Augenheilkunde	286	4.416	356.483	1.024	2,9
Chirurgie	1.108	99.742	4.369.706	26.263	6,0
Frauenheilkunde und Geburtshilfe	801	29.055	1.730.737	6.472	3,7
Hals-Nasen-Ohrenheilkunde	635	9.418	571.660	2.045	3,6
Haut- und Geschlechtskrankheiten	114	4.663	231.717	1.327	5,7
Herzchirurgie	74	5.171	138.940	1.516	10,9
Innere Medizin	1.153	150.202	7.606.379	43.962	5,8
Geriatrie	360	18.121	385.120	5.905	15,3
Kinderchirurgie	90	1.740	126.648	402	3,2
Kinderheilkunde	354	18.591	993.722	4.505	4,5
Mund-Kiefer-Gesichtschirurgie	179	2.091	114.009	496	4,4
Neurochirurgie	184	6.988	253.252	2.045	8,1
Neurologie	451	26.326	1.065.758	8.125	7,6
Nuklearmedizin	100	799	40.426	133	3,3
Orthopädie	409	22.204	812.668	5.554	6,8
Plastische Chirurgie	139	1.969	84.977	470	5,5
Strahlentherapie	156	2.791	75.913	688	9,1
Urologie	509	14.348	836.978	3.769	4,5
Sonstige Fachbereiche/Allgemeinbetten	206	4.603	251.030	1.203	4,8
Psychiatrische Fachabteilungen					
Kinder-/Jugendpsychiatrie und -psychotherapie	147	6.311	61.400	2.111	34,4
Psychiatrie und Psychotherapie	407	56.223	813.738	19.376	23,8
Psychotherapeutische Medizin/Psychosomatik	262	11.410	87.634	3.761	42,9

Quelle: Statistisches Bundesamt

Welche der Aussagen lässt bzw. lassen sich aus den gegebenen Informationen ableiten?

I. Die durchschnittliche Bettenauslastung ist in den Fachabteilungen Herzchirurgie, Innere Medizin und Neurochirurgie annähernd gleich.

II. Die Orthopädie und Urologie verzeichnen annähernd gleiche Fallzahlen, dafür verfügt die Orthopädie über knapp 8.000 aufgestellte Betten mehr.

III. Die Innere Medizin verzeichnet unter den aufgeführten Fachabteilungen die meisten Fälle und aufgestellten Betten.

A. Nur Aussage II lässt sich ableiten.

B. Nur Aussage III lässt sich ableiten.

C. Die Aussagen I und III lassen sich ableiten.

D. Die Aussagen II und III lassen sich ableiten.

E. Alle Aussagen lassen sich ableiten.

166. Abhängig vom Ausmaß ihrer Pflegebedürftigkeit erhalten Pflegebedürftige einen bestimmten Pflegegrad. Sie können auf verschiedene Weise gepflegt und unterstützt werden, zum Beispiel im eigenen Heim durch Angehörige beziehungsweise ambulante Dienste oder teil- sowie vollstationär in Pflegeheimen.

Pflegebedürftige 2019 nach Versorgungsart

4,1 Millionen Pflegebedürftige insgesamt			
zu Hause versorgt: 3,31 Millionen (80 %)			in Heimen vollstationär versorgt: 818.000 (20 %)
durch Angehörige: 2,21 Millionen Pflegebedürftige Pflegegrad 2 bis 5	zusammen mit/durch ambulante Dienste: 983.000 Pflegebedürftige Pflegegrad 1 bis 5	im Pflegegrad 1 mit ausschließlich landesrechtlichen bzw. ohne Leistungen der Heime und Dienste: 208.000 Pflegebedürftige auch durch Angehörige versorgt	
	durch 14.700 ambulante Dienste mit 421.600 Beschäftigten		in 15.400 Pflegeheimen (einschließlich teilstationärer Pflegeheime) mit 796.500 Beschäftigten

Quelle: Statistisches Bundesamt

Welche Aussage lässt sich aus den gegebenen Informationen nicht ableiten?

A. Jeder Beschäftigte eines ambulanten Dienstes versorgte, gegebenenfalls zusammen mit Angehörigen, im Schnitt etwas mehr als 2,3 Patienten.

B. Knapp 30 % der zu Hause versorgten Pflegebedürftigen wurden durch ambulante Dienste versorgt.

C. Jedes Pflegeheim versorgte im Schnitt rund 53 Pflegebedürftige vollstationär.

D. Zu den Pflegebedürftigen, die zu Hause versorgt wurden, zählten rund 3,3 Millionen Menschen, deren Versorgung auf drei verschiedene Arten sichergestellt wurde: durch Angehörige, durch ambulante Dienste und ggf. Angehörige sowie im Pflegegrad 1 unter besonderen Bedingungen.

E. Menschen mit Pflegegrad 1 erhielten auch Leistungen von Pflegediensten.

167. **Der theoretische Menstruationszyklus einer Frau umfasst ungefähr 28 Tage, allerdings variiert die tatsächliche Zykluslänge in den meisten Fällen zwischen 21 und 35 Tagen. Die Ovulation – der Eisprung – findet bei einem 28-Tage-Zyklus theoretisch am 14. Zyklustag statt. Die Follikelreifung kann unterschiedlich lange dauern. Das Hormon Estradiol wird umgangssprachlich auch als „Östrogen" bezeichnet, Progesteron wird von den Gelbkörpern produziert, und FSH stimuliert die Reifung der Follikel, die wiederum Estradiol ausschütten. Der LH-Peak löst den Eisprung aus und fördert die Umwandlung in den Gelbkörper.**

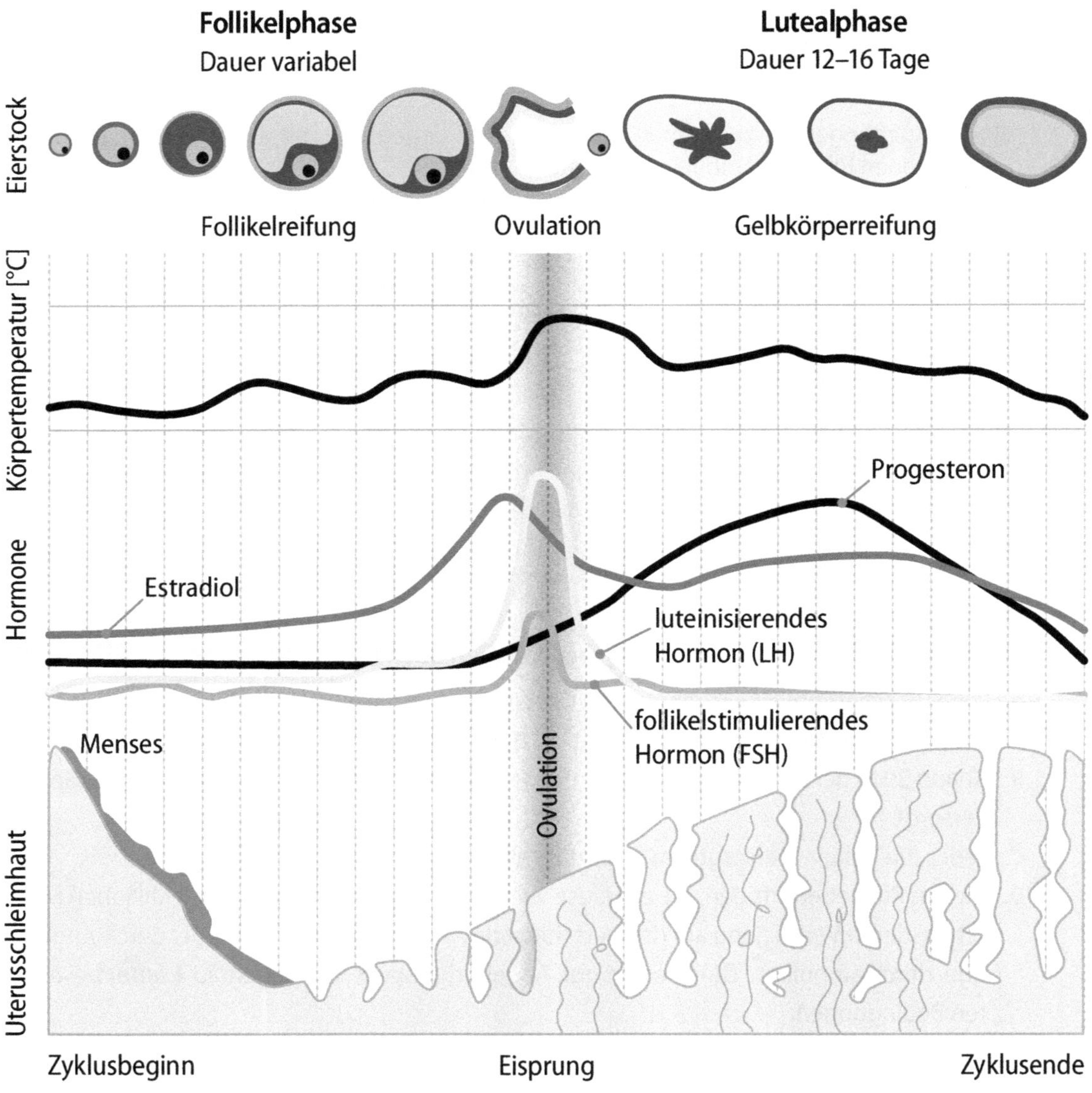

Quelle: https://commons.wikimedia.org/wiki/File:MenstrualCycle_de.svg; Thomas Steiner; CC-by-SA 2.5 (https://creativecommons.org/licenses/by-sa/2.5/legalcode); eigene Bearbeitung

Welche Aussage lässt sich aus den gegebenen Informationen ableiten?

A. FSH ist ausschlaggebend für die Schwankungen der Körpertemperatur.
B. Estradiol stimuliert das Wachstum der Uterusschleimhaut, sodass sich eine befruchtete Eizelle im Uterus einnisten kann.
C. Ein Menstruationszyklus dauert 28 Tage und besteht aus Follikel- und Lutealphase.
D. In der ersten Zyklusphase ist der stärkste Anstieg der Estradiolkonzentration zu erkennen, eine erhöhte Progesteronkonzentration ist primär in der Lutealphase vorzufinden.
E. Die Temperaturschwankungen im Menstruationszyklus betragen um die 1,5 Grad.

168. 1991 gab es in Deutschland 2.411 Krankenhäuser, 2020 waren es noch 1.903. Die Zahl der aufgestellten Betten ist in diesem Zeitraum von 665.565 auf 487.783 gesunken. Die durchschnittliche Verweildauer lag 1991 bei 14 Tagen, 2020 waren es 7,2 Tage. Die Fallzahlen sind seit 1991 von 14.576.613 auf 19.415.555 im Jahr 2019 gestiegen, während die Bettenauslastung von 84 % auf 77,2 % zurückgegangen ist. Bedingt durch die Corona-Pandemie gab es 2020 Einbrüche bei den Fallzahlen und der Bettenauslastung.

Krankenhauseinrichtungen 1991–2020

Index 1991 = 100

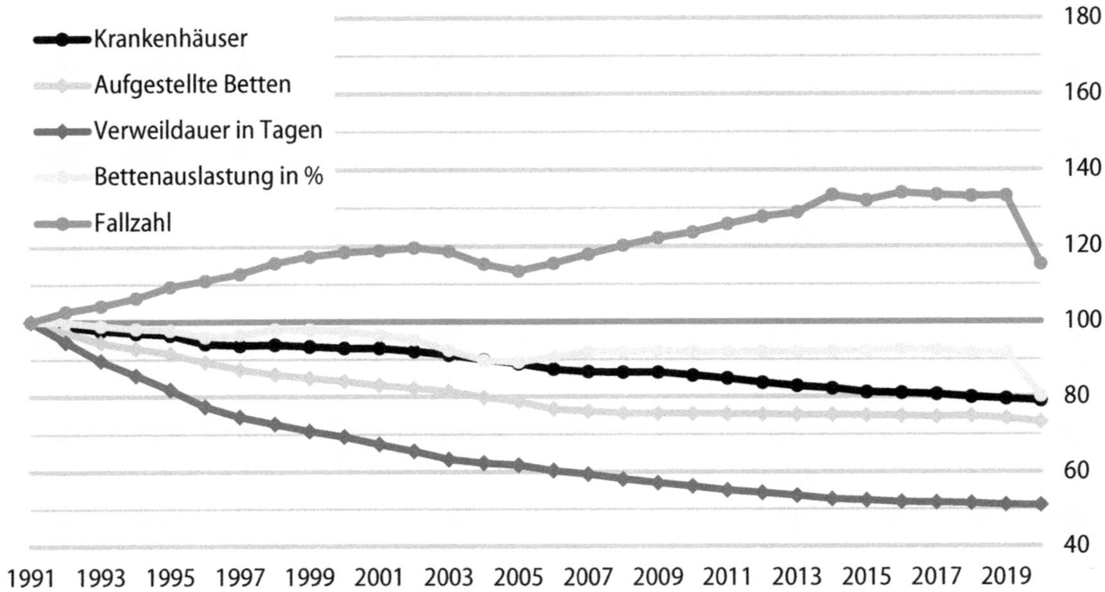

Quelle: Statistisches Bundesamt

Welche der folgenden Aussagen ist falsch?

A. Seit 1991 ist die Verweildauer der Patienten um fast die Hälfte gefallen.

B. Seit ungefähr 2006 hat sich die Anzahl der aufgestellten Betten bei rund 500.000 eingependelt, das sind ca. 75 % des Niveaus von 1991.

C. Trotz steigender Fallzahlen sinkt die Anzahl der aufgestellten Betten, was zu Engpässen in der Bettenverfügbarkeit führt.

D. Einer der Gründe für die sinkende Bettenzahl könnte die Schließung von Krankenhäusern sein.

E. Die Fallzahlen im Jahr 2019 waren ungefähr ein Drittel höher als 1991.

169. Proteine bestehen aus Aminosäuren. Die verschiedenen Proteinarten kennzeichnen sich durch eine jeweils eigene, charakteristische Aminosäurensequenz, die sich nicht nur in der Abfolge, sondern auch in der Anzahl der enthaltenen Aminosäuren sowie in ihrer Faltung unterscheidet. Ein Enzym benötigt in der Regel mindestens 50 Aminosäuren.

Anzahl der Aminosäuren pro Sequenz

In Anzahl der Sequenzen

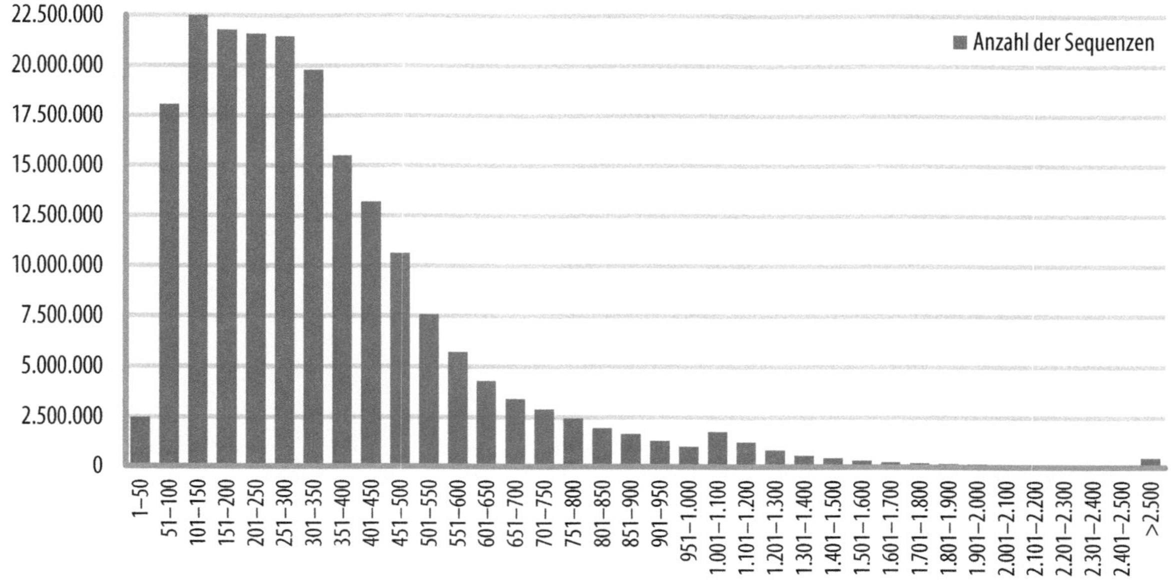

Quelle: EMBL's European Bioinformatics Institute (https://www.ebi.ac.uk/uniprot/TrEMBLstats, Kapitel 3)

Welche Schlussfolgerung lässt sich aus den gegebenen Informationen ziehen?

A. Die am häufigsten vertretene Proteingröße ist jene mit 101–150 Aminosäuren pro Sequenz.

B. Proteine mit einer Sequenz unter 20 Aminosäuren können auch als Enzyme genutzt werden.

C. Die Länge einer Aminosäuresequenz wirkt sich nicht auf die Synthesedauer aus.

D. Knapp 25.000 Sequenzen bestehen aus weniger als 50 Aminosäuren.

E. Es gibt keine Proteine mit mehr als 2.500 Aminosäuren in ihrer Sequenz.

170. Venen zählen in der Regel zum Niederdrucksystem der Körpergefäße und Arterien zum Hochdrucksystem. Die zu Beginn des Diagramms auftretenden Druckschwankungen entstehen infolge der Abwechslung von Systole (Kontraktion des Herzens) und Diastole (Entspannungsphase des Herzens). Die arteriellen Gefäße teilen sich auf in immer kleinere Äste, sodass sich ihre Querschnittsfläche insgesamt erhöht. Da große Gefäße eine höhere Elastizität aufweisen als kleinere, können sie die Blutdruckschwankungen aus dem Ventrikel stärker kompensieren, sodass der Blutstrom gleichmäßiger wird.

Blutdruckverteilung im Gefäßsystem

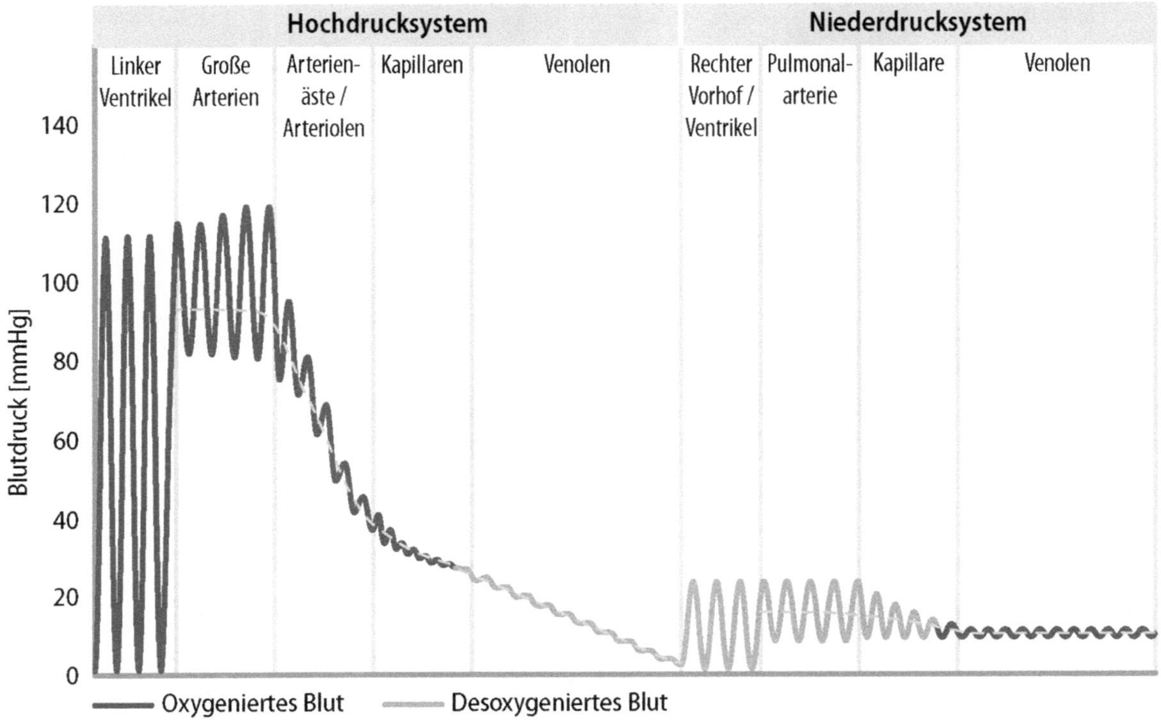

Quelle: https://commons.wikimedia.org/wiki/File:Circulation_pressures_v1.tif; Adh30; CC-BY-SA-4.0 (https://creativecommons.org/licenses/by-sa/4.0/legalcode); eigene Bearbeitung

Welche Aussage lässt sich aus den gegebenen Informationen ableiten?

A. Venen besitzen eine höhere Elastizität als große Arterien.

B. Der Blutdruck steigt in den großen Arterien nochmals an, da sich hier Pulswellen und Drücke aus dem linken Ventrikel überlagern.

C. Der Blutstrom aus den Arterien wird in den Kapillaren, die einen geringen Einzelquerschnitt aufweisen und wenig elastisch sind, nochmals gedämpft.

D. Alle Gefäße geben Sauerstoff an die umliegenden Organe ab.

E. Der maximale Blutdruck in großen Arterien beträgt unter Standardbedingungen 140 mmHg.

171. Wenn Blut vom Herzen weg gepumpt wird, kann man zum einen die Geschwindigkeit messen, mit der das Blut fließt, und zum zweiten das Tempo, mit dem sich der Druckpuls ausbreitet. Die Ausbreitungsgeschwindigkeit der Strompulswelle im Gefäßsystem entspricht der Strömungsgeschwindigkeit des Blutes und ist niedriger als die Ausbreitungsgeschwindigkeit der Druckpulswelle. Durch den Schluss der Aortenklappe nach einem Herzschlag kommt es zu einer sogenannten Inzisur, einem kurzfristigen Abfall des Blutdrucks. Der Druckpuls steigt in Gefäßen mit größerer Entfernung vom Herzen, da sie eine geringere Elastizität aufweisen, sodass der Druckpuls nicht von den Gefäßwenden kompensiert werden kann. Die Arteria brachialis ist ein großes Blutgefäß im Bereich des Oberarms, die Arteria radialis eines der wichtigsten Gefäße des Unterarms und die Arteriae digitales versorgen die Finger mit arteriellem Blut.

Druckpuls

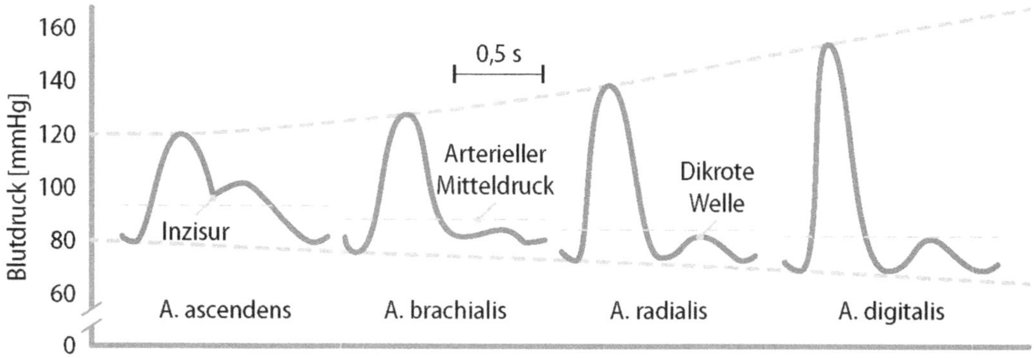

Quelle: https://commons.wikimedia.org/wiki/File:Arterial_Pathway.jpg; ProfBondi; CC-BY-SA-3.0 (https://creativecommons.org/licenses/by-sa/3.0/legalcode); eigene Bearbeitung

Welche Aussage lässt sich aus den gegebenen Informationen ableiten?

A. Von den aufgeführten Arterien ist die A. digitalis am weitesten vom Herzen entfernt und weist somit den niedrigsten Druckpuls auf.

B. Die dikrote Welle entsteht durch den Klappenschluss nach einem Herzschlag.

C. Der Druckpuls sinkt mit zunehmender Entfernung vom Herzen von maximal 140 mmHg auf ungefähr 120 mmHg.

D. Bei sinkendem arteriellen Mitteldruck steigt der Druckpuls.

E. Der Rückfluss des Strompulses resultiert daraus, dass nach dem Klappenschluss etwas Blut von den gedehnten Gefäßwänden kurzzeitig in Richtung des Herzens zurückfließt.

172. In einem Arbeitsdiagramm des Herzens sind verschiedene Messwerte dargestellt, in Abhängigkeit vom Ventrikeldruck, der durch die Wandspannung der Ventrikelwand entsteht, sowie vom Ventrikelvolumen (Füllmenge) während der vier Aktivitätsphasen: Anspannung (von Punkt 1 zu Punkt 2), Austreibung (von Punkt 2 zu Punkt 3), Entspannung (von Punkt 3 zu Punkt 4), Füllung (von Punkt 4 zu Punkt 1). Alle Angaben beziehen sich auf die linke Herzkammer. Die Ruhedehnungskurve veranschaulicht die passive Dehnbarkeit des Herzens. Die U-Kurve wird mithilfe der isovolumetrischen und isobaren Maxima erstellt.

Arbeitsdiagramm des Herzens

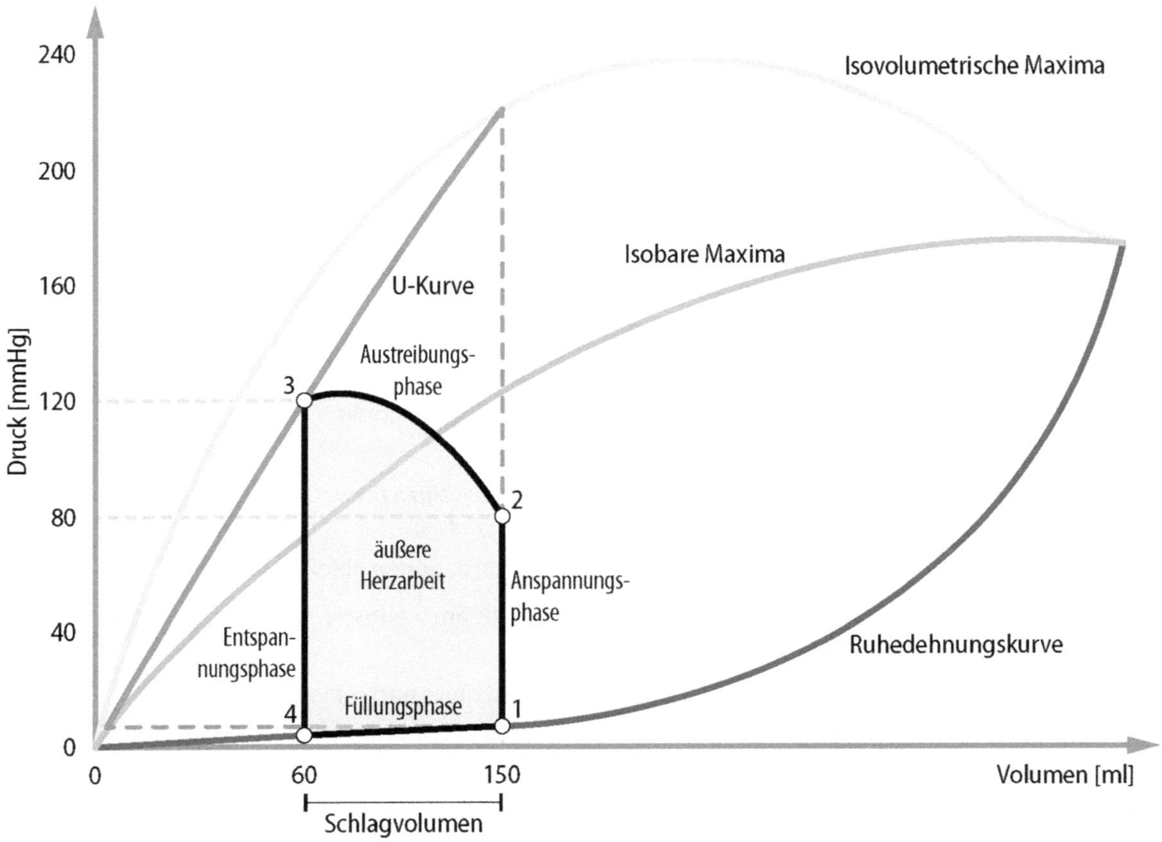

Welche Aussage lässt sich aus den gegebenen Informationen nicht ableiten?

A. Die U-Kurve wird verwendet, um die isobaren und isovolumetrischen Maxima zu konstruieren.

B. Das Schlagvolumen beträgt ungefähr 90 Milliliter.

C. Während der Austreibungsphase (von Punkt 1 zu Punkt 2), in der das Blut aus den Ventrikeln gepumpt wird, steigt der Druck um rund 40 mmHg.

D. Die Ruhedehnungskurve veranschaulicht das passive Dehnungsvermögen des Herzens bei einer gewissen Füllmenge.

E. Während der Anspannungs- und der Entspannungsphase ändert sich das Volumen nicht.

173. Die Wärmeabgabe des Menschen an seine Umgebung ist unter anderem abhängig von Lufttemperatur, Kleidung, körperlicher Aktivität und individueller Transpiration. Zur Regulierung der Körpertemperatur tragen verschiedene Mechanismen bei. Die dargestellten Werte gelten für einen durchschnittlichen Erwachsenen im Sitzen ohne körperliche Aktivität, bei unbewegter Luft, in normaler Alltagskleidung.

Wärmeabgabe des Menschen

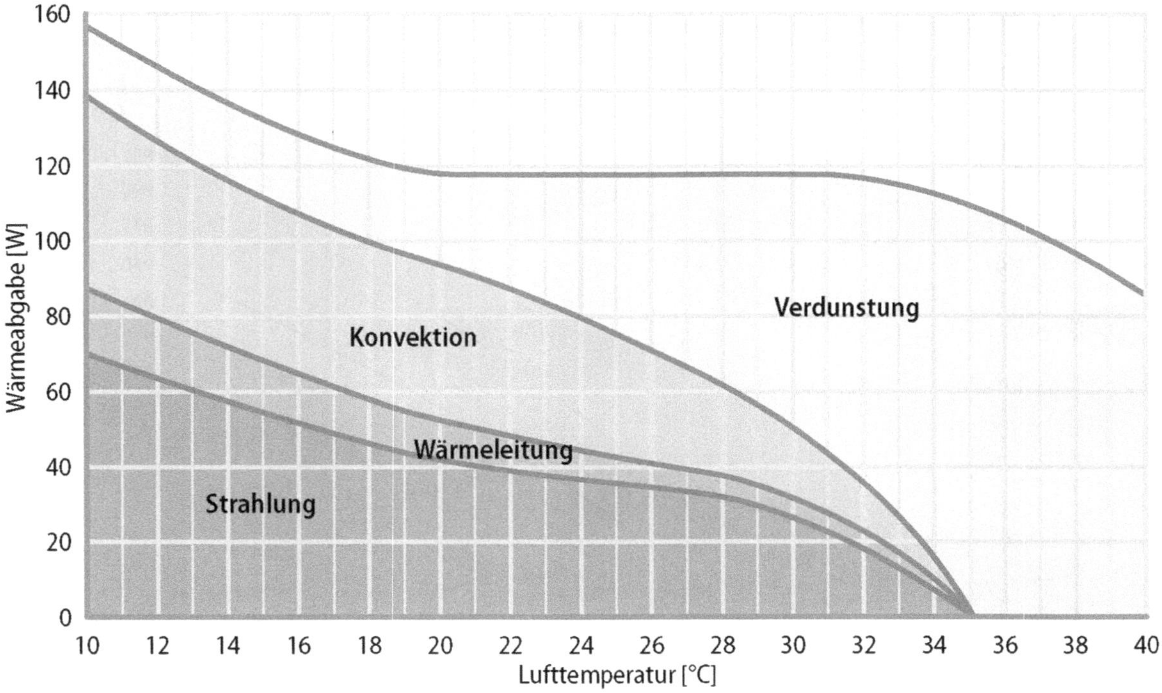

Welche der folgenden Aussagen trifft zu?

- **A.** Bei 10 Grad Lufttemperatur und einer Wärmeabgabe von 140 Watt fängt man an zu schwitzen.
- **B.** Je höher die Lufttemperatur, desto geringer ist der Anteil der Wärmeabgabe durch Strahlung, Wärmeleitung und Verdunstung.
- **C.** Bei Lufttemperaturen im Bereich der Körpertemperatur wird diese nur noch über die Verdunstung reguliert.
- **D.** Wenn die Regulierung durch Verdunstung nicht mehr ausreicht, kommt die Transpiration hinzu.
- **E.** Durch Strahlung wird immer ein gewisser Anteil der Körpertemperatur reguliert.

174. Eine Perzentile ist eine statistische Größe, die einen ermittelten Wert – wie etwa Körpergewicht oder Körpergröße – in Bezug zu den Werten in einer Referenzgruppe setzt. Im vorliegenden Diagramm illustrieren die eingezeichneten Perzentilkurven, welcher Prozentanteil der Personen der Referenzgruppe jeweils unter dem entsprechenden Wert liegt: Wenn sich beispielsweise die Körpergröße eines Mädchens auf P3 (3. Perzentile) befindet, bedeutet das, dass 3 % der gleichaltrigen Mädchen eine geringere Körpergröße haben. Die dargestellten Werte gelten entwicklungsbedingt nur für Mädchen.

Perzentilkurven für Körpergröße und -gewicht

Mädchen 0–5 Jahre in cm und kg

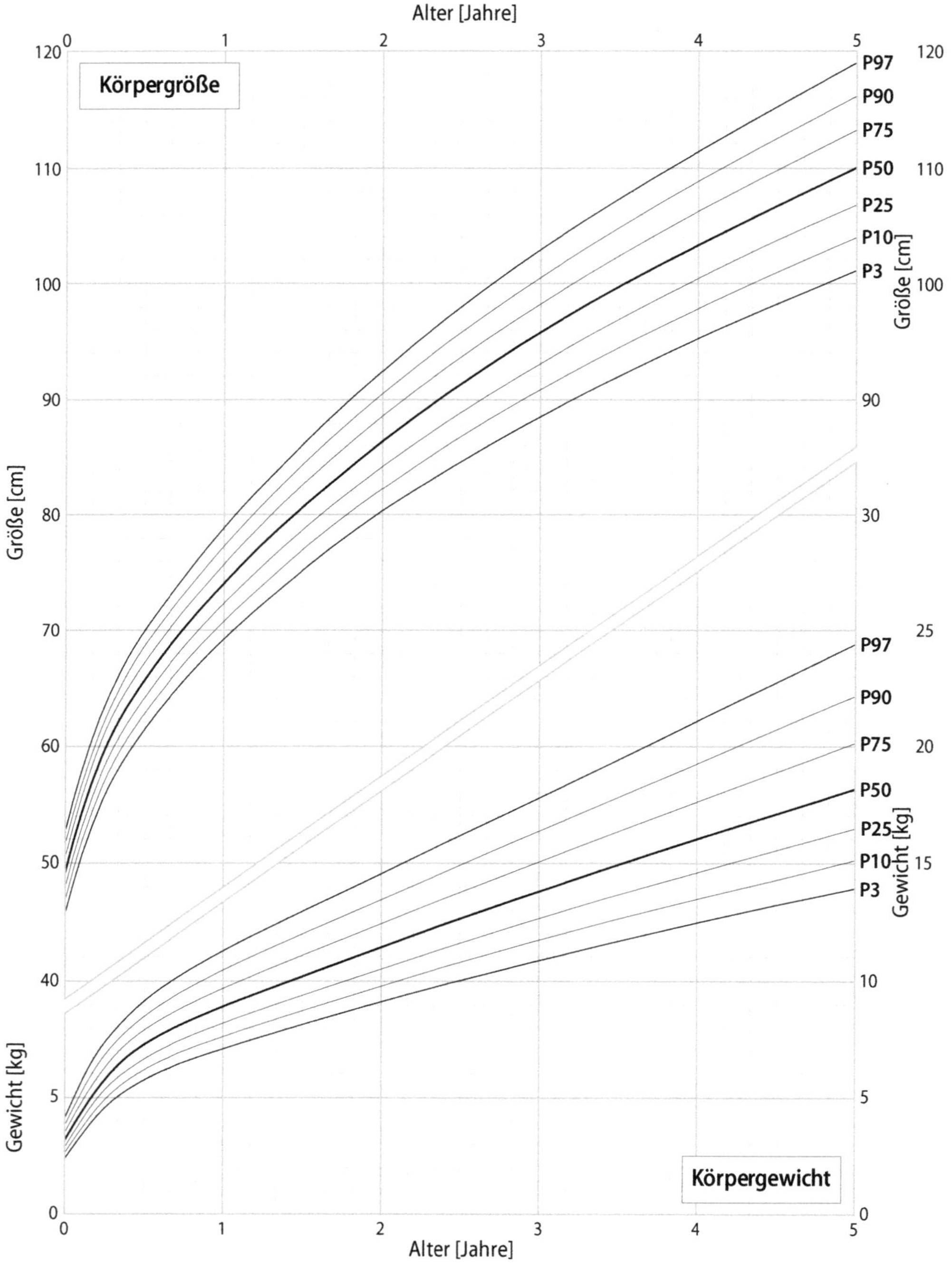

Quelle: WHO (https://www.who.int/tools/child-growth-standards/standards/length-height-for-age)

Welche Schlussfolgerung lässt sich nicht aus den gegebenen Informationen ziehen?

A. Wenn die Körpergröße eines Kindes auf P97 liegt, sind nur noch 3% der Kinder im gleichen Alter größer als es selbst.

B. Während des ersten Lebensjahres ist das Wachstum bei Mädchen tendenziell besonders stark.

C. Ein Kind, das die dargestellten Grenzwerte über- oder unterschreitet, ist krank.

D. Ein 4 Jahre altes Mädchen, das ungefähr 16,0 kg wiegt und 1,03 m groß ist, liegt hinsichtlich beider Werte recht genau auf dem Median.

E. Für Jungen und Mädchen gibt es verschiedene Perzentilkurven, weil die Entwicklung in den Geschlechtern unterschiedlich abläuft.

175. Der Begriff Lungenvolumen steht für verschiedene Volumina, welche die Luft im Rahmen der Atmung in der Lunge und den Luftwegen einnimmt. Dazu zählt zum Beispiel das Atemzugvolumen: Es bezeichnet die Luftmenge, die bei normaler Atmung pro Atemzug ein- bzw. ausgeatmet wird. Bei forcierter Atmung kommt das sogenannte inspiratorische bzw. exspiratorische Reservevolumen hinzu, um etwa in Phasen körperlicher Anstrengung die Versorgung des Körpers zu garantieren. Der Hauptweg der Energiegewinnung in unserem Körper verläuft aerob, das heißt unter Einwirkung von Sauerstoff. Das Residualvolumen wiederum ist der Rauminhalt an Luft, der sich dauerhaft in der Lunge befindet, um den Erhalt der Lungenfunktion sicherzustellen. Die dargestellten Werte beziehen sich auf einen Mann mit 70 Kilogramm Körpergewicht.

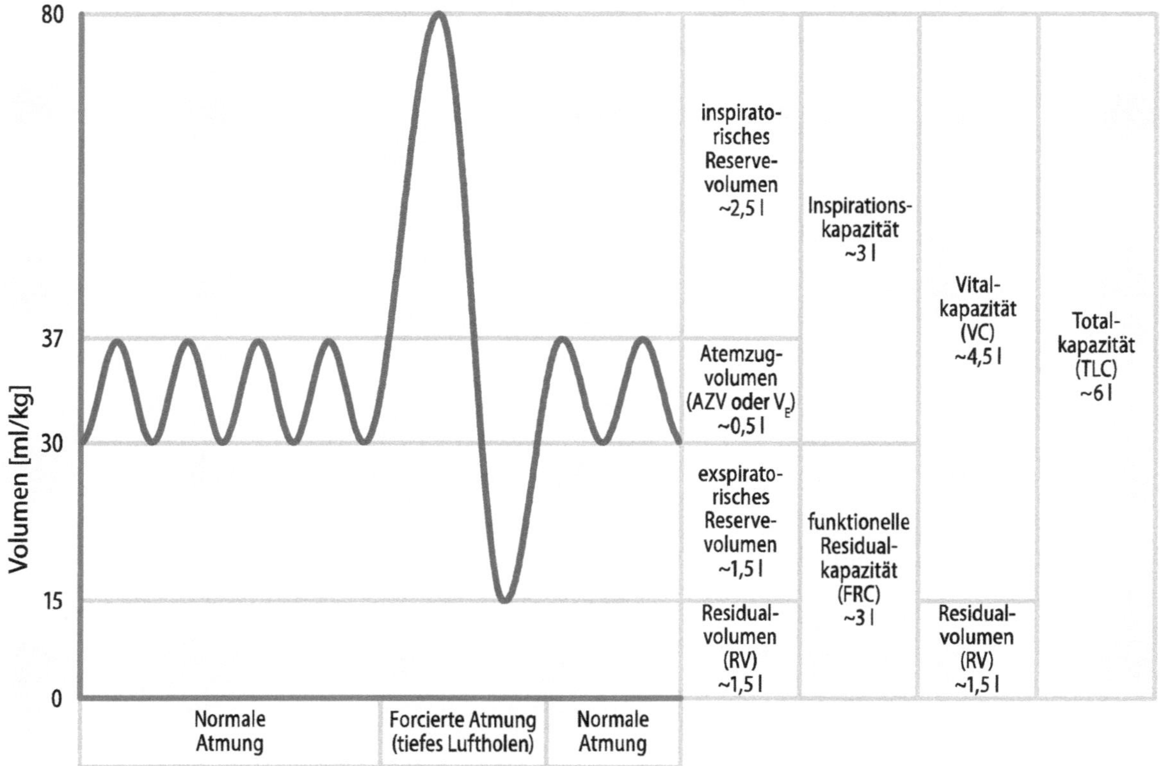

Quelle: https://commons.wikimedia.org/wiki/File:Lungenvolumen.svg; Vihsadas / Rscottweekly / Tom282f3 / Dietzel65; CC-BY-SA-3.0 (https://creativecommons.org/licenses/by-sa/3.0/legalcode); eigene Bearbeitung

Welche Aussage lässt sich aus den gegebenen Informationen nicht ableiten?

A. Ein normaler Atemzug hat ein Volumen von ca. einem halben Liter.

B. Die funktionelle Residualkapazität setzt sich zusammen aus exspiratorischem Reservevolumen und Residualvolumen.

C. Nur bei tiefen Atemzügen werden das inspiratorische und das exspiratorische Reservevolumen ein- bzw. ausgeatmet.

D. Das Atemzugvolumen und das exspiratorische Reservevolumen bilden die Größe VC.

E. Je schneller wir laufen, desto mehr Vitalkapazität wird in Anspruch genommen, da wir mehr Sauerstoff und somit Atemluft benötigen, um die Muskeln und andere Organe ausreichend zu versorgen.

176. **Es gibt sechs verschiedene Lagetypen des Herzens, die sich mithilfe des Cabrerakreises ermitteln lassen. Im physiologischen Zustand stimmt die anatomische Herzlage mit der elektrischen überein. Bestimmt wird der Herztyp anhand des EKGs (Elektrokardiogramms), das die elektrischen Strömungen des Herzens misst. Bei den meisten Menschen liegt ein Indifferenztyp vor. Erkrankungen wie eine Lungenembolie (bewirkt eine Rechtsverschiebung) oder Hypertrophie (Vergrößerung des Herzgewebes) können aufgrund einer veränderten Erregungsweiterleitung zu einer Lagetyp-Veränderung führen.**

Cabrerakreis

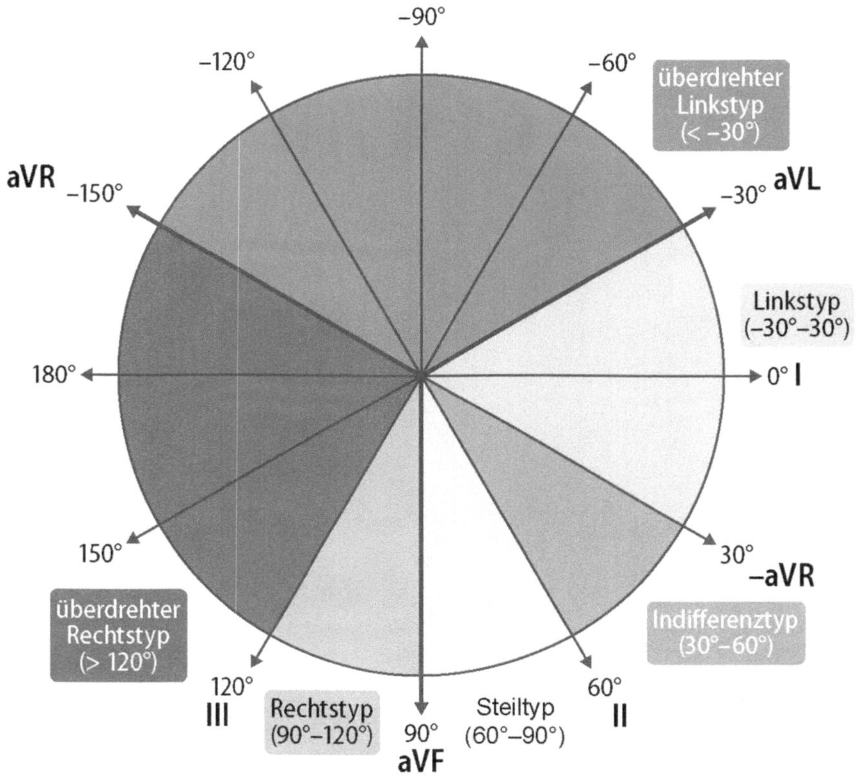

Quelle: https://commons.wikimedia.org/wiki/File: Cabrera_circle_-_german.svg; Siller; CC-by-SA 3.0 (https://creativecommons.org/licenses/by-sa/3.0/legalcode); eigene Bearbeitung

Welche Schlussfolgerung lässt sich aus den gegebenen Informationen ziehen?

A. Bei einer Lungenembolie kann sich der Herztyp von einem Indifferenztyp zu einem Steiltyp ändern.

B. Hypertrophie bedeutet eine Zunahme des Herzgewebes, was zu einer Rechtsverschiebung der Herzachse führt.

C. Ein überdrehter Linkstyp ist physiologisch.

D. Die Ableitungen I, II, III werden mit den Ableitungen aVF, aVR und aVL verrechnet, um den Lagetyp zu bestimmen.

E. Der Cabrerakreis bildet Herzlagen von 0–360° ab.

177. **Die folgenden Abbildungen zeigen Potentiale von Schrittmacherzellen, die unter anderem den Sinusknoten bilden, welcher den Herzschlag auslöst. Bei ihrer Erregung steigt das Potential, sodass die Systole (Phase des Pumpvorgangs des Herzens) eingeleitet wird. Während der darauffolgenden Diastole (Erschlaffungsphase des Herzens) kommt es zu ihrer Repolarisation, die nötig ist, damit sie sich erneut erregen und einen neuen Herzschlag bilden können. Unten links erkennt man die Aktivierungskurve (gemessen anhand der Membranspannung), unten rechts die Öffnungszeit der Ionen-Kanäle, die für die Erregung verantwortlich sind. Die Schrittmacherpotentiale bei normaler Aktivität sind hellgrau, jene in Phasen von z. B. erhöhter Anspannung sind dunkelgrau eingezeichnet.**

Potentiale von Schrittmacherzellen

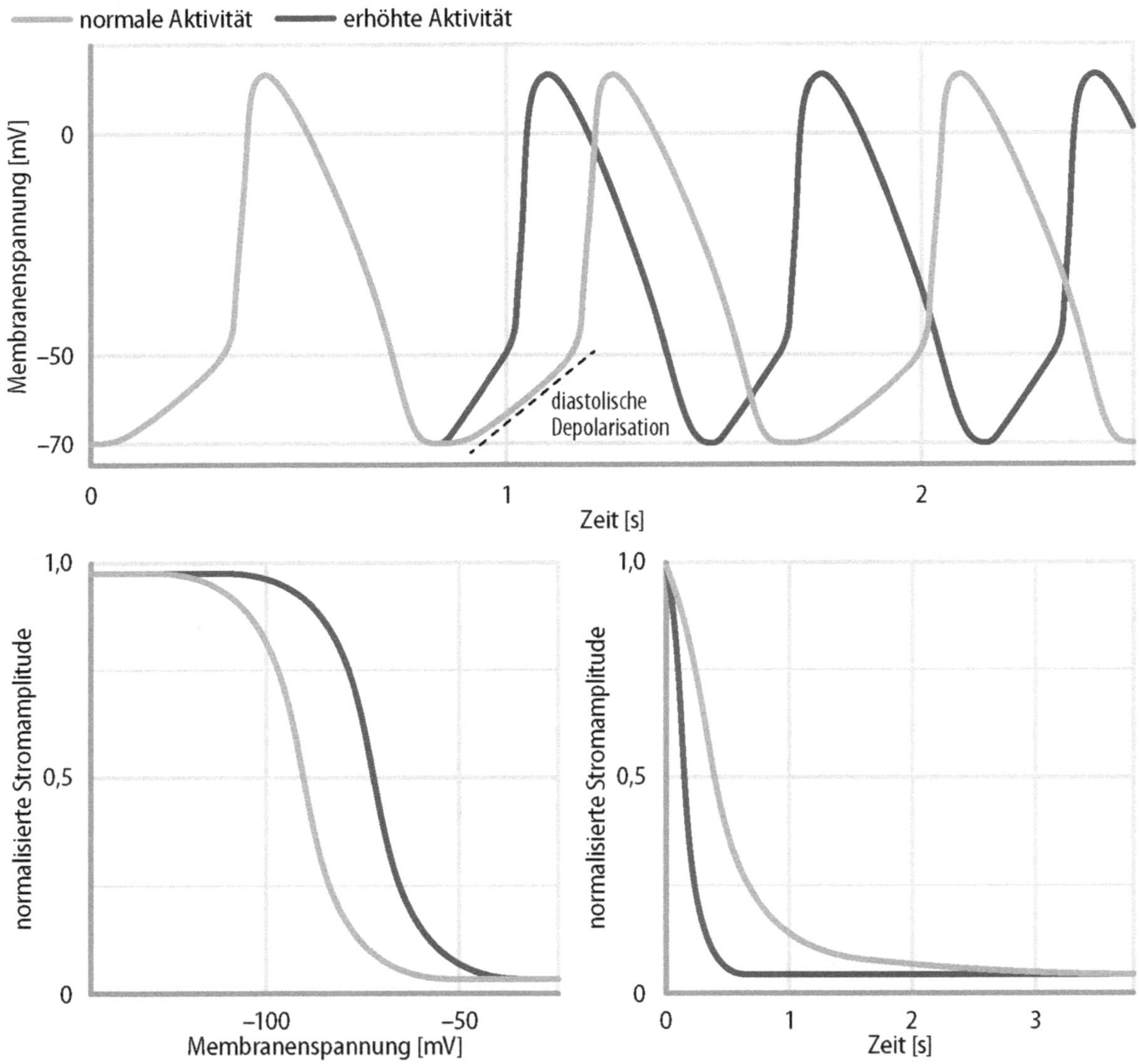

Quelle: https://commons.wikimedia.org/wiki/File:HCN-Kanal2.gif; Konstantin Wemhöner; CC-BY-SA 3.0 (https://creativecommons.org/licenses/by-sa/3.0/legalcode); eigene Bearbeitung

Welche Aussage lässt sich aus den gegebenen Informationen nicht ableiten?

A. Die Herzfrequenz steigt bei Aufregung.

B. Bei Aufregung findet eine schnellere Erregung statt, da sich die Kanäle früher öffnen.

C. In Ruhephasen ist zur Aktivierung eine größere Membranspannung nötig als unter Stress, sodass die Kanäle später öffnen und das Herz im gleichen Zeitraum seltener schlägt.

D. Die Amplitude der Schrittmacherpotentiale verändert sich bei Aufregung wegen der schnelleren Öffnung der Kanäle.

E. Die diastolische Depolarisation dauert im Normalzustand länger als bei Aufregung.

178. Enzyme sind (Bio-)Katalysatoren, die Reaktionen beschleunigen und die dafür benötigte Energiemenge herabsetzen. Ein Substrat geht eine Bindung mit einem Enzym ein und wird dann zu einem Produkt umgesetzt. Die Reaktionsgeschwindigkeit v ist abhängig von der Substratkonzentration S, wobei die maximale Reaktionsgeschwindigkeit dann erreicht ist, wenn jedes vorhandene Enzym in einem Enzym-Substrat-Komplex gebunden ist.

Michaelis-Menten-Diagramm

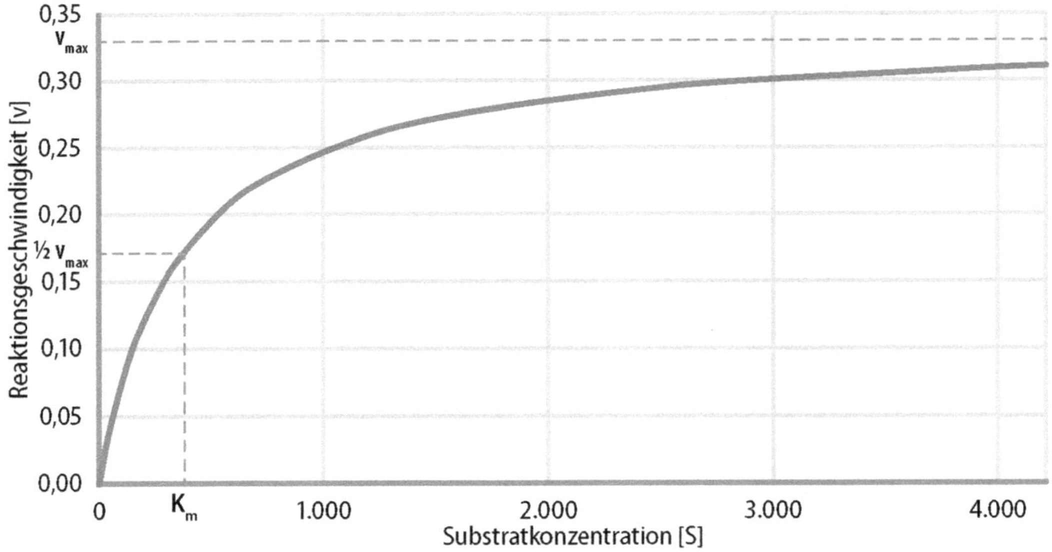

Quelle: https://commons.wikimedia.org/wiki/File: Michaelis-Menten_plot.svg; eigene Bearbeitung

Welche Aussage lässt sich aus den gegebenen Informationen nicht ableiten?

A. Der eingezeichnete Wert „K_m" beziffert die Substratkonzentration, bei der die Hälfte der Enzyme in Enzym-Substrat-Komplexen gebunden ist.

B. Wenn v_{max} erreicht ist, steigt die Reaktionsgeschwindigkeit bei einer Erhöhung der Substratkonzentration nicht weiter an.

C. Mit dem K_m-Wert kann die Bindungsfreudigkeit (Affinität) zwischen Enzym und Substrat bei verschiedenen Reaktionen verglichen werden.

D. Unter Einwirkung von Enzymen ist weniger Energie erforderlich, damit eine Reaktion ablaufen kann.

E. Die Reaktionsgeschwindigkeit eines einzelnen Enzym-Substrat-Komplexes ist abhängig von der Enzymkonzentration.

179. Das Aktionspotential der glatten Muskulatur wird ausgelöst durch den Reiz einer Nervenzelle. Es äußert sich durch die Kontraktion, das heißt Anspannung des Muskels. Die Phasen eines Aktionspotentials sind: Depolarisation, Repolarisation und Hyperpolarisation. Im Anschluss stellt sich das Ruhemembranpotential ein, welches dem Ausgangszustand entspricht.

Aktionspotential der glatten Muskulatur

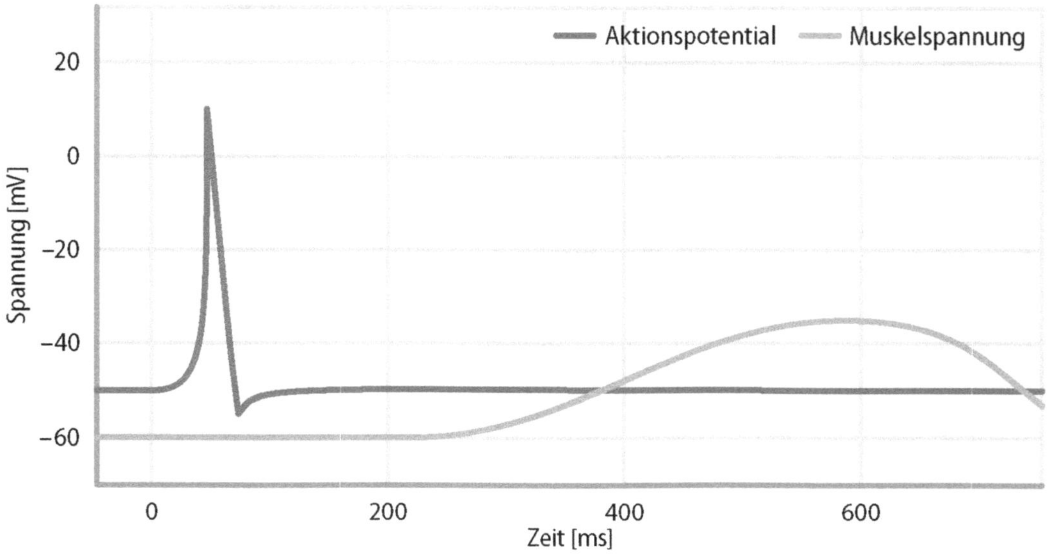

Quelle: https://commons.wikimedia.org/wiki/File:Muskelreiz-glatt.svg; Hank van Helvete; CC-BY-SA 2.5 (https://creativecommons.org/licenses/by-sa/2.5/legalcode); eigene Bearbeitung

Welche der folgenden Aussagen ist falsch?

A. Das Aktionspotential hat einen Peak von ca. 10 mV, das Ruhemembranpotential liegt bei ca. –50 mV.

B. Der Beginn des Aktionspotentials und die darauffolgende Muskelspannung liegen ungefähr 200 Millisekunden auseinander.

C. Der aufsteigende Teil der Amplitude steht für die Phase der Hyperpolarisation.

D. Die Muskelspannung beginnt erst nach dem Abklingen des Aktionspotentials.

E. Das Aktionspotential dauert ungefähr 100 ms.

180. Das Sexualhormon Testosteron ist in vielen Entwicklungsphasen von großer Bedeutung: in der Embryonal- und Fetalzeit beispielsweise zur Festlegung des Geschlechts, in der Pubertät zur Ausbildung der sekundären Geschlechtsmerkmale beim Mann sowie zur Fortpflanzung und Potenz. Bei Frauen werden Androgene (männliche Sexualhormone) wie Testosteron in Östrogene umgewandelt. Bei beiden Geschlechtern wirkt Testosteron förderlich für den Aufbau von Muskelmasse und das Längenwachstum. Die vorliegende Grafik illustriert die Testosteronkonzentration im Blutplasma bei Männern in verschiedenen Lebensaltern.

Testosteronkonzentration im Blutplasma

Männer in verschiedenen Lebensaltern

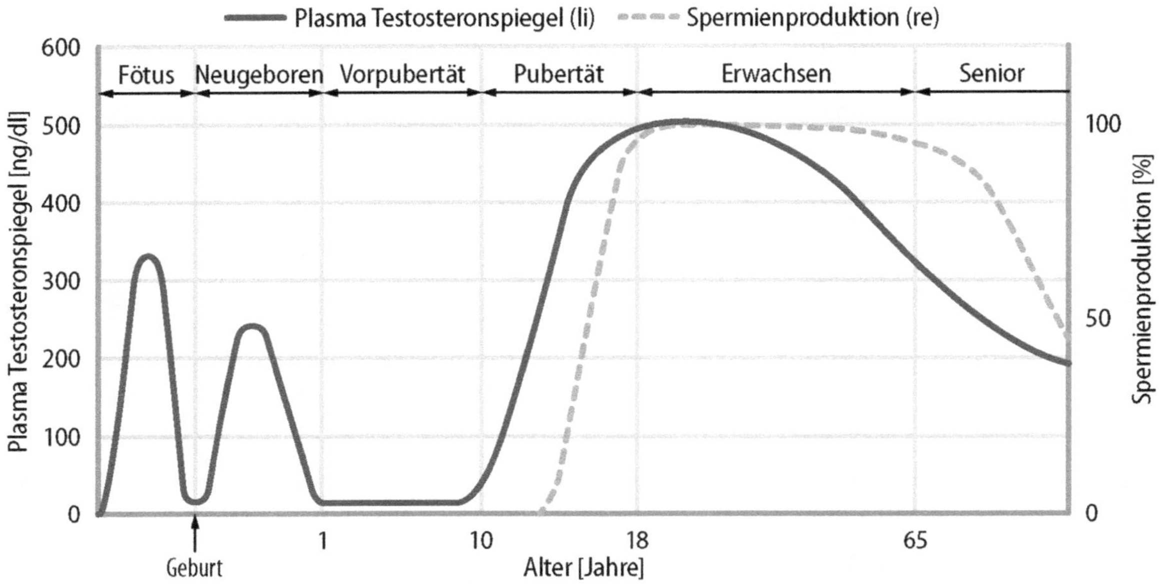

Welche der Aussagen lässt sich nicht aus den gegebenen Informationen ableiten?

A. Im Leben eines Mannes gibt es drei große Testosteronpeaks, einen davon bereits im Mutterleib.

B. In der frühen Pubertätsphase wird Testosteron in geringen Maßen ausgeschüttet.

C. Im Alter sinkt die Testosteronkonzentration, was Einfluss auf die Fortpflanzung und den Muskelaufbau hat.

D. Bei Frauen wird das gesamte Testosteron direkt in Östrogen umgewandelt.

E. Die höchste Testosteronkonzentration lässt sich am Ende der Pubertät und zu Beginn des Erwachsenseins nachweisen.

181. In der Titrationskurve von Salzsäure (starke Säure, Kurve a) und Essigsäure (schwache Säure, Kurve b) gegen Natronlauge (starke Base) liegt der Neutralpunkt bei pH = 7. Der Äquivalenzpunkt beschreibt den Punkt, an dem eine Stoffmenge Säure mit einer Stoffmenge Base ausgeglichen wird. Bei zwei gleich starken Säuren und Basen ist das bei pH = 7 der Fall. Der Halbäquivalenzpunkt beschreibt den Punkt, an dem die Hälfte der Säure mit der titrierten Base neutralisiert wurde (in der Grafik verdeutlicht durch die gestrichelte Linie).

Titrationskurve von Salzsäure

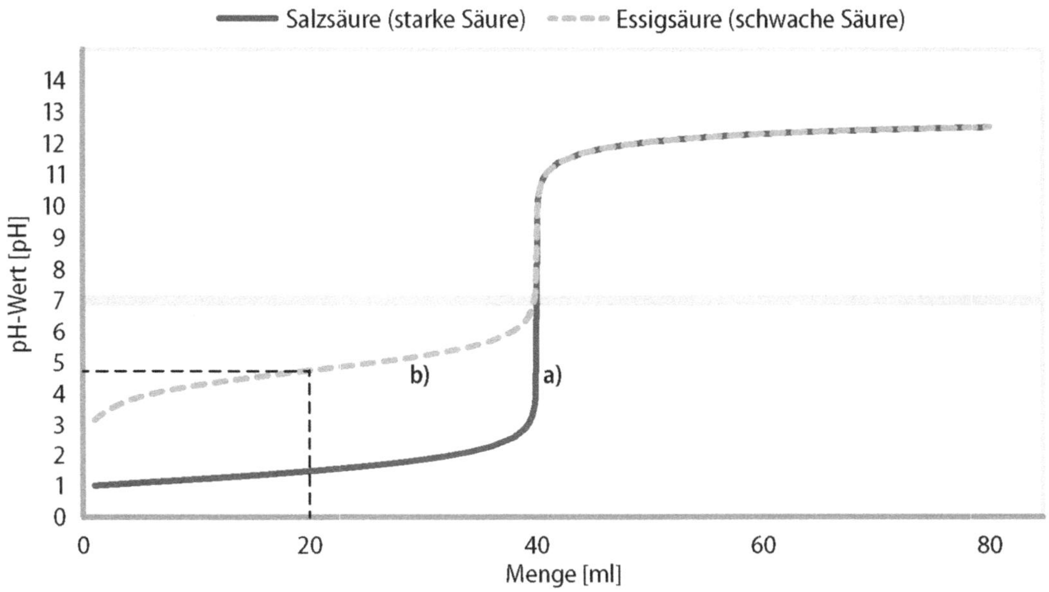

Quelle: https://commons.wikimedia.org/wiki/File:Titration-HCl-HAc.svg; eigene Bearbeitung

Welche Aussage lässt sich aus den gegebenen Informationen nicht ableiten?

A. Essigsäure erreicht den Halbäquivalenzpunkt bei ca. pH = 4,75, wenn 20 ml Natronlauge hinzutitriert wurde.

B. Salzsäure und Natronlauge haben einen Äquivalenzpunkt bei pH = 7.

C. Obwohl Salzsäure eine stärkere Säure ist als Essigsäure, ist der Umschlagpunkt von basisch zu sauer und der weitere Kurvenverlauf bei beiden gleich.

D. Der Halbäquivalenzpunkt von Salzsäure ist mit 10 ml Natronlauge bei pH = 1 erreicht.

E. Der Umschlag zwischen sauer und basisch geschieht enorm schnell, weshalb Titrationen langsam und schrittweise durchzuführen sind.

182. **Die untere Grenze, ab der das menschliche Gehör Geräusche wahrnimmt, bezeichnet man als Hörschwelle. Die Schmerzschwelle zeigt an, ab welcher Kombination von Schalldruckpegel und Frequenz ein Geräusch als schmerzhaft empfunden wird. Die empfundene Lautstärke, mit der ein Mensch ein Schallereignis wahrnimmt, definiert als Logarithmus des Verhältnisses vom wahrgenommenen zu einem gerade noch wahrnehmbaren Signal, wird in der Einheit Phon gemessen. Verschiedene Kombinationen aus Schalldruckpegel und Frequenz können in der subjektiven Hörempfindung zur gleichen Lautstärke führen.**

Isophone: Kurven gleichen Lautstärkepegels (ISO 226:2003)

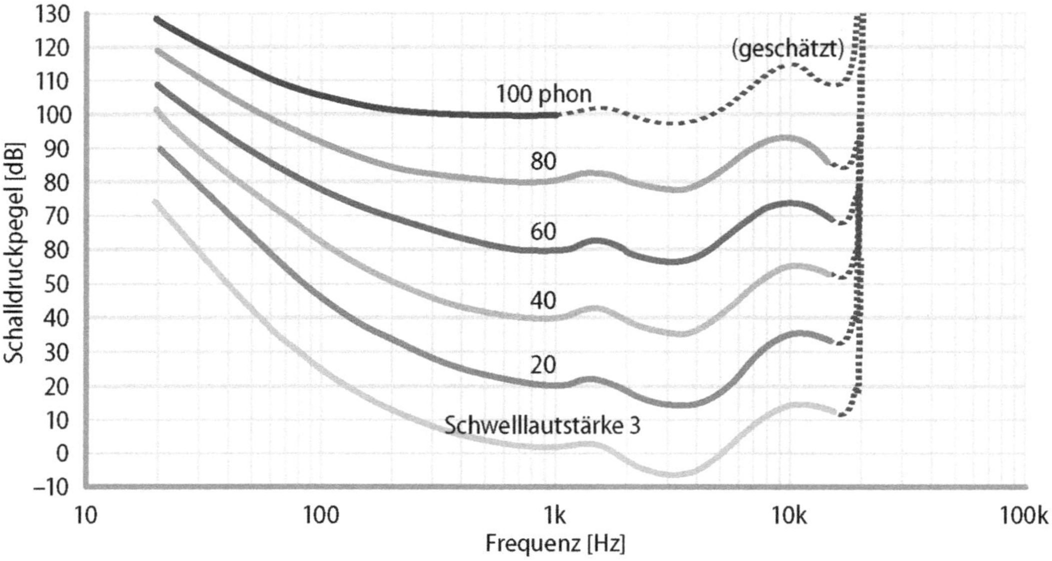

Quelle: https://commons.wikimedia.org/wiki/File:Kurve_gleicher_lautstärke.svg; eigene Bearbeitung

Welche Aussage lässt sich aus den gegebenen Informationen ableiten?

A. Der Frequenzbereich der menschlichen Stimme liegt im für die Hörwahrnehmung empfindlichsten Spektrum von etwa 80 Hz bis 12 kHz.

B. Ein Schalldruckpegel von 80 dB bei einer Frequenz von 1.000 Hz bewirkt eine ähnliche Lautstärke-Empfindung wie ein Schalldruckpegel von 93 dB bei einer Frequenz von 10 kHz.

C. Die Hörschwelle verändert sich im Alter nicht.

D. Die Schmerzschwelle liegt bei einer Frequenz von 1 kHz im Bereich von 0 dB.

E. Ab einer Frequenz von ungefähr 50 kHz nimmt das Gehör keine Geräusche mehr wahr.

183. **In einem Laborexperiment werden Calciumströme in einem aus menschlichen Herzzellen hergestellten Organoiden mithilfe von Fluoreszenz gemessen. Je stärker die Fluoreszenz, desto höher der Calciumstrom. Jede Amplitude illustriert einen „Herzschlag" und dessen Kraft in Abhängigkeit von der Menge des ausgeschütteten Calciums. Der dunkelgraue Verlauf verdeutlicht den medikamentösen Einfluss von Dofetilid. Bei Patienten mit Herzschwäche ist ein zusätzliches Absenken von Herzkraft und -frequenz im Rahmen der Behandlung zu vermeiden.**

Organoid mit und ohne Dofetilid

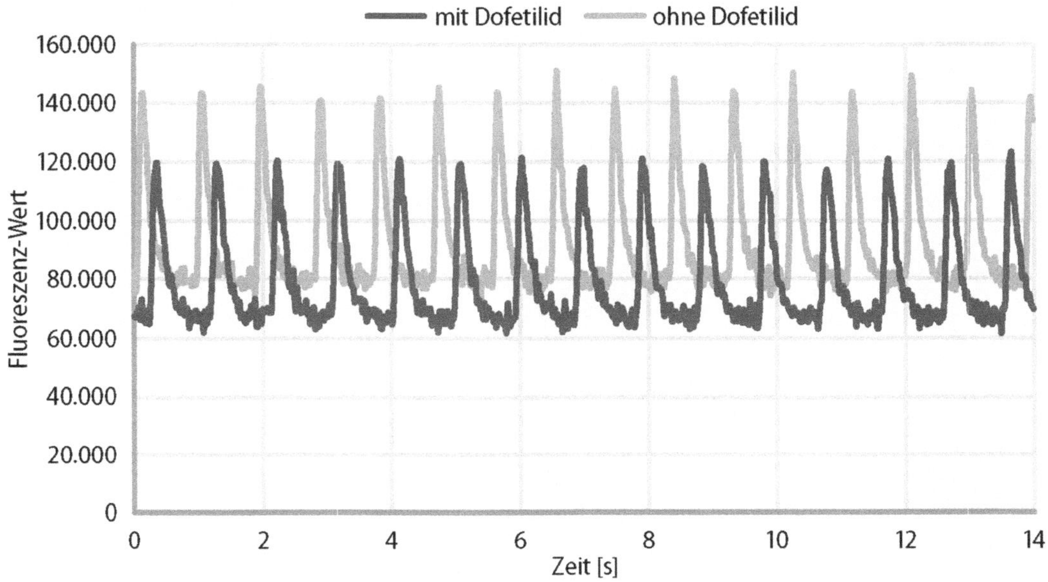

Quelle: Anna Klement

Welche Aussage lässt sich aus den gegebenen Informationen nicht ableiten?

A. Dofetilid senkt die Herzfrequenz.

B. Das Organoid schlägt ohne Dofetilid stärker.

C. Die Amplituden beider Kurven unterscheiden sich um rund 20.000 Einheiten.

D. Beim Vergleich der Calciumkonzentrationen mit und ohne Medikament unterscheiden sich die Differenzen zwischen Minimum und Maximum um bis zu 20.000 Einheiten.

E. Dofetilid sollte bei Menschen mit Herzschwäche nicht eingesetzt werden.

184. **Die für den Bau von Proteinen benötigen Erbinformationen finden sich in der DNA. Ihr Aufbau ähnelt einer Leiter mit „Holmen" aus Desoxyribose (Zucker) sowie Phosphat; die „Sprossen" werden durch die vier Basen Guanin, Adenin, Cytosin und Thymin gebildet. Dabei bilden Guanin und Cytosin sowie Adenin und Thymin jeweils Basenpaare. Die RNA enthält anstelle von Thymin die Base Uracil, sodass hier Adenin und Uracil ein Paar bilden. Damit mithilfe der DNA ein Protein hergestellt werden kann, muss diese zunächst in eine RNA umgeschrieben werden. Die RNA wird anhand des codogenen Strangs der DNA synthetisiert und ist umgekehrt komplementär zu diesem aufgebaut. Abhängig von der Basenabfolge werden bei der Synthese eines Proteins schließlich verschiedene Aminosäuren eingebaut. Mithilfe der abgebildeten Codesonne kann für ein Triplet (eine Dreifachsequenz) von Basen die jeweils erzeugte Aminosäure abgelesen werden. Am codogenen Strang der DNA verläuft die Ableserichtung von 3′ nach 5′, am nicht codogenen Strang und bei der RNA ist sie umgekehrt.**

Darstellung des genetischen Codes (Code-Sonne)

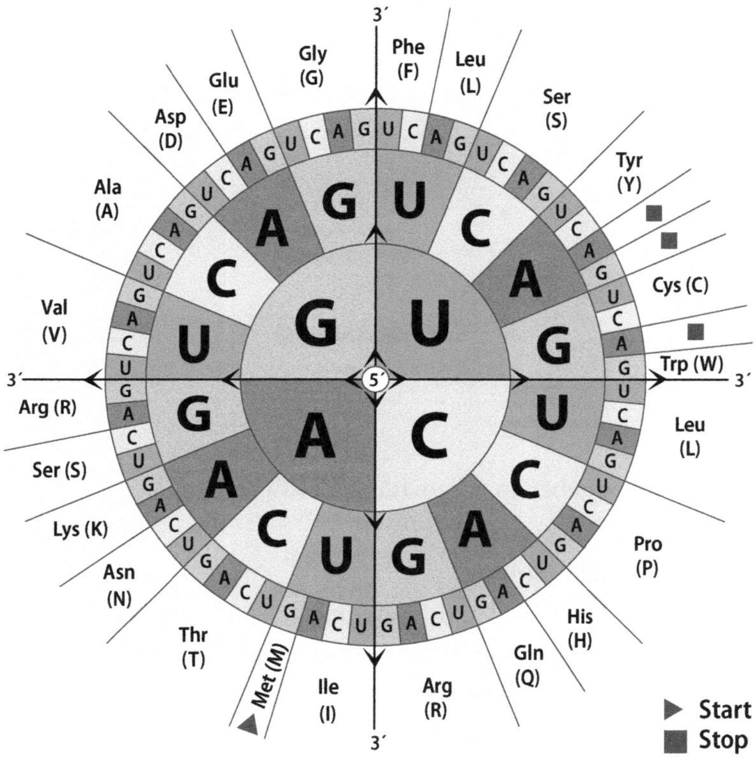

Quelle: https://commons.wikimedia.org/wiki/File:Aminoacids_table.svg; eigene Bearbeitung

Welche Schlussfolgerung lässt sich aus den gegebenen Informationen nicht ziehen?

A. Die RNA enthält statt Thymin Uracil, weshalb Uracil auch in der vorliegenden Codesonne vorkommt.

B. Das DNA-Triplet auf dem codogenen Strang 3′ATG5′ bewirkt die Bildung von His (Histidin).

C. Es gibt nur drei Aminosäuren – Leu (L), Ser (S) und Arg (R) –, die über verschiedene Triplet-kombinationen erreicht werden können.

D. Die Codesonne ist von innen nach außen abzulesen, da die RNA von 5′ nach 3′ synthetisiert wird, weil der codogene Strang der DNA von 3′ nach 5′ verläuft.

E. Beim Start einer Protein-Synthese wird die Aminosäure Met (Methyl) eingebaut.

TMS / EMS II

Konzentriertes und sorgfältiges Arbeiten (nur EMS)

Aufgabenerklärung

Dieser Untertest prüft deine Schnelligkeit und Gründlichkeit unter hohem Zeitdruck und wird nur im EMS geprüft.

Auf der nächsten Seite findest du einen Konzentrationstest, bestehend aus 40 Zeilen mit jeweils 40 Figuren. Bitte markiere:

- jedes  mit rechtem Nachbar 
- jedes  mit rechtem Nachbar 

Hierzu ein Beispiel

Aufgabe

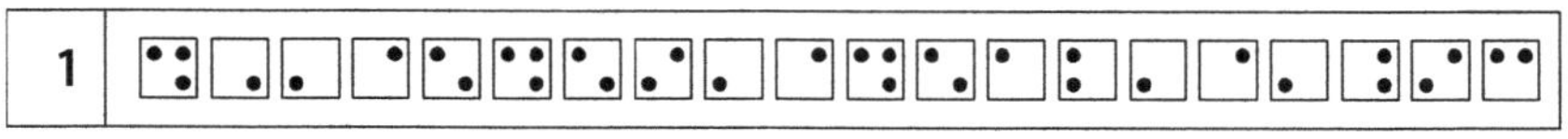

Antwort

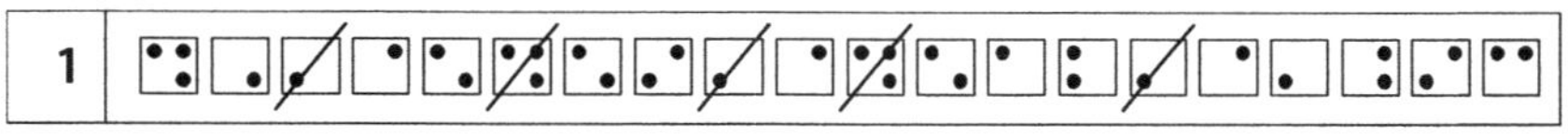

Bearbeitungshinweise

- Markiere die gefundenen Figuren, indem du sie diagonal anstreichst (von links unten nach rechts oben oder von links oben nach rechts unten).
- Beginne links oben mit der ersten Figur der ersten Zeile und arbeite dich nach rechts durch. Erst wenn du mit einer Zeile fertig bist, wechselst du in die nächste.
- Markiere die gefundenen Figuren deutlich erkennbar, hinterlasse keine weiteren Spuren auf dem Papier. Korrekturvermerke gelten nicht.
- Bei der Auswertung werden sämtliche Figuren bis zur letzten Markierung berücksichtigt. Alle Figuren, die du im bearbeiteten Teil fälschlicherweise markiert oder fälschlicherweise nicht markiert hast, werden von der Gesamtzahl der korrekten Markierungen abgezogen.
- Wahrscheinlich schaffst du es nicht, im vorgegebenen Zeitrahmen alle Figuren richtig zu markieren – die Zeit ist ziemlich knapp bemessen.

Konzentriertes und sorgfältiges Arbeiten (nur EMS)

Bearbeitungszeit 8 Minuten

Bitte nur so markieren: oder bzw. oder

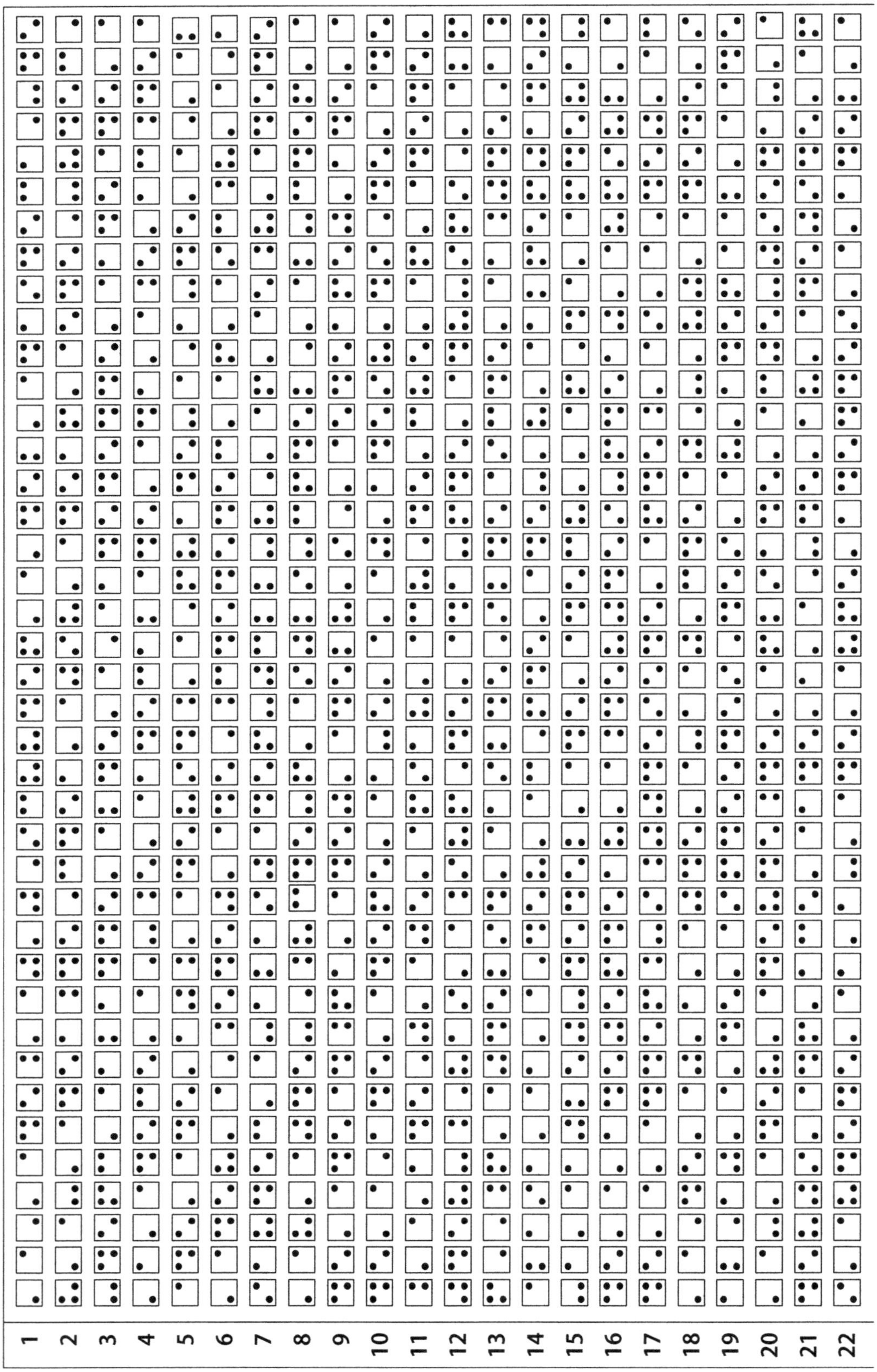

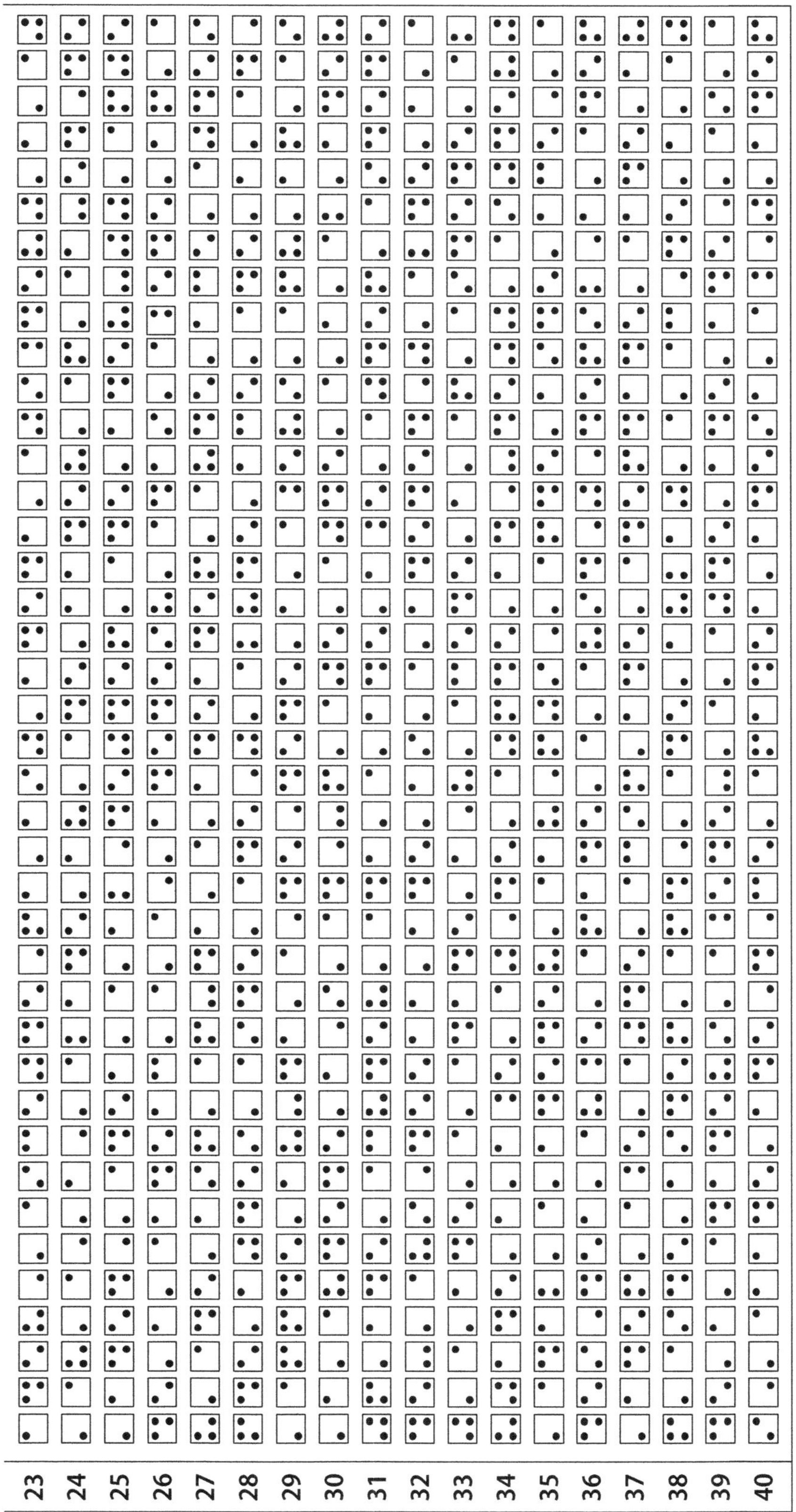
23
24
25
26
27
28
29
30
31
32
33
34
35
36
37
38
39
40

Geschafft – du hast die Prüfung abgeschlossen!

Alle Lösungen findest du auf den folgenden Seiten.

Lösungen • TMS / EMS I

Lösungen • TMS / EMS II

TMS: Lösungstabelle

1.	A	41.	E	81.	C	121.	D	161.	D
2.	C	42.	E*	82.	A	122.	B	162.	C
3.	A*	43.	C	83.	A	123.	C	163.	D
4.	A	44.	A	84.	B	124.	E	164.	B
5.	A	45.	B	85.	A*	125.	A	165.	E
6.	D	46.	E*	86.	B	126.	B	166.	C
7.	C	47.	E	87.	C	127.	D	167.	D
8.	C	48.	E	88.	B	128.	C	168.	C
9.	C	49.	A	89.	A*	129.	A	169.	A*
10.	A	50.	E*	90.	A*	130.	D	170.	C
11.	B	51.	B	91.	D	131.	B	171.	D
12.	A	52.	D	92.	A	132.	E	172.	A
13.	B	53.	E	93.	E	133.	A	173.	C
14.	D	54.	E	94.	B	134.	E	174.	C*
15.	E*	55.	A*	95.	B	135.	C	175.	D
16.	D*	56.	D	96.	A	136.	B	176.	A
17.	A	57.	B	97.	B	137.	C	177.	D
18.	E	58.	A	98.	D	138.	A	178.	E
19.	B	59.	C	99.	B	139.	D	179.	C
20.	B*	60.	A	100.	D	140.	E	180.	D
21.	A	61.	B	101.	E	141.	E	181.	D*
22.	D	62.	D*	102.	E	142.	C	182.	B
23.	C	63.	A	103.	E*	143.	A	183.	D*
24.	D	64.	B	104.	B*	144.	B	184.	C
25.	D	65.	A	105.	D*	145.	A		
26.	A*	66.	D	106.	C*	146.	D		
27.	D	67.	E	107.	A*	147.	E		
28.	B	68.	A	108.	D*	148.	C		
29.	D	69.	A	109.	C	149.	E		
30.	C	70.	D	110.	A	150.	C		
31.	B	71.	A*	111.	C	151.	C		
32.	C	72.	B	112.	A	152.	D		
33.	A	73.	E	113.	D	153.	A		
34.	A	74.	E*	114.	C	154.	B		
35.	E*	75.	A	115.	B	155.	E		
36.	D	76.	A	116.	A	156.	A		
37.	D	77.	E	117.	C	157.	B		
38.	C	78.	A	118.	C	158.	B		
39.	B	79.	E	119.	C	159.	C		
40.	A	80.	E	120.	A	160.	D		

** Die markierten Aufgaben gehen bei der TMS-Simulation nicht in die Auswertung ein.*

EMS: Lösungstabelle

2. C	41. E	81. C	121. D	153. A
4. A	43. C	82. A	122. B	154. B
6. D	44. A	83. A	123. C	155. E
7. C	45. B	84. B	124. E	156. A
8. C	47. E	87. C	125. A	157. B
9. C	48. E	88. B	126. B	158. B
10. A	49. A	91. D	127. D	161. D
11. B	51. B	92. A	128. C	162. C
12. A	53. E	93. E	129. A	164. B
13. B	54. E	94. B	130. D	165. E
14. D	56. D	95. B	131. B	166. C
17. A	57. B	96. A	132. E	167. D
18. E	58. A	97. B	133. A	168. C
19. B	59. C	98. D	134. E	170. C
21. A	60. A	99. B	135. C	171. D
22. D	61. B	100. D	136. B	172. A
23. C	63. A	101. E	137. C	173. C
24. D	64. B	102. E	138. A	175. D
25. D	66. D	109. C	141. E	176. A
27. D	67. E	110. A	142. C	177. D
28. B	68. A	111. C	143. A	178. E
29. D	69. A	112. A	144. B	180. D
30. C	70. D	113. D	145. A	182. B
31. B	72. B	114. C	146. D	184. C
32. C	73. E	115. B	147. E	
34. A	75. A	116. A	148. C	
36. D	76. A	117. C	149. E	
37. D	77. E	118. C	150. C	
38. C	78. A	119. C	151. C	
40. A	79. E	120. A	152. D	

Lösungen • TMS / EMS II

TMS: Auswertung

Jede richtig markierte Lösung auf dem Antwortbogen zählt einen Punkt, für falsch oder gar nicht bearbeitete Aufgaben gibt es keine Abzüge.

Dein Gesamtergebnis

Die in der TMS-Simulation enthaltenen Einstreuaufgaben sind in der Lösungstabelle farblich abgesetzt und mit einem Sternchen (*) markiert; sie werden nicht mitgezählt.

Untertest	Punktzahl
Muster zuordnen	______ von 20
Medizinisch-naturwissenschaftliches Grundverständnis	______ von 20
Schlauchfiguren	______ von 20
Quantitative und formale Probleme	______ von 20
Textverständnis	______ von 18
Figuren lernen	______ von 20
Fakten lernen	______ von 20
Diagramme und Tabellen	______ von 20
Gesamt:	______ **von 158**

EMS: Auswertung

Jede richtig markierte Lösung auf dem Antwortbogen zählt einen Punkt, für falsch oder gar nicht bearbeitete Aufgaben gibt es keine Abzüge. Bei der Auswertung des Konzentrationstests werden alle Zeichen bis zum letzten markierten Zeichen im Prüfungsteil berücksichtigt. Zähle bis zu dieser Stelle jedes korrekt angestrichene Zeichen sowie jedes Zeichen, das du fälschlicherweise markiert oder fälschlicherweise nicht markiert hast. Nun ziehst du die Summe der Fehler von der Zahl der korrekten Markierungen ab. Die Differenz wird in eine Punktzahl umgerechnet, abhängig von den Leistungen der Teilnehmergruppe. Richtwerte zur Orientierung:

	≥335	**324-334**	**313-323**	**302-312**	**291-301**	**280-290**	**269-279**	**258-268**	**247-257**
Punkte	18	17	16	15	14	13	12	11	10
	236-246	**225-235**	**214-224**	**203-213**	**192-202**	**181-191**	**170-180**	**159-169**	**148-158**
Punkte	9	8	7	6	5	4	3	2	1

Dein Gesamtergebnis

Untertest	**Punktzahl**
Muster zuordnen	____ von 18
Medizinisch-naturwissenschaftliches Grundverständnis	____ von 18
Schlauchfiguren	____ von 18
Quantitative und formale Probleme	____ von 18
Textverständnis	____ von 18
Figuren lernen	____ von 18
Fakten lernen	____ von 18
Diagramme und Tabellen	____ von 18
Konzentriertes und sorgfältiges Arbeiten	____ von 18
Gesamt:	____ **von 162**

Lösungen • TMS / EMS II

Muster zuordnen

Zu 1.

A.

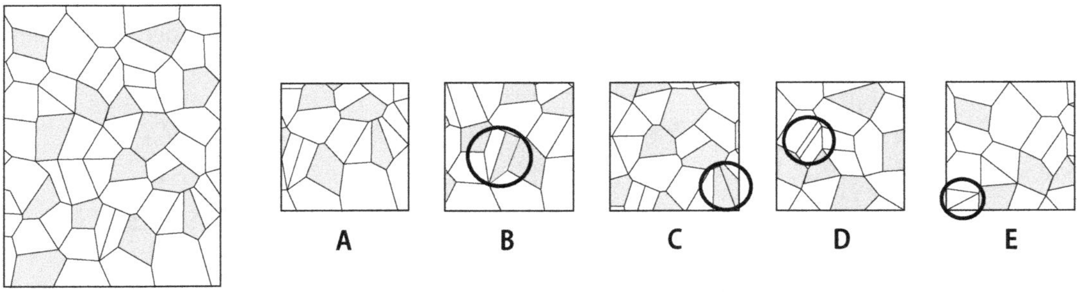

Zu 2.

C.

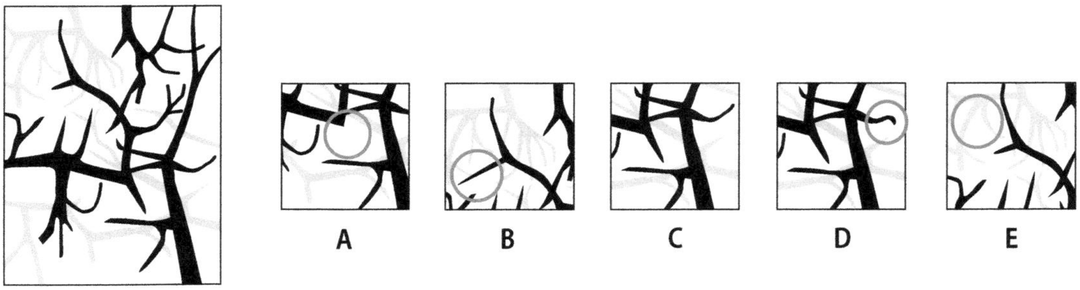

Zu 3.

A.

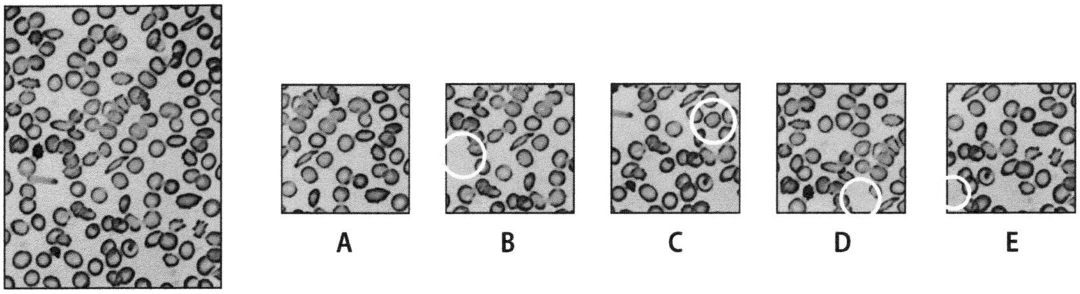

Zu 4.

A.

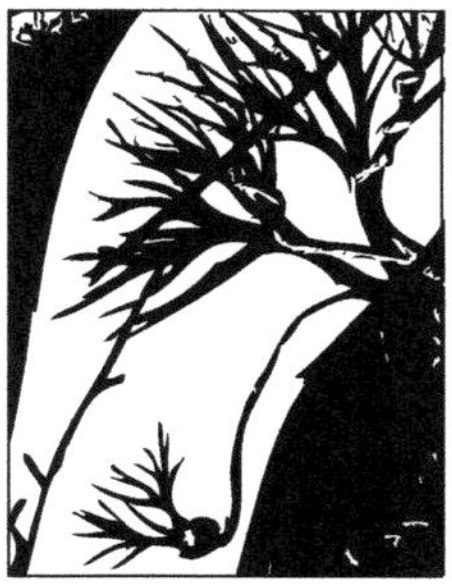

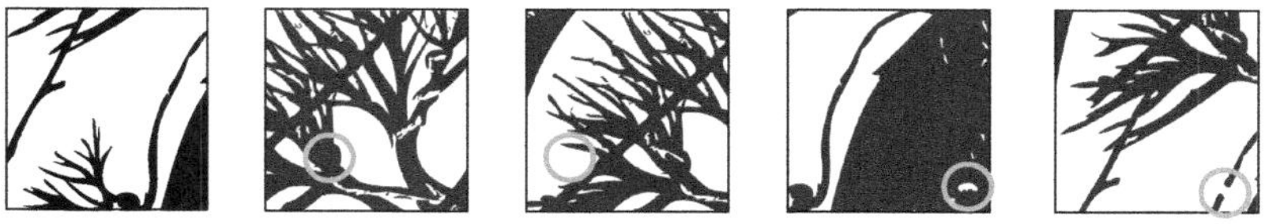

A B C D E

Zu 5.

A.

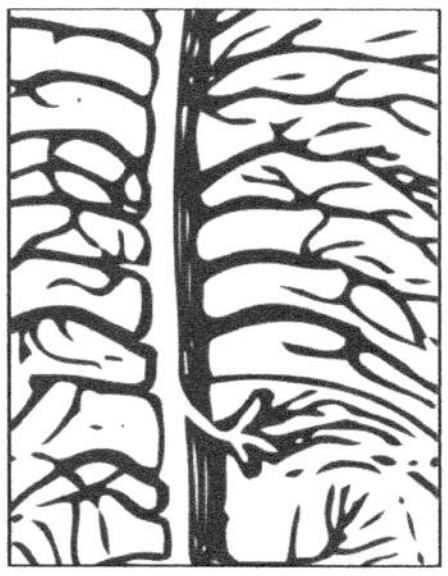

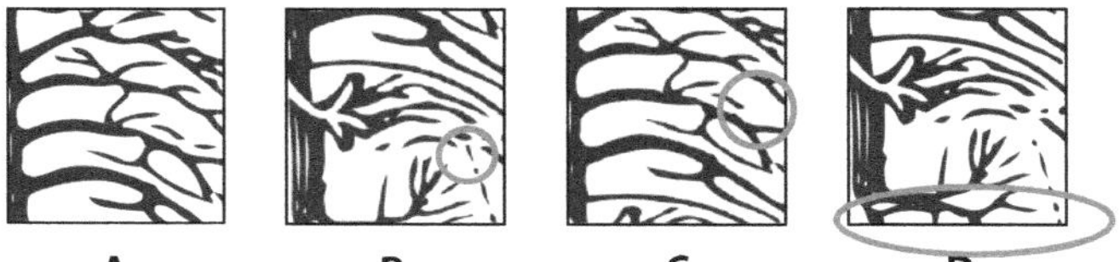

A B C D E

Zu 6.

D.

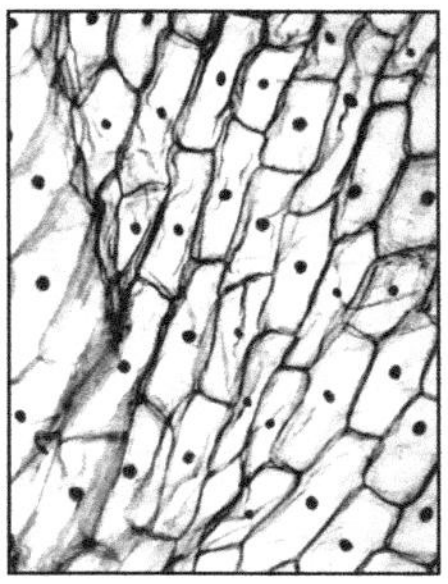

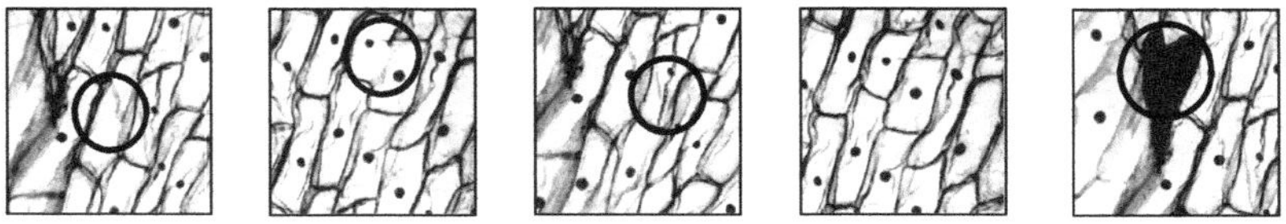

A B C D E

Zu 7.

C.

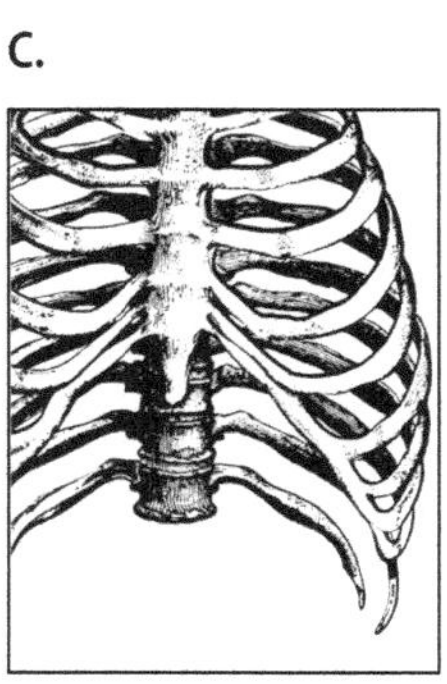

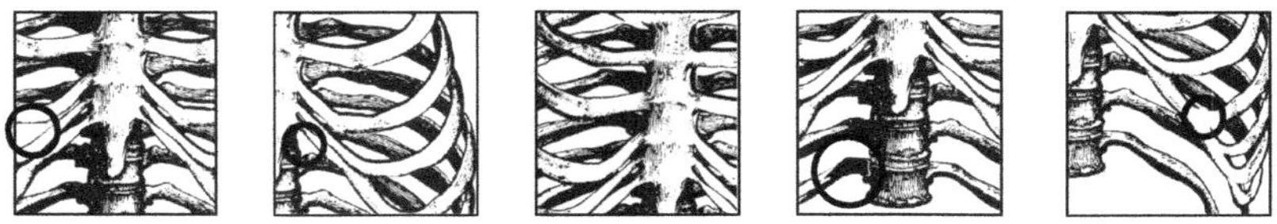

A B C D E

Zu 8.

C.

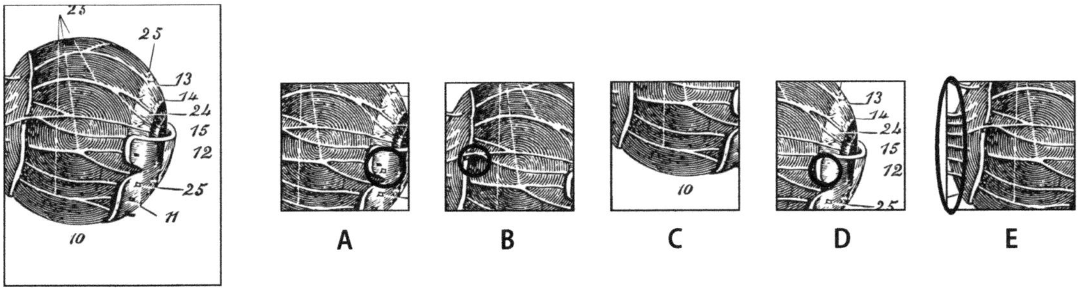

Zu 9.

C.

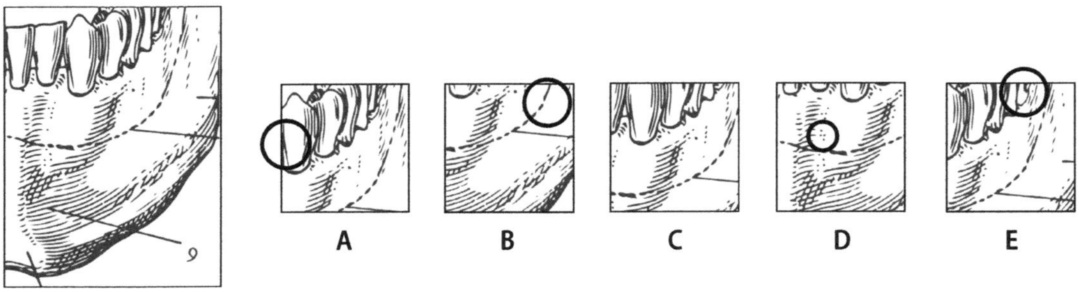

Zu 10.

A.

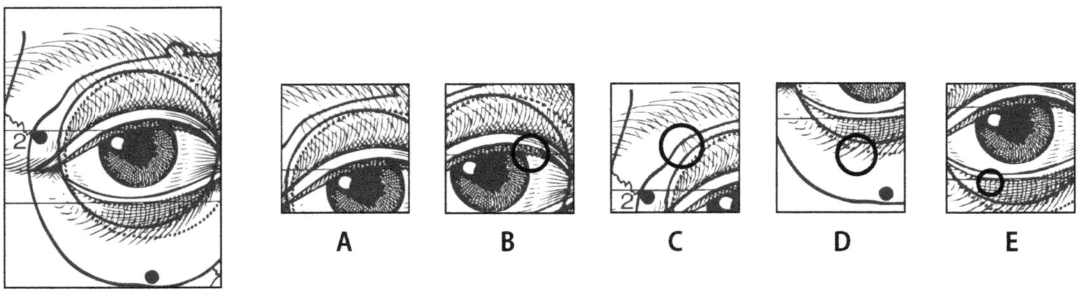

Zu 11.

B.

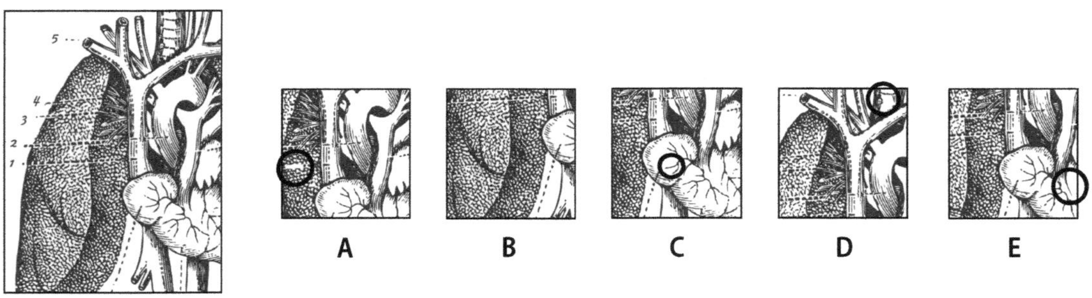

Zu 12.

A.

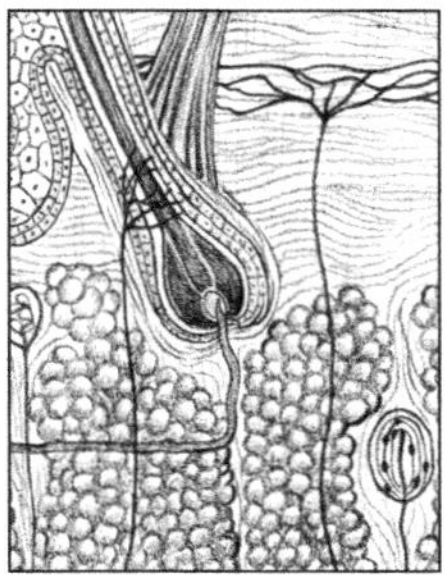

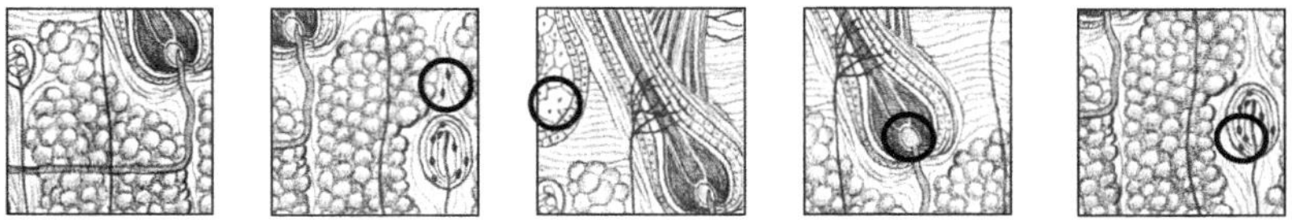

A B C D E

Zu 13.

B.

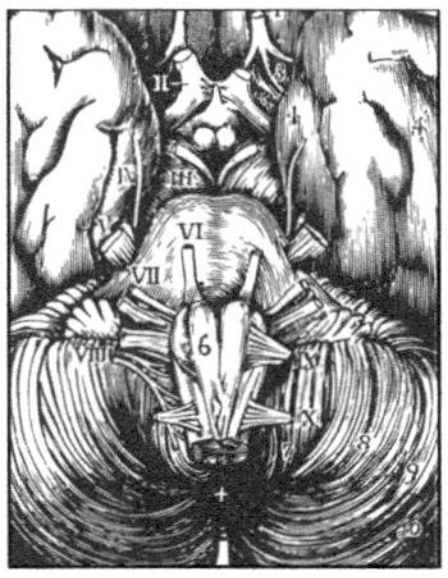

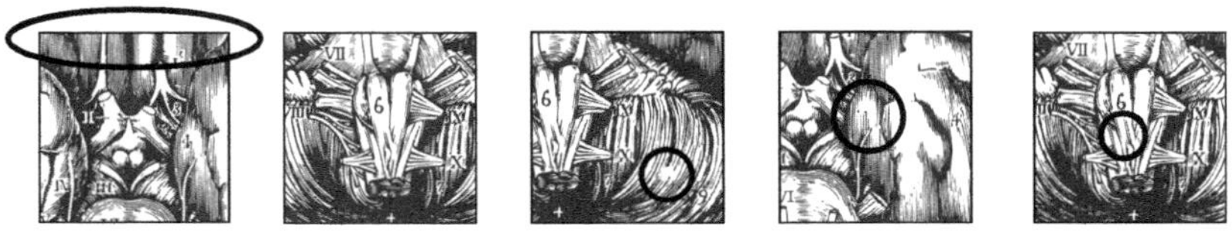

A B C D E

Zu 14.

D.

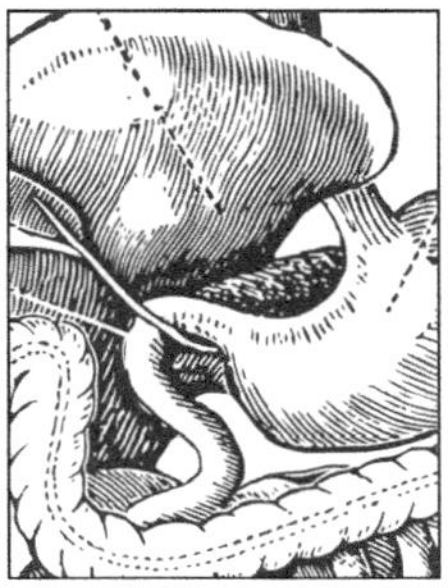

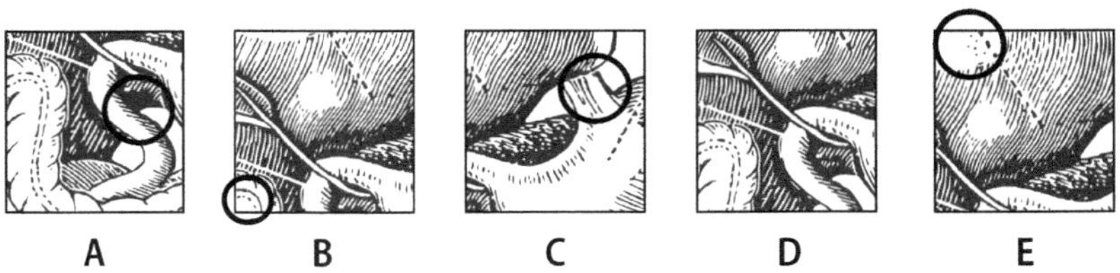

A B C D E

Zu 15.

E.

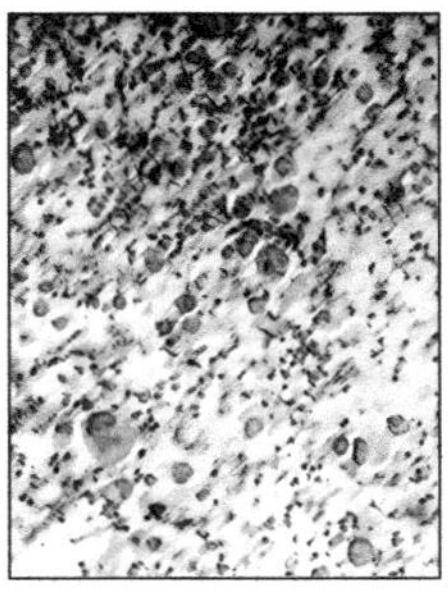

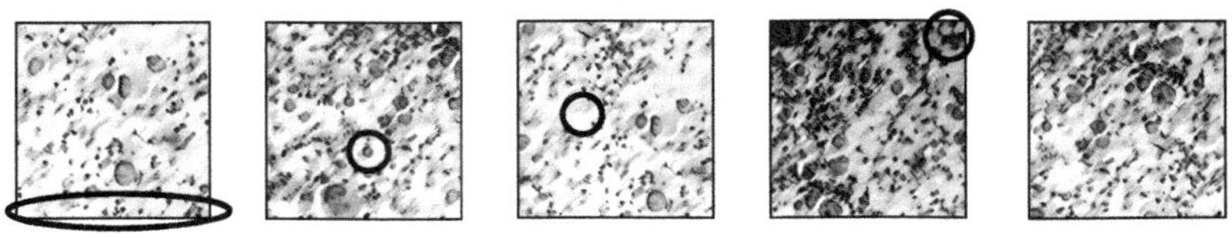

A B C D E

Zu 16.

D.

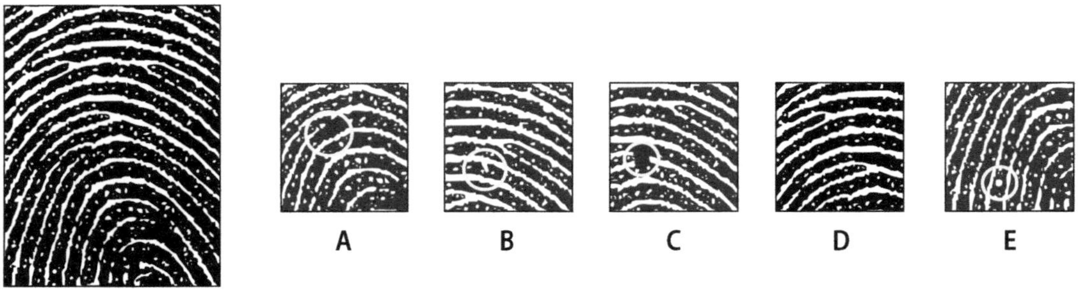

Zu 17.

A.

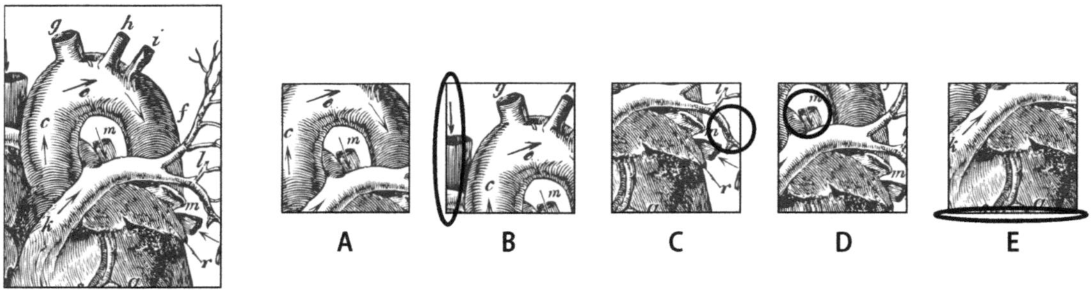

Zu 18.

E.

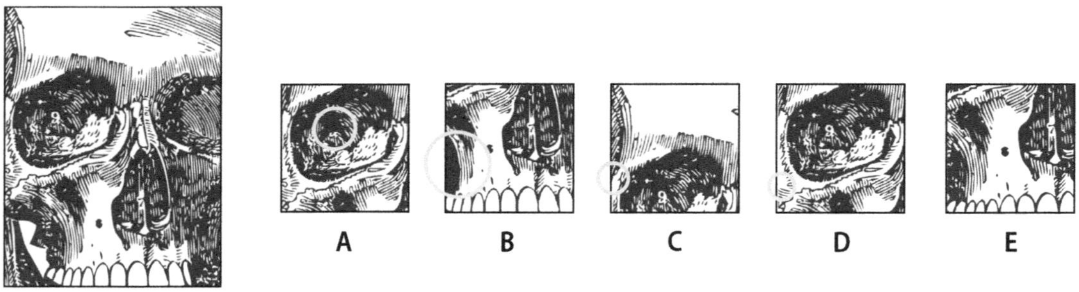

Zu 19.

B.

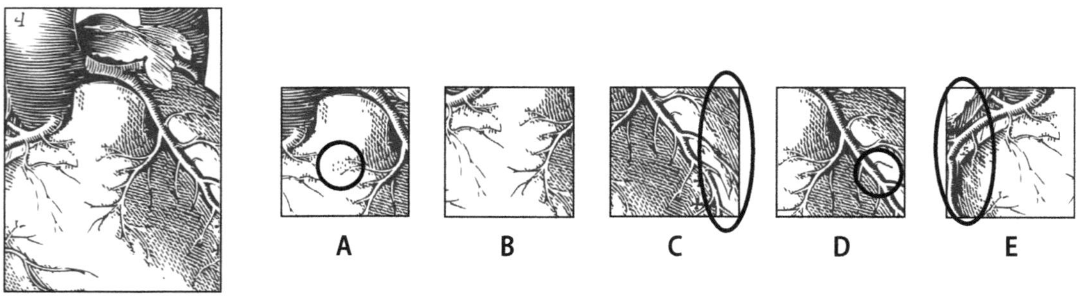

Zu 20.

B.

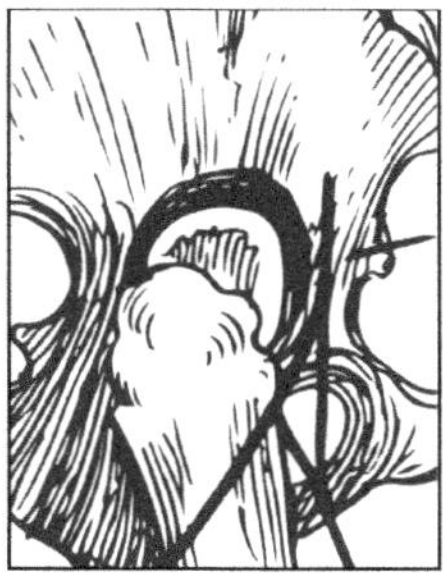

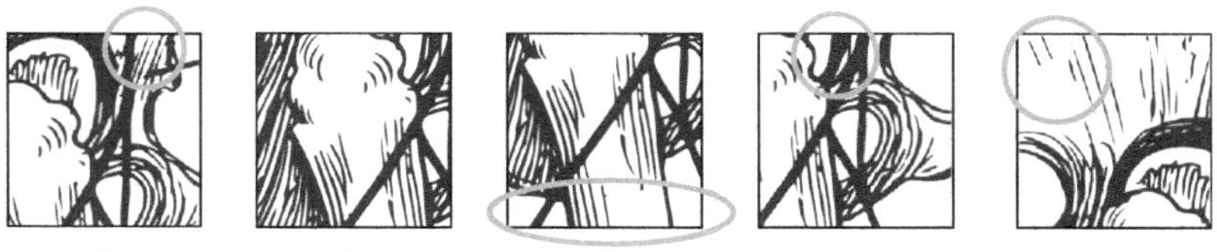

A B C D E

Zu 21.

A.

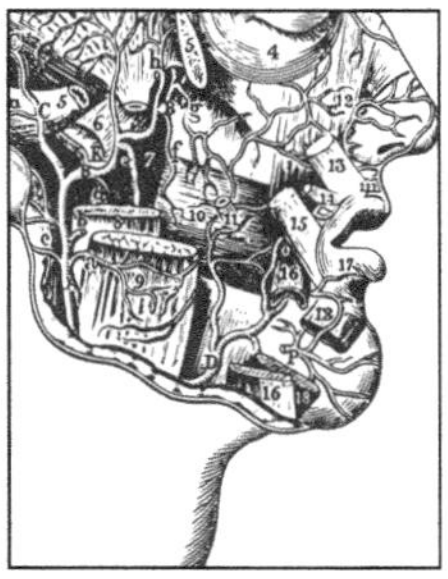

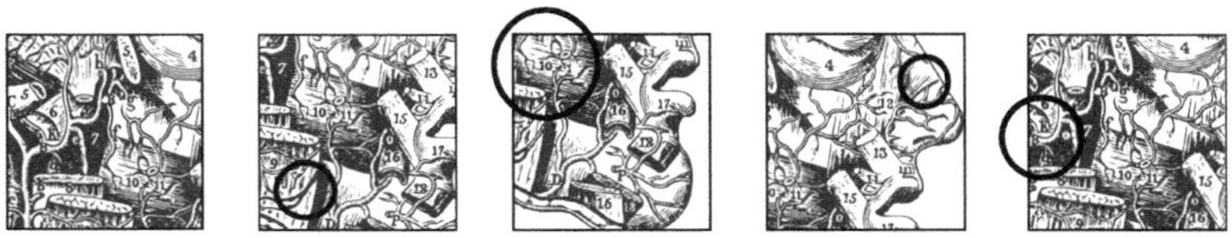

A B C D E

Zu 22.

D.

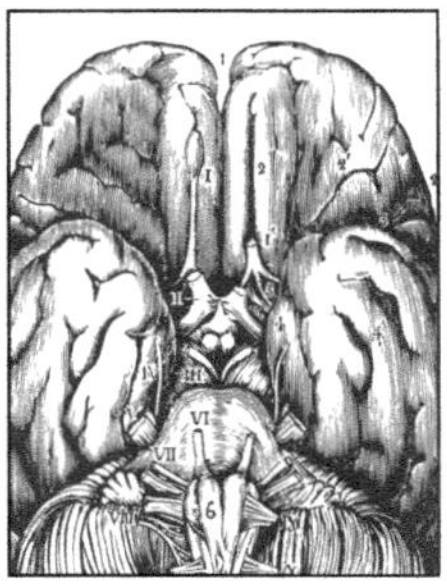

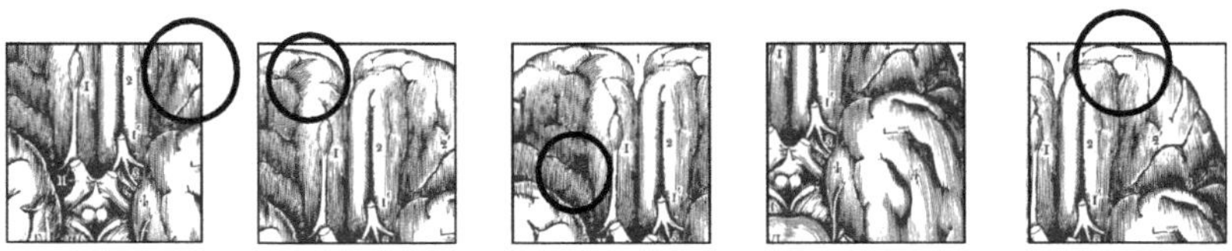

A B C D E

Zu 23.

C.

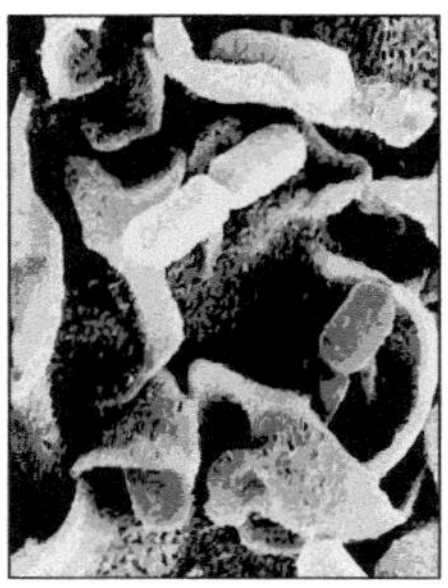

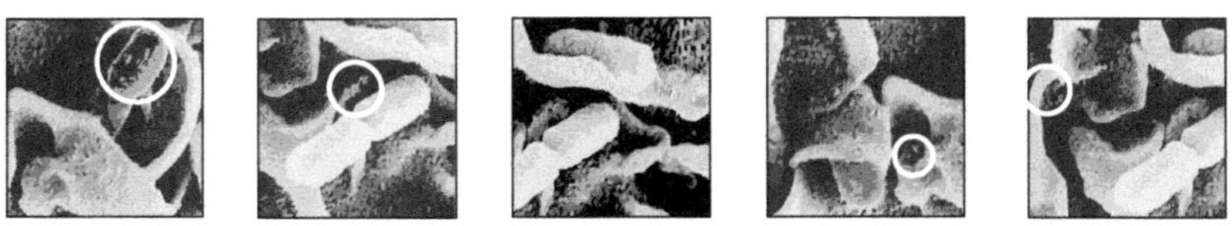

A B C D E

Zu 24.

D.

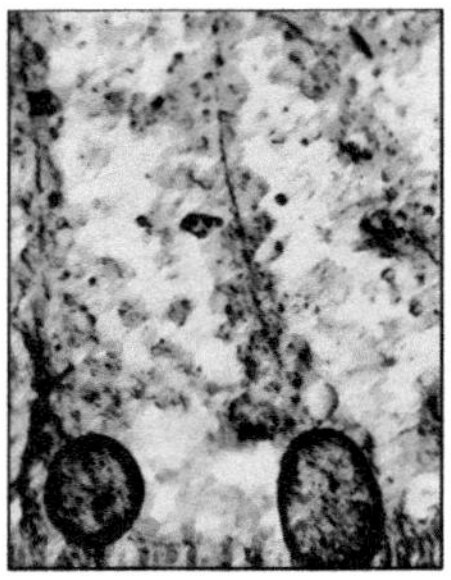

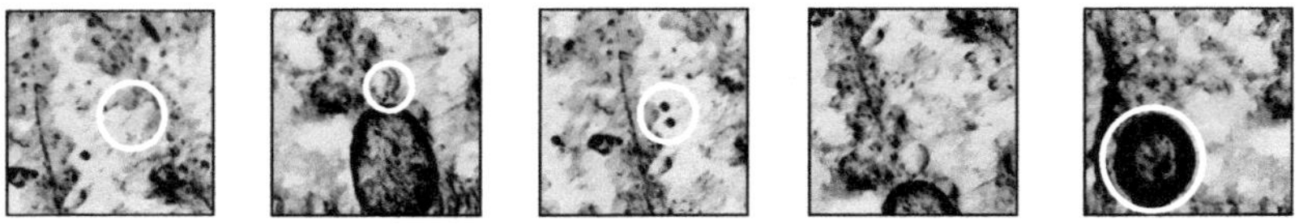

A B C D E

Lösungen • TMS / EMS II

Medizinisch-naturwissenschaftliches Grundverständnis

Zu 25.

D. Nur die Aussagen I und II lassen sich ableiten.

Aussage I ist richtig: Auf dem Y-Chromosom liegt das Gen für den testis determining factor, welcher hauptverantwortlich für die Entwicklung männlicher Individuen ist. Auch Aussage II deckt sich mit den Angaben im Text – im Gegensatz zu Aussage III: Bei einem XX-Chromosomenpaar entstehen während der Embryonalentwicklung die Eierstöcke, die Brüste entwickeln sich erst ab der Pubertät.

Zu 26.

A. Die Lebensqualität wird durch physische, psychische, soziale und funktionelle Aspekte definiert.

Lösung A zählt alle genannten Aspekte auf. Vorschlag B nennt irrtümlicherweise 36 statt acht Bereiche, Möglichkeit C vernachlässigt soziale Faktoren und Feststellung D steht im offensichtlichen Gegensatz zum Textanfang. Aussage E schließlich unterschlägt standardisierte Verfahren wie den „Short Form 36 Health Survey", der Lebensqualität mithilfe messbarer Parameter objektivieren will.

Zu 27.

D. Der Pars clavicularis des M. pectoralis major hat seinen Ursprung am Schlüsselbein.

Lösung D lässt sich daraus schließen, dass die Bezeichnung „Pars clavicularis" den lateinischen Namen des Schlüsselbeins (Clavicula) enthält. Aussage A spricht von Crista tuberculi minoris statt Crista tuberculi majoris. Auch Vorschlag B kommt nicht infrage: Der M. pectoralis major bildet nicht die Rektusscheide, sondern einer seiner Teile hat dort seinen Ursprung. Auf den Sachverhalt in Feststellung C geht der Text nicht ein. Möglichkeit E kann nicht stimmen, da die Beschreibung von Ursprung und Ansatz des M. pectoralis major verdeutlicht, dass der Muskel nicht nur die (vordere) Schulter, sondern auch die Brust bedeckt.

Zu 28.

B. Nur Aussage III ist richtig.

Aussage I vergisst die Bronchien und erwähnt statt den terminalen alle Bronchioli. Aussage II dürfte sich korrekterweise nur auf die respiratorischen Bronchioli beziehen. Aussage III deckt sich mit dem Text und sollte abgesehen davon allgemein bekannt sein.

Zu 29.

D. Nur die Aussagen II und III lassen sich ableiten.

Aussage I ist falsch, das Ligamentum collaterale laterale verläuft an der Außenseite des Knies, beim linken Knie also auf der linken Seite. Aussage II lässt sich daraus schließen, dass bei nach innen gewinkelten X-Beinen die inneren Bänder strapaziert werden. Aussage III deckt sich mit der angegebenen Lage der Menisken (dritter Satz) und Kreuzbänder (drittletzter Satz).

Zu 30.

C. Nur Aussage III lässt sich ableiten.

Aussage III verknüpft die verstreuten Informationen richtig: Wenn eine Myopie konkave Gläser erfordert, braucht man bei einer Hyperopie konvexe Gläser, und diese haben positive Dioptrie-Werte. Aussage I liegt falsch, weil bei einer Hyperopie der Brennpunkt hinter der Netzhaut liegt. Aussage II scheidet aus, da eine Myopie verschiedene Ursachen haben kann – zum Beispiel auch eine zu hohe Brechkraft der Hornhaut.

Zu 31.

B. Informationen, die aufgenommen und gespeichert werden, können auch nach einer längeren Zeitperiode primär im Kurzzeitgedächtnis gefunden werden.

Vorschlag B ist falsch, da langfristig zu speichernde Informationen an das Langzeitgedächtnis übermittelt werden. Aussage A beschreibt die Zusammenhänge richtig, und die die Möglichkeiten C und D erklären die Begriffe korrekt. Schlussfolgerung E ergibt sich grundsätzlich aus den beschriebenen Effekten – je nachdem, wann eine Information eingeht, lässt sie sich besser oder schlechter merken.

Zu 32.

C. Eine Hemmung von Dopamin fördert die Wirkung von Prolactin.

Die richtige Lösung ist C: Dopamin bremst die Prolactin-Ausschüttung, sodass bei einer Dopamin-Hemmung mehr Prolactin freigesetzt wird. Aussage A entfällt, da für das Brustwachstum laut Satz 1 Östrogene, hPL und Progesteron verantwortlich sind. Dass hPL ein Östrogen ist, lässt sich daraus nicht schließen – somit scheidet auch Behauptung D aus. Vorschlag B ist falsch, da Prolactin nur im Hypophysenvorderlappen ausgeschüttet wird. Möglichkeit E verdreht die Aussage des zweiten Satzes und kommt ebenfalls nicht infrage.

Zu 33.

A. Die menschliche Kaumuskulatur setzt sich zusammen aus insgesamt acht einzelnen Kaumuskeln.

Vier paarige Muskeln, die sich auf beiden Körperseiten doppeln, ergeben insgesamt acht einzelne Muskeln – die Lösung ist A. Vorschlag B verzählt sich (die tiefen Kaumuskeln sind zwei paarige Muskeln), Möglichkeit C verwechselt den M. pterygoideus lateralis mit dem M. temporalis und Aussage E den M. masseter mit dem M. temporalis. Aussage D spricht von einem Ast des Nervus mandibularis – dieser ist jedoch ein Ast des Nervus trigeminus.

Zu 34.

A. Die passiven Transportvorgänge kommen ohne Hilfsproteine aus.

Vorschlag A ist falsch: Laut dem vorliegenden Text umfasst der passive Transport auch die erleichterte Diffusion, die wiederum Hilfsproteine wie Carrier oder Kanäle einbezieht. Deshalb ist Aussage D richtig, denn Carrier können sowohl mit (aktiv) als auch ohne Energieverbrauch (passiv) transportieren. Aussage B stimmt ebenfalls: Als aktiver Transportvorgang verbraucht der elektroneutrale Transport Energie, und der Begriff „elektroneutral" steht für eine Beibehaltung der Ladungsverhältnisse. Ohne Energie kommt wiederum die einfache Diffusion als passiver Transportvorgang aus – Möglichkeit C stimmt. Feststellung E deckt sich mit den Angaben im Mittelteil des Textes.

Zu 35.

E. Eine allgemeine Unterscheidung von Gelenkarten gliedert in Diarthrosen und Synarthrosen; diese können in weitere Kategorien unterteilt werden.

Die richtige Lösung ist E: Verschiedene Typen von Synarthrosen werden im Text erwähnt, der außerdem weitere Möglichkeiten zur Unterscheidung nach Form und Freiheitsgraden erwähnt. Behauptung A widerspricht der einleitenden Definition. Möglichkeit B verwechselt Diarthrosen mit Syndesmosen, Vorschlag C Synostosen mit Synchondrosen: Synostosen sind die verknöcherte, Synchondrosen die knorpelige Form einer Wachstumsfuge. Als Syndesmosen (Aussage D) bezeichnet man durch Bänder gebildete Gelenke.

Zu 36.

D. Bei Aldehydgruppen hat das C-Atom, welches mit dem Sauerstoffatom und einem Wasserstoffatom verbunden ist, keine weiteren Bindungen.

Die Aussagen A und C geben den dargestellten Aufbau von Ketogruppen korrekt wieder, Feststellung E findet sich fast wortgleich im Text, und Möglichkeit B deckt sich mit der Beschreibung der Aldehydgruppen – im Gegensatz zu Vorschlag D: Hätte das mit dem Sauerstoff- und dem Wasserstoffatom verbundene Kohlenstoffatom keine weiteren Bindungen, könnte es nicht Teil des Monosaccharids sein.

Zu 37.

D. Bei einer Oxidation werden Elektronen auf einen Elektronenakzeptor übertragen.

Die richtige Lösung ist D – das Prinzip der Oxidation wird im letzten Textdrittel beschrieben. Die Aussagen A und B scheiden aus: Zu Harnsäure abgebaut werden nicht Pyrimidinbasen, sondern Purinbasen, und daran können beide Isoformen der Xanthinoxidoreduktase mitwirken. Die Ausscheidung von Harnsäure (Vorschlag C) behandelt der Text nicht. Antwort E ist falsch, da der Text mindestens drei Bausteine angibt, nämlich Zucker, eine organische Base (Pyrimidin- oder Purinbase) und wenigstens ein Phosphatrest.

Zu 38.

C. Nur Aussage III lässt sich ableiten.

Nur Aussage III stimmt. Aussage I unterschlägt das Auskugeln des Gelenks bei Tossy-III-Verletzungen, und Aussage II kommt nicht infrage, da nur bei Tossy III ein Klaviertastenphänomen entsteht.

Zu 39.

B. Ein Freiheitsgrad für Adduktion und Abduktion ermöglicht immer auch die Elevation.

Aussage B ist falsch, da nicht jedes Gelenk, das eine Adduktion ermöglicht, zugleich auch die Elevation über einen rechten Winkel hinaus erlaubt. Möglichkeit A entspricht der Beschreibung des Freiheitsgrads als Bewegungsachse mit zwei komplementären Bewegungsrichtungen. Die Aussagen C, D und E geben weitere Beispiele für die in den Text erläuterten Bewegungen.

Zu 40.

A. Das Articulatio radiocarpalis befindet sich zwischen den Ossa carpi und der Ulna.

Aussage A stimmt zwar inhaltlich, lässt sich aber nicht ableiten, weil die lateinische Bezeichnung „Ulna" für den Unterarm nicht angegeben ist. Die Vorschläge B und C entsprechen der Schilderung im dritten und vierten Satz, Möglichkeit D deckt sich mit dem letzten Satz, und Vorschlag E wiederholt den Eingangssatz beinahe wortgleich.

Zu 41.

E. Die Aussagen II und III lassen sich ableiten.

Aussage I ist falsch: Restriktionsenzyme – genauer gesagt Restriktionsendonukleasen – werden zum Schneiden der DNA genutzt. Aussage II entspricht der Beschreibung im Text, und Aussage III ergibt sich aus den letzten beiden Sätzen: Wenn Reverse Transkriptase die Synthese der DNA auf Basis einer mRNA-Vorlage bewirkt und dieser Prozess im Körper umgekehrt abläuft, wird hier mRNA auf Basis einer DNA-Vorlage erzeugt.

Zu 42.

E. Nur bei elektrischen Synapsen kommt es zu einer Veränderung der vorhandenen elektrischen Ladungen.

Schlussfolgerung E geht fehl: Auch bei chemischen Synapsen ändern sich Ladungen, nur auf anderem Wege – sonst würde kein Aktionspotenzial übertragen. Die Besonderheit ist: Bei chemischen Synapsen geschieht die Ladungsübertragung über Metabolite (Möglichkeit B stimmt) und bei elektrischen über Gap Junctions (Aussage D ist korrekt) – beide Male mithilfe geladener Ionen (Vorschlag C trifft zu). Antwort A deckt sich mit der Beschreibung im dritten und vierten Satz.

Zu 43.

C. Nur die Aussagen I und II sind richtig.

Aussage I stimmt, da die Erythrozyten der Mutter keine Antigene aufweisen und ihr Blut somit Antikörper enthält, welche die Erythrozyten des Kindes (mit Antigenen) angreifen. Aussage II ist ebenfalls korrekt: Blutgruppe AB besitzt keine Antikörper gegen die Gruppen A und B und kann Spenden von Gruppe A empfangen – umgekehrt geht das nicht, da Gruppe A Antikörper gegen Gruppe B besitzt. Aussage III verwechselt Antigene (Moleküle auf der Erythrozyt-Oberfläche) mit Agglutininen (Verklumpungen verursachenden Antikörpern).

Zu 44.

A. Beim Enzym Phosphofructokinase-1 kann eine Endprodukthemmung stattfinden.

Lösung A ist richtig, da am Ende des von Phosphofructokinase-1 ausgehenden Stoffwechselwegs ATP entsteht, welches das Enzym wiederum hemmt. In Aussage B müsste es einfach nur Glucose statt Glucose-1-phosphat heißen, und Vorschlag C enthält einen Schreibfehler (korrekt wäre Fructose-2,6-bisphosphat). Die Glykolyse und ihre einzelnen Reaktionen werden überhaupt nicht angesprochen – somit scheidet auch Möglichkeit D aus. Behauptung E verwechselt offensichtlich AMP und ATP.

Zu 45.

B. Der Frank-Starling-Mechanismus bezieht sich nur auf die unmittelbare Blutvolumenänderung während eines Herzschlags, nicht auf Änderungen des Blutvolumens über mehrere Schläge hinweg.

Aussage B ignoriert den Fall der Nachlast, wobei ein Blutvolumen in der Kammer verbleibt, das beim darauffolgenden Schlag kompensiert wird. Die Kernaussage des Textes – „Das Herz pumpt, was es bekommt" – findet sich in komprimierter Form in Lösungsvorschlag E. Die Aussagen A, C und D geben einzelne Aspekte zutreffend wieder.

Zu 46.

E. Alle Aussagen sind falsch.

Aussage I kehrt die Verhältnisse um: Calcitriol fördert den Knochenaufbau, Parathormon den Abbau. Aussage II ignoriert, dass neben Calcium auch Phosphat eine wichtige Rolle beim Kochenauf- und -abbau spielt – beide Stoffe beeinflussen sich wechselseitig. Aussage III scheidet aus, da die genannten Hormone auch die Sekretion und Resorption im Darm beeinflussen.

Zu 47.

E. Der Quotient aus CO_2-Abgabe und Sauerstoff-Aufnahme ist bei der Resorption von Proteinen und Fetten <1.

Die richtige Lösung ist E: Da bei der Verdauung von Fetten und Proteinen weniger CO_2 abgegeben als Sauerstoff aufgenommen wird, ist der entsprechende Quotient kleiner als 1. Aussage A stimmt zwar faktisch, wird aber im Text nicht angesprochen. Vorschlag B entfällt, da nach der hier aufgemachten Rechnung der Quotient bei ungefähr 2 läge. Möglichkeit D kommt bei der Verdauung von Kohlenhydraten zwar richtigerweise auf den höchsten Quotienten, doch dieser ist kein Indikator für einen hohen Aufwand – plausibler ist das Gegenteil, da ein hoher Wert auf einen niedrigen Sauerstoffbedarf hinweist. Behauptung C scheidet aus, weil der Körper Vitamine dringend benötigt und diese selbst nicht herstellen kann.

Zu 48.

E. Der Thalamus sendet Signale zur Hemmung derjenigen Muskeln aus, bei denen es während der Ausführung der Bewegung nicht zu einer Kontraktion kommen soll.

Aussage E beschreibt eine originäre Aufgabe des Kleinhirns, nicht des Thalamus – wie im vierten Satz des vorliegenden Textes beschrieben. Demzufolge ist Vorschlag B korrekt. Möglichkeit A entspricht dem dritten Satz, die Feststellungen C und D decken sich mit der einschlägigen Passage zu den Basalganglien in der Textmitte.

Lösungen • TMS / EMS II

Schlauchfiguren

Zu 49.
A. r

Zu 50.
E. h

Zu 51.
B. l

Zu 52.
D. o

Zu 53.
E. h

Zu 54.
E. h

Zu 55.
A. r

Zu 56.
D. o

Zu 57.
B. l

Zu 58.
A. r

Zu 59.
C. u

Zu 60.
A. r

Zu 61.
B. l

Zu 62.
D. o

Zu 63.
A. r

Zu 64.
B. l

Zu 65.
A. r

Zu 66.
D. o

Zu 67.
E. h

Zu 68.
A. r

Zu 69.
A. r

Zu 70.
D. o

Zu 71.
A. r

Zu 72.
B. l

Lösungen • TMS / EMS II

Quantitative und formale Probleme

Zu 73.

E. 3 Stunden

Innerhalb einer Stunde erhält der Patient über Perfusor A 0,5 mg, über Perfusor B 2 × 0,2 mg = 0,4 mg und über Perfusor C 0,7 mg ÷ 2 = 0,35 mg Wirkstoff, insgesamt also 0,5 mg + 0,4 mg + 0,35 mg = 1,25 mg. In 3 Stunden sind es demnach 3 × 1,25 mg = 3,75 mg.

Zu 74.

E. Exponentielles Wachstum

Bei einem linearen Wachstum (Vorschlag C) bleibt die Wachstumsgeschwindigkeit konstant, bei einem kubischen Wachstum (Möglichkeit D) wächst sie in der 3. Potenz, bei einem beschränkten Wachstum (Antwort B) nimmt sie ab und bei einem logistischen Wachstum (Vorschlag A) steigt sie zuerst und geht dann zurück – all dies trifft hier nicht zu. Es handelt sich um exponentielles Wachstum, Lösung E stimmt.

Zu 75.

A. 100 Stück

Die optimale Bestellmenge beträgt 100 Stück.

$$M_{opt} = \sqrt{\frac{200 \times 1.500 \times 10}{20(0{,}05 \times 100 + 0{,}1 \times 100)}} = \sqrt{\frac{3.000.000}{300}}$$

$$= \sqrt{10.000} = 100$$

Zu 76.

A. Ca. 50 kHz

Zuerst die Formel nach f umformen:

$$\lambda = \frac{c}{f} \Leftrightarrow f = \frac{c}{\lambda}$$

Beim Einsetzen ist zu beachten, dass die Wellenlänge doppelt so groß ist wie die angegebene Objektgröße von 3,4 mm:

$$f = \frac{c}{\lambda} = \frac{340\,m \times s^{-1}}{6{,}8\,mm} = \frac{340 \times 10^3\,mm \times s^{-1}}{6{,}8\,mm}$$

$$= 50 \times 10^3 \times s^{-1} = 50\,kHz$$

Die Ortungsrufe der Zwergfledermaus haben eine Frequenz von ungefähr 50 kHz.

Zu 77.

E. Es sinkt um ca. 83 %.

Das Herzzeitvolumen entspricht dem Produkt von Schlagvolumen und Herzfrequenz. Wenn sich das Schlagvolumen von 140 ml auf 70 ml halbiert und die Herzfrequenz von 150 auf 50 Schläge drittelt, geht das Herzzeitvolumen auf ein Sechstel zurück:

SV × HF = HZV

$\frac{1}{2} \times SV \times \frac{1}{3} \times HF = \frac{1}{6} \times SV \times HF = \frac{1}{6} \times HZV$

Somit nimmt das HZV um fünf Sechstel ab, das sind ungefähr 83 %.

Zu 78.

A. $[Kr] = \frac{ml}{min}$

Setzt man die Ausscheidungsrate AR in die Formel für die Klärrate ein, ergibt sich:

$$Kr = \frac{Urinflussrate \times c(Urin)}{c(Plasma)}$$

Das Einsetzen der Einheiten liefert:

$$[Kr] = \frac{\frac{ml}{min} \times \frac{mmol}{l}}{\frac{mmol}{l}} = \frac{ml}{min}$$

Zu 79.

E. $n = \frac{V^2}{a} + \left(\frac{nRT}{V - nb} - p\right)$

Alle Vorschläge außer E lassen sich durch Umformen der Ausgangsformel bilden: Isoliert man hier die Größe n auf der rechten Gleichungsseite, erhält man einen Ausdruck, der nicht mit Möglichkeit E übereinstimmt.

$$\left(p + \frac{n^2 a}{V^2}\right)(V - nb) = nRT \qquad | \div RT$$

$$n = \frac{\left(p + \frac{n^2 a}{V^2}\right)(V - nb)}{RT} \neq \frac{V^2}{a} + \left(\frac{nRT}{V - nb} - p\right)$$

Zu 80.

E. $[\sigma] = Pa$

Zum Lösen der Aufgabe wird die erste Formel benötigt. Durch Einsetzen erhält man:

$$[\sigma]=\frac{[F]}{[A]}=\frac{kg\times m}{m^2\times s^2}=\frac{kg}{m\times s^2}$$

Dass der erhaltene Ausdruck der Einheit Pascal (Pa) entspricht, zeigt sich, indem man die Gleichung für Joule (J) nach N umstellt und in die Gleichung für Pascal einsetzt:

$$1\,J=1N\times m=1kg\times m^2\times s^{-2} \Leftrightarrow$$

$$1N=1\frac{kg\times m^2}{m\times s^2}=1\frac{kg\times m}{s^2}$$

$$1Pa=1\frac{N}{m^2}=1\frac{\frac{kg\times m}{s^2}}{m^2}=1\frac{kg}{m\times s^2}$$

Zu 81.

C. $m=150\,g \mathrel{\hat{=}} 150\,ml$

Formt man die ersten beiden Formeln um, erhält man:

$$Q_v=m\times q_v \Leftrightarrow m=\frac{Q_v}{q_v}$$

$$p=\frac{Q_v}{t} \Leftrightarrow Q_v=p\times t$$

Nun lässt sich die unbekannte Größe Q_v in der ersten Formel ersetzen:

$$m=\frac{p\times t}{q_v}$$

Beim Einsetzen und Ausrechnen ist die Angabe „1 J = 1 Ws" zu beachten:

$$m=\frac{p\times t}{q_v}=\frac{100\,W\times 3.600\,s}{2.400\,\frac{J}{g}}=\frac{360.000\,Ws}{2.400\,\frac{J}{g}}$$

$$=\frac{360.000\,J}{2.400\,\frac{J}{g}}=\frac{360.000\,g}{2.400}=150\,g \mathrel{\hat{=}} 150\,ml$$

Zu 82.

A. $d_2 = 600$ nm

Zuerst muss die Formel nach d_2 aufgelöst werden:

$$\frac{d_1}{d_2}=\frac{\lambda_1}{\lambda_2} \quad |\times d_2$$

$$d_1=\frac{\lambda_1}{\lambda_2}\times d_2 \quad |\times\frac{\lambda_2}{\lambda_1}$$

$$d_1\times\frac{\lambda_2}{\lambda_1}=d_2$$

Im zweiten Schritt sind die Zahlenwerte einzusetzen:

$$d_2=d_1\times\frac{\lambda_2}{\lambda_1}=750\,nm\times\frac{400\,nm}{500\,nm}=750\,nm\times\frac{4}{5}$$

$$=600\,nm$$

Zu 83.

A. $x/100$ Moleküle Lactose; $y/20$ Moleküle Maltose

Wenn ein halber Liter von Lösung A x Moleküle Lactose enthält, sind es in 100 ml $x/5$ Moleküle. Nach Zugabe des Wassers verteilen sie sich auf 1 l Lösung, das entspricht $1/10 \times x/5 = x/50$ Molekülen pro 100 ml. Mischt man nun zu gleichen Teilen mit Lösung B, sind es schließlich nur noch halb so viele, also $x/100$ Moleküle Lactose pro 100 ml. Etwas kürzer ist die Rechnung für die Maltose: Wenn 1 l Lösung B y Maltose-Moleküle enthält, sind es in 100 ml $y/10$ und nach dem finalen Mischvorgang $y/20$ Moleküle.

Zu 84.

B. Er müsste sich mehr als verdreifachen.

Wenn der Durchmesser um 25 % schrumpft, gilt das auch für den Radius, der folglich auf drei Viertel seines Ausgangswerts zurückgeht. Eingesetzt in die Formel:

$$\dot{Q}=\frac{\pi\times(\frac{3}{4}\times r)^4}{8\eta\times l}\times\Delta p=\frac{\pi\times\frac{81}{256}\times r^4}{8\eta\times l}\times\Delta p$$

$$=\frac{81}{256}\times\frac{\pi\times r^4}{8\eta\times l}\times\Delta p$$

Blieben alle übrigen Faktoren konstant, würde die Volumenstromstärke um den Faktor $81/256$ sinken. Zum Ausgleich müsste die Druckdifferenz rein hypothetisch um $256/81$ zunehmen. Bei konstantem Druck am Endpunkt müsste der Druck am Anfangspunkt also auf mehr als das 3-fache steigen. In der Realität würde sich bei steigendem Blutdruck natürlich die Gefäßwand entsprechend dehnen, wodurch sich der Gefäßdurchmesser wieder vergrößert.

Zu 85.

A. Ca. $1{,}4 \times 10^2$ l

1,35 kg NaCl reichen für 150 l isotonische Kochsalzlösung:

$1.350\ g \div 9\ g/l = 150\ l$

1 Liter entspricht 0,001 m^3, somit entsprechen 150 l 0,150 m^3. Die Differenz zur vorhandenen Wassermenge beträgt:

$0{,}150\ m^3 - 0{,}0108\ m^3 = 0{,}1392\ m^3$

0,1392 m^3 sind umgerechnet 139,2 l – oder kurz ca. $1{,}4 \times 10^2$ l.

Zu 86.

B. 82 mg

Am Ende des zweiten Behandlungstages hat der Patient alles in allem 6 Dosen des Medikaments erhalten und 2×48 g = 96 mg Wirkstoff ausgeschieden. Wenn nun noch 150 mg Wirkstoff im Blut vorhanden sind, gelangten im Beobachtungszeitraum zusammengerechnet 96 mg + 150 mg = 246 mg Wirkstoff ins Blut. Bei einer Bioverfügbarkeit von 50 % hat der Patient in 6 Dosen folglich insgesamt 2×246 mg = 492 mg Wirkstoff zu sich genommen, das entspricht 492 mg $\div$ 6 = 82 mg pro Dosis.

Zu 87.

C. 5,5 Tage

Bei einer Versuchstemperatur von 10 Grad Celsius und drei Verdopplungsvorgängen pro Tag (alle 8 Stunden) kommt es in 8 Tagen zu insgesamt 3×8 = 24 Verdopplungen. Am Ende des 8. Tages enthält das randvolle Gefäß also 2^{24} Bakterien. Bei einer Ausgangsmenge von 4 (also 2^2) Exemplaren sind noch 24 – 2 = 22 Verdopplungen bis zur vollständigen Füllung nötig. Bei 4 Verdopplungen pro Tag (alle 6 Stunden) entspricht das einem Zeitraum von 22 $\div$ 4 = 5,5 Tagen.

Zu 88.

B. 20 %

Gefragt ist nach der kleinstmöglichen Schnittmenge der drei Symptomträger-Gruppen. Hier empfiehlt es sich, von den jeweils Nichtbetroffenen auszugehen: 10 % der Erkrankten haben kein Fieber, 30 % keine Nackensteife und 40 % keinen Hautausschlag. Somit weisen mindestens 100 % – 10 % – 30 % – 40 % = 20 % der Erkrankten alle drei Symptome auf.

Zu 89.

A. 0,8 Liter

Die Differenz des Sauerstoffgehaltes von arteriellem und venösem Blut beträgt 0,18 – 0,12 = 0,06 l O_2 je Liter Blut. Wenn in einer Minute 48 ml (= 0,048 l) O_2 aufgenommen werden, fließen in diesem Zeitraum 0,8 Liter Blut durch das Gehirn:

$0{,}048\ l\ O_2 \div 0{,}06\ l\ O_2/l\ Blut = 0{,}8\ l\ Blut$

Zu 90.

A. Der Wert für a wird kleiner.

Wenn c_2 wächst, hat der Term innerhalb der Klammer ein größeres Ergebnis. Bei konstantem b wächst somit der Wert für die gesamte rechte Gleichungsseite. Folglich nimmt der reziproke Wert für a (1/a) zu, was im Umkehrschluss bedeutet, dass der Wert für a kleiner wird.

Zu 91.

D. $\Pi = R \times T \times n \times V^{-1}$

Aus den Informationen im zweiten Satz ergibt sich:

$\Pi = R \times T \times c_{osm}$

Der dritte Satz besagt:

$$c_{osm} = \frac{n}{V}$$

Setzt man die zweite Gleichung in die erste ein, erhält man:

$$\Pi = R \times T \times c_{osm} = R \times T \times \frac{n}{V} = R \times T \times n \times V^{-1}$$

Zu 92.

A. A = 12,5 cm

Um den Nahpunkt zu berechnen, ist zuerst die erste Gleichung umzuformen:

$$A = \frac{1}{nah} - \frac{1}{fern} \qquad \Big| + \frac{1}{fern}$$

$$A + \frac{1}{fern} = \frac{1}{nah} \qquad \Big|\ \text{Kehrwert}$$

$$\frac{1}{A + \frac{1}{fern}} = nah$$

Durch Einsetzen erhält man (unter Berücksichtigung der zweiten Gleichung):

$$\text{nah} = \frac{1}{A + \frac{1}{\text{fern}}} = \frac{1}{7{,}8\,\text{dpt} + \frac{1}{5\,\text{m}}} = \frac{1}{7{,}8\frac{1}{\text{m}} + \frac{1}{5\,\text{m}}}$$

$$= \frac{1}{\frac{39}{5\,\text{m}} + \frac{1}{5\,\text{m}}} = \frac{1}{\frac{40}{5\,\text{m}}} = \frac{1}{\frac{8}{\text{m}}} = \frac{1}{8}\,\text{m} = 12{,}5\,\text{cm}$$

Zu 93.

E. Zustandsgleichung ideales Gas:
$p \times V \times T = \text{konst.}$

Möglichkeit E ist falsch: Wenn man – ausgehend von der allgemeinen Gasgleichung – für die Zustandsgleichung idealer Gase die Konstanten n und R auf der rechten Gleichungsseite isoliert, erhält man Zusammenhang $p \times V \times T^{-1} = \text{konstant}$. Gleichung A lässt sich in Gleichung C umformen, die sich aus dem drittletzten Satz ergibt. Formel B entspricht dem zweiten Satz, wonach das Dalton-Gesetz die allgemeine Gasgleichung nach dem Partialdruck auflöst. Vorschlag D geht aus dem vorletzten Satz hervor.

Zu 94.

B. Nach 4 Stunden

$2{,}73 \times 10^5$ ist die Hälfte von $5{,}46 \times 10^5$, und ein Rückgang um 20 % entspricht einer Multiplikation mit 0,8 (da noch 80 % vorhanden sind). Somit lässt sich die Aufgabenstellung vereinfachen: Nach wie vielen Multiplikationen mit 0,8 fällt das Ergebnis unter 0,5 (50 %)? Nach zwei Schritten erhält man $0{,}8 \times 0{,}8 = 0{,}64$, nach drei Schritten $0{,}64 \times 0{,}8 = 0{,}512$ – und hier lässt sich erkennen, dass der Wert beim nächsten Schritt unter 0,5 fällt.

Zu 95.

B. 22,5 l

Zum Messzeitpunkt wurden bereits 25 % der Substanz wieder ausgeschieden, also befinden sich noch 150 mg (75 % von 200 mg) davon im EZR. Bei einer Substanz-Konzentration von 0,01 mg/ml – umgerechnet 10 mg/l – enthält der EZR folglich 150 mg ÷ 10 mg/l = 15 l Wasser. Da sich die Gesamtwassermenge im Verhältnis 3:2 auf IZR und EZR verteilt, kommt man für den IZR auf 22,5 l Wasser.

Zu 96.

A. Nach 7–8 Stunden

Bei einem Rauminhalt von 20 m^3 und einem anfänglichen CO_2-Anteil von 0,05 % fehlen bis zur kritischen 1-%-Schwelle noch 190.000 ml CO_2:

$20\,m^3 \times (1\,\% - 0{,}05\,\%) = 20\,m^3 \times 0{,}95\,\% = 20\,m^3 \times 0{,}0095 = 0{,}19\,m^3 = 190.000\,ml$

Pro Minute atmet die Versuchsperson 20-mal jeweils 500 ml Luft mit einem CO_2-Anteil von 4 % aus, das entspricht 400 ml CO_2:

$20 \times 500\,ml \times 4\,\% = 10.000\,ml \times 0{,}04 = 400\,ml$

Wenn die Person pro Minute 400 ml CO_2 an die Raumluft abgibt, dauert es nicht ganz 8 Stunden, bis die kritische Schwelle erreicht ist:

190.000 ml ÷ 400 ml/min = 475 min = 7 h 55 min

Lösungen • TMS / EMS II

Textverständnis

Zu 97.

B. Nur Aussage III lässt sich ableiten.

Aussage I lässt sich ausschließen, da laut Absatz I der Nahrungsbrei vom Rachen (Pharynx) aus erst einmal in die Speiseröhre gelangt. Das im zweiten Textabschnitt erwähnte saure Milieu bezieht sich auf den Magen und nicht auf den Dünndarm (Intestinum tenue), sodass auch Aussage II nicht stimmen kann. Richtig ist nur Aussage III: Der Parasympathikus steigert die Aktivität des Magen-Darm-Trakts und stimuliert die Verdauung – im Gegenzug wird der Herzschlag langsamer und die generelle körperliche Aktivität nimmt ab.

Zu 98.

D. Brunnerdrüsen sezernieren basische Sekrete.

Die richtige Lösung D ergibt sich aus Absatz 4: Da Magensäure sauer ist und die Brunnerdrüsen-Sekrete den sauren Speisebrei neutralisieren, müssen diese folglich basisch sein. Antwort A scheidet aus, denn die Addition der angegebenen Höchstmengen ergibt 1,5 Liter Speichel + 3 Liter Magensaft + 2 Liter Pankreassekrete + 1 Liter Galle + 2 Liter Dünndarmsekret = 9,5 Liter Sekrete pro Tag. Möglichkeit B gibt den im dritten Absatz beschriebenen Aufbau falsch wieder: Der Dünndarm (Intestinum tenue) besteht nur aus drei Teilen – einer davon ist der vierteilige Zwölffingerdarm (Duodenum). In diesem wiederum finden sich tatsächlich die in Vorschlag C genannten Enzyme, doch sie werden laut Absatz 5 nicht dort abgesondert, sondern im Pankreas. Vorschlag E verwechselt die Angaben am Ende des Textes: Acetylcholin regt die Produktion von Magensäure und Pankreassekreten an; Serotonin fördert die Motorik des Darms.

Zu 99.

B. Der Verdauungstrakt wird ausschließlich vom enterischen Nervensystem gesteuert.

Aussage B widerspricht dem letzten Absatz: Hier heißt es, der Verdauungstrakt wird „primär" über das enterische Nervensystem gesteuert – aber nicht ausschließlich, auch Sympathikus und Parasympathikus nehmen Einfluss. Alle drei Regelsysteme bilden zusammen das vegetative Nervensystem, Aussage C stimmt. Das Vorkommen von Bicarbonat (Vorschlag A) wird am Anfang des zweiten und am Anfang des fünften Absatzes erwähnt. Möglichkeit D ergibt sich aus den zum Schluss geschilderten Zusammenhängen, und Antwort E gibt den ersten Absatz korrekt wieder.

Zu 100.

D. Die Aussagen I und III lassen sich ableiten.

Aussage I entspricht der Schilderung im ersten Textabschnitt, und Aussage III steht im Einklang mit der Beschreibung in Absatz 3. Nicht abzuleiten ist Aussage II: Laut dem vierten Absatz wird Vitamin B12 vorwiegend im Krummdarm (Ileum) resorbiert – über eine Aufnahme im gesamten Dünndarm (Intestinum tenue) wird nichts gesagt, und es wäre auch unzutreffend.

Zu 101.

E. Alle Aussagen lassen sich ableiten.

Die in Aussage I benannte Wirkung von Noradrenalin wird ganz zum Schluss beschrieben: Die Blutgefäße verengen sich, sodass die Blutversorgung des Magen-Darm-Trakts abnimmt. Auch Aussage II stimmt, laut Absatz 4 werden im Ileum und Jejunum Fettsäuren, Lipide und weitere Stoffe resorbiert. Aussage III ergibt sich aus dem zweiten Textabschnitt, wonach sich Flüssigkeiten nur rund eine halbe Stunde im Magen aufhalten.

Zu 102.

E. Der Zwölffingerdarm mit seinen vier Teilen ist der längste Abschnitt des Dünndarms.

Noradrenalin senkt die Motorik des Darms und übernimmt damit eine Funktion im sympathischen Nervensystem – dieser Zusammenhang erschließt sich aus dem letzten Absatz, Antwort A stimmt. Die drei Abschnitte des Ösophagus, beschrieben im ersten

Absatz, gibt Vorschlag B korrekt wieder. Die Appendizitis (Antwort C) ist im Volksmund auch als „Blinddarmentzündung" bekannt; in akuten Fällen wird der Wurmfortsatz sofort entfernt, um einen potenziell lebensbedrohlichen Blinddarmdurchbruch zu verhindern. Vorschlag D steht im Einklang mit dem dritten Absatz. Nicht ableitbar und zudem sachlich falsch ist dagegen Möglichkeit E: Der Zwölffingerdarm ist nicht der längste, sondern der kürzeste Abschnitt des Dünndarms.

Zu 103.

E. Alle Aussagen sind richtig.

Die zentrale Passage zur Bewertung der vorliegenden Aussagen findet sich am Ende des zweiten Absatzes. Demnach umfasst das Niederdrucksystem den linken Vorhof, die vollständige rechte Herzseite, die Venen, den linken Ventrikel (während der Diastole) sowie den Lungenkreislauf – und somit auch die Pulmonalarterie. Die Pulmonalvene, die im Lungenkreislauf das mit Sauerstoff angereicherte Blut von der Lunge zum linken Vorhof transportiert, wird im Text nicht ausdrücklich genannt, lässt sich aber als Vene eindeutig dem Niederdrucksystem zurechnen.

Zu 104.

B. Nur Aussage II lässt sich ableiten.

Aussage I geht weder aus dem Text hervor, noch trifft sie zu: Gefäße können nicht allgemein durch ihren Sauerstoffgehalt definiert werden; im Lungenkreislauf (siehe Absatz 1) beispielsweise transportiert die Pulmonalarterie sauerstoffarmes Blut aus dem rechen Ventrikel in die Lunge. Venen und Arterien unterscheidet man vielmehr anhand der Blutflussrichtung, wie es Aussage II korrekt berücksichtigt. Aussage III ist hingegen falsch, da alle Arterien außer der Pulmonalarterie zum Hochdrucksystem zählen.

Zu 105.

D. Der große Kreislauf umfasst Arterien und Venen.

Die richtige Lösung D ergibt sich aus dem ersten Textabschnitt: Der große Kreislauf oder auch Körperkreislauf umfasst einerseits den Blutfluss auf dem „Hinweg" vom Herzen durch die Arterien zu den Organen und weiteren Körperteilen sowie andererseits den Rücktransport des Blutes zum Herzen über die Venen. Vorschlag A liegt falsch: Gefäße des Hoch- und Niederdrucksystems bestehen – siehe Absatz 4 – aus gleich vielen Schichten, die lediglich unterschiedlich stark ausgeprägt sind. Aussage B lässt sich nicht ableiten, da die elastischen Fasern mit zunehmender Entfernung vom Herzen weniger werden und somit in herznahen Venen zahlreicher vorhanden sind als in entfernteren Arterien. Kapillare (Möglichkeit C) gehören – wie sich aus dem ersten Absatz herauslesen lässt – zum Lungenkreislauf, also zum Niederdrucksystem. Sie sind so klein, dass sie keine hohen Drücke aushalten könnten. Aussage E ignoriert, dass sich bei Gefäßen des Hoch- und Niederdrucksystems die Tunica media nicht nur in der Anordnung der Muskelzellen unterscheidet, sondern auch durch die Bindegewebseinlagerungen.

Zu 106.

C. Nur Aussage III lässt sich nicht ableiten.

Aussage I vollzieht den Körperkreislauf nach, wie er Ende des ersten Absatzes skizziert wird, und Aussage II beschreibt den Blutfluss auf einer allgemeineren Ebene. Aussage III geht nicht aus dem Text hervor und ist zudem falsch: Die Pulmonalvene mündet in den linken Herzvorhof, nicht in den rechten. Der rechte Vorhof zählt zum Niederdrucksystem, der linke zum Hochdrucksystem – und in dieses System muss das sauerstoffreiche Blut aus der Lunge über die Pulmonalvene gelangen, damit der Körper mit Sauerstoff versorgt werden kann.

Zu 107.

A. Das Stratum subendotheliale besteht aus Bindegewebe.

Das Stratum subendotheliale besteht zwar aus Bindegewebe, doch dieser Fakt wird nirgends erwähnt. Alle anderen Aussagen lassen sich ableiten. Der Windkesseleffekt wird Ende des dritten Absatzes angerissen; elastische Fasern ermöglichen es herznahen Arterien, das Blut beim Herzschlag kurzzeitig in Ausstülpungen der Gefäße „zwischenzulagern", um es kontinuierlich in den Kreislauf abgeben zu können. Dem Gefäßaufbau (Aussage D) widmet sich der letzte Textabschnitt. Daraus geht auch hervor, dass Gefäße des Hochdrucksystems dank einer ausgeprägteren Tunica media dicker sind als solche des Niederdrucksystems – und hierzu zählen die Venen.

Zu 108.

D. Das Lumen von Blutgefäßen ist durch eine Epithelschicht ausgekleidet.

Antwort D stimmt, die einschlägigen Angaben finden sich zu Beginn des letzten Textabschnitts. Hier steht auch, dass die Membrana elastica interna zur Tunica intima gehört – Möglichkeit C scheidet aus. Aussage A vertauscht die im zweiten und dritten Absatz erwähnten Begriffe: Die Systole bezeichnet den Zustand während einer Herzkontraktion, die Diastole den entspannten Zustand. Entgegen Vorschlag B lässt sich der Windkesseleffekt bei der Aorta ascendens und der Arteria pulmonalis der Windkesseleffekt sogar „besonders gut" (Absatz 3) beobachten. Bei Aussage E ist genaues Lesen gefragt: Der Windkesseleffekt kompensiert – wie im dritten Absatz erläutert – nicht plötzliche Druckabfälle, sondern stoßartige Druckanstiege infolge der Pumparbeit des Herzens.

Zu 109.

C. Die Aussagen I und II lassen sich ableiten.

Aussage I stimmt: Die Schilddrüsenhormone wirken nur indirekt auf die Hypophyse, indem sie im Hypothalamus die Produktion des Neurohormons TRH hemmen. Aussage II kombiniert die Informationen des ersten Absatzes und letzten Satzes: Eine Hypothyreose – auch als Schilddrüsenunterfunktion bekannt – zeichnet sich durch einen Mangel an Schilddrüsenhormonen aus, sodass man aufgrund der ausbleibenden negativen Rückkopplung auf einen hohen TRH- und TSR-Spiegel schließen kann. Aussage III widerspricht dem Text: Die Adenohypophyse ist ein Teil der Hypophyse, in dem Signale aus dem Hypothalamus eingehen.

Zu 110.

A. In der Schilddrüse kommt es zur Aufnahme von Signalen der Adenohypophyse über einen GPCR.

Die richtige Lösung A deckt sich mit dem zweiten Absatz. Vorschlag B scheidet aus, da laut dem vorletzten Absatz nur 0,3 % der Schilddrüsenhormone frei im Blut vorkommen und sich der erwähnte 90 %-Anteil auf T_4-Hormone in den Vesikeln bezieht. Aussage C verwechselt Lebensjahre mit Lebenstagen, die TSH-Konzentration wird üblicherweise bei Neugeborenen gemessen. In Möglichkeit D findet sich eine unzulässige Verallgemeinerung – der Text beschreibt die krankheitsauslösende Rolle der Autoantikörper nur für die spezielle Form des Morbus Basedow. Behauptung E ordnet den Reaktionspartnern NADPH+H^+ und O_2 das falsche Enzym zu (Thyreoperoxidase statt NADPH-Oxidase).

Zu 111.

C. An der basolateralen Membran wird Iod in die Zellen des Follikelepithels transportiert.

Aussage C scheitert an dem Unterschied von Iod (elementarer Stoff) und Iodid (Verbindungen mit Metallen). Feststellung A wird durch den letzten, Möglichkeit B durch den ersten Absatz untermauert – „irreversibel" bedeutet „nicht umkehrbar". Vorschlag D gibt den im dritten Absatz beschrieben Sachverhalt richtig wieder. Feststellung E ergibt sich aus dem vorletzten Absatz.

Zu 112.

A. Nur Aussage I lässt sich ableiten.

Aussage I beschreibt den Prozess der Umwandlung von Thyreoglobulin zu T_3 und T_4 zutreffend. Das zur Verarbeitung des Iodids im Follikellumen genutzte Enzym heißt jedoch Thyreoperoxidase – Aussage II ist falsch. Gleiches gilt für Aussage III, die statt vom Bindungsprotein TBG (Thyroxin-bindendes Globulin) von TRH (Thyreotropin) spricht.

Zu 113.

D. Das hohe Niveau des TRH-Spiegels bei einer Hypothyreose folgt aus einer schwachen bzw. ausbleibenden Rückkopplung von T_3 und T_4.

Die richtige Lösung ist D: Bei einer Hypothyreose (Schilddrüsenunterfunktion) werden – wenn überhaupt – nur wenige Schilddrüsenhormone synthetisiert, sodass die dämpfende Wirkung auf den Hypothalamus und die TRH-Ausschüttung entsprechend schwach ist. Aussage A kommt nicht infrage, da der für eine Hyperthyreose ursächliche T_3- und T_4-Überschuss unberücksichtigt bleibt. Behauptung B ist ebenfalls falsch – Schilddrüsenhormone liegen im

Blut nahezu vollständig gebunden vor, unter anderem an das Bindungsprotein TBG. Vorschlag C verdreht die Zusammenhänge: An der basoletaralen Membran findet ein Natrium-Iodid-Symport statt, das heißt beide Ionen werden gemeinsam transportiert. Eine negative Rückkopplung von TRH auf den Hypothalamus (Möglichkeit E) gibt es nicht.

Zu 114.

C. Morbus Basedow kennzeichnet sich durch die Merseburger Trias, die unter anderem einen signifikanten Gewichtsverlust umfasst.

Behauptung C entfällt – zur Merseburger Trias gehören Herzrasen, Exophthalmus und Struma, nicht aber Gewichtsverlust. Feststellung A deckt sich mit dem ersten Absatz, der als Ursache der primären Hypothyreose eine fehlgebildete oder unterentwickelte Schilddrüse nennt. Aussage B umschreibt den Effekt der „negativen Rückkopplung" der Schilddrüsenhormone T_3 und T_4 auf die TRH-Ausschüttung des Hypothalamus. Möglichkeit D umschreibt eine Passage im dritten Absatz, wonach $NADPH{+}H^+$ und O_2 mithilfe einer NADPH-Oxidase zu $NADP^+$ und H_2O_2 reagieren. Vorschlag E lässt sich am letzten Absatz belegen.

Zu 115.

B. Nur Aussage II lässt sich ableiten.

Aussage I widerspricht dem ersten Absatz, wonach zumindest auch noch die Fila radicularia radicis posterioris durch das Foramen intervertebrale treten. Aussage III verwechselt „efferent" und „afferent". Aussage II deckt sich mit dem dritten Absatz.

Zu 116.

A. Zu den Trunci des Plexus brachialis schließen sich fünf Rami ventrales der Spinalnerven zusammen.

Die richtige Lösung ist A: Laut dem zweiten Absatz wird der Plexus aus den fünf Rückenmarkssegmenten C5 bis Th1 gebildet. Aussage B liegt falsch, da Radix anterior und Radix posterior sich beim Durchtritt des Foramen intervertebralis bündeln. Die Vorschläge C und D gehen ebenfalls in die Irre: Jeder Truncus enthält Fasern eigener, bestimmter Rückenmarkssegmente – beim Truncus inferior sind es die Segmente C8 und Th1. Behauptung E vernachlässigt, dass der Pars supraclavicularis des Plexus brachialis Nerven oberhalb der Clavicula abgibt.

Zu 117.

C. Zum Pars supraclavicularis, dessen Fasern auch aus Trunci des Plexus brachialis stammen können, gehören unter anderem N. subclavius und N. subscapularis.

Behauptung C ist falsch, da der N. subscapularis nicht zum Plexus supraclavicularis gehört (im Gegensatz zum ähnlich klingenden N. suprascapularis). Vorschlag A geht aus dem ersten Satz hervor, Möglichkeit B aus dem Ende des ersten Absatzes, Feststellung D aus der Mitte des zweiten Absatzes und Aussage E aus dem letzten Absatz.

Zu 118.

C. Die Aussagen I und II lassen sich ableiten.

Aussage I lässt sich daraus folgern, dass der Fasciculus lateralis Anteile des Truncus superior (Rückenmarkssegmente C5 und C6) sowie des Truncus medius (Segment C7) aufnimmt. Aussage II bündelt die Informationen der ersten drei Absätze korrekt. Aussage III ist falsch, da der N. cutaneus brachii medialis dem Fasciculus medialis entstammt (und somit den Segmenten C8 bis Th1).

Zu 119.

C. Der Truncus medius besteht aus den Rami ventrales eines einzigen Rückenmarkssegments.

Lösung C ist korrekt, der Truncus medius enthält ausschließlich Fasern des Segments C7. Aussage A stimmt nicht, denn der Pars supraclavicularis entspringt den Rami ventrales und Trunci, aus denen erst im weiteren Verlauf auch die Faszikel hervorgehen. Aussage B ist falsch, weil die obere Extremität mit Nerven aus den Rückenmarkssegmenten C5 bis Th1 versorgt wird. Im Widerspruch zu Vorschlag D entspringen auch dem Fasciculus posterior kurze Nerven wie der N. thoracodorsalis und der N. subscapularis. Möglichkeit E schließlich entfällt, da sich die Divisionen eines Truncus auf unterschiedliche Faszikel verteilen, sodass etwa der Fasciculus posterior Anteile aller Trunci erhält.

Zu 120.

A. Die Trunci schließen sich zu Rami dorsales und Rami ventrales zusammen.

Behauptung A verdreht die Zusammenhänge – in den Trunci bündeln sich die Rami ventrales, nicht umgekehrt. Vorschlag B gibt die Funktion der motorischen (efferenten) Fasern, beschrieben im ersten Absatz, korrekt wieder. Feststellung C ergibt sich aus der Aufzählung im vorletzten Absatz, wonach der N. medianus einen medialen und einen lateralen Anteil hat, die zu verschiedenen Faszikeln gehören. Aussage D beschreibt korrekt, dass der Fasciculus posterior auf die Rückenmarkssegmente C5 bis Th1 zurückgeht und die Nerven N. axillaris und N. radialis hervorbringt. Schlussfolgerung E kombiniert richtig: Der im vierten Absatz erwähnte N. ulnaris gehört nicht zu den im letzten Absatz aufgezählten kurzen Ästen. Demselben Absatz folgend ist er somit als langer Ast ein Endnerv mit anderem Namen als der Faszikel, aus dem er hervorgeht.

Lösungen • TMS / EMS II

Figuren lernen

Zu 121.

D.

Zu 122.

B.

Zu 123.

C.

Zu 124.

E.

Zu 125.

A.

Zu 126.

B.

Zu 127.

D.

Zu 128.

C.

Zu 129.

A.

Zu 130.

D.

Zu 131.

B.

Zu 132.

E.

Zu 133.

A.

Zu 134.

E.

Zu 135.

C.

Zu 136.

B.

Zu 137.

C.

Zu 138.

A.

Zu 139.

D.

Zu 140.

E.

Lösungen • TMS / EMS II

Fakten lernen

Zu 141.

E. ist auf der Intensivstation.

Herr Rosner ist auf der Intensivstation.

Zu 142.

C. Vergiftung.

Die Diagnose von Frau Bäumer lautet Vergiftung.

Zu 143.

A. ist seriös.

Frau Heldt, die an Demenz erkrankte Patientin, ist seriös.

Zu 144.

B. Journalist.

Herr Zhang, der athletische Patient, ist von Beruf Journalist.

Zu 145.

A. Bäcker.

Herr Bulut, der Patient mit dem Fußpilz, ist von Beruf Bäcker.

Zu 146.

D. verwitwet.

Frau Neuwirth, die Elektrikerin, ist verwitwet.

Zu 147.

E. Starck.

Der Kinderarzt ist Herr Starck.

Zu 148.

C. Bandscheibenvorfall.

Frau Liu, die gesprächige Patientin, leidet an einem Bandscheibenvorfall.

Zu 149.

E. ca. 80 Jahre.

Herr Muth, der Erzieher, ist ungefähr 80 Jahre alt.

Zu 150.

C. Mundfäule.

Frau Demir, die Köchin, leidet an Mundfäule.

Zu 151.

C. Jungblut.

Der ungefähr 60 Jahre alte Patient ist Herr Jungblut.

Zu 152.

D. ist ca. 80 Jahre alt.

Frau Heldt ist ungefähr 80 Jahre alt.

Zu 153.

A. Yildirim.

Der Kellner ist Herr Yildirim.

Zu 154.

B. Bäcker.

Herr Bulut, der Patient im Rollstuhl, ist von Beruf Bäcker.

Zu 155.

E. ist kräftig.

Herr Muth, der Patient mit dem Schlaganfall, ist kräftig.

Zu 156.

A. Wieser.

Die ungefähr 45 Jahre alte Patientin ist Frau Wieser.

Zu 157.

B. Altmann.

Die geduldige Patientin ist Frau Altmann.

Zu 158.

B. ist fröhlich.

Herr Jungblut, der Patient mit Hodenkrebs, ist fröhlich.

Zu 159.

C. Musikerin.

Frau Wieser ist von Beruf Musikerin.

Zu 160.

D. Fachinformatikerin.

Frau Altmann, die Patientin mit dem Trommelfellriss, ist von Beruf Fachinformatikerin.

Lösungen • TMS / EMS II

Diagramme und Tabellen

Zu 161.

D. Der Frauenanteil am Gesamtpersonal des Gesundheitswesens ist hoch.

Feststellung D steht im Einklang mit der Einleitung, wonach im Gesundheitswesen rund drei von vier Beschäftigten – also ungefähr 75 % – Frauen sind. Die Aussagen A und B gründen auf Annahmen, die weder der Text noch das Schaubild liefert. Vorschlag C vernachlässigt, dass die Beschäftigtenzahlen im beobachteten Zeitraum stetig gestiegen sind. Möglichkeit E übersieht, dass sich das Diagramm auf den Zuwachs der Beschäftigten bezieht und nicht auf das Gesamtpersonal.

Zu 162.

C. Die nicht näher bezeichnete Demenz war 2020 bei Männern die siebthäufigste, bei Frauen die zweithäufigste Todesursache und insgesamt verantwortlich für 45.500 Todesfälle.

Lösung C gibt die Zahlen korrekt wieder. Feststellung A ist falsch, da das Diagramm nur die zehn häufigsten Todesursachen nach Geschlecht aufschlüsselt – die „fehlenden" Angaben dürften schlicht seltener sein. Vorschlag B übersieht, dass die chronisch ischämische Herzkrankheit 2020 auch bei Frauen die häufigste Todesursache war. Möglichkeit D spricht irrtümlicherweise von Erkrankungen, obwohl sich das Schaubild auf Todesfälle bezieht. Dass Aussage E nicht stimmen kann, zeigt ein kurzer Überschlag: 60 Prozent der einleitend erwähnten rund 500.000 weiblichen Todesfälle entsprechen 300.000 Fällen – diese Zahl wird durch die Werte im Schaubild bei weitem nicht erreicht.

Zu 163.

D. Die Aussagen II und III lassen sich ableiten.

Aussage I ist falsch: In der Mathematik bedeutet „umgekehrte Proportionalität", dass das Produkt zweier Größen stets konstant bleibt und sich zum Beispiel ein Wert halbiert, wenn sich der andere verdoppelt (oder umgekehrt). Dieses Verhältnis besteht hier nicht. Aussage II steht im Einklang mit dem Diagramm: Während die durchschnittliche Sonnenscheindauer pro Tag schon ab Februar wieder ansteigt, erwärmt sich das Wasser erst ab April; es erreicht im August sein Jahreshoch, wenn die Zahl der täglichen Sonnenstunden bereits wieder sinkt. Auch Aussage III ist korrekt, die geringsten Unterschiede zwischen der Tages- und Nachttemperatur gibt es von November bis Januar, die höchsten von Juni bis August. Die Temperaturskala ist zwar in Dreierschritte unterteilt, doch die zwischenliegenden Werte lassen sich gradgenau ablesen.

Zu 164.

B. Nur Aussage II lässt sich ableiten.

Aussage I liegt gewaltig daneben: Die Gesundheitsausgaben für 800 Einwohner beliefen sich 2020 grob überschlagen auf 800×5.000 Euro $= 4$ Millionen Euro, das entsprach nicht einmal ungefähr 0,00001 % des Gesamtwerts von über 400 Milliarden. Aussage II ist korrekt, das Schaubild dokumentiert einen stetigen Anstieg. Aussage III lässt sich nicht ableiten, da die Einleitung nur Informationen für das Jahr 2020 liefert.

Zu 165.

E. Alle Aussagen lassen sich ableiten.

Die Aussagen II und III lassen sich relativ leicht aus der Tabelle ablesen. Um Aussage I zu überprüfen, empfiehlt sich ein schneller Überschlag mit gerundeten Werten. Die Formel für die durchschnittliche Bettenauslastung ergibt sich aus dem Text:

$$\text{Bettenauslastung}\,\varnothing = \frac{\text{Berechnungs- u. Belegungstage}}{\text{Aufgest. Betten} \times \text{Tage im Jahr}}$$

Herzchirurgie:

$$\frac{1.500.000}{5.200 \times 365} \approx \frac{1.500.000}{1.900.000} \approx \frac{15}{19} \approx \frac{4}{5}$$

Innere Medizin:

$$\frac{44.000.000}{150.000 \times 365} \approx \frac{44.000.000}{54.750.000} \approx \frac{44}{55} \approx \frac{4}{5}$$

Neurochirurgie:

$$\frac{2.000.000}{7.000 \times 365} \approx \frac{2.000.000}{2.500.000} \approx \frac{20}{25} \approx \frac{4}{5}$$

Zu 166.

C. Jedes Pflegeheim versorgte im Schnitt rund 53 Pflegebedürftige vollstationär.

Vorschlag C ist falsch, da die angegebene Zahl der Pflegeheime auch teilstationäre Heime umfasst. Antwort A stimmt: Die 421.600 Mitarbeiter der ambulanten Dienste versorgten 983.000 Pflegebedürftige, somit kamen auf jeden Beschäftigten im Schnitt 2,3 Gepflegte. Auch Aussage B ist korrekt, denn 983.000 durch ambulante Dienste (mit)versorgte Pflegebedürftige entsprechen aufgerundet 30 % der 3,3 Millionen zu Hause Versorgten. Möglichkeit D entspricht den Angaben im Bereich „zu Hause versorgt". Vorschlag E ist ebenfalls richtig, auch Menschen in Pflegegrad 1 erhielten Leistungen von Pflegediensten – dies ergibt sich aus den Angaben im Bereich „zu Hause versorgt / zusammen mit / durch ambulante Dienste".

Zu 167.

D. In der ersten Zyklusphase ist der stärkste Anstieg der Estradiolkonzentration zu erkennen, eine erhöhte Progesteronkonzentration ist primär in der Lutealphase vorzufinden.

Die richtige Lösung ist D: Die Estradiol- und Progesteronkonzentrationen in den zwei Zyklusphasen lassen sich gut erkennen. Vorschlag A ist unplausibel: Während der Ovulation steigen zwar sowohl die FSH-Konzentration als auch die Körpertemperatur, aber davor und insbesondere danach legen die Kurven keinen Zusammenhang nahe. Auch Aussage B geht nicht aus der Grafik oder dem Text hervor. Feststellung C vernachlässigt, dass die Dauer der Follikelphase lediglich als „variabel" angegeben ist. Exakte Temperaturangaben gibt es im Schaubild nicht – somit lässt sich auch Möglichkeit E nicht ableiten.

Zu 168.

C. Trotz steigender Fallzahlen sinkt die Anzahl der aufgestellten Betten, was zu Engpässen in der Bettenverfügbarkeit führt.

Die in Möglichkeit C angesprochenen „Engpässe" lassen sich nicht belegen – die Bettenauslastung ist im Beobachtungszeitraum immerhin gesunken, was an der kürzeren Verweildauer liegen dürfte. Aussage A stimmt, im Jahr 2019 lag die Verweildauer nur noch bei gut der Hälfte des Ausgangswerts von 1991. Feststellung B wird durch das Schaubild und die Angabe im Text gestützt. Vorschlag D stellt mit dem Konjunktiv „könnte" eine zurückhaltende und plausible Annahme dar. Dass Lösung E stimmt, lässt sich ablesen oder per Überschlag schätzen: Die 19,4 Millionen Fälle aus dem Jahr 1991 sind fast genau 33 % mehr als die 14,6 Millionen Fälle im Jahr 1991.

Zu 169.

A. Die am häufigsten vertretene Proteingröße ist jene mit 101–150 Aminosäuren pro Sequenz.

Antwort A ist richtig, der längste Balken steht für fast eine Million Sequenzen, die 101–150 Aminosäuren umfassen. Aussage B steht im Widerspruch zur Einleitung, wonach Enzyme normalerweise aus mindestens 50 Aminosäuren bestehen. Vorschlag C scheidet aus, da die Synthesedauer erstens nirgends angesprochen wird und zweitens tendenziell mit der Länge der Aminosäuresequenzen wächst. Möglichkeit D liegt um eine Zehnerpotenz falsch – laut Diagramm haben nicht knapp 25.000, sondern fast 250.000 Sequenzen weniger als 50 Aminosäuren. Feststellung E schließlich übersieht, dass die Grafik auch für den Bereich von mehr als 2.500 Aminosäuren pro Sequenz noch einen Balken ausweist.

Zu 170.

C. Der Blutstrom aus den Arterien wird in den Kapillaren, die einen geringen Einzelquerschnitt aufweisen und wenig elastisch sind, nochmals gedämpft.

Vorschlag C stimmt, in den Kapillaren wird die Blutdruckwelle wie im Diagramm erkennbar weiter gedämpft. Elastizität und Querschnitt eines einzelnen Kapillargefäßes sind zwar gering, doch die Gesamtquerschnittsfläche aller Kapillaren ist aufgrund ihrer

Anzahl relativ groß. Die Aussagen A, B und D werden weder durch den Text noch das Diagramm belegt. Aussage E widerspricht der Grafik, da der maximale Blutdruck in großen Arterien bei etwa 120 mmHg liegt.

Zu 171.

D. Bei sinkendem arteriellen Mitteldruck steigt der Druckpuls.

Aussage D ist richtig: In der Grafik erkennt man einen sinkenden arteriellen Mitteldruck, aber einen steigenden Druckpuls, je weiter die Gefäße von dem Herzen entfernt sind. Die Vorschläge A und C scheiden aus, da der Druckpuls mit wachsender Distanz vom Herzen zunimmt. Möglichkeit B verwechselt Inzisur und dikrote Welle – dieser Begriff wird zudem nirgends erklärt. Feststellung E stimmt zwar inhaltlich, lässt sich aber nicht aus den gegebenen Informationen herleiten.

Zu 172.

A. Die U-Kurve wird verwendet, um die isobaren und isovolumetrischen Maxima zu konstruieren.

Schlussfolgerung A ist falsch, da die U-Kurve laut Einleitung nicht zur Konstruktion der Maxima dient, sondern im Gegenteil auf ihrer Grundlage erstellt wird. Vorschlag B berechnet das Schlagvolumen korrekt anhand der Kammervolumina vor und nach der Füllung (150 ml bzw. 90 ml). Feststellung C lässt sich an der y-Achse ablesen, als Differenz von 80 mmHg (Beginn der Austreibungsphase) und 120 mmHg (Ende der Austreibungsphase). Aussage D ergibt sich aus der Einleitung, und auch Möglichkeit E stimmt: Während der Anspannungs- und Entspannungsphase ändert sich das auf der x-Achse vermerkte Volumen nicht.

Zu 173.

C. Bei Lufttemperaturen im Bereich der Körpertemperatur wird diese nur noch über die Verdunstung reguliert.

Die richtige Lösung ist C – ab gut 35 Grad Lufttemperatur wird die Körpertemperatur laut Grafik nur noch über die Verdunstung reguliert. Aussage A verwechselt die Zusammenhänge: Die Wärmeabgabe führt nicht zur Transpiration, sondern die Transpiration hat einen Anteil an der Wärmeabgabe (bei 10 Grad Lufttemperatur rund 20 Watt). Vorschlag B ignoriert, dass die Wärmeabgabe durch Verdunstung mit stärkender Temperatur zunimmt. Auch Feststellung D geht in die Irre – Transpiration ist nichts anderes als die Verdunstung von Wasser, also dessen Übergang vom flüssigen zum gasförmigen Aggregatzustand. Möglichkeit E vernachlässigt, dass bei einer Lufttemperatur von 35 Grad die Wärmeabgabe durch Strahlung bereits gegen 0 geht.

Zu 174.

C. Ein Kind, das die dargestellten Grenzwerte über- oder unterschreitet, ist krank.

Schlussfolgerung C wird nicht durch die gegebenen Informationen gestützt – von gesundheitlichen „Grenzwerten" ist nirgends die Rede. Feststellung A entspricht dem in der Einleitung erwähnten Beispiel, nur mit P97 statt P3. Aussage B deckt sich mit dem steilen Kurvenanstieg im ersten Lebensjahr. Vorschlag D geht wiederum aus der Grafik hervor: Ein Median ist der Wert, der sich in einer größensortierten Zahlenliste genau in der Mitte befindet, und entspricht der 50. Perzentile. Möglichkeit E lässt sich daraus ableiten, dass die abgebildeten Werte ausdrücklich nur für Mädchen gelten.

Zu 175.

D. Das Atemzugvolumen und das exspiratorische Reservevolumen bilden die Größe VC.

Möglichkeit D liegt falsch: Die Größe VC – das heißt die Vitalkapazität – umfasst das Atemzugvolumen, das exspiratorische und das inspiratorische Reservevolumen. Aussage A stimmt, das Atemzugvolumen bei normaler Atmung besteht nur aus der Größe AZV und beträgt 0,5 Liter. Die Vorschläge B und C ergeben sich aus der Grafik. Feststellung E kombiniert die Informationen aus der Einleitung und dem Diagramm korrekt.

Zu 176.

A. Bei einer Lungenembolie kann sich der Herztyp von einem Indifferenztyp zu einem Steiltyp ändern.

Richtig ist Antwort A: In der Einleitung heißt es, dass eine Lungenembolie eine Rechtsverschiebung verursachen und somit aus einem Indifferenztyp ein Steiltyp werden kann. Dass eine Hypertrophie (Vorschlag B) ähnliche Auswirkungen haben kann, lässt sich ebenso wenig ableiten wie Aussage C – laut Einleitung ist in der Regel der Indifferenztyp physiologisch (gesunder Normalzustand). Schlussfolgerung D lässt sich nicht ziehen, weil die Methode zur Ableitung nirgends beschrieben wird. Feststellung E ist falsch, da der Cabrerakreis die Herzlagen relativ zur Normalposition mit Abweichungen von maximal ±180° wiedergibt.

Zu 177.

D. Die Amplitude der Schrittmacherpotentiale verändert sich bei Aufregung wegen der schnelleren Öffnung der Kanäle.

Vorschlag D ist falsch: Die Amplitude der Schrittmacherpotentiale, abzulesen an der oberen Abbildung, ist in den dargestellten Zuständen gleich. Die Aussagen A, B und C geben die dargestellten Zusammenhänge richtig wieder: Bei Aufregung öffnen die Kanäle früher, die Membranspannung steigt eher, es kommt zu schnellerer Erregung, sodass die Abstände zwischen den Potentialspitzen sinken – das Herz schlägt häufiger. Ebenso lässt sich erkennen, dass die diastolische Depolarisation in Ruhephasen länger dauert – Möglichkeit E stimmt.

Zu 178.

E. Die Reaktionsgeschwindigkeit eines einzelnen Enzym-Substrat-Komplexes ist abhängig von der Enzymkonzentration.

Nicht ableiten lässt sich Aussage E: Die Affinität des Substrats zu einem einzelnen Enzym ist unabhängig von der Gesamtmenge der Enzyme, welche folglich keinen Einfluss auf die Reaktionsgeschwindigkeit eines spezifischen Enzym-Substrat-Komplexes hat. Der K_m-Wert, auch bekannt als Michaelis-Menten-Konstante, entspricht der Substratkonzentration, bei der die Hälfte der maximalen Reaktionsgeschwindigkeit ($\frac{1}{2}$ v_{max}) erreicht ist – und dafür muss die Hälfte der Enzyme in einem Enzym-Substrat-Komplex gebunden sein, Aussage A stimmt. Feststellung B ergibt sich aus dem Umstand, dass es keine höhere Reaktionsgeschwindigkeit als die maximale (v_{max}) geben kann. Auch Vorschlag C ist richtig: Je niedriger der K_m-Wert, desto geringer ist die Substratkonzentration, bei der die Hälfte der maximalen Reaktionsgeschwindigkeit erreicht ist – somit lässt sich die Bindungsfreudigkeit von Substrat und Enzym in verschiedenen Reaktionen vergleichen. Aussage D formuliert eine Passage der Einleitung um.

Zu 179.

C. Der aufsteigende Teil der Amplitude steht für die Phase der Hyperpolarisation.

Möglichkeit C ist falsch, die Hyperpolarisation als dritte Phase des Aktionspotenzials kann nicht mit dem Beginn der Amplitude zusammenfallen. Die Aussagen A und B lassen sich gut am Diagramm ablesen. Das Aktionspotential endet mit Wiedereinsetzen des Ruhepotentials bei –50 mV, also nach ungefähr 100 ms, bevor bei rund 200 ms die Muskelspannung einsetzt – somit stimmen auch die Vorschläge D und E.

Zu 180.

D. Bei Frauen wird das gesamte Testosteron direkt in Östrogen umgewandelt.

Aussage D lässt sich nicht ableiten: In der Einleitung steht nicht, dass der weibliche Körper überhaupt kein Testosteron aufweist – im Gegenteil heißt es, dass das Hormon auch bei Frauen das Längen- und Muskelwachstum beeinflusst. Die Vorschläge A, B und E lassen sich leicht an der Grafik ablesen. Feststellung C ergibt sich aus dem Diagramm und den Angaben im Text.

Zu 181.

D. Der Halbäquivalenzpunkt von Salzsäure ist mit 10 ml Natronlauge bei pH = 1 erreicht.

Antwort D ist falsch, da sich für starke Säuren wie Salzsäure grundsätzlich kein Halbäquivalenzpunkt ablesen lässt. Um Aussage A zu bestätigen, muss die einleitend genannte Stoffmenge von 20 ml nur dem passenden pH-Wert im Diagramm zugeordnet werden. Vorschlag B ist aus dem Text ableitbar. Möglichkeit C deckt sich mit dem identischen Verlauf der Titrationskurven von Essigsäure und Salzsäure ab pH = 7. Schlussfolgerung E ergibt sich aus den Kurvenverläufen bei ca. 40 ml Natronlauge – tatsächlich bewirkt nur 1 ml Natronlauge mehr einen pH-Wert-Sprung von 7 zu 11 (Essigsäure) bzw. 3 zu 11 (Salzsäure).

Zu 182.

B. Ein Schalldruckpegel von 80 dB bei einer Frequenz von 1.000 Hz bewirkt eine ähnliche Lautstärke-Empfindung wie ein Schalldruckpegel von 93 dB bei einer Frequenz von 10 kHz.

Aussage B ist korrekt und beschreibt zwei Punkte auf der Lautstärke-Kurve für 80 Phon. Vorschlag A geht weder aus der Einleitung noch aus dem Diagramm hervor. Die Altersabhängigkeit der Hörschwelle (Feststellung C) wird nirgends thematisiert – tatsächlich liegt sie bei alten Menschen bekanntermaßen höher. Vorschlag D verwechselt Hör- und Schmerzschwelle. Möglichkeit E scheidet aus, weil die Kurven des subjektiven Hörempfindens bereits bei Frequenzen von ca. 20 kHz enden.

Zu 183.

D. Beim Vergleich der Calciumkonzentrationen mit und ohne Medikament unterscheiden sich die Differenzen zwischen Minimum und Maximum um bis zu 20.000 Einheiten.

Vorschlag D ist falsch: Die Differenz zwischen Maximum und Minimum beträgt ca. 60.000 Einheiten (mit Dofetilid) bzw. bis zu ca. 70.000 Einheiten (ohne Dofetilid) – ein Unterschied von höchstens 10.000 Einheiten. Feststellung A stimmt: Der Kurvenverlauf ohne Dofetilid umfasst 16 Amplituden (also 16 Schläge), mit Dofetilid sind es im gleichen Zeitraum 15. Möglichkeit B ist ebenfalls richtig, da die hellgraue Kurve höhere Fluoreszenz-Werte erreicht, die einen stärkeren Calciumstrom und somit eine höhere Kraft anzeigen. Daraus ergibt sich Aussage E: Ein schwaches Herz würde durch die Gabe von Dofetilid weiter geschwächt – davon ist abzuraten. Antwort C lässt sich einfach ablesen, die Differenz der Amplituden beträgt ungefähr ein Intervall auf der y-Achse, das entspricht 20.000 Einheiten.

Zu 184.

C. Es gibt nur drei Aminosäuren – Leu (L), Ser (S) und Arg (R) –, die über verschiedene Tripletkombinationen erreicht werden können.

Schlussfolgerung C geht in die Irre, denn abgesehen von Methionin (M) und Tryptophan (Trp) sind alle aufgeführten Aminosäuren über mindestens zwei verschiedene Tripletkombinationen erreichbar. Vorschlag B stimmt: Wenn man die Paarbildung der Basen korrekt berücksichtigt, entspricht der Strang 3'ATG5'der DNA dem umgekehrt komplementären Strang 5'CAU3' der RNA, der Histidin bildet. Aussage A wird durch den Einleitungstext belegt, und auch Möglichkeit D gibt die dargestellten Zusammenhänge korrekt wieder. Feststellung E geht aus der Platzierung des Start-Dreiecks in der Codesonne hervor.

Lösungen • TMS / EMS II

Konzentriertes und sorgfältiges Arbeiten (nur EMS)

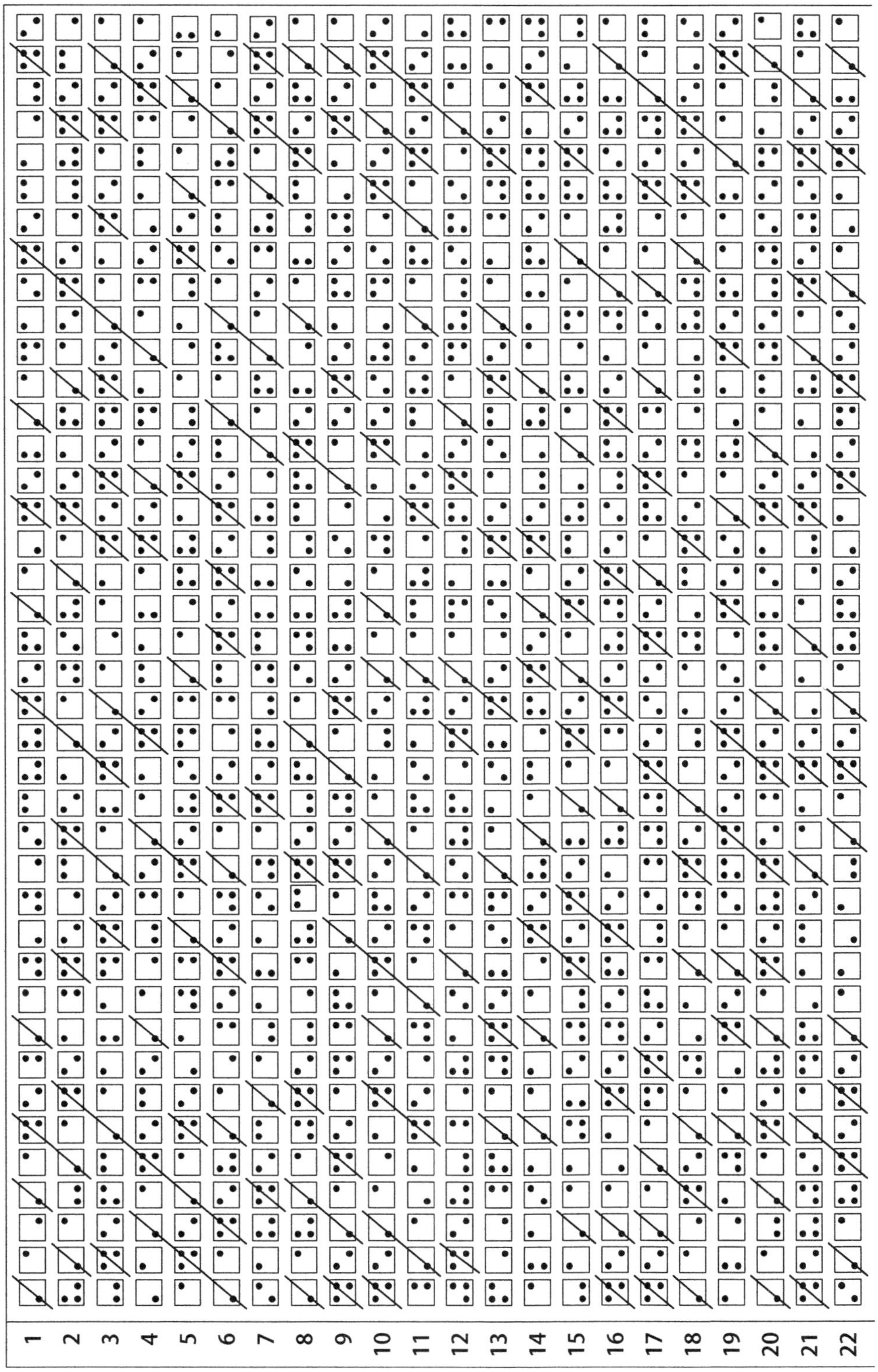

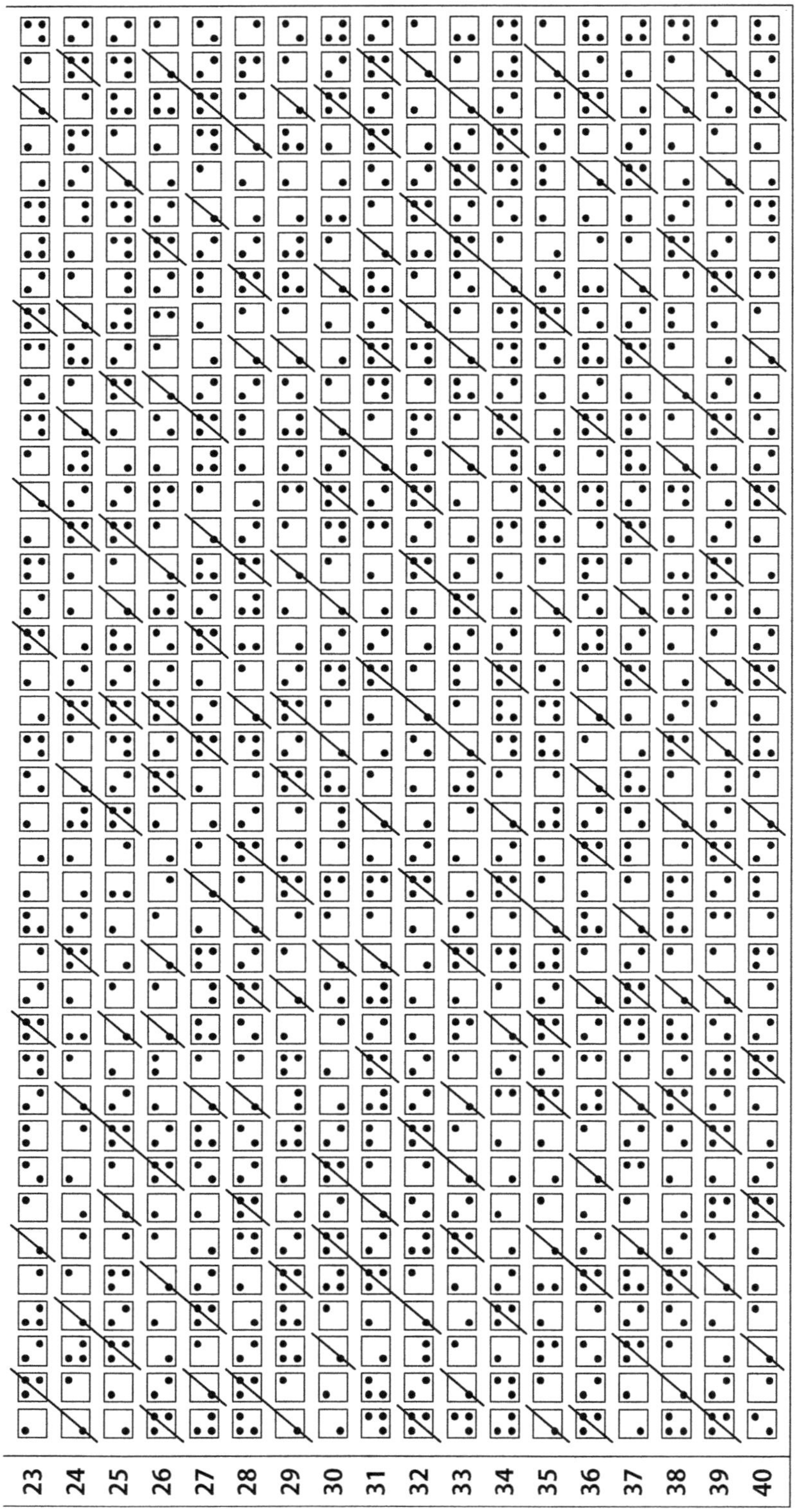
23
24
25
26
27
28
29
30
31
32
33
34
35
36
37
38
39
40

Testtrainer
Medizinertest

MedAT

Bearbeitungszeit: **258 Minuten**

Hilfsmittel: schwarzer Fineliner, Konzeptpapier,
Textmarker (bei Bedarf)

Die Auswertung mit allen Lösungen, Bearbeitungstipps und Kommentaren findest du hinter der Prüfung.

Antwortbogen MedAT

Trenne den Antwortbogen vorsichtig heraus. Bei der Auswertung zählen ausschließlich die richtigen Markierungen auf dem Antwortbogen.

Biologie

	A	B	C	D	E
1.	☐	☐	☐	☐	☐
2.	☐	☐	☐	☐	☐
3.	☐	☐	☐	☐	☐
4.	☐	☐	☐	☐	☐
5.	☐	☐	☐	☐	☐
6.	☐	☐	☐	☐	☐
7.	☐	☐	☐	☐	☐
8.	☐	☐	☐	☐	☐
9.	☐	☐	☐	☐	☐
10.	☐	☐	☐	☐	☐
11.	☐	☐	☐	☐	☐
12.	☐	☐	☐	☐	☐
13.	☐	☐	☐	☐	☐
14.	☐	☐	☐	☐	☐
15.	☐	☐	☐	☐	☐
16.	☐	☐	☐	☐	☐
17.	☐	☐	☐	☐	☐
18.	☐	☐	☐	☐	☐
19.	☐	☐	☐	☐	☐
20.	☐	☐	☐	☐	☐
21.	☐	☐	☐	☐	☐
22.	☐	☐	☐	☐	☐
23.	☐	☐	☐	☐	☐
24.	☐	☐	☐	☐	☐
25.	☐	☐	☐	☐	☐
26.	☐	☐	☐	☐	☐
27.	☐	☐	☐	☐	☐
28.	☐	☐	☐	☐	☐
29.	☐	☐	☐	☐	☐
30.	☐	☐	☐	☐	☐
31.	☐	☐	☐	☐	☐
32.	☐	☐	☐	☐	☐
33.	☐	☐	☐	☐	☐
34.	☐	☐	☐	☐	☐
35.	☐	☐	☐	☐	☐
36.	☐	☐	☐	☐	☐
37.	☐	☐	☐	☐	☐
38.	☐	☐	☐	☐	☐
39.	☐	☐	☐	☐	☐

…

	A	B	C	D	E
40.	☐	☐	☐	☐	☐

Chemie

	A	B	C	D	E
41.	☐	☐	☐	☐	☐
42.	☐	☐	☐	☐	☐
43.	☐	☐	☐	☐	☐
44.	☐	☐	☐	☐	☐
45.	☐	☐	☐	☐	☐
46.	☐	☐	☐	☐	☐
47.	☐	☐	☐	☐	☐
48.	☐	☐	☐	☐	☐
49.	☐	☐	☐	☐	☐
50.	☐	☐	☐	☐	☐
51.	☐	☐	☐	☐	☐
52.	☐	☐	☐	☐	☐
53.	☐	☐	☐	☐	☐
54.	☐	☐	☐	☐	☐
55.	☐	☐	☐	☐	☐
56.	☐	☐	☐	☐	☐
57.	☐	☐	☐	☐	☐
58.	☐	☐	☐	☐	☐
59.	☐	☐	☐	☐	☐
60.	☐	☐	☐	☐	☐
61.	☐	☐	☐	☐	☐
62.	☐	☐	☐	☐	☐
63.	☐	☐	☐	☐	☐
64.	☐	☐	☐	☐	☐

Physik

	A	B	C	D	E
65.	☐	☐	☐	☐	☐
66.	☐	☐	☐	☐	☐
67.	☐	☐	☐	☐	☐
68.	☐	☐	☐	☐	☐
69.	☐	☐	☐	☐	☐
70.	☐	☐	☐	☐	☐
71.	☐	☐	☐	☐	☐
72.	☐	☐	☐	☐	☐
73.	☐	☐	☐	☐	☐
74.	☐	☐	☐	☐	☐

…

	A	B	C	D	E
75.	☐	☐	☐	☐	☐
76.	☐	☐	☐	☐	☐
77.	☐	☐	☐	☐	☐
78.	☐	☐	☐	☐	☐
79.	☐	☐	☐	☐	☐
80.	☐	☐	☐	☐	☐
81.	☐	☐	☐	☐	☐
82.	☐	☐	☐	☐	☐

Mathematik

	A	B	C	D	E
83.	☐	☐	☐	☐	☐
84.	☐	☐	☐	☐	☐
85.	☐	☐	☐	☐	☐
86.	☐	☐	☐	☐	☐
87.	☐	☐	☐	☐	☐
88.	☐	☐	☐	☐	☐
89.	☐	☐	☐	☐	☐
90.	☐	☐	☐	☐	☐
91.	☐	☐	☐	☐	☐
92.	☐	☐	☐	☐	☐
93.	☐	☐	☐	☐	☐
94.	☐	☐	☐	☐	☐

Textverständnis

	A	B	C	D	E
95.	☐	☐	☐	☐	☐
96.	☐	☐	☐	☐	☐
97.	☐	☐	☐	☐	☐
98.	☐	☐	☐	☐	☐
99.	☐	☐	☐	☐	☐
100.	☐	☐	☐	☐	☐
101.	☐	☐	☐	☐	☐
102.	☐	☐	☐	☐	☐
103.	☐	☐	☐	☐	☐
104.	☐	☐	☐	☐	☐
105.	☐	☐	☐	☐	☐
106.	☐	☐	☐	☐	☐

Figuren zusammensetzen

	A	B	C	D	E
107.	☐	☐	☐	☐	☐
108.	☐	☐	☐	☐	☐
109.	☐	☐	☐	☐	☐
110.	☐	☐	☐	☐	☐
111.	☐	☐	☐	☐	☐
112.	☐	☐	☐	☐	☐
113.	☐	☐	☐	☐	☐
114.	☐	☐	☐	☐	☐
115.	☐	☐	☐	☐	☐
116.	☐	☐	☐	☐	☐
117.	☐	☐	☐	☐	☐
118.	☐	☐	☐	☐	☐
119.	☐	☐	☐	☐	☐
120.	☐	☐	☐	☐	☐
121.	☐	☐	☐	☐	☐

Zahlenfolgen

	A	B	C	D	E
122.	☐	☐	☐	☐	☐
123.	☐	☐	☐	☐	☐
124.	☐	☐	☐	☐	☐
125.	☐	☐	☐	☐	☐
126.	☐	☐	☐	☐	☐
127.	☐	☐	☐	☐	☐
128.	☐	☐	☐	☐	☐
129.	☐	☐	☐	☐	☐
130.	☐	☐	☐	☐	☐
131.	☐	☐	☐	☐	☐

Wortflüssigkeit

	A	B	C	D	E
132.	☐	☐	☐	☐	☐
133.	☐	☐	☐	☐	☐
134.	☐	☐	☐	☐	☐
135.	☐	☐	☐	☐	☐
136.	☐	☐	☐	☐	☐
137.	☐	☐	☐	☐	☐
138.	☐	☐	☐	☐	☐
139.	☐	☐	☐	☐	☐
140.	☐	☐	☐	☐	☐
141.	☐	☐	☐	☐	☐

…

	A	B	C	D	E
142.	☐	☐	☐	☐	☐
143.	☐	☐	☐	☐	☐
144.	☐	☐	☐	☐	☐
145.	☐	☐	☐	☐	☐
146.	☐	☐	☐	☐	☐

Merkfähigkeit

	A	B	C	D	E
147.	☐	☐	☐	☐	☐
148.	☐	☐	☐	☐	☐
149.	☐	☐	☐	☐	☐
150.	☐	☐	☐	☐	☐
151.	☐	☐	☐	☐	☐
152.	☐	☐	☐	☐	☐
153.	☐	☐	☐	☐	☐
154.	☐	☐	☐	☐	☐
155.	☐	☐	☐	☐	☐
156.	☐	☐	☐	☐	☐
157.	☐	☐	☐	☐	☐
158.	☐	☐	☐	☐	☐
159.	☐	☐	☐	☐	☐
160.	☐	☐	☐	☐	☐
161.	☐	☐	☐	☐	☐
162.	☐	☐	☐	☐	☐
163.	☐	☐	☐	☐	☐
164.	☐	☐	☐	☐	☐
165.	☐	☐	☐	☐	☐
166.	☐	☐	☐	☐	☐
167.	☐	☐	☐	☐	☐
168.	☐	☐	☐	☐	☐
169.	☐	☐	☐	☐	☐
170.	☐	☐	☐	☐	☐
171.	☐	☐	☐	☐	☐

Implikationen erkennen

	A	B	C	D	E
172.	☐	☐	☐	☐	☐
173.	☐	☐	☐	☐	☐
174.	☐	☐	☐	☐	☐
175.	☐	☐	☐	☐	☐
176.	☐	☐	☐	☐	☐
177.	☐	☐	☐	☐	☐
178.	☐	☐	☐	☐	☐
179.	☐	☐	☐	☐	☐
180.	☐	☐	☐	☐	☐
181.	☐	☐	☐	☐	☐

Emotionen regulieren

	A	B	C	D
182.	☐	☐	☐	☐
183.	☐	☐	☐	☐
184.	☐	☐	☐	☐
185.	☐	☐	☐	☐
186.	☐	☐	☐	☐
187.	☐	☐	☐	☐
188.	☐	☐	☐	☐
189.	☐	☐	☐	☐
190.	☐	☐	☐	☐
191.	☐	☐	☐	☐
192.	☐	☐	☐	☐
193.	☐	☐	☐	☐

Emotionen erkennen

Nr.		eher wahrscheinlich	eher unwahrscheinlich
194.	A	☐	☐
	B	☐	☐
	C	☐	☐
	D	☐	☐
	E	☐	☐
195.	A	☐	☐
	B	☐	☐
	C	☐	☐
	D	☐	☐
	E	☐	☐
196.	A	☐	☐
	B	☐	☐
	C	☐	☐
	D	☐	☐
	E	☐	☐
197.	A	☐	☐
	B	☐	☐
	C	☐	☐
	D	☐	☐
	E	☐	☐
198.	A	☐	☐
	B	☐	☐
	C	☐	☐
	D	☐	☐
	E	☐	☐
199.	A	☐	☐
	B	☐	☐
	C	☐	☐
	D	☐	☐
	E	☐	☐
200.	A	☐	☐
	B	☐	☐
	C	☐	☐
	D	☐	☐
	E	☐	☐
201.	A	☐	☐
	B	☐	☐
	C	☐	☐
	D	☐	☐
	E	☐	☐
202.	A	☐	☐
	B	☐	☐
	C	☐	☐
	D	☐	☐
	E	☐	☐
203.	A	☐	☐
	B	☐	☐
	C	☐	☐
	D	☐	☐
	E	☐	☐
204.	A	☐	☐
	B	☐	☐
	C	☐	☐
	D	☐	☐
	E	☐	☐
205.	A	☐	☐
	B	☐	☐
	C	☐	☐
	D	☐	☐
	E	☐	☐
206.	A	☐	☐
	B	☐	☐
	C	☐	☐
	D	☐	☐
	E	☐	☐
207.	A	☐	☐
	B	☐	☐
	C	☐	☐
	D	☐	☐
	E	☐	☐

Soziales Entscheiden

208.	1	2	3	4	5
A	☐	☐	☐	☐	☐
B	☐	☐	☐	☐	☐
C	☐	☐	☐	☐	☐
D	☐	☐	☐	☐	☐
E	☐	☐	☐	☐	☐

209.	1	2	3	4	5
A	☐	☐	☐	☐	☐
B	☐	☐	☐	☐	☐
C	☐	☐	☐	☐	☐
D	☐	☐	☐	☐	☐
E	☐	☐	☐	☐	☐

210.	1	2	3	4	5
A	☐	☐	☐	☐	☐
B	☐	☐	☐	☐	☐
C	☐	☐	☐	☐	☐
D	☐	☐	☐	☐	☐
E	☐	☐	☐	☐	☐

211.	1	2	3	4	5
A	☐	☐	☐	☐	☐
B	☐	☐	☐	☐	☐
C	☐	☐	☐	☐	☐
D	☐	☐	☐	☐	☐
E	☐	☐	☐	☐	☐

212.	1	2	3	4	5
A	☐	☐	☐	☐	☐
B	☐	☐	☐	☐	☐
C	☐	☐	☐	☐	☐
D	☐	☐	☐	☐	☐
E	☐	☐	☐	☐	☐

213.	1	2	3	4	5
A	☐	☐	☐	☐	☐
B	☐	☐	☐	☐	☐
C	☐	☐	☐	☐	☐
D	☐	☐	☐	☐	☐
E	☐	☐	☐	☐	☐

214.	1	2	3	4	5
A	☐	☐	☐	☐	☐
B	☐	☐	☐	☐	☐
C	☐	☐	☐	☐	☐
D	☐	☐	☐	☐	☐
E	☐	☐	☐	☐	☐

215.	1	2	3	4	5
A	☐	☐	☐	☐	☐
B	☐	☐	☐	☐	☐
C	☐	☐	☐	☐	☐
D	☐	☐	☐	☐	☐
E	☐	☐	☐	☐	☐

216.	1	2	3	4	5
A	☐	☐	☐	☐	☐
B	☐	☐	☐	☐	☐
C	☐	☐	☐	☐	☐
D	☐	☐	☐	☐	☐
E	☐	☐	☐	☐	☐

217.	1	2	3	4	5
A	☐	☐	☐	☐	☐
B	☐	☐	☐	☐	☐
C	☐	☐	☐	☐	☐
D	☐	☐	☐	☐	☐
E	☐	☐	☐	☐	☐

218.	1	2	3	4	5
A	☐	☐	☐	☐	☐
B	☐	☐	☐	☐	☐
C	☐	☐	☐	☐	☐
D	☐	☐	☐	☐	☐
E	☐	☐	☐	☐	☐

219.	1	2	3	4	5
A	☐	☐	☐	☐	☐
B	☐	☐	☐	☐	☐
C	☐	☐	☐	☐	☐
D	☐	☐	☐	☐	☐
E	☐	☐	☐	☐	☐

220.	1	2	3	4	5
A	☐	☐	☐	☐	☐
B	☐	☐	☐	☐	☐
C	☐	☐	☐	☐	☐
D	☐	☐	☐	☐	☐
E	☐	☐	☐	☐	☐

221.	1	2	3	4	5
A	☐	☐	☐	☐	☐
B	☐	☐	☐	☐	☐
C	☐	☐	☐	☐	☐
D	☐	☐	☐	☐	☐
E	☐	☐	☐	☐	☐

Bearbeitungshinweise

Die reine Bearbeitungszeit dieser Prüfung beträgt insgesamt gut 4¼ Stunden. Nach knapp 2 Stunden ist eine 60-minütige Pause vorgesehen.

Zu jedem Untertest erhältst du die vorgesehene Bearbeitungszeit und Erklärungen zur Aufgabenstellung. Lies dir diese Hinweise gründlich durch, damit du die Aufgaben richtig bearbeiten kannst.

Bei den Untertests „Basiskenntnistest Medizinische Studien", „Textverständnis", „Kognitive Fähigkeiten und Fertigkeiten" sowie „Emotionen regulieren" markierest du bitte zu jeder Multiple-Choice-Aufgabe genau einen Lösungsbuchstaben (A, B, C, D oder E) auf dem Antwortbogen durch Ankreuzen. Das Vorgehen bei den Untertests „Soziales Entscheiden" und „Emotionen erkennen" wird eingangs der jeweiligen Aufgabengruppe erläutert. Markierungen im Prüfungsteil werden nicht berücksichtigt. Um versehentlich falsch markierte Antworten zu korrigieren, fülle das entsprechende Kästchen vollständig und kreuze einen anderen Lösungsvorschlag an.

Hierzu ein Beispiel:

Aufgabe im Prüfungsteil

1. **Wie viel ergibt 4 × 3?**

   A. 12
   B. 17
   C. 19
   D. 10
   E. Keine Antwort ist richtig.

Markierung auf dem Antwortbogen

	A	B	C	D	E
1.	☒	☐	☐	☐	☐

Korrektur (irrtümlich C markiert)

	A	B	C	D	E
1.	☒	☐	■	☐	☐

Wenn du die Aufgaben eines Untertests vor Ablauf der Bearbeitungszeit gelöst hast, darfst du deine bisherigen Antworten in diesem Untertest noch einmal überprüfen. Das Umblättern zu anderen Aufgabengruppen ist jedoch strikt untersagt!

Innerhalb eines Untertests stehen in der Regel die einfachen Fragen am Anfang und die schwereren am Ende. Bearbeite die Fragen schnell und sorgfältig – aber behalte die Ruhe, wenn du die eine oder andere Aufgabe zeitbedingt nicht bearbeiten kannst. Dieser Test ist so konzipiert, dass kaum jemand in der angesetzten Bearbeitungszeit alle Aufgaben richtig lösen kann. Halte dich nicht übermäßig lange mit Aufgaben auf, die dir schwerfallen.

Bitte nutze außer einem schwarzen, dokumentenechten Fineliner, etwas Konzeptpapier und bei Bedarf einem Textmarker keine weiteren Hilfsmittel. Für Notizen und Nebenrechnungen kannst du auch die freien Flächen dieser Prüfungssimulation verwenden.

MedAT

Basiskenntnistest für Medizinische Studien

Biologie *Bearbeitungszeit 30 Minuten*

Beantworte bitte die folgenden Aufgaben, indem du jeweils den richtigen Lösungsbuchstaben auf dem Antwortbogen markierst.

1. Was bildet den Kern der Evolutionstheorie von Darwin?

A. Die Selektionstheorie
B. Die Konstanz der Arten
C. Die aktive Anpassung einer Art an die Umweltbedingungen
D. Die Katastrophentheorie
E. Die Schöpfungstheorie

2. Welche Zuordnung vom Sinn zum zugehörigen Körperteil passt nicht?

A. Vestibularorgan – Gleichgewicht
B. Pulmo – Riechen
C. Ohr – Hören
D. Lingua – Schmecken
E. Auge – Sehen

3. In einem Abschnitt einer doppelsträngigen DNA beträgt der Anteil der Nukleinbase Thymin 40 %. Wie groß ist der Anteil der Base Guanin?

A. 10 %
B. 20 %
C. 40 %
D. 60 %
E. 80 %

4. Was ist kein abiotischer Umweltfaktor?

A. Konkurrenz
B. Temperatur
C. Wetter
D. pH-Wert
E. Licht

5. In welcher Kategorie der taxonomischen Systematik ist der Mensch falsch zugeordnet?

A. Art: Sapiens
B. Gattung: Menschen
C. Klasse: Primaten
D. Stamm: Chordatiere
E. Familie: Menschenaffen

6. Welche der folgenden Aussagen zum Aufbau und zur Funktion menschlicher Zellen ist falsch?

A. In den Mitochondrien wird durch Oxidationsprozesse energiereiches ATP gewonnen.
B. Jede Zelle hat genau einen Zellkern.
C. Die Zellmembran besteht aus einer Doppellipidschicht.
D. An den Ribosomen verläuft ein wichtiger Teilprozess der Proteinbiosynthese.
E. Der Golgi-Apparat modifiziert Proteine aus dem Endoplasmatischen Retikulum.

7. Welcher Begriff passt nicht zu einem Virus?

A. Lebewesen
B. Pathogen
C. Wirtszelle
D. Lytischer Zyklus
E. Lysogener Zyklus

8. Welche Schranke existiert im menschlichen Körper nicht?

A. Blut-Hirn-Schranke
B. Blut-Hoden-Schranke
C. Plazentaschranke
D. Blut-Liquor-Schranke
E. Blut-Nieren-Schranke

9. Welche der folgenden Aussagen zum Aufbau und zur Funktion des menschlichen Auges sind richtig?

I. Die Linse im menschlichen Auge ist nach außen gebogen.
II. Das auf die Netzhaut geworfene Bild steht Kopf.
III. Der Brennpunkt liegt auf der Netzhaut.
IV. Die Linse liegt zwischen Brennpunkt und Netzhaut.
V. Die Netzhaut hat die Aufgabe, Lichtstrahlen in Nervenimpulse umzuwandeln.

A. Die Aussagen I, II, IV und V sind richtig.
B. Die Aussagen I, II, III und V sind richtig.
C. Die Aussagen I, II und V sind richtig.
D. Die Aussagen III, IV und V sind richtig.
E. Die Aussagen I, III und V sind richtig.

10. Was ist kein Evolutionsfaktor?

A. Rekombination
B. Gendrift
C. Mutationen
D. Selektion
E. Homologie

11. Welche der folgenden Blutgruppen kann eine Person mit Blutgruppe A+ bei einer Bluttransfusion empfangen?

I. A+
II. A–
III. A0+
IV. AB–
V. 0+
VI. B–
VII. B+
VIII. 0–

A. Die Aussagen III, IV, V und VIII sind richtig.
B. Die Aussagen I, II, III und V sind richtig.
C. Die Aussagen II, III, IV und VI sind richtig.
D. Die Aussagen I, II, V und VIII sind richtig.
E. Die Aussagen I, III, V und VIII sind richtig.

12. **Was ist kein DNA-Bestandteil?**

   A. 2'-Desoxyribose
   B. Adenin
   C. Cytosin
   D. Pyrophosphat
   E. Wasserstoffbrückenbindungen

13. **Ausgegangen von einem autosomal dominanten Erbgang, bei dem ein Elternteil Aa und das andere Elternteil aa ist: Mit welcher statistischen Wahrscheinlichkeit erkrankt jedes ihrer drei Kinder?**

   A. Mit einer Wahrscheinlichkeit von 25 % sind alle drei Kinder krank.
   B. Mit einer Wahrscheinlichkeit von 50 % sind alle drei Kinder krank.
   C. Eine von acht Familien der beschriebenen Konstellation hat drei erkrankte Kinder.
   D. Eine von zwei Familien der beschriebenen Konstellation hat drei erkrankte Kinder.
   E. Jedes Kind wird die Krankheit mit Sicherheit erben.

14. **Welche vier Binnenräume besitzt das Cor?**

   A. Atrium dextrum, Atrium sinistrum, Ventriculus dexter, Ventriculus sinister
   B. Pulmonalklappe, Aortenklappe, Mitralklappe und Trikuspidalklappe
   C. Anulus fibrosus dexter, Anulus fibrosus sinister, Trigonum fibrosum dextrum, Trigonum fibrosum sinistrum
   D. Sinus transversus pericardii, Sinus obliquus pericardii, Pericardium fibrosum, Pericardium serosum
   E. Gaster, Duodenum, Jejunum, Ileum

15. **Welcher der genannten Vorgänge verhindert eine Entstehung von Mutagenen?**

   A. Langjähriges Rauchen
   B. Die spontane Umwandlung von Cytosin zu Uracil in der DNA
   C. Der Organismus wird radioaktiver Strahlung ausgesetzt.
   D. Die Deletion einer Base im Tripletcode der DNA und eine folgende Basenexzisionsreparatur des Organismus
   E. Eine Mismatch-Reparatur macht die Fehlpaarung eines Basenpaars rückgängig.

16. Welche Aussage zur pränatalen Entwicklung des menschlichen Organismus ist falsch?

A. Durch die Verschmelzung von Eizelle und Spermium entsteht eine Zygote.
B. Die Fetalperiode beginnt nach der Ausbildung der inneren Organe.
C. Die Embryonalperiode endet nach rund 8 Entwicklungswochen.
D. „Nidation" bezeichnet die Einnistung der befruchteten Eizelle in die Uterusschleimhaut.
E. Die befruchtete Eizelle durchläuft zuerst das Stadium der Blastozyste, dann jenes der Morula.

17. Welche Zellorganellen kommen in der Regel nicht in einem Eukaryoten vor?

A. Chloroplasten
B. Mitochondrien
C. Golgi-Apparate
D. Zellkerne
E. Plasmide

18. Welche Aussage zum Zytoskelett einer Zelle ist falsch?

A. Das Zytoskelett besteht aus Mikrotubuli, Aktinfilamenten und Intermediärfilamenten.
B. Aktinfilamente sind die kleinsten Zytoskelettelemente.
C. Mikrotubuli lagern sich zu Triplets zusammen und bilden schließlich eine 9×3-Struktur.
D. Aktinfilamente sind als Teil des Zytoskeletts in der ganzen Zelle vorzufinden.
E. Mikrotubuli bilden den Spindelapparat während der Zellteilung im Zellzyklus.

19. Welche Definition einer krankhaften Zellentwicklung ist falsch?

A. „Hyperplasie" beschreibt den Anstieg der Zellanzahl in einem Gewebe.
B. „Hypertrophie" beschreibt die Vergrößerung einer Zelle.
C. „Atrophie" bezieht sich auf eine Veränderung der Zellstruktur oder Zellanzahl.
D. „Metaplasie" beschreibt die Umwandlung von Zellen in ein anderes Gewebe.
E. „Neoplasie" bezeichnet die Neubildung von Gewebe und Zellen.

20. Mikrovilli und Kinozilien sind Ausstülpungen der Zelloberfläche. Welche der folgenden Aussagen trifft bzw. treffen zu?

I. Kinozilien sind nur für die Fortbewegung von Zellen zuständig.
II. Mikrovilli bilden unter anderem den Bürstensaum an Darmzellen, sodass Nährstoffe besser resorbiert werden können.
III. Kinozilien bewegen sich mithilfe von Dynein und Kinesin.
IV. Kinozilien sind aus Mikrotubuli in einer $9 \times 2 + 2$-Struktur aufgebaut.
V. Mikrovilli sind aus Mikrotubuli aufgebaut, welche die Mikrovilli am Cytoskelett verankern.
VI. Geißeln sind mit ca. 150 µm länger als Kinozilien.

A. Die Aussagen I, II, IV und V treffen zu.
B. Die Aussagen I, II, III und V treffen zu.
C. Die Aussagen II, III, IV und VI treffen zu.
D. Die Aussagen III, IV und V treffen zu.
E. Die Aussagen I, III und V treffen zu.

21. Zellen haben sowohl Verbindungen miteinander (über Zell-Zell-Kontakte) als auch mit der sie umgebenden extrazellulären Matrix (über Zell-Matrix-Kontakte). Welche der folgenden Aussagen ist richtig?

A. Zell-Zell-Kontakte sind rein mechanische Verbindungen.
B. Macula adhaerens (Desmosome) verbinden über Intermediärfilamente zwei Zellen im Interzellulärspalt.
C. Hemidesmosomen stellen Zell-Matrix-Kontakte dar, befinden sich an der Basalmembran und verankern über Integrine und Intermediärfilamente ein Epithel an der Basallamina.
D. Zonula adhaerens verbinden Zellen über Cadherine und Intermediärfilamente.
E. Zonula occludens bilden zwischen den Zellen Diffusionsbarrieren, welche nur Mikroproteine überwinden können.

22. Passive und aktive Transportvorgänge in der Zelle unterscheiden sich nicht nur im Energieverbrauch. Welche Aussage trifft ausschließlich auf den passiven Transport zu?

A. Ein passiver Transport kann einen sekundären und tertiären Transportvorgang auslösen.
B. Der passive Transport erfolgt über Carrier.
C. Ionen werden entlang ihres Konzentrationsgradienten transportiert.
D. Der passive Transportvorgang kann gesättigt werden.
E. Der Solvent Drag erfolgt bei der Filtration immer passiv.

23. In welcher Phase des Zellzyklus liegt das Erbgut in $2 \times 2n2C$ vor?

A. Prometaphase
B. S-Phase
C. G_1-Phase
D. Prophase
E. Anaphase

24. Welche Voraussetzungen müssen mindestens gegeben sein, damit ein Chromosom in kondensierter Form entsteht?

I. Zur Kondensation der Chromosomen muss ein Spindelapparat aus Mikrotubuli vorhanden sein.
II. Die S-Phase im Zellzyklus muss gestartet werden, damit die Kondensierung stattfinden kann.
III. Mindestens ein Chromosomensatz mit zwei Schwesterchromatiden muss sich in der Zelle befinden, damit sich ein kondensiertes Chromosom bilden kann.
IV. Das Erbgut muss in 2n4C-Form vorliegen, damit sich ein kondensiertes Chromosom bilden kann.
V. Zur Kondensation des Erbguts müssen Histonoktamere vorhanden sein.
VI. Das Erbgut muss für die Kondensierung spiralisiert werden.

A. Die Aussagen I, II, IV und V sind richtig.
B. Die Aussagen I, II, III und V sind richtig.
C. Die Aussagen II, III und V sind richtig.
D. Die Aussagen III, V und VI sind richtig.
E. Die Aussagen I, III und VI sind richtig.

25. Welche Aussage steht im Einklang mit der 2. Mendelschen Regel?

A. Wenn beide Eltern ein unterschiedliches homozygotes Merkmal aufweisen, wird sich dieses bei den Kindern nicht phänotypisch ausbilden; diese sind aber heterozygot.
B. Die Nachkommen einer heterozygoten Parentalgeneration sind bei dominant-rezessivem Erbgang zu 50 % homozygot.
C. Merkmale, die nicht auf einem Chromosom liegen, werden unabhängig voneinander vererbt.
D. Die Spaltungsregel besagt, dass ein Merkmal zu 50 % im Phänotyp ausgeprägt ist, wenn die Parentalgeneration in diesem Merkmal heterozygot ist.
E. Bei einer homozygoten Parentalgeneration mit unterschiedlichen Merkmalen wird die F1-Generation zu 100 % heterozygot sein.

26. **Was trifft auf die Telomerase bei der DNA-Replikation zu?**

A. Die Telomerase ist eine RNA-Polymerase.
B. Die Telomerase ist eine Reverse Transkriptase.
C. Die Telomerase füllt das 3'-Ende der DNA auf, wo sich vorher der Primer befand.
D. Die Telomerase beginnt mit der Synthese am 5'-Ende der DNA.
E. Die Telomerase verkürzt die DNA, was den Alterungsprozess beschleunigt.

27. **Die Transkription beschreibt die Übersetzung von DNA in mRNA. Welche Komponente wird bei diesem Prozess nicht benötigt?**

A. DNA-abhängige RNA-Polymerase
B. Ribonukleosidtriphosphate
C. Codogener DNA-Strang
D. Topoisomerase
E. RNA-Primer

28. **Welche Aminosäure wird durch drei Basenpaare codiert und ist der Start eines Gens?**

A. Leucin
B. Serin
C. Glutamin
D. Arginin
E. Methionin

29. **Welche Eigenschaft trifft nicht auf Proteasome zu?**

A. Proteasome zerlegen Proteine in Peptide.
B. Proteasome sind Zellorganellen.
C. Proteasome besitzen Proteasen (Enzyme, die Proteine abbauen).
D. Ein Protein wird erst im Proteasom zerkleinert und dann an das Lysosom weitergegeben.
E. In Proteasomen werden Peptidbindungen gespalten.

30. **Was wird unter Proteomik verstanden?**

A. Die Erforschung der Proteolyse
B. Die Untersuchung des Genoms und der Einflüsse der darin vorkommenden Protonen
C. Die Lehre der in der Gesamtheit aller Zellen eines Individuums vorhandenen Proteine
D. Die Erforschung der Bedeutung der Mimik
E. Die Lehre des Genoms und dessen Aufbau

31. Welche Aussage trifft auf das Mitochondrium zu?

A. Mitochondrien stammen von aeroben Prokaryoten ab.
B. Mitochondrien besitzen die gleichen Ribosome wie andere Zellen des Organismus.
C. Die Mitochondrien-DNA ist strangförmig.
D. Das Erbgut der Mitochondrien wird gemäß der Mendelschen Vererbungsregeln an die Filial-Generation weitergegeben.
E. Das Erbgut der Mitochondrien besitzt Histone, die von der DNA umwunden werden.

32. Das Hormon Progesteron ...?

A. wird im Zyklus hauptsächlich während der Follikelphase ausgeschüttet.
B. ist während der Schwangerschaft nur in sehr niedriger Konzentration vorzufinden.
C. wird vor allem vom Sekundärfollikel ausgeschüttet.
D. kommt nur im weiblichen Körper vor.
E. wird in der Nebenniere synthetisiert.

33. Welches Stadium muss eine Oozyte erreichen, damit es zum Eisprung kommt?

A. Sekundärfollikel
B. Primärfollikel
C. Tertiärfollikel
D. Graaf-Follikel
E. Corpus luteum

34. Welche Stadien werden im Rahmen der Spermatogenese in der Sertoli-Zelle durchlaufen?

I. Spermium
II. Spermatid
III. Primäre Spermatozyte
IV. Sekundäre Spermatozyte
V. Spermatogonium
VI. Meiose I
VII. Meiose II

A. Die Aussagen III, IV, V und VII sind richtig.
B. Die Aussagen I, II, III und V sind richtig.
C. Die Aussagen II, III, IV, V, VI und VII sind richtig.
D. Die Aussagen I, II, III und V sind richtig.
E. Die Aussagen I, II, III, V und VII sind richtig.

35. **Woraus entsteht der Rückenmarkskanal im Verlauf der Embryoentwicklung?**

A. Neuralrohr
B. Chorda dorsalis
C. Neuralleistenzellen
D. Oberflächenektoderm
E. Prosencephalon-Bläschen

36. **Ab wann produziert die Plazenta für die Schwangerschaft wichtige Hormone wie Progesteron, hLP und Östrogen?**

A. Ab dem Übergang vom 1. zum 2. Trimester
B. Ab dem Übergang vom 2. zum 3. Trimester
C. Ab dem Übergang vom 3. zum 4. Trimester
D. Direkt bei der Nidation
E. Gar nicht

37. **Das Verdauungssystem gliedert sich in verschiedene Abschnitte. Welche der folgenden Aussagen trifft nicht zu?**

A. Das Colon ist primär für die Resorption des Wassers zuständig.
B. Im Duodenum wird das Pankreassekret hinzugegeben.
C. Der Magen verfügt über eine große und eine kleine Kurvatur.
D. Das Gallensekret wird im Duodenum ausgeschüttet.
E. Im Ösophagus werden Nahrungsbestandteile resorbiert.

38. **Wie viele Lungenlappen hat die rechte Lunge?**

A. 1
B. 2
C. 3
D. 10
E. 13

39. **Wie heißt das Nierenbecken, in dem sich das Filtrat der Niere sammelt?**

A. Pelvis renalis
B. Calices renales
C. Ureter
D. Medulla renalis
E. Pyramides renales

40. Welche Aussage zum Hormonellen System im menschlichen Körper trifft nicht zu?

A. Liberine sind stimulierende Hormone, die einen nachfolgenden Prozess fördern.

B. Statine sind hemmende Hormone, die einem nachfolgenden Prozess entgegenwirken.

C. Das Hormonelle System kann sich teilweise selbst durch Feedback-Hemmungen und Rückkopplungen regulieren.

D. Hormone werden aus endokrinen Organen ausgeschüttet.

E. Hormone sind Signalstoffe, die aus höheren Zentren ausgeschüttet werden und über die Blutbahn zum Zielorgan gelangen.

MedAT

Chemie

Bearbeitungszeit 18 Minuten

Beantworte bitte die folgenden Aufgaben, indem du jeweils den richtigen Lösungsbuchstaben auf dem Antwortbogen markierst.

41. Wie lautet das chemische Symbol für Silber?

A. S
B. Si
C. Cu
D. Ag
E. Au

42. Vervollständigen Sie die Reaktionsgleichung:
$SO_2 + H_2O \longrightarrow ?$

A. SH_2O_3
B. H_2SO_3
C. $H_2S_2O_4$
D. $HO_3 + SH_2$
E. $H_2 + SO_3$

43. Welche Faktoren entscheiden über den Aggregatzustand, in dem ein Stoff vorliegt?

A. Druck und Masse
B. Elektrische Ladung und Temperatur
C. Masse und elektrische Ladung
D. Temperatur und Druck
E. Kernladung und Masse

44. Die Aggregatzustände eines Stoffes – und die Übergänge zwischen ihnen – lassen sich mithilfe eines Phasendiagramms darstellen. Welche Aussage zum Phasendiagramm des Wassers stimmt nicht?

A. Im überkritischen Zustand können Moleküle keine Bindungen mehr eingehen.
B. Die Siedepunktskurve endet im kritischen Punkt.
C. Der Tripelpunkt bezeichnet den Übergang zwischen Wasser und Wasserdampf bei 100 °C.
D. Bei hohem Druck kann Eis bereits unterhalb von 0 °C vom festen in den flüssigen Zustand übergehen.
E. Die natürlichen Aggregatzustände von Wasser sind Eis, Wasser und Wasserdampf.

45. Welche Aussage zu elementarem Helium trifft nicht zu?

A. Helium steht als Edelgas in der achten Hauptgruppe des Periodensystems.
B. Helium steht in der ersten Periode des Periodensystems.
C. Ein Heliumkern verfügt über zwei Protonen und zwei Elektronen.
D. Helium hat das Symbol He.
E. Helium besitzt die Elektronenkonfiguration $1s^2$.

46. Woraus besteht der Atomkern?

A. Protonen und Elektronen
B. Neutronen und Elektronen
C. Protonen, Neutronen und Elektronen in jeweils gleicher Anzahl
D. Protonen und Elektronen in gleicher Anzahl
E. Protonen und Neutronen

47. Welche Aussage zur Ordnungszahl trifft zu?

A. Die Ordnungszahl eines Elements ergibt sich aus der Summe seiner Protonen und Neutronen.
B. Die Ordnungszahl steht bei einem Nuklid oben links.
C. Die Ordnungszahl definiert sich durch die Anzahl der Protonen eines Atoms.
D. Die Anzahl der Elektronen und Neutronen bestimmt die Ordnungszahl eines Atoms.
E. Die Differenz der Gesamtanzahl von Protonen und Neutronen abzüglich der Massenzahl ergibt die Ordnungszahl.

48. Welche Aussage trifft nicht auf die Hauptquantenzahl eines Atoms zu?

A. Die Hauptquantenzahl lässt Rückschlüsse auf den Energiewert eines Elektrons zu.
B. Die Hauptquantenzahl beschreibt die Entfernung eines Elektrons vom Atomkern.
C. Die Hauptquantenzahl definiert nach dem Schalenmodell die Schale, auf dem sich das jeweilige Elektron in der Atomhülle befindet.
D. Die Hauptquantenzahl 2 steht für die Schale M.
E. Die Hauptquantenzahl 1 steht für die Schale, auf der sich das Elektron mit dem niedrigsten Energieniveau befindet.

49. Welchen Wert hat die Elementarladung eines Elektrons?

A. $e = 1{,}6 \times 10^{-19}$ C
B. $e = -1{,}6 \times 10^{-19}$ C
C. $e = 1{,}6 \times 10^{-27}$ kg
D. $e = -1{,}6 \times 10^{+19}$ kg
E. $e = 1{,}6 \times 10^{+19}$ C

50. Welche Aussage zur Ionisierungsenergie stimmt nicht?

A. Die Ionisierungsenergie beschreibt die Energiemenge, die zur Bildung eines Kations benötigt wird.
B. Die Ionisierungsenergie beschreibt die Energiemenge, die benötigt wird, um ein Elektron aus einem Atom herauszulösen.
C. Die Ionisierungsenergie beschreibt die Energiemenge, die benötigt wird, um ein Elektron von einem Molekül zu trennen.
D. Die Ionisierungsenergie nimmt in einer Periode des PSE von der ersten zur letzten Hauptgruppe zu.
E. Innerhalb einer Gruppe des PSE nimmt die benötigte Ionisierungsenergie zu.

51. Welcher Zusammenhang besteht zwischen dem Atomradius eines Elements und seiner Position im Periodensystem?

A. Zwischen dem Atomradius eines Elements und seiner Position im Periodensystem besteht kein Zusammenhang.
B. Der Atomradius nimmt innerhalb einer Gruppe von oben nach unten zu.
C. Der Atomradius nimmt innerhalb einer Gruppe von oben nach unten ab.
D. Der Atomradius nimmt innerhalb einer Periode von links nach rechts zu.
E. Der Atomradius verändert sich nur innerhalb der Hauptgruppen.

52. Welche Formel hat das Molekül Eisen(II)-sulfat?

A. FeO
B. Fe_2O_3
C. $Fe(SCN)_3$
D. $FeSO_4$
E. $FeClSO_4$

53. Welche Oxidationszahlen sind für Atome des Moleküls HPO_4^{2-} korrekt?

A. H: +1, P: +5, O: −2
B. H: +2, P: +4, O: −2
C. H: +1, P: +7, O: −2
D. H: +1, P: +1, O: −2
E. H: +1, P: +7, O: −4

54. Bei einer chemischen Reaktion stellt sich unter Standardbedingungen ein Reaktionsgleichgewicht ein. Wird ein Zwang ausgeübt, reagiert das System nach dem Prinzip des kleinsten Zwangs. Was hat keinen Einfluss auf das Reaktionsgleichgewicht oder das Prinzip des kleinsten Zwangs?

A. Temperatur
B. Druck
C. Zeit
D. Konzentration
E. Reaktionspartner

55. Wie lautet das Massenwirkungsgesetz für die Reaktion von Natrium und Chlorid zu NaCl?

A. $K = [NaCl]^2 / [Na]^2 \times [Cl_2]^1$
B. $K = [Na]^2 \times [Cl_2]^1 / [NaCl]^2$
C. $K = [Na]^2 \times [NaCl]^1 / [Cl]^2$
D. $K = [NaCl]^2 / [Na]^2 \times [Cl]^2$
E. $K = [NaCl]^2 / [Na]^2 \times [Cl]^1$

56. Was entsteht durch eine Ionenbindung?

A. Ein Zusammenschluss mehrerer Metallatome
B. Ein Zusammenschluss mehrerer Nichtmetallatome
C. Grundsätzlich ein Salz
D. Eine größere gemeinsame Ladung durch den Zusammenschluss mehrerer Atome
E. Eine Edelgaskonfiguration durch Abgabe oder Aufnahme von Elektronen

57. Welcher Ausgangsstoff bzw. welches Produkt der folgenden Reaktion ist ein Protonendonator?
$HCl + NH_3 \rightarrow Cl^- + NH^+_4$

A. HCl
B. NH_3
C. Cl^-
D. NH^+_4
E. Keiner der genannten Reaktionspartner

58. Welche Aussage zur molaren Masse M trifft nicht allgemein zu?

A. Die molare Masse ist die Masse einer Teilchenmenge von 1 Mol.
B. Die molare Masse lässt sich anhand der Formel $M = m / n$ berechnen, wobei m für die Masse steht und n für die Stoffmenge.
C. Die Einheit der molaren Masse ist g/mol.
D. Zur Berechnung der relativen Atommasse eines Moleküls ist die molare Masse ungeeignet.
E. Anhand der molaren Masse und der Stoffmenge lässt sich die Masse berechnen.

59. Welche Aussage zu (Reaktions-)Enthalpie und Entropie ist korrekt?

A. Enthalpie und Entropie sind messbar.
B. Eine Reaktionsenthalpie < 0 kennzeichnet eine endotherme Reaktion, eine Entropieänderung < 0 beschreibt die abnehmende Unordnung eines Systems.
C. Enthalpie beschreibt die Übergänge zwischen Aggregatszuständen, Entropie beschreibt die bei Reaktionen freigesetzte oder aufgenommene Energie.
D. Eine Reaktionsenthalpie > 0 kann für den Übergang vom festen in den flüssigen Aggregatszustand stehen, eine Entropieänderung < 0 für den Übergang vom gasförmigen in den flüssigen Zustand.
E. Reaktionsenthalpie bezeichnet die für eine Reaktion benötigte Energiezufuhr, Entropieänderung die für eine Reaktion benötigte Unordnung.

60. Welche Aussage ist korrekt und steht im Zusammenhang mit der freien Enthalpie?

A. Exergone Reaktionen laufen spontan ab und haben eine negative freie Enthalpie.
B. Es kann kein Gleichgewicht zwischen dem Zustand der Unordnung eines Systems, der Reaktionsenthalpie und der Temperatur geben.
C. Anhand der freien Enthalpie kann abgeleitet werden, ob die Reaktion exogen ist.
D. Endogene Reaktionen, bei denen Energie zugeführt werden muss, lassen die freie Enthalpie unmittelbar negativ werden.
E. Zur Berechnung der freien Enthalpie einer Reaktion werden Temperaturänderungen einbezogen.

61. Um eine Reaktion zu starten, wird Aktivierungsenergie benötigt. Welche Aussage trifft nicht zu?

A. Katalysatoren wie z. B. Enzyme können die Aktivierungsenergie senken und die Reaktionsdauer verkürzen.
B. Aktivierungsenergie kann dem System in Form von Wärme hinzugefügt werden.
C. Aktivierungsenergie ist die Energie, die benötigt wird, damit eine Reaktion den Übergangszustand erreicht und aus Edukten Produkte entstehen.
D. Aktivierungsenergie ist die Differenz der freien Enthalpie von Grundzustand und Übergangszustand.
E. Eine Reaktion, bei der Aktivierungsenergie hinzugeführt wird, gilt als endotherm.

62. Welche Besonderheit zeigt Wasser bei einer Protolysereaktion unter Raumtemperatur?

A. Reines Wasser kann keine Protolyse durchlaufen, da hierzu eine Base benötigt wird.
B. Die Produkte der Protolyse von reinem Wasser sind H^+ und $H_3O_2^-$.
C. Wasser kann sich bei einer Protolysereaktion als Ampholyt verhalten und demnach mit sich selbst als Säure und Base reagieren.
D. Bei der Reaktion entstehen zwei Produkte in unterschiedlichen Konzentrationen.
E. Bei langer Durchführung der Protolyse reagieren bis zu 90 % des Wassers miteinander.

63. Mithilfe einer Titration lässt sich die Konzentration einer Säure oder Base ermitteln. Welche Aussage dazu ist falsch?

A. Am Äquivalenzpunkt sind die Konzentrationen von Säure und Base gleich.
B. Bei einer starken Säure und einer starken Base ist der Äquivalenzpunkt auch der Neutralpunkt (pH = 7).
C. Der Äquivalenzpunkt ist ein Wendepunkt der Titrationskurve.
D. Der Halbäquivalenzpunkt gibt an, wann die Hälfte der ursprünglichen Säure dissoziiert ist.
E. Der Äquivalenzpunkt von schwachen Säuren und starken Basen liegt im sauren Bereich.

64. Welche Aussage zu Lipiden trifft nicht zu?

A. Lipide sind nur in unpolaren Lösungen löslich.
B. Lipide sind lipophil.
C. Im menschlichen Körper zählen Fettsäuren und Steroide zu den Lipiden.
D. Als funktionelle Gruppe besitzen alle Lipide die hydrophile Carboxygruppe ($-COO^-$).
E. Lipide sind ein Baustein für die Biomembranen im Körper.

MedAT

Physik

Bearbeitungszeit 16 Minuten

Beantworte bitte die folgenden Aufgaben, indem du jeweils den richtigen Lösungsbuchstaben auf dem Antwortbogen markierst.

65. Abgebildet sind die Schwingungsdiagramme dreier Töne (die x- und y-Achsen sind jeweils identisch skaliert). Welche der folgenden Aussagen stimmt bzw. stimmen?

I. Bei 1 und 2 ist die Tonhöhe gleich.
II. Bei 2 und 3 ist die Tonhöhe gleich.
III. Alle Tonhöhen sind unterschiedlich.
IV. Bei 1 und 2 ist die Lautstärke gleich.
V. Bei 2 und 3 ist die Lautstärke gleich.
VI. Alle Lautstärken sind unterschiedlich.

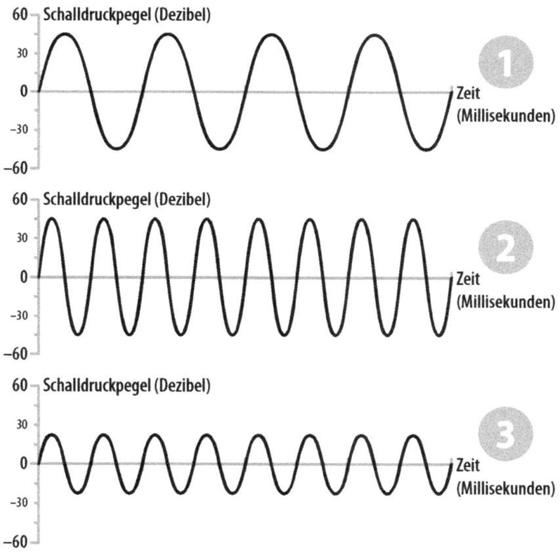

A. Die Aussagen I und III stimmen.
B. Die Aussagen II und IV stimmen.
C. Die Aussagen V und VI stimmen.
D. Die Aussagen II und VI stimmen.
E. Die Aussagen III und IV stimmen.

66. In welcher Einheit wird die magnetische Flussdichte angegeben?

A. Farad
B. Hertz
C. Coulomb
D. Curie
E. Tesla

67. Wie bezeichnet man den Übergang vom gasförmigen in den festen Zustand?

A. Schmelzen
B. Kondensieren
C. Sublimieren
D. Resublimieren
E. Erstarren

68. Welche Aussage zu Licht ist falsch?

A. „Licht" sind sichtbare elektromagnetische Wellen.
B. Unpolarisiertes Licht hat keine einheitliche Schwingungsrichtung.
C. Mithilfe eines Polarisationsfilters kann unpolarisiertes Licht auf Lichtwellen mit einheitlicher Schwingungsrichtung gefiltert werden.
D. Lichtwellen im Medium Luft gehen ohne Brechung in ein anderes Medium wie etwa Wasser über.
E. Ein Laserstrahl hat eine eindimensionale Ausbreitungsrichtung.

69. Welche Spannung liegt am zweiten Widerstand an?

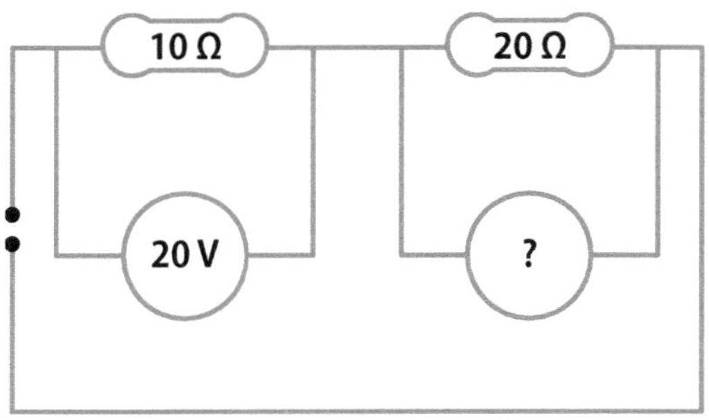

A. 5 V
B. 10 V
C. 20 V
D. 40 V
E. 80 V

70. Wie viel bar sind 10^{15} Pa?

A. 10.000.000.000 bar
B. 100.000 bar
C. 5.000.000 bar
D. 50.000 bar
E. 10.000.000 bar

71. 1 Newton ist die Kraft, die benötigt wird, um ...?

A. einen ruhenden Körper der Masse 1 kg innerhalb 1 Sekunde auf 1 m Höhe anzuheben.
B. einen ruhenden Körper der Masse 1 kg auf eine Geschwindigkeit von 9,81 m/s zu beschleunigen.
C. einen ruhenden Körper der Masse 1 kg innerhalb 1 Sekunde auf eine Geschwindigkeit von 1 m/s zu beschleunigen.
D. einen ruhenden Körper der Masse 1 kg auf eine Geschwindigkeit von 1 m/s zu beschleunigen.
E. einen ruhenden Körper der Masse 1 kg auf einer Strecke von 1 m um 1 m/s zu beschleunigen

72. Ein Patient erhält zur Diagnostik ein Isotop mit einer Halbwertszeit von 4 Stunden verabreicht. Wie lange dauert es, bis nur noch rund 6 % der Substanz im Körper des Patienten vorhanden sind?

A. 4 h
B. 12 h
C. 16 h
D. 20 h
E. 22 h

73. Welche Aussage zu Isotopen trifft zu?

A. Alle Isotope eines Elements haben die gleiche Massenzahl.
B. Als Isotope bezeichnet man Elemente mit gleicher Protonenanzahl.
C. Alle Isotope eines Elements haben gleich viele Elektronen und Protonen.
D. Alle Isotope eines Elements haben die gleichen Eigenschaften und können deshalb in Analysen miteinander ersetzt werden.
E. Isotope können nicht synthetisch hergestellt werden.

74. Wasser wird durch eine Rohrleitung mit einem Durchmesser von 20 cm gepumpt. Auf der Hälfte der Leitungsstrecke ist ein engeres Rohrstück mit einem Durchmesser von 10 cm eingebaut. Wie verändert sich die Durchflussgeschwindigkeit bei gleichbleibendem Wasserdurchsatz?

A. Die Durchflussgeschwindigkeit bleibt gleich.
B. Die Durchflussgeschwindigkeit verdoppelt sich.
C. Die Durchflussgeschwindigkeit verdreifacht sich.
D. Die Durchflussgeschwindigkeit vervierfacht sich.
E. Die Durchflussgeschwindigkeit verachtfacht sich.

75. An drei gleich langen Fadenpendeln A, B und C sind Gewichte befestigt. In der Skizze wird die Masse durch die Kugelgröße repräsentiert. Welches Pendel hat die kürzeste Schwingungsdauer?

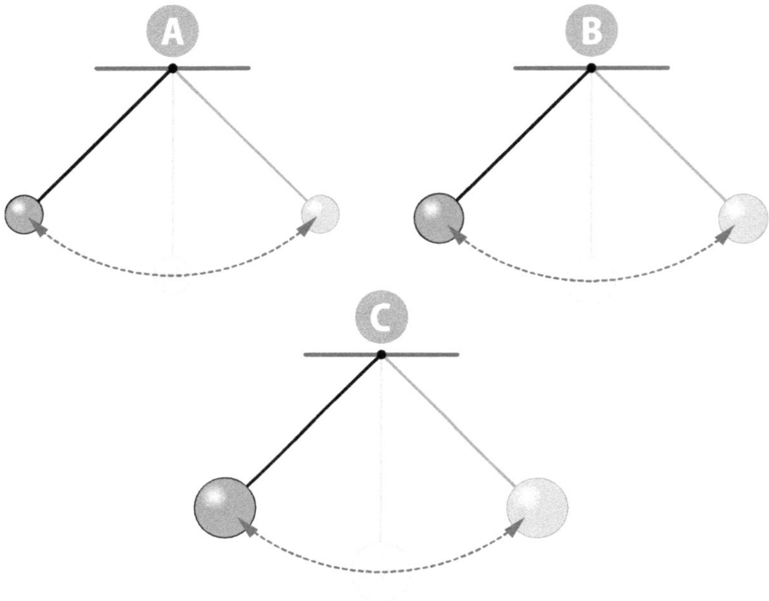

A. Pendel A
B. Pendel B
C. Pendel C
D. Alle Pendel haben die gleiche Schwingungsdauer.
E. Die Frage kann mit den vorhandenen Informationen nicht beantwortet werden.

76. Welche Aussage zu Zustandsänderungen trifft zu?

A. Isotherme Zustandsänderungen lassen sich als lineare Funktion in Abhängigkeit von den Variablen Volumen und Temperatur darstellen.
B. Isobare Zustandsänderungen definieren sich durch den Druck in Abhängigkeit vom Volumen.
C. Isochore Zustandsänderungen kennzeichnen sich durch konstanten Druck.
D. Adiabatische Zustandsänderungen lassen keinen Wärmeaustausch mit der Umgebung zu.
E. Die grafische Darstellung einer isobaren Zustandsänderung ergibt eine Hyperbel.

77. Ein Radfahrer fährt einen Abhang hinauf. Welche Hubarbeit verrichtet er dabei, wenn der Höhenunterschied 50 Meter beträgt, der Radfahrer samt Rad 90 Kilogramm wiegt und die Erdbeschleunigung mit $g = 10\ m \times s^{-2}$ angenommen werden kann?

A. 135.000 J
B. 45.000 kJ
C. 1,8 MJ
D. 36.000 J
E. 45 kJ

78. Welche Reihe sortiert die Spektralfarben korrekt nach wachsender Wellenlänge?

A. Rot – Orange – Gelb – Grün – Blau – Violett
B. Blau – Violett – Rot – Orange – Gelb – Grün
C. Rot – Blau – Violett – Orange – Gelb – Grün
D. Gelb – Orange – Rot – Violett – Blau – Grün
E. Violett – Blau – Grün – Gelb – Orange – Rot

79. Welche Aussage zur Wärmelehre trifft nicht zu?

A. Die Verdampfungsenthalpie bezeichnet die Energiemenge, die nötig ist, um die intermolekularen Bindungen einer Flüssigkeit zu lösen.
B. Die Konvektion beschreibt die Anpassung der Temperatur zweier unterschiedlich temperierter verbundener Körper.
C. Die Wärmekapazität ist abhängig von der Masse eines Körpers und seiner spezifischen Wärmekapazität.
D. 100 °C entsprechen 373,15 K.
E. Der Schmelzpunkt von Eis liegt bei 0 °C.

80. Welche Aussage zu Wellen trifft zu?

A. Wellen können sich nicht im Vakuum ausbreiten.
B. Die Lichtgeschwindigkeit beträgt ca. 300.000 m/s.
C. Die Amplituden longitudinaler Wellen stehen vertikal zu ihrer Ausbreitungsrichtung.
D. Longitudinale Wellen sind polarisierbar.
E. Wellen können sich in einer, zwei oder drei Dimensionen ausbreiten.

81. Welche Aussage zum radioaktiven Zerfall trifft zu?

A. α-Teilchen sind zweifach positiv geladene Wasserstoff-Kerne.
B. Beim β^--Zerfall werden Protonen emittiert.
C. Beim β^+-Zerfall werden infolge eines Neutronenmangels Elektronen in Neutronen umgewandelt.
D. Der γ -Zerfall beschreibt den Zerfall eines Atoms in Protonen, Elektronen und Neutronen.
E. Die Teilchenemission beim Zerfall eines instabilen Atomkerns wird als radioaktive Strahlung bezeichnet.

82. Der optische Apparat des Menschen hat eine physiologische Brechkraft von ca. 59 dpt. Wie groß ist die Brechkraft nach Entfernung der Hornhaut?

A. Ca. +16 dpt
B. Ca. +34 dpt
C. Ca. +20 dpt
D. Ca. +40 dpt
E. Ca. +69 dpt

MedAT

Mathematik

Bearbeitungszeit 11 Minuten

Bitte beantworte die folgenden Aufgaben, indem Sie jeweils den richtigen Lösungsbuchstaben auf dem Antwortbogen markieren.

83. Für welchen Wert steht das SI-Präfix „nano“?

A. 10^{-9}
B. 10^{6}
C. 10^{3}
D. 10^{-6}
E. 10^{-3}

84. Welche der folgenden Umrechnungen stimmt?

A. 3.600 m/s = 1 km/h
B. 1 ppm = 10^{-5}
C. 10 mol/dm^3 = 100 mmol/l
D. 0,01 t = 10^7 mg
E. 3 min = $0{,}5 \times 10^{-2}$ h

85. $\log_2 (1/16) = ?$

A. 32
B. 4
C. 8
D. –4
E. 1/8

86. Zwei alkoholhaltige Getränke werden zu einem Cocktail vermengt. Das eine Getränk hat einen Alkoholgehalt von 15 % und einen Mengenanteil am Cocktail von 60 %. Das andere Getränk hat einen Alkoholgehalt von 30 %. Wie viel Prozent Alkohol enthalten 100 ml des Cocktails?

A. 22,5 %
B. 21 %
C. 45 %
D. 18,5 %
E. 25 %

87. Welche Lösungen für x hat die quadratische Gleichung:
$-3x^2 - 30x + 43 = 10$?

A. $x_1 = 1; x_2 = -11$
B. $x_1 = 2; x_2 = -12{,}5$
C. $x_1 = 1{,}5; x_2 = 16$
D. $x_1 = 3; x_2 = -10$
E. $x_1 = 8; x_2 = -4$

88. Bei einem Gewitter wurde laut Wetteramt eine Niederschlagshöhe von 42 mm pro Stunde erreicht. Wie viel Wasser ging demnach durchschnittlich pro Minute auf einen Quadratmeter nieder?

A. 0,7 m^3
B. 7.000 cm^3
C. 0,7 l
D. 0,07 hl
E. 0,07 dm^3

89. Ein Zylinder hat die kreisförmige Grundfläche G und die Höhe h. Nun schrumpft die Grundfläche auf ein Viertel ihrer ursprünglichen Größe. Welche der folgenden Aussagen zu den veränderten Eigenschaften des Zylinders ist bzw. sind richtig?

I. Die Oberfläche beträgt ein Sechstel ihrer vorherigen Größe.
II. Die Grundfläche schrumpft um den Faktor π.
III. Das Volumen ist ein Viertel so groß wie vorher.
IV. Der Radius ist halb so groß wie vorher.
V. Die Mantelfläche beträgt ein Viertel ihrer vorherigen Größe.
VI. Der Umfang der Grundfläche ist halb so groß wie vorher.

A. Die Aussagen I, V und VI sind richtig.
B. Die Aussagen II, IV und V sind richtig.
C. Die Aussagen III, IV und VI sind richtig.
D. Nur Aussage III ist richtig.
E. Nur die Aussagen II und IV sind richtig.

90. Berechnen Sie die Ableitung der Exponentialfunktion:
$f(x) = (2x - 3) \times e^x$

A. $f'(x) = (x - 3) \times e^x$
B. $f'(x) = 2 - (3x \times e^x)$
C. $f'(x) = e^2 \times (x - 1)$
D. $f'(x) = e^x \times (2x - 1)$
E. $f'(x) = (2 - x) \times e^x$

91. Welche der folgenden Aussagen zu den abgebildeten Funktionsgraphen ist bzw. sind falsch?

I. Graph B entspricht dem Kurvenverlauf der Funktion $y = 2^x$.

II. Graph C zeigt eine Hyperbel.

III. Im abgebildeten Ausschnitt verläuft Graph D streng monoton steigend.

IV. Die erste Ableitung der Funktion zum Graphen A verläuft durch den Ursprung.

V. Graph D hat eine waagerechte Asymptote mit $y = -1$.

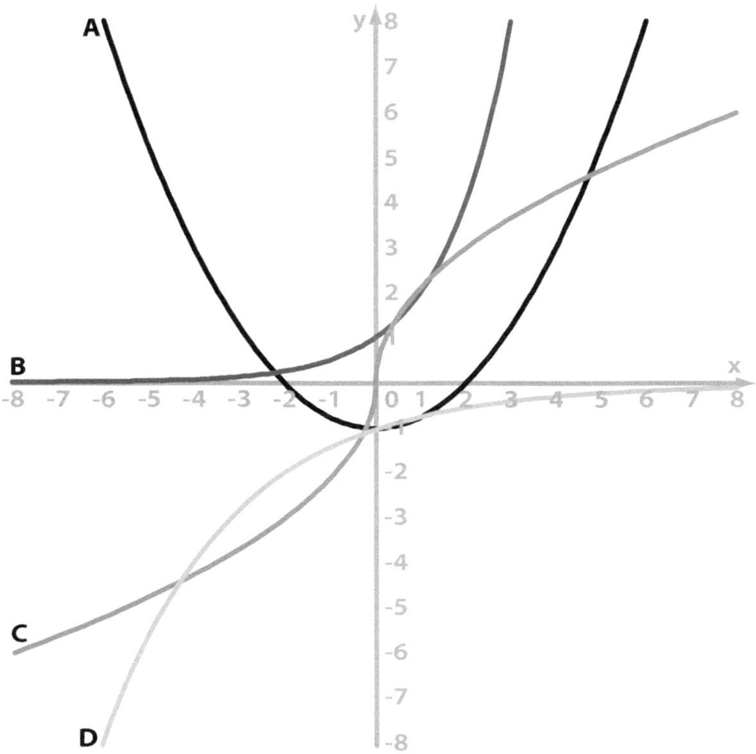

A. Die Aussagen II, III und IV sind falsch.

B. Nur die Aussagen II und III sind falsch.

C. Die Aussagen II und V sind falsch.

D. Nur Aussage V ist falsch.

E. Die Aussagen I und V sind falsch.

92. Ein luftgefüllter, perfekt kugelförmiger Ballon hat einen Durchmesser von 60 cm. Wie viel Sauerstoff befindet sich darin, wenn der Sauerstoffanteil der Luft bei 21 % liegt?

A. Ca. 1.800.000 mm^3

B. Ca. 1,8 m^3

C. Ca. 2.600 cm^3

D. Ca. 0,36 m^3

E. Ca. 24 dm^3

93. Für die Eingabe von Patientendaten werden drei Mitarbeiter mit unterschiedlichen Arbeitsgeschwindigkeiten eingesetzt. Zur Eingabe der gesamten Daten benötigt Mitarbeiter 1 60 Minuten, Mitarbeiter 2 180 Minuten und Mitarbeiter 3 360 Minuten. Wie lange würde die Eingabe der Patientendaten dauern, wenn alle Mitarbeiter zusammen die Daten eingeben?

A. 30 min
B. 35 min
C. 40 min
D. 45 min
E. 50 min

94. Welchen Wert muss x annehmen, damit die beiden folgenden Vektoren senkrecht zueinander stehen?

$$\begin{pmatrix} 4 \\ 2 \end{pmatrix} \text{und} \begin{pmatrix} x \\ -2 \end{pmatrix}$$

A. 0
B. 1,5
C. 2
D. 0,5
E. 1

MedAT

Textverständnis

Textverständnis

Bearbeitungszeit 35 Minuten

In diesem Abschnitt musst du umfangreiche, komplexe Texte verstehen und verarbeiten.

Du erhältst insgesamt fünf längere Texte mit nachfolgenden Fragen. Beantworte die Aufgaben bitte, indem du jeweils den richtigen Lösungsbuchstaben auf dem Antwortbogen markierst.

Wie Waldbrände im Amazonas das Klima beeinflussen

Der brasilianische Regenwald ist seit Jahrzehnten regelmäßig schweren Waldbränden ausgesetzt. Meist gehen sie auf Brandrodungen zurück, mit denen Landwirte oder Rinderbarone neue Ackerflächen schaffen, um darauf zum Beispiel Soja für die Tiermast anzubauen. Der Kahlschlag des Amazonas-Regenwaldes hat jedoch dramatische Folgen für Pflanzen, Tiere und das Klima.

Im Wald des Amazonasbeckens verdunstet viel Wasser, das so die Umgebung kühlt und sich positiv auf das lokale und regionale Klima auswirkt. Ein Teil des Wassers fällt vor Ort als Regen herab, der Rest versorgt große Teile Südamerikas mit Niederschlägen. Auch auf das globale Klima hat die Amazonasregion wegen ihrer Größe einen erheblichen Einfluss: In ihr ist immerhin ein Drittel der Kohlenstoffmenge gespeichert, die zu Beginn der Industriellen Revolution in der Erdatmosphäre enthalten war. Das Kohlendioxid, das durch Brandrodungen freigesetzt wird, kann der Wald zwar noch aufnehmen – für das Treibhausgas, das andernorts in die Atmosphäre gelangt, reicht es aber nicht mehr. Die weitere Vernichtung des Waldes setzt zudem Treibhausgase frei und beschleunigt so den Klimawandel. Schreitet dieser weiter voran, könnte der Amazonaswald ganz verschwinden. Die Forschung geht davon aus, dass er eine globale Temperaturerhöhung um zwei Grad Celsius nicht überleben würde.

Am Amazon Tall Tower Observatory (ATTO), einem 150 Kilometer nordöstlich von Manaus gelegenen Forschungsobservatorium, erforschen Wissenschaftlerinnen und Wissenschaftler die Auswirkungen von Schäden im Baumbestand sowie die damit einhergehende Freisetzung von Kohlenstoff. Die Luft vor Ort ist die reinste auf dem Planeten und ermöglicht die genaue Messung des Stoffaustauschs zwischen Wald und Atmosphäre. Die Messtürme sind mit Geräten ausgestattet, um Kohlendioxid, Methan und die Menge an Aerosolen in der Atmosphäre zu messen. Untersucht wird auch die Regeneration von Wäldern nach Stürmen, die durch den Klimawandel häufiger auftreten könnten.

Die Forscher vergleichen ihre Ergebnisse mit den Messungen aus der Tanguro-Ranch. Diese liegt in einer Region, die landwirtschaftlich geprägt und von intensiven Rodungen betroffen ist. Dort wird analysiert, wie der Baumverlust das Klima lokal und global beeinflusst, und ob der verbliebene Wald sich auf gerodeten Flächen erholen kann. Um diese Fragen zu beantworten, führte man Brandexperimente durch und beobachtete, wie sich der Wald in den abgebrannten Parzellen und den umliegenden Gebieten in feuchten und trockenen Jahren entwickelte. Dabei stellte man fest, dass die Feuer dem Wald vor allem in trockenen Jahren stark zusetzten, während die Regeneration durch das Eindringen von Gräsern beeinträchtigt wurde. Die Messungen zeigten außerdem, dass nachwachsende Bäume nach wenigen Jahren wichtige Ökosystemleistungen erbringen. Sowohl die Photosynthese als auch die Verdunstung normalisieren sich. Die Verdunstung wirkt in dieser heißen Region kühlend, weshalb der Erhalt der Wälder auch für die lokale Landwirtschaft von Bedeutung ist. Trotzdem speichern die Flächen heute insgesamt weniger Kohlenstoff als zuvor.

Junge, verbuschte Wälder, die nach einem Brand wachsen, sind nicht vergleichbar mit dem Ökosystem des ursprünglichen Waldes. In manchen Gebieten kann der Wald nach einem Brand womöglich ganz verschwinden, wenn ein Kipppunkt erreicht ist, an dem er sich nicht mehr von allein erholen kann. Die Verantwortung für den Erhalt des Amazonas-Regenwaldes liegt aber nicht nur bei den Brasilianern, sondern auch bei den Importnationen. Etwa 80 Prozent des nach Deutschland importierten Sojas stammen aus Südamerika. China importiert mit rund 60 Prozent der Weltproduktion am meisten Soja, das zur Hälfte aus Brasilien kommt. Mache sehen darum die Importnationen in der Pflicht, einen sorgsamen Umgang mit dem verbliebenen Wald zu erwirken. Auch die Bürgerinnen und Bürger von Industrieländern können durch ihr Konsumverhalten Einfluss nehmen, wenn sie beim Kauf von Lebensmitteln darauf achten, woher die Rohstoffe stammen.

95. Welche der folgenden Aussagen lässt sich aus dem Text ableiten?

A. Es dauert viele Jahre, bis nachwachsende Bäume wichtige Ökosystemleistungen erbringen können.

B. Brasilianische Landwirte profitieren vom Erhalt der Wälder, da diese durch Verdunstung für Abkühlung sorgen.

C. Konsumenten in Industrieländern können durch den Kauf von Sojaprodukten zum Schutz des Regenwalds beitragen.

D. Der Regenwald in der Amazonasregion speichert ein Drittel der Kohlenstoffmenge, die am Anfang des 20. Jahrhunderts in der Erdatmosphäre enthalten war.

E. Das durch Brandrodungen freigesetzte Kohlendioxid kann vom Regenwald nicht vollständig aufgenommen werden.

96. Welche Aussage zum brasilianischen Regenwald lässt sich aus dem Text ableiten?

A. Waldbrände gehen meistens auf Brandrodungen zurück, durch die Immobilienunternehmen neuen Baugrund erschließen.

B. Gegen die Zerstörung des Regenwalds können ausschließlich die lokalen Behörden vorgehen.

C. Die Regeneration des Waldes nach Brandrodung wird durch eine zu hohe Luftfeuchtigkeit beeinträchtigt.

D. Das im Regenwald verdunstende Wasser fällt nicht nur vor Ort als Regen herab, sondern versorgt auch ganz Südamerika mit Niederschlägen.

E. Der Stoffaustausch zwischen Wald und Atmosphäre kann im ATTO-Gebiet dank besonders reiner Luft genau gemessen werden.

Das Vertrauen ist größer als die Evidenz

Die traditionelle chinesische Medizin (TCM) ist ein Ensemble von Behandlungsmethoden und Diagnostiken alternativmedizinischer Art, die vom Taoismus und Konfuzianismus beeinflusst und in Asien sehr verbreitet sind. Im Zuge der Öffnung Chinas gegenüber dem Westen wurde TCM allmählich auch in die internationale medizinische Gemeinschaft integriert. Inzwischen hat die Weltgesundheitsorganisation (WHO) TCM-Diagnosen in die 11. Revision der Internationalen Klassifikation der Krankheiten (ICD-11) aufgenommen. Heute gibt es in Nordamerika, Australien und Europa geprüfte TCM-Schulen, die Akupunktur und Kräutermedizin unterrichten, und mit traditioneller chinesischer Medizin werden in mehr als 160 Ländern hohe Umsätze erzielt.

Einem modernen Wissenschaftsverständnis entspricht die theoretische Grundlage der TCM indes nicht. Stattdessen spielen Konzepte wie die „Lebensenergie" Qi, den Körper durchziehende Meridiane und die metaphysischen Prinzipien Yin und Yang eine Rolle. Die empirische Evidenz wird für viele TCM-Therapien und -Diagnosen als gering eingestuft. Dennoch erfreut sich TCM großer Beliebtheit, und viele Menschen nehmen entsprechende Angebote in Anspruch. Zudem empfiehlt die WHO, TCM-Methoden in den nationalen Gesundheitssystemen zu stärken.

Verlässliche Informationen über die Nutzungsmuster der TCM in europäischen Ländern sind nur begrenzt verfügbar, im Gegensatz zu offiziellen chinesischen Regierungsberichten oder Studien aus anderen asiatischen Ländern. Außerdem gibt es bei europäischen Studien, die die Nutzungsmuster der Alternativmedizin zum Thema haben, eine beträchtliche Datenheterogenität, und bisher haben nur wenige Studien die Einstellung der allgemeinen Öffentlichkeit gegenüber der Alternativmedizin untersucht.

Wie eine Studie aus Wien nun zeigt, gibt es in Österreich eine signifikante Diskrepanz zwischen der empfundenen und der tatsächlichen Wissenschaftlichkeit der TCM. Das Team vom Institut für Pharmakologie hat eine Untersuchung durchgeführt, bei der 1.382 Menschen zu ihrer Nutzung und Bewertung von TCM-Methoden befragt wurden. Um eine repräsentative Stichprobe zu erhalten, wurden die Ergebnisse mithilfe von Daten der Statistik Austria gewichtet. In der befragten Gruppe hatten 60 Prozent der Frauen und 40 Prozent der Männer bereits Erfahrungen mit TCM gemacht. Obwohl es an klinischer Evidenz mangelt, sind 65 Prozent der Frauen und 50 Prozent der Männer der Meinung, dass TCM wissenschaftlich fundiert ist. Dabei korrelieren das Vertrauen in die Methode und die empfundene Wissenschaftlichkeit miteinander.

Das Team hat zudem bereits eine umfassende Untersuchung der Hauptprämissen der Traditionellen Chinesischen Medizin veröffentlicht. Dabei wurde festgestellt, dass es für grundlegende Konzepte wie Qi, Meridiane, Akupunktur, Puls- und Zungendiagnostik sowie traditionelle Kräuterbehandlung an Evidenz mangelt. Ein weiterer kritischer Aspekt war die Verwendung von pharmakologisch wirksamen Substanzen, die nicht nach denselben strengen Richtlinien wie konventionelle Pharmazeutika reguliert werden.

Ein zusätzliches ethisches Problem ist die Verwendung tierischer Bestandteile wie Pangolinschuppen. Auch Tigerknochen, Seepferdchen, Nashornhörner und Bärengalle können im Rahmen einer Behandlung nach TCM-Methoden zum Einsatz kommen. Berichte über Tierrechtsverletzungen, Wilderei gefährdeter Arten und Anreize für den Tierhandel haben in der Vergangenheit international für Aufsehen gesorgt. Im Jahr 2018 wurden in der Europäischen Union 40.434 aus Tieren gewonnene Arzneimittel beschlagnahmt. Die größten Exporteure waren Thailand und China.

Die Wiener Forscher identifizieren die Diskrepanz zwischen der wahrgenommenen und tatsächlichen Evidenz der TCM in ihrer Studie auch als eine Folge politischer Entscheidungen zur Förderung von TCM im Gesundheitssystem. Entscheidungsträger sind aufgefordert, wissenschaftliche Grundsätze zu berücksichtigen und die fehlende oder unzureichende Evidenz bei der Entscheidung für oder gegen die Anwendung komplementärmedizinischer Heilmethoden zu kommunizieren. Nach Überzeugung der Forscher ist dies unerlässlich für die mündige Entscheidungsfindung der Patienten.

97. Welche der folgenden Aussagen lassen sich aus dem Text ableiten?

I. Wegen geringer empirischer Evidenz rät die Weltgesundheitsorganisation bezüglich TCM zur Vorsicht.
II. In der befragten Gruppe haben 4 von 10 Männern bereits Erfahrungen mit TCM gemacht.
III. In TCM-Behandlungen eingesetzte Pharmazeutika werden weniger streng reguliert als herkömmliche Arzneimittel.
IV. Die österreichische Bevölkerung lehnt alternativmedizinische Methoden mehrheitlich ab.
V. In Österreich sind 60 Prozent der Frauen und 40 Prozent der Männer der Ansicht, dass TCM wissenschaftlich fundiert ist.

A. II. und IV. sind richtig.
B. II., III. und IV. sind richtig.
C. I. und II. sind richtig.
D. II. und III. sind richtig.
E. I., III. und IV. sind richtig.

98. Welche der folgenden Aussagen lässt sich NICHT aus dem Text ableiten?

A. Verlässliche Informationen über TCM sind in Studien aus asiatischen Ländern und chinesischen Regierungsberichten verfügbar.
B. Die Verwendung tierischer Produkte in Arzneimitteln in der TCM ist unter ethischen Gesichtspunkten problematisch.
C. Die Autoren der Studie sehen die Politik in der Pflicht, die mündige Entscheidungsfindung der Patienten zu fördern.
D. In Österreich besteht ein deutliches Missverhältnis zwischen der empfundenen und der tatsächlichen Wissenschaftlichkeit der TCM.
E. Es besteht ein Zusammenhang zwischen dem TCM entgegengebrachten Vertrauen und der empfundenen Wissenschaftlichkeit.

Sonnenfeuer in der Plasmakammer

Es ist seit langem ein Ziel der Kernphysik, durch die Fusion leichter Wasserstoffkerne die Energiequelle zu nutzen, die auch unsere Sonne leuchten lässt. Eine stabil ablaufende Kernfusion könnte beinahe unbegrenzt Energie liefern, und im Vergleich zur Kernkraft gäbe es auch weniger Probleme mit radioaktivem Abfall. Zwar entsteht auch in Fusionskraftwerken radioaktives Material, jedoch in deutlich geringerer Menge und mit geringerer Haltbarkeit.

Obwohl die Fusionskraft schon vor Jahrzehnten als die Zukunft der Energieversorgung bezeichnet wurde, hat sich bisher wenig getan. Nun aber konnten Forscher zum ersten Mal erfolgreich eine Fusion von Wasserstoffkernen zu Helium durchführen, die mehr Energie freisetzte, als zuvor in die Reaktion eingespeist wurde – ein bedeutender Schritt in Richtung eines umweltfreundlichen Fusionskraftwerks. Obwohl die Technologie nicht unmittelbar zur Reduzierung von Treibhausgasen beitragen wird, könnte sie zukünftig eine wichtige Rolle in der Stromversorgung spielen.

Die Konstruktion des weltweit größten Fusionsreaktors ITER (International Thermonuclear Experimental Reactor) ist trotz anfänglicher Schwierigkeiten gut vorangeschritten. Der Reaktor steht kurz vor der Inbetriebnahme. Fusionsreaktoren verwenden spezielle Magnetfelder, um das heiße und dünne Plasma in einem Torus, einem donutförmigen Ring, einzuschließen. So wird das Plasma vom Kontakt mit den Wänden des Reaktors ferngehalten, was verhindert, dass es abkühlt und seine Energie verliert. Um das Plasma auf die erforderliche Temperatur zu bringen, wird es durch Mikrowellen, Laser oder andere Energiequellen erhitzt. Diese Wärme erzeugt genug Energie, um die Wasserstoffkerne zu beschleunigen und die Abstoßungskräfte zwischen ihnen zu überwinden, sodass sie miteinander verschmelzen können. Am ITER wird zunächst das Verhalten des heißen Plasmas untersucht, damit um das Jahr 2035 mit einer stabilen Fusionsreaktion das „Sonnenfeuer" in der Plasmakammer entzündet werden kann.

In Fusionskraftwerken spielt die Wahl des Materials, das das heiße Plasma umschließt, eine besonders wichtige Rolle. Denn obwohl das Plasma nur wenige Gramm Brennstoff enthält, erzeugt es eine immense Hitze und eine starke Neutronenstrahlung, welche tief in die Wandstrukturen eindringt. Zudem entstehen Gase, die die Wandstrukturen von innen beschädigen können. Um diesem Problem zu begegnen, arbeiten Ingenieure an speziellen Verbundmaterialien aus hochfesten Spezialstählen. Die Entwicklung belastbarer Materialien stellt beim Bau von Fusionskraftwerken eine der größten ingenieurstechnischen Herausforderungen dar.

Allerdings gibt es derzeit noch keine Möglichkeit, solche Materialien unter ähnlich harten Bedingungen zu testen, wie sie das Sonnenfeuer in der Plasmakammer erzeugen wird. Selbst die stärksten Forschungsreaktoren können diese Bedingungen nicht nachstellen. Die Entwicklung der IFMIF (International Fusion Materials Irradiation Facility) soll Abhilfe schaffen. In dieser gewaltigen Anlage sollen leistungsstarke Teilchenbeschleuniger einen hochenergetischen Neutronenstrahl erzeugen, der ähnliche Eigenschaften wie das gezündete Plasma in einem Fusionskraftwerk aufweist. Damit können die Materialien getestet werden, die 2035 bei ITER zum Einsatz kommen sollen.

Selbst wenn alles reibungslos verläuft, könnte die Fusionskraft bis 2050 nichts zur Lösung der Klimaprobleme beitragen. In der zweiten Jahrhunderthälfte könnte sie jedoch als Energiequelle interessant werden. Ihr Vorzug gegenüber den erneuerbaren Energien besteht darin, dass sie auf kleiner Fläche enorme Energiemengen erzeugen kann. Zudem könnte ein Fusionskraftwerk etwa doppelt so viel Strom liefern wie ein großes Kernkraftwerk. Das macht es interessant für Ballungsregionen und Gegenden, in denen erneuerbare Energien nicht ausreichen. Es besteht jedoch die Möglichkeit, dass die Fusionskraft bis dahin wirtschaftlich nicht mehr mithalten kann und regenerative Energiequellen wie Wasserstoff, Biokraftstoffe oder neuartige Speichertechnologien den Energiebedarf zu einem günstigeren Preis decken können. Trotzdem ist es sinnvoll, die Fusionsenergie umfassend zu erforschen, um eine Alternative zu haben, wenn andere Energiequellen ausfallen.

99. Welche der folgenden Aussagen zu Fusionsreaktoren lässt sich aus dem Text ableiten?

A. In der zweiten Hälfte des Jahrhunderts werden Fusionskraftwerke eine große Rolle bei der Bekämpfung des Klimawandels spielen.
B. Fusionskraftwerke haben gegenüber Kernkraftwerken den Vorteil, dass kein radioaktiver Müll entsteht.
C. Die zur Beschleunigung der Wasserstoffkerne notwendige Energie entsteht im Fusionsreaktor durch die Erhitzung des Plasmas.
D. Fusionsenergie stellt aufgrund ihrer geringen Rentabilität keine Alternative zu anderen Energiequellen dar.
E. Das heiße Plasma erzeugt im Fusionsreaktor eine starke Protonenstrahlung, die in die umgebenden Wandstrukturen eindringt.

100. Welche der folgenden Aussagen lassen sich aus dem Text ableiten?

I. Fusionskraftwerke liefern weniger Energie als Kernkraftwerke, sind aber umweltfreundlicher.
II. Physiker entwickeln derzeit belastbare Materialien für den Bau von Fusionskraftwerken.
III. Fusionskraftwerke werden noch vor 2035 eine wichtige Rolle in der Stromversorgung spielen.
IV. Bei der Kernfusion entstehende Gase können die Wände des Fusionsreaktors beschädigen.
V. Fusionskraftwerke können nur mittelbar den Ausstoß von Treibhausgasen reduzieren, indem an anderer Stelle Emissionen eingespart werden.

A. II., IV. und V. sind richtig.
B. IV. und V. sind richtig.
C. I., IV. und V. sind richtig.
D. III. und IV. sind richtig.
E. I., II. und IV. sind richtig.

101. Eine stabil ablaufende Kernfusion ist laut dem Text ...?

A. eine notwendige Voraussetzung für die Entwicklung hochfesten Spezialstahls.
B. eine regenerative Energiequelle.
C. nur durch die Erhitzung des Plasmas mit Mikrowellen oder Lasern möglich.
D. ein Lieferant beinahe unbegrenzter Energie, der den Energiebedarf besonders günstig decken kann.
E. von den Wissenschaftlern des ITER um das Jahr 2035 geplant.

Neue Erkenntnisse zu Leukämie bei Trisomie 21

Leukämie oder Blutkrebs ist eine bösartige Erkrankung des blutbildenden Systems, die meist mit Chemotherapie und Knochenmarkstransplantation behandelt wird. Die Ursache für Leukämie liegt wie bei anderen Krebsarten in der Veränderung der DNA. Bei an Leukämie Erkrankten sind jedoch oft große Teile der DNA von Veränderungen betroffen, was die Krankheit noch gefährlicher macht. Schon seit längerem ist bekannt, dass Menschen mit Down-Syndrom, auch bekannt als Trisomie 21, besonders anfällig dafür sind, an Leukämie zu erkranken. Das Down-Syndrom, eine der häufigsten angeborenen Generkrankungen, betrifft etwa eines von 700 Neugeborenen. Das Vorhandensein eines zusätzlichen Chromosoms 21 erhöht wiederum das Risiko, an der aggressiven Akuten Myeloischen Leukämie (AML) zu erkranken, in den ersten vier Lebensjahren um das Hundertfache.

Obwohl es sich bei Leukämie und insbesondere bei AML um eine bedrohliche Erkrankung handelt, besteht Hoffnung auf Heilung. Dank des Fortschritts in der medizinischen Forschung und der Entwicklung neuer Behandlungsmethoden konnten viele Patienten in den letzten Jahren vollständig genesen. Entscheidend für die Chance auf Heilung ist aber eine möglichst frühzeitige Diagnose sowie eine angemessene medizinische Versorgung.

Wie genau das zusätzliche Chromosom 21 bei Menschen mit Down-Syndrom das Erkrankungsrisiko für AML erhöht, konnte nun durch die Forschung an einer Klinik für Kinder- und Jugendmedizin geklärt werden. Mithilfe der sogenannten Genschere CRISPR-Cas9 wurden alle 218 Gene auf dem Chromosom 21 untersucht, um herauszufinden, welche Gene eine krebsfördernde Wirkung haben. Dabei entdeckten die Forscher, dass das Gen RUNX1 für die Entstehung von AML verantwortlich ist. Es handelt sich jedoch nur um eine bestimmte Variante von RUNX1, die zur Entstehung von AML führt. Andere Varianten können die Entartung von Zellen sogar verhindern. Dieser Umstand erklärt, weshalb RUNX1 trotz jahrzehntelanger Krebsforschung bisher nicht als entscheidender Faktor aufgefallen war.

RUNX1 ist für die Regulation zahlreicher Prozesse zuständig. Das Gen codiert einen sogenannten Transkriptionsfaktor, also ein regulatorisches Protein, das die Aktivität anderer Gene steuert. Bei der embryonalen Entwicklung spielt RUNX1 ebenso eine Rolle wie bei der frühen und späten Blutbildung. Darin liegt auch der Grund, warum die Störung von RUNX1 für die Entwicklung einer AML von entscheidender Bedeutung ist. Durch die Identifizierung der spezifischen Variante des Gens kann nun gezielter nach Therapieansätzen gesucht werden – ein bedeutender Schritt in der Krebsforschung, der potenziell das Leben vieler Betroffener verbessern kann.

Ausgehend von den neuen Erkenntnissen können nun spezifische Substanzen eingesetzt werden, um den Krankheitsmechanismus gezielt zu blockieren. In biochemischen Untersuchungen wurde herausgefunden, wie genau die Genvariante die Blutzellen verändert. Mit dieser Expertise können Therapien zur Korrektur der Fehlsteuerung entwickelt werden. Bis diese in der medizinischen Versorgung einsatzbereit sind, werden jedoch noch einige Jahre vergehen. Trotzdem gibt es Hoffnung, dass vielen Menschen künftig schwere Chemotherapien erspart bleiben. Insbesondere die kleinen Patientinnen und Patienten könnten von den neuen Therapieansätzen profitieren und so eine bessere Lebensqualität während ihrer Behandlung erfahren. Es bleibt abzuwarten, welche weiteren Fortschritte in der Krebsforschung in Zukunft noch gemacht werden und welche neuen Behandlungsansätze dadurch entstehen.

102. Welche der folgenden Aussagen lassen sich aus dem Text ableiten?

I. RUNX1 steuert als regulatorisches Protein die embryonale Entwicklung.
II. Das Gen RUNX1 kann Krebs sowohl fördern als auch verhindern.
III. Das Gen RUNX1 ist als Transkriptionsfaktor für die Regulation zahlreicher Prozesse zuständig.
IV. Eine bestimmte Variante von RUNX1 ist für die Veränderung von Blutzellen verantwortlich.
V. Die Entdeckung des für die Entwicklung von AML verantwortlichen Gens könnte eine Behandlung ohne Chemotherapie möglich machen.

A. II., IV. und V. sind richtig.
B. IV. und V. sind richtig.
C. I., IV. und V. sind richtig.
D. III. und V. sind richtig.
E. I., II. und IV. sind richtig.

103. Welche der folgenden Aussagen zu Trisomie 21 lässt sich aus dem Text ableiten?

A. Trisomie 21 erhöht die Wahrscheinlichkeit, an Knochenkrebs zu erkranken.
B. Trisomie 21 betrifft etwa ein Prozent von 700 Neugeborenen.
C. Trisomie 21 erhöht die Wahrscheinlichkeit, an Akuter Myeloischer Leukämie zu erkranken.
D. Trisomie 21 kann durch die Entdeckung des verantwortlichen Gens RUNX 1 therapiert werden.
E. Trisomie 21 entsteht durch eine Fehlfunktion des Gens RUNX1 während der embryonalen Entwicklung.

Biologisch abbaubares Plastik

Kunststoffe sind enorm beliebt: Jedes Jahr werden 380 Millionen Tonnen davon produziert. Das liegt daran, dass sie viele Vorteile haben: Sie sind leicht, stabil, vielseitig und langlebig. Chemisch gesehen bestehen Kunststoffe aus sehr großen Kettenmolekülen, die wiederum aus verschiedenen Monomeren aufgebaut sind. Chemiker können die Eigenschaften dieser sogenannten Polymere durch die Auswahl der Monomere beeinflussen, beispielsweise ihre Härte, Dehnbarkeit, Reißfestigkeit und thermische Beständigkeit. Die meisten Polymere sind sehr widerstandsfähig gegenüber Witterungseinflüssen, Licht und Mikroorganismen. Das bedeutet, dass es Jahrzehnte oder sogar Jahrhunderte dauern kann, bis sie sich vollständig zersetzt haben. In Bezug auf die Umwelt stellt diese extreme Langlebigkeit natürlich einen Nachteil dar.

Deshalb arbeitet eine Forschungsgruppe des Max-Planck-Instituts für Polymerforschung an der Entwicklung von biologisch abbaubaren Polymeren, die auch aus nicht-nachwachsenden Rohstoffen gewonnen werden können. Dabei setzt man auf Phosphate und Phosphonate. Obwohl der chemische Ursprung dieser Stoffe in bestimmten Gesteinen liegt, können daraus gewonnene Polymere biologisch abgebaut werden – ein wichtiger Schritt zu einer nachhaltigeren Nutzung von Kunststoffen.

In dem aktuellen Projekt der Forschungsgruppe geht es darum, Polyethylen-Moleküle herzustellen, in die einige Phosphatgruppen als Spaltstellen eingebaut werden. Diese Phosphatbausteine wecken das Interesse bestimmter Mikroben, welche die Polyethylen-Moleküle dann in kleinere, gut abbaubare Abschnitte aufspalten. Die Forscher konnten feststellen, dass sich die mechanischen Eigenschaften des Polyethylens durch diesen Eingriff nicht verändern – die Polymere mit Phosphatgruppen verhalten sich wie reines Polyethylen. Allerdings ist das Molekulargewicht der neuen Polymere für die meisten praktischen Einsatzgebiete noch zu gering: In der Industrie wird Polyethylen mit deutlich längeren Molekülketten verwendet.

Nicht alle werden auf das neue Material umsteigen. Reines Polyethylen ist so günstig, dass die Verwendung des Polyethylen-Phosphat-Polymers für die Hersteller Mehrkosten bedeuten würde. Medizinische Anwendungen stellen eine Ausnahme dar, denn die Materialkosten spielen hier eine geringere Rolle. Deshalb wurden die ersten abbaubaren Polymere auf Phosphatbasis für genau solche Anwendungen entwickelt. Das Ziel ist die Ergänzung bereits existierender Polymer-Wirkstoff-Konjugate, bei denen Wirkstoffe, beispielsweise gegen Tumorzellen, in Nanopartikel eingebettet werden. Diese werden dann wiederum mit Ketten aus Polyethylenglykol (PEG) umhüllt, um den Abbau zu verhindern und die Wirkdauer im Körper zu erhöhen.

Die Konjugate sind chemisch so programmiert, dass sie den Wirkstoff gezielt zu bestimmten Zellen bringen und die gewünschte Wirkung verstärken. Nebenwirkungen können auf diese Weise reduziert werden. Solche Konjugate sind bereits ein Milliardenmarkt, doch ist noch nicht ganz geklärt, was mit den nicht-abbaubaren PEG-Einheiten langfristig geschieht. Kurze PEG-Ketten werden über die Niere ausgeschieden, aber längere Ketten könnten sich im Körper anreichern und potenziell Probleme verursachen.

Phosphorbasierte Polymere könnten eine Alternative zu PEG bieten. So kann zum Beispiel Polyethylethylenphosphat (PEEP) im Körper leicht abgebaut und problemlos ausgeschieden werden.

Das Polymer besteht aus einer Kette von Ethylen-Bausteinen, die jeweils zwischen einem Phosphor- und einem Sauerstoffatom angeordnet sind. Diese Anordnung erleichtert es Enzymen, die Bindungen in der Kette zu knacken und die einzelnen Ethylen-Bausteine abzubauen. Damit die PEEP-Nanotransporter-Konjugate die vorgesehenen Ziele im Körper erreichen, sind sie zusätzlich mit Zuckergruppen versehen, die sich an ganz bestimmte Zellen binden. Untersucht wird noch, ob PEEP auch den Tarnkappeneffekt gewährleistet, der dafür sorgt, dass Polymer-Wirkstoff-Konjugate im Blutstrom unbehelligt ihr Ziel erreichen und nicht von Immunzellen attackiert werden.

104. Welche der folgenden Aussagen zum Text ist korrekt?

A. Biologisch abbaubare Polymere sind umweltfreundlicher und günstiger als herkömmliches Plastik.
B. Durch das Hinzufügen von Phosphat-Spaltstellen verändern sich die mechanischen Eigenschaften von Polyethylen-Molekülen.
C. Polyethylen-Phosphat-Polymere haben für viele praktische Anwendungen ein zu geringes Molekulargewicht.
D. Polymere können grundsätzlich nur dann biologisch abgebaut werden, wenn sie pflanzlichen Ursprungs sind.
E. Die ersten abbaubaren Polymere auf Phosphatbasis wurden für die industrielle Produktion von Verpackungsmaterialien entwickelt.

105. Welche Rolle spielen Polymere laut Text in medizinischen Anwendungen?

A. Polymere tragen dazu bei, dass pharmazeutische Wirkstoffe schneller abgebaut werden.
B. Polymere dienen als effektive Wirkstoffe gegen Tumorzellen, da sie im Körper nur langsam abgebaut werden.
C. Polyethylenglykol umhüllt in Polymer-Wirkstoff-Konjugaten die zuvor in Nanopartikel eingebetteten Wirkstoffe.
D. Polymere sollen in Zukunft als Alternative zu PEG-Wirkstoff-Konjugaten dienen.
E. Polymere sind beim Transport von pharmazeutischen Wirkstoffen für den Tarnkappeneffekt zuständig.

106. Welche der folgenden Aussagen zu Polymer-Wirkstoff-Konjugaten lässt sich aus dem Text ableiten?

A. PEEP-Wirkstoff-Konjugate haben gegenüber PEG den Vorzug, dass sie zielgerichtet an ausgewählte Zellen andocken.
B. Polyethylethylenphosphat besteht aus Ethylen, Phosphor, Sauerstoff und Zucker.
C. PEEP-Wirkstoff-Konjugate können dank ihrer Zusammensetzung nicht von Immunzellen attackiert werden.
D. Nicht abgebautes Polyethylenglykol könnte unerwünschte Auswirkungen auf den menschlichen Körper haben.
E. Es wird noch untersucht, ob PEG-Wirkstoff-Konjugate den Tarnkappeneffekt gewährleisten.

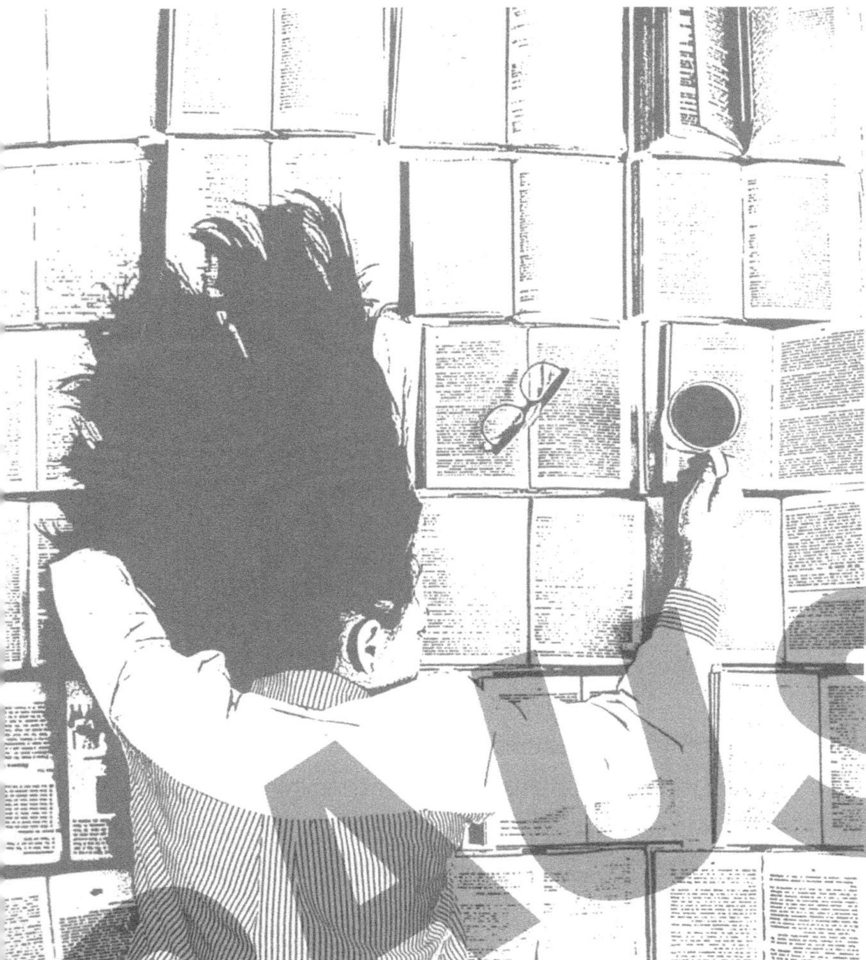

PAUSE

60 Minuten Pause

MedAT

Kognitive Fähigkeiten und Fertigkeiten

Figuren zusammensetzen

Aufgabenerklärung

In diesem Abschnitt wird deine visuelle Auffassungsgabe geprüft.

Zu jeder Aufgabe erhältst du mehrere Teilstücke einer Figur. Zu welcher Figur lassen sich die Ausschnitte zusammensetzen?

Hierzu ein Beispiel

Aufgabe

1.

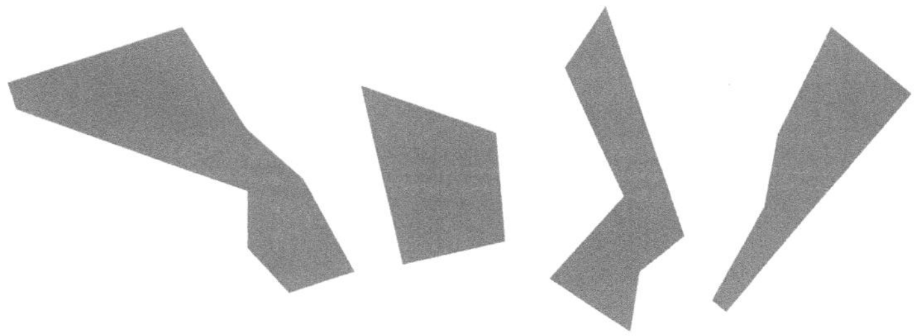

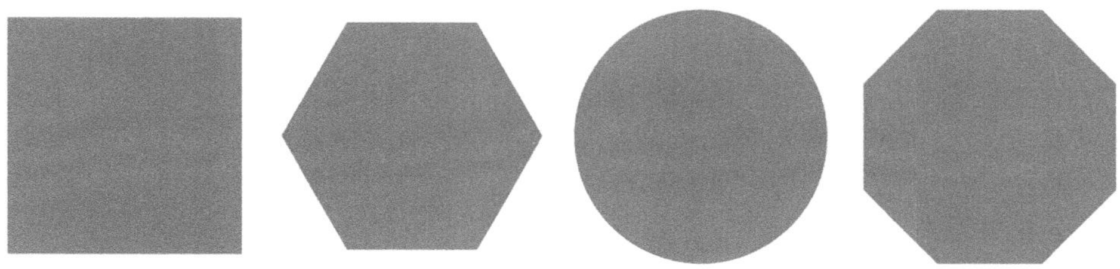

Keine der Figuren ist richtig.

A B C D E

Antwort

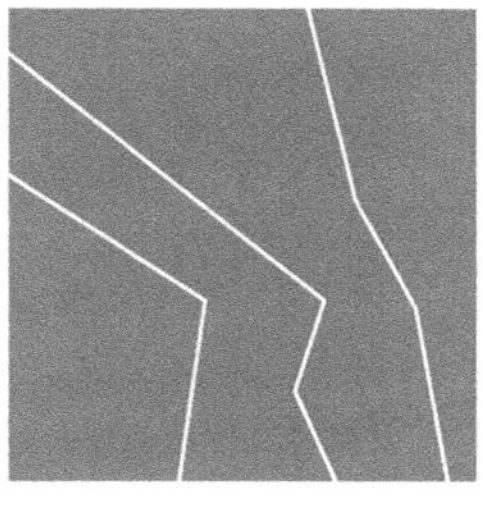

A

Bearbeitungstipps

- Untersuche zunächst die Lösungsvorschläge: Welche scheiden schon auf den ersten Blick aus?
- Oft hilft eine bewährte Puzzle-Strategie: Randstücke lassen sich normalerweise am schnellsten identifizieren.
- Vorsicht: Die Teilstücke sind etwas größer abgebildet als die Antwortfiguren. Daher bringt es wenig, etwa mit Fingern oder Stiften Längen abzumessen. Besser ist es, die Größenverhältnisse und Winkel zu untersuchen.
- In den letzten Jahren waren schriftliche Vermerke im Prüfungsheft nicht mehr erlaubt. Es war also nicht mehr möglich, probeweise die Umrisse der Puzzleteile in die Lösungsfiguren einzuzeichnen.

Figuren zusammensetzen

Bearbeitungszeit 20 Minuten

Bearbeite die Aufgaben bitte, indem du jeweils den richtigen Lösungsbuchstaben auf dem Antwortbogen markierst.

107.

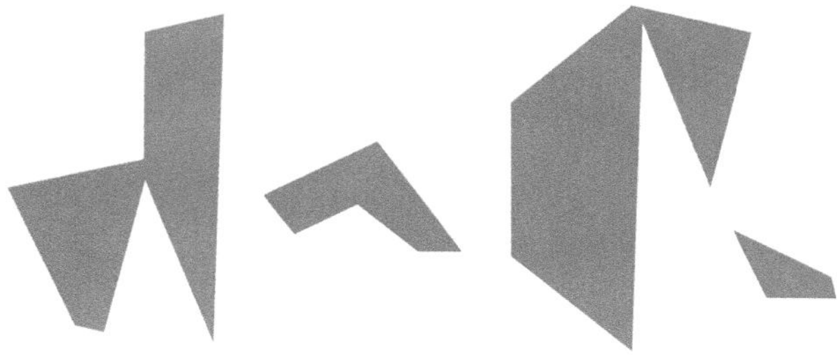

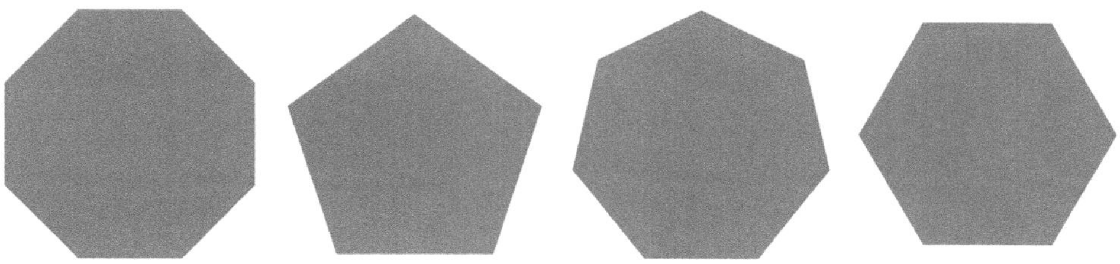

Keine der Figuren ist richtig.

A B C D E

108.

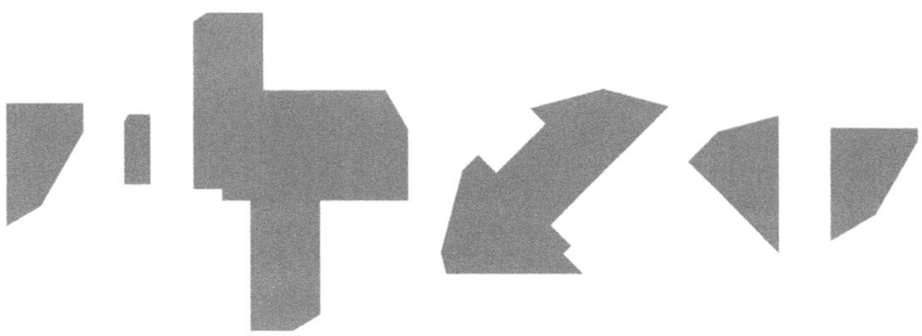

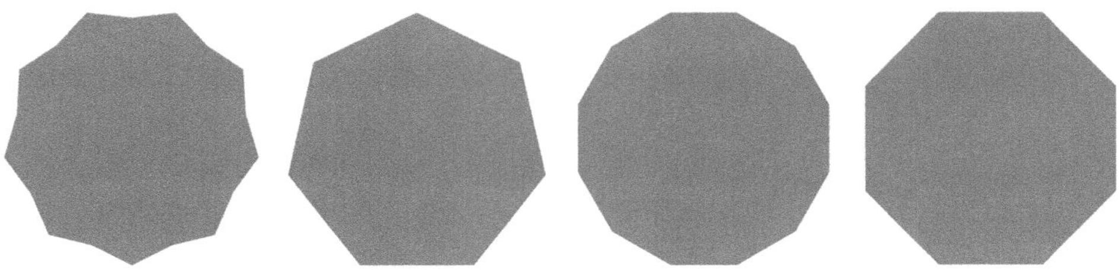

Keine der Figuren ist richtig.

A B C D E

109.

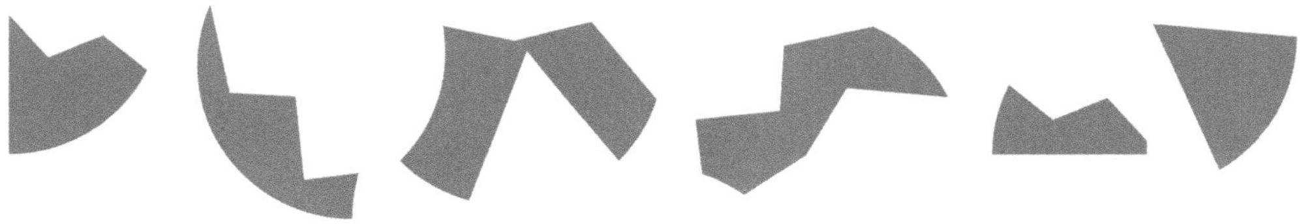

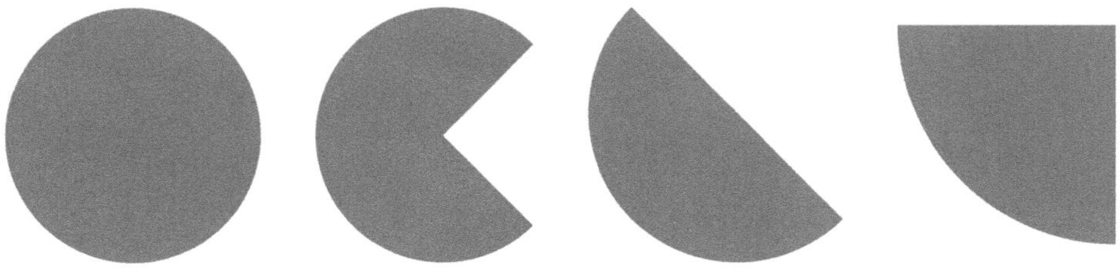

Keine der Figuren ist richtig.

A B C D E

110.

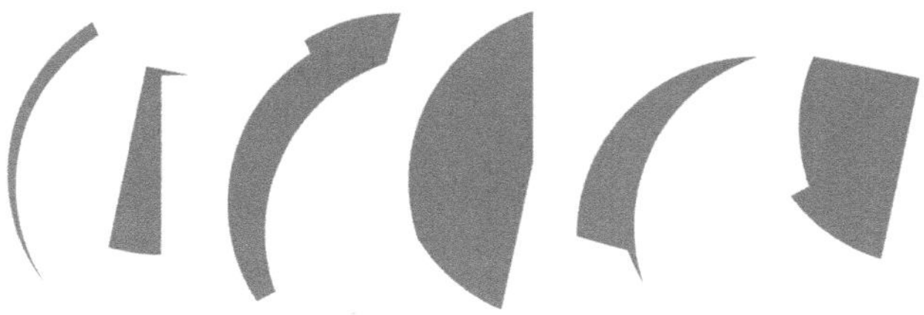

Keine der Figuren ist richtig.

A B C D E

111.

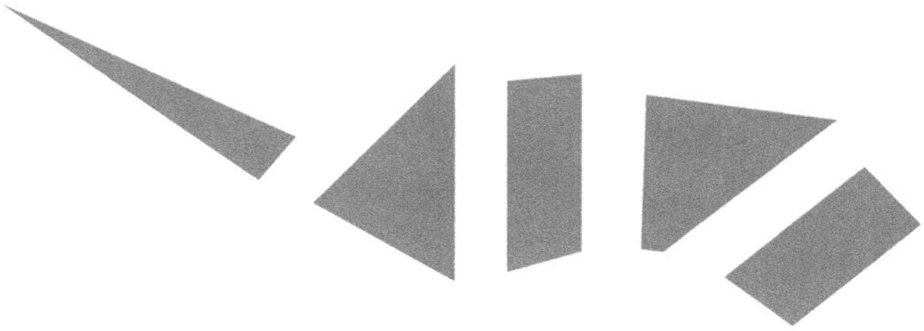

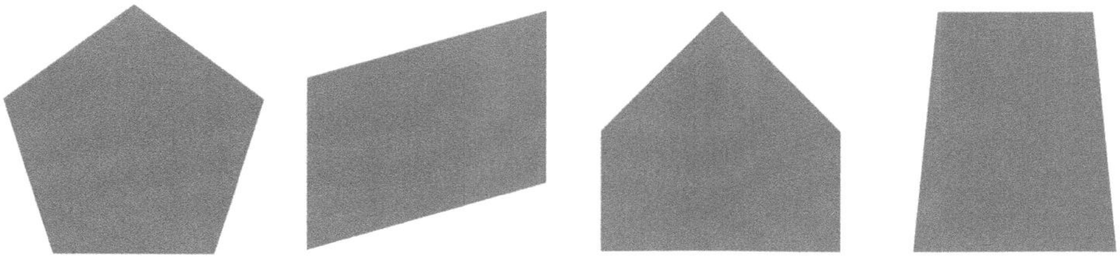

Keine der Figuren ist richtig.

A B C D E

112.

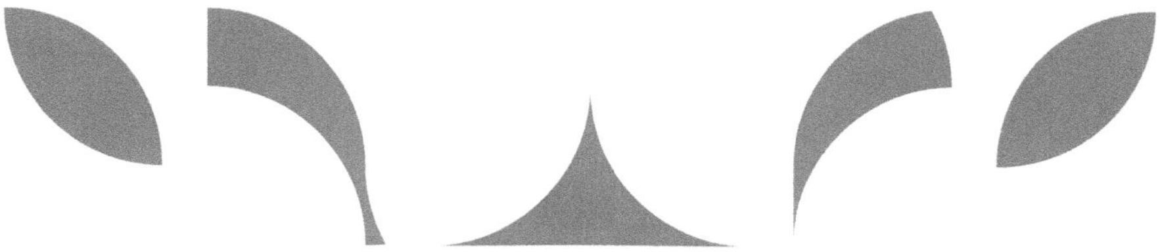

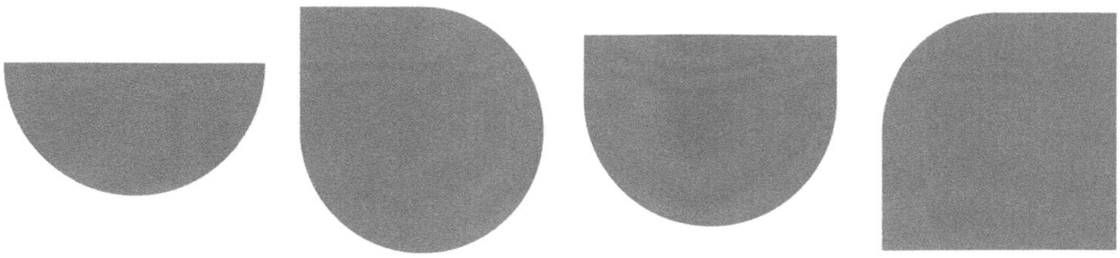

Keine der Figuren ist richtig.

A B C D E

113.

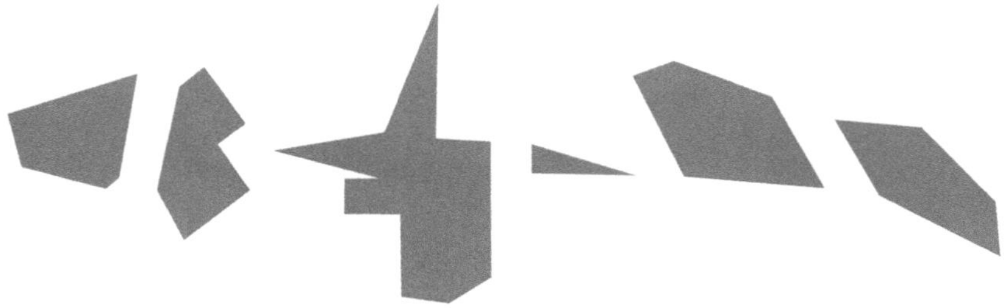

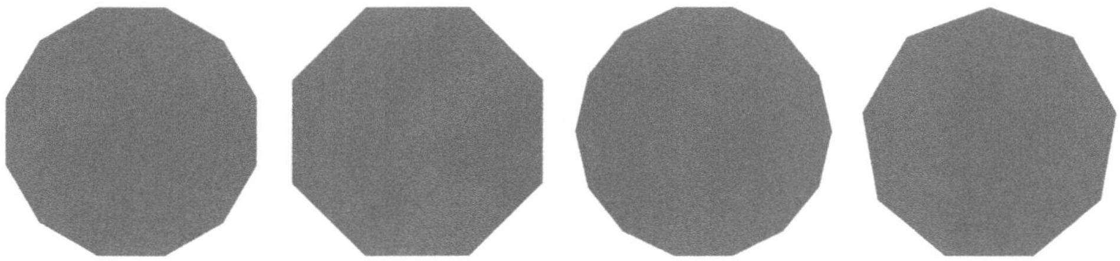

Keine der Figuren ist richtig.

A B C D E

114.

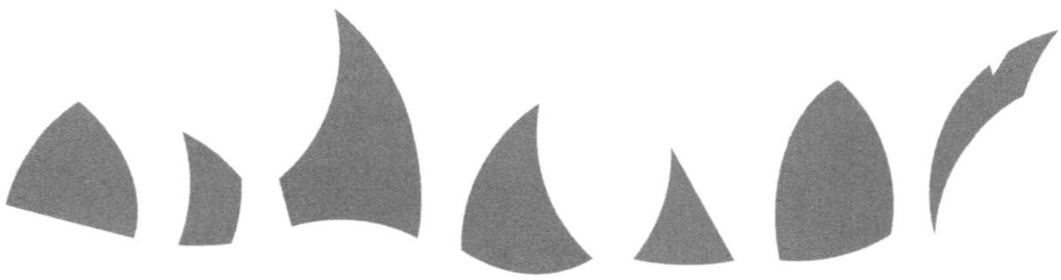

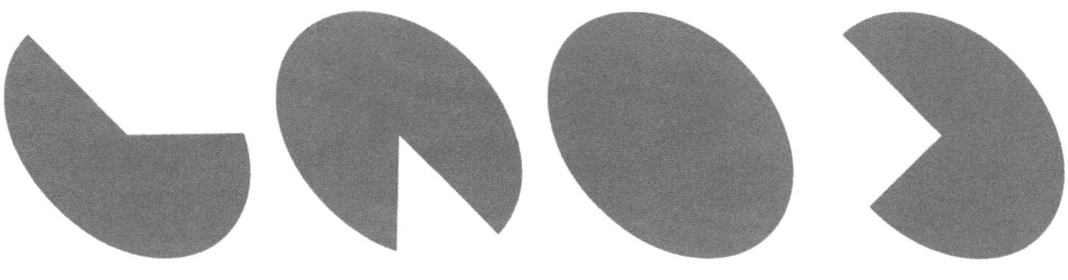

Keine der Figuren ist richtig.

A B C D E

115.

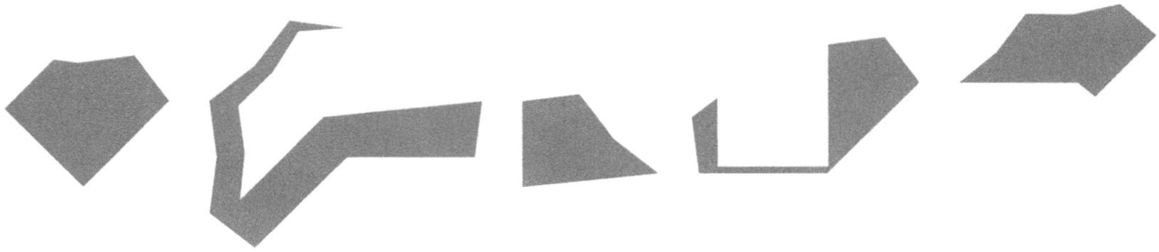

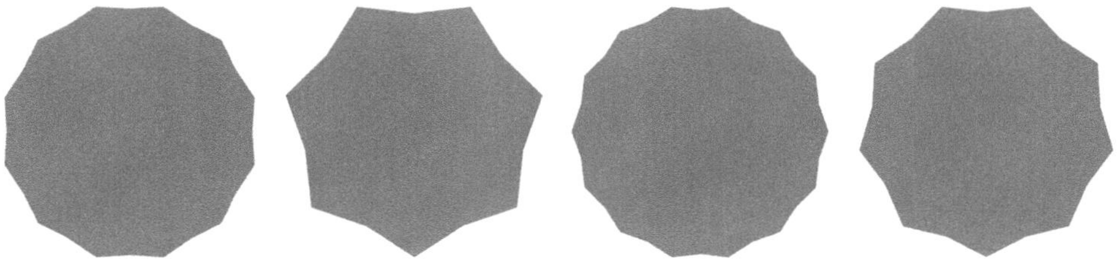

Keine der Figuren ist richtig.

A B C D E

116.

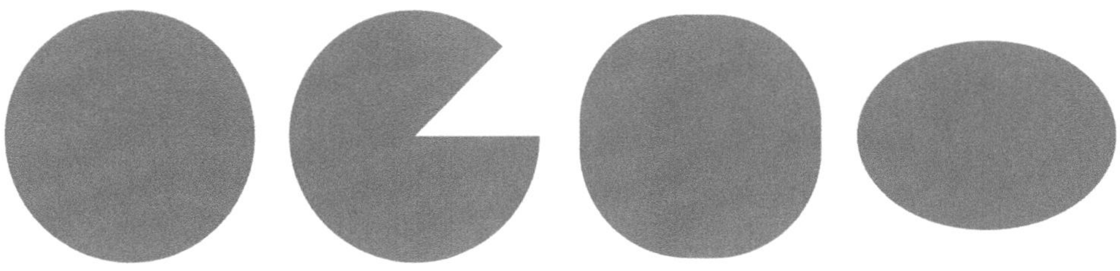

Keine der Figuren ist richtig.

A B C D E

117.

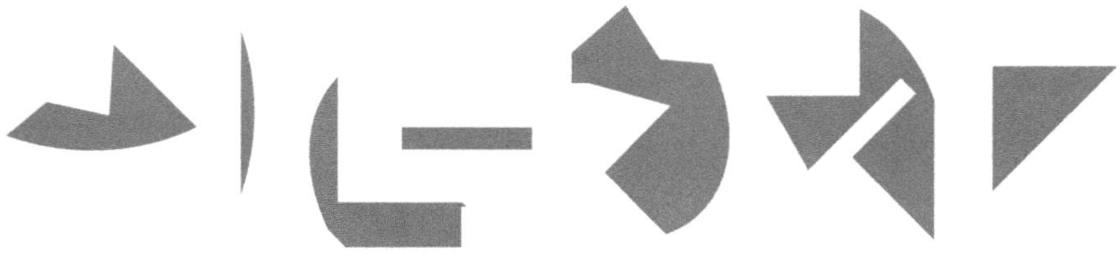

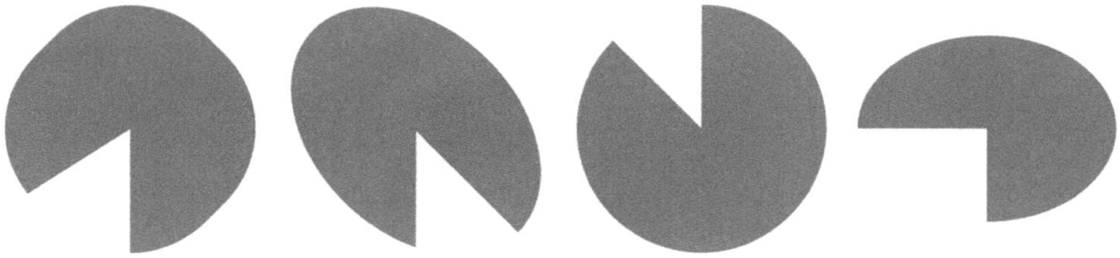

Keine der Figuren ist richtig.

A B C D E

118.

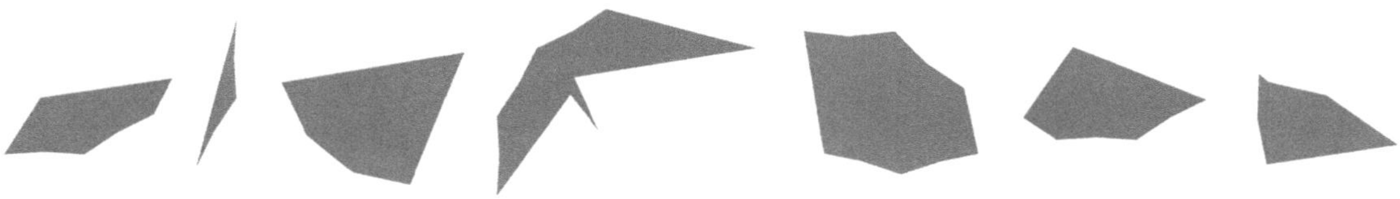

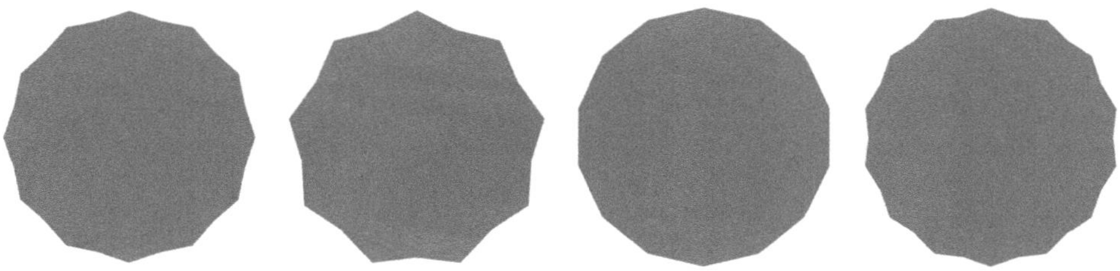

Keine der Figuren ist richtig.

A B C D E

119.

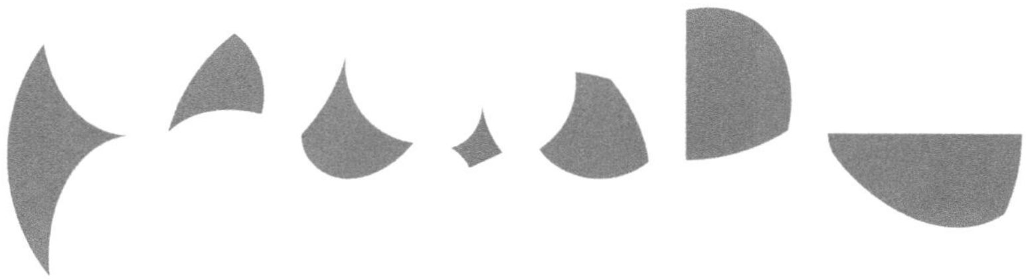

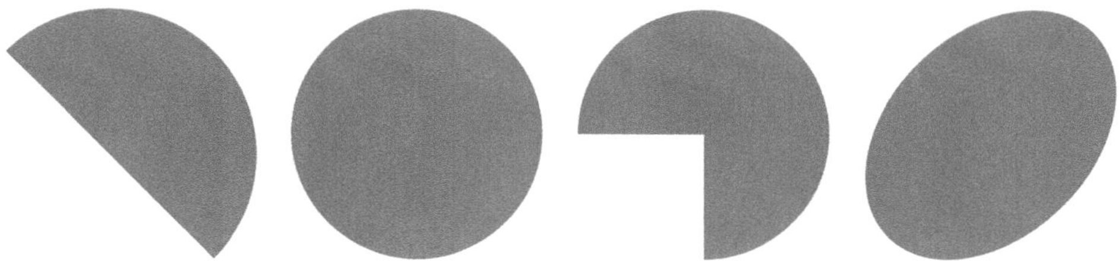

Keine der Figuren ist richtig.

A B C D E

120.

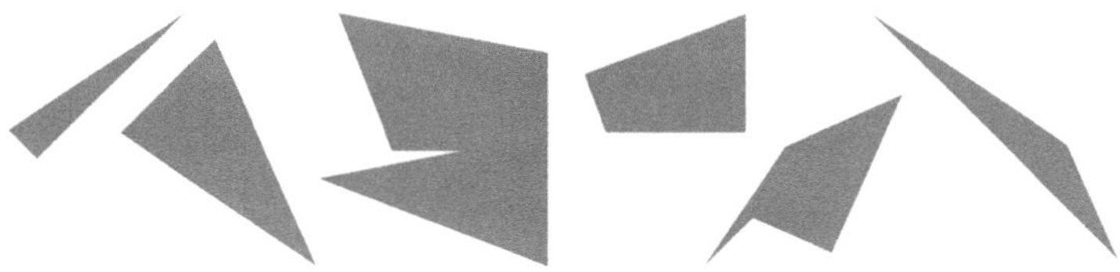

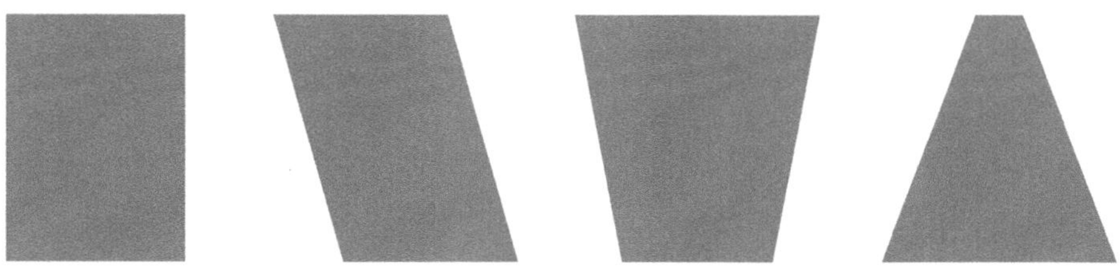

Keine der Figuren ist richtig.

A B C D E

121.

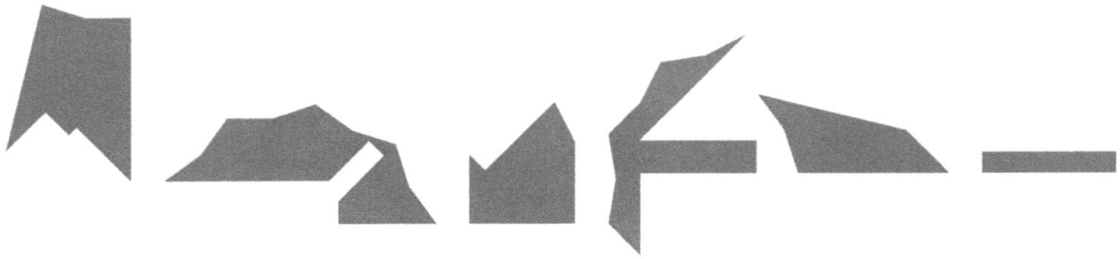

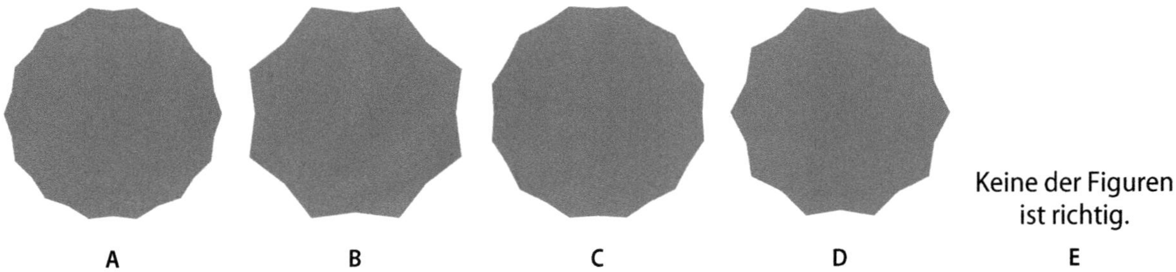

MedAT

Merkfähigkeit (Einprägephase)

Aufgabenerklärung

In diesem Abschnitt wird geprüft, wie gut du dir Personendaten merken kannst.

Du erhältst dazu acht Allergieausweise mit Fotos und mehreren Informationen. Präge dir alle Inhalte möglichst gut ein.

Hierzu ein Beispiel

ALLERGIEAUSWEIS

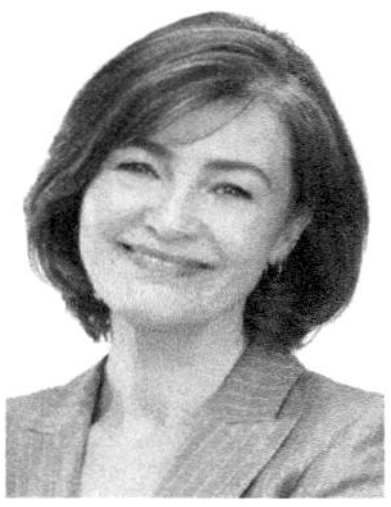

Name: AKRAM
Geburtstag: 14. Juni
Medikamenteneinnahme: nein
Blutgruppe: A
Bekannte Allergien: Haselnüsse
Ausweisnummer: 5 4 3 2 1
Ausstellungsland: Österreich

Aufgabe

1. **Welche Allergie(n) hat die Person Akram?**
   A. Haselnüsse
   B. Hamsterhaare
   C. Zink und Iod
   D. Ziegenmilch
   E. Geflügel

Antwort

A. Haselnüsse

Bearbeitungstipps

Jeder Allergieausweis enthält ein Foto mit sieben Datenfeldern. Du musst dir nicht jedes Feld vollständig einprägen, um die Inhalte zuordnen zu können.

- **Name:** meist eine willkürliche zweisilbige Zeichenfolge. Im Allgemeinen reicht es, sich den Wortklang oder die Anfangs- bzw. Endbuchstaben einzuprägen.
- **Geburtsdatum:** angegeben mit Tag und Monat, der zur Bearbeitung erfahrungsgemäß genügt, kombiniert mit der groben Einordnung in Monatsanfang, -mitte oder -ende.
- **Medikamenteneinnahme:** entweder „ja" oder „nein".
- **Blutgruppe:** nur „A", „B", „AB" oder „0", keine sonstigen Merkmale (wie z. B. Rhesusfaktoren).
- **Bekannte Allergien:** enthält entweder den Vermerk „keine" oder 1–3 beliebig ausgewählte, real vorkommende Allergien.
- **Ausweisnummer:** besteht aus 5 Ziffern, die man sich aber nicht alle merken muss, um die Ausweisnummern eindeutig wiederzuerkennen. Abhängig von den vorgelegten Ausweisen genügen zum Beispiel die ersten oder letzten 2–3 Ziffern, die mittleren 3 Ziffern oder die erste und die letzte Ziffer.
- **Ausstellungsland:** ein tatsächlich existierendes Land, kein Fantasiename.

Auch die falschen Antwortvorschläge stammen aus den vorgelegten Ausweisen. Wenn du also die richtige Lösung nicht sicher im Kopf hast, kannst du bestimmt ein paar falsche Antworten ausschließen, die du anderen Ausweisen zuordnen kannst.

Versuche, aus den Informationen assoziativ originelle Bilder zu formen und diese zu einer Geschichte zu verbinden. Je absurder, desto besser: Gerade das Abwegige, Überdrehte bleibt gut im Gehirn haften. Sehr hilfreich ist dabei die **Loci-Methode** – mehr dazu auf Seite 69.

Merkfähigkeit (Einprägephase)

Einprägezeit 8 Minuten

Bitte präge dir die Ausweise gut ein. Hierbei darfst du dir keine Notizen machen.

ALLERGIEAUSWEIS

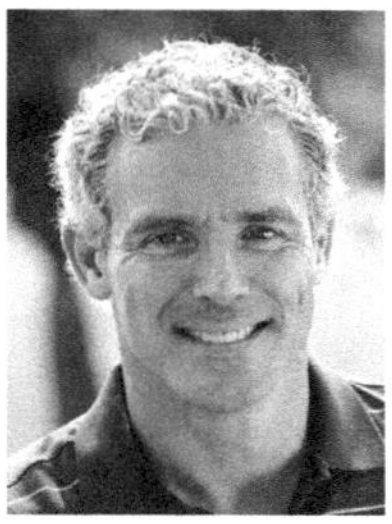

Name: VJDURN
Geburtstag: 23. September
Medikamenteneinnahme: nein
Blutgruppe: A
Bekannte Allergien: Penicillin, Birke
Ausweisnummer: 6 6 3 0 9
Ausstellungsland: Deutschland

ALLERGIEAUSWEIS

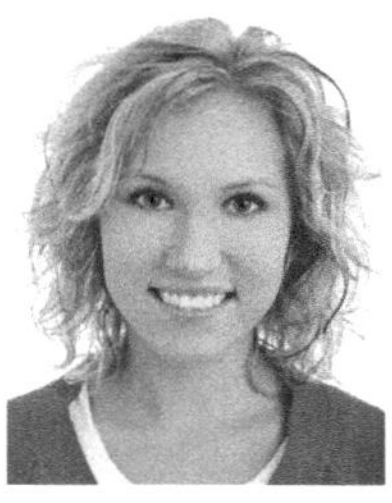

Name: LYHRAT
Geburtstag: 7. Mai
Medikamenteneinnahme: ja
Blutgruppe: AB
Bekannte Allergien: Hausstaub, Gräser
Ausweisnummer: 9 8 5 7 9
Ausstellungsland: Schweden

ALLERGIEAUSWEIS

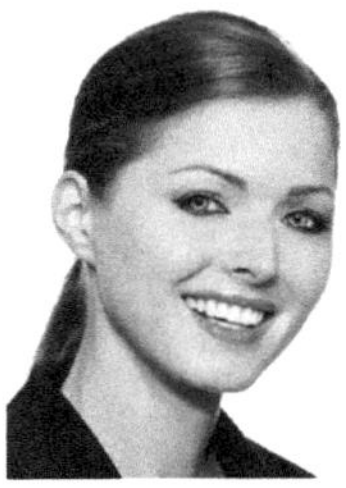

Name: REDEPFT
Geburtstag: 19. Oktober
Medikamenteneinnahme: nein
Blutgruppe: B
Bekannte Allergien: Buche, Tomaten
Ausweisnummer: 6 3 9 4 3
Ausstellungsland: England

ALLERGIEAUSWEIS

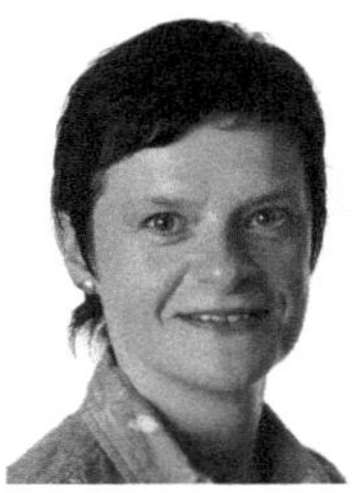

Name: SAPRIT
Geburtstag: 10. Januar
Medikamenteneinnahme: ja
Blutgruppe: 0
Bekannte Allergien: Katzenhaare
Ausweisnummer: 1 6 3 9 5
Ausstellungsland: Russland

ALLERGIEAUSWEIS

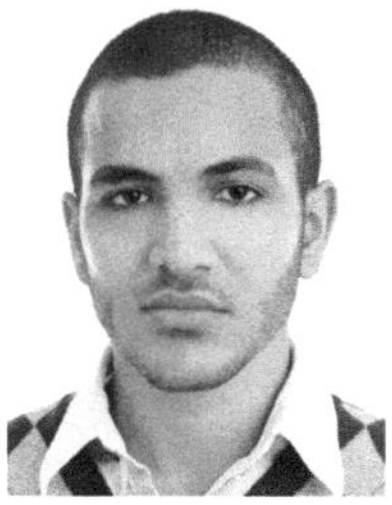

Name: KINKLIM

Geburtstag: 26. August

Medikamenteneinnahme: ja

Blutgruppe: A

Bekannte Allergien: Austern

Ausweisnummer: 7 0 3 0 2

Ausstellungsland: Dänemark

ALLERGIEAUSWEIS

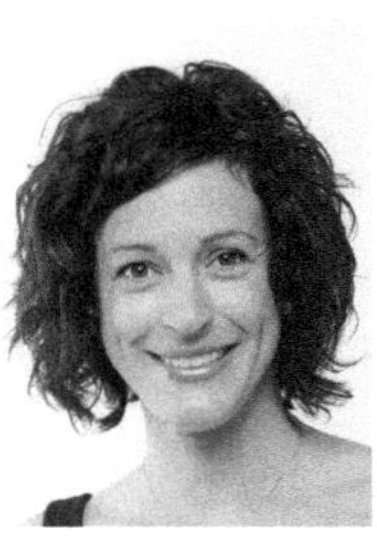

Name: TOMSA

Geburtstag: 3. Juli

Medikamenteneinnahme: ja

Blutgruppe: B

Bekannte Allergien: Pferdehaare

Ausweisnummer: 5 4 8 0 3

Ausstellungsland: Luxemburg

ALLERGIEAUSWEIS

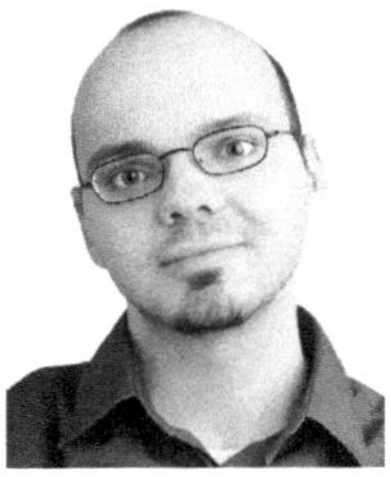

Name: GESKIT
Geburtstag: 3. November
Medikamenteneinnahme: nein
Blutgruppe: A
Bekannte Allergien: Metamizol, Gluten
Ausweisnummer: 2 1 6 8 6
Ausstellungsland: Argentinien

ALLERGIEAUSWEIS

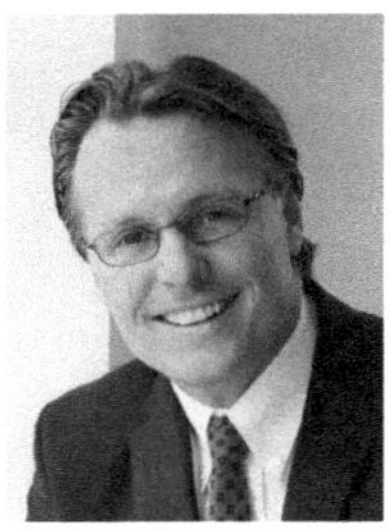

Name: TROGJ
Geburtstag: 9. Juni
Medikamenteneinnahme: nein
Blutgruppe: 0
Bekannte Allergien: Penicillin, Nickel
Ausweisnummer: 7 3 5 0 1
Ausstellungsland: Niederlande

MedAT

Zahlenfolgen

Aufgabenerklärung

Jede Zahlenfolge in diesem Abschnitt ist nach einer bestimmten Bildungsregel aufgebaut.

Deine Aufgabe besteht darin herauszufinden, welche beiden Zahlen die vorliegende Folge am sinnvollsten fortsetzen.

Hierzu ein Beispiel

Aufgabe

1.

1	2	3	4	?	?

A. 5 | 6
B. 6 | 7
C. 8 | 10
D. 9 | 10
E. Keine Antwort ist richtig.

Antwort

A. 5 | 6

Bei dieser Zahlenreihe wird von Schritt zu Schritt um eins erhöht. Die gesuchten Zahlen lauten somit $4 + 1 = 5$ und $5 + 1 = 6$, also stimmt Antwort A.

Typische Arten von Zahlenfolgen

- **Aufzählende Zahlenreihen** enthalten Zahlen, die eine bestimmte Eigenschaft teilen. Wenn du diese herausgefunden hast, kennst du die Bildungsregel. Die folgende Reihe enthält zum Beispiel die Quadratzahlen in aufsteigender Folge:

1	4	9	16	25	36

- **Durchgängigen Zahlenreihen** liegt eine Rechenvorschrift zugrunde, die jede Zahl direkt mit ihrer Nachfolgerin verknüpft. Hier wird beispielsweise abwechselnd mit 2 multipliziert und 1 addiert:

1	2	3	6	7	14

×2 +1 ×2 +1 ×2

- Bei **durchbrochenen Zahlenreihen** stehen mehrere kurze Zahlenfolgen unverbunden nebeneinander. Sie alle sind nach demselben Prinzip aufgebaut, doch zwischen ihnen gibt es keine mathematische Verknüpfung – so wie bei diesen unverbundenen Paaren aufeinanderfolgender Zahlen:

1	2	16	17	5	6

+1 +1 +1

- **Verschränkte Zahlenreihen** bestehen aus zwei – seltener auch mehr – Zahlenfolgen, die sich abwechseln. In diesem Beispiel ist jede Zahl mit der jeweils übernächsten rechnerisch verbunden:

×3 ×3

1	2	2	6	4	18

×2 ×2

Die vorgestellten Grundtypen lassen sich natürlich auch abwandeln und kombinieren: So kann eine Aufzählung mit einer durchbrochenen Reihe verschränkt sein, oder in einer verschränkten Reihe werden von einer Zahlenfolge immer zwei Zahlen genannt und von der anderen nur eine. Schauen Sie genau hin!

Zahlenfolgen

Bearbeitungszeit 15 Minuten

Bitte bearbeite die folgenden Aufgaben: Setzen die Zahlenreihen sinnvoll fort, indem du jeweils den richtigen Lösungsbuchstaben auf dem Antwortbogen markierst.

122.

4	16	6	36	26	?	?

A. 36 | 56
B. 656 | 76
C. 676 | 666
D. 686 | 676
E. Keine Antwort ist richtig.

123.

294	42	49	7	14	?	?

A. 1 | –4
B. 1,5 | 10,5
C. 2 | 9
D. 7 | 14
E. Keine Antwort ist richtig.

124.

2	6	14	30	?	?

A. 42 | 94
B. 54 | 110
C. 58 | 116
D. 62 | 126
E. Keine Antwort ist richtig.

125.

155	185	155	215	155	?	?

A. 155 | 205
B. 185 | 155
C. 245 | 155
D. 255 | 155
E. Keine Antwort ist richtig.

126.

$1/4$	$1/2$	$1/8$	$1/4$	$1/16$	?	?

A. $1/4$ | $1/16$
B. $1/8$ | $1/32$
C. $1/32$ | $1/64$
D. $1/64$ | $1/128$
E. Keine Antwort ist richtig.

127.

120	120	60	20	?	?

A. 4 | 0
B. 5 | 1
C. 10 | –5
D. 15 | 5
E. Keine Antwort ist richtig.

128.

1	1	2	3	5	?	?

A. 8 | 13
B. 9 | 11
C. 10 | 14
D. 14 | 15
E. Keine Antwort ist richtig.

129.

4	4	8	8	12	16	16	?	?

A. 15 | 19
B. 12 | 18
C. 32 | 20
D. 20 | 32
E. Keine Antwort ist richtig.

130.

13	17	19	23	?	?

A. 21 | 27
B. 29 | 31
C. 31 | 35
D. 33 | 37
E. Keine Antwort ist richtig.

131.

8	7	10	5	12	3	?	?

A. 14 | 1
B. 27 | 1
C. 36 | 0
D. 24 | –2
E. Keine Antwort ist richtig.

MedAT

Wortflüssigkeit

Aufgabenerklärung

Welches Wort versteckt sich in der Buchstabenreihe?

Deine Aufgabe lautet, Hauptwörter in durcheinander gewürfelten Buchstabenfolgen zu erkennen. Bitte ermittle den Anfangsbuchstaben des gesuchten Begriffs.

Hierzu ein Beispiel

Aufgabe

1.

R	S	P	U	T

A. Anfangsbuchstabe: R
B. Anfangsbuchstabe: S
C. Anfangsbuchstabe: P
D. Anfangsbuchstabe: U
E. Keine Antwort ist richtig.

Antwort

B. Anfangsbuchstabe: S

In dieser Buchstabenreihe versteckt sich das Wort „SPURT" und die richtige Antwort lautet B.

Bearbeitungstipps

Die im Wortsalat versteckten Begriffe sind in der Regel hochdeutsche Hauptwörter (Substantive) im Nominativ Singular.

- Nicht zum Repertoire gehören Eigennamen, Pluralformen, Ausdrücke in Dialekten und Deklinationsformen.
- Gängige Fremdwörter sind möglich (aber keine Anglizismen).
- Die Begriffe enthalten kein „ß".
- Umlaute kommen eher selten vor, und nur in umschriebener Form (ä = ae; ö = oe; ü = ue).

Eine kleine Arbeitserleichterung: Im Deutschen gibt es viele häufige Buchstabenkombinationen. Achten Sie darauf, ob der Wortsalat Buchstaben enthält für …

- Kombinationen wie „sch", „ch", „ck" (das „c" tritt meist im Rahmen dieser Verbindungen auf).
- Doppellaute wie „au", „eu", „ei".
- Suffixe (Nachsilben am Wortende) wie „-ung", „-keit" „-heit" – sie sind besonders hilfreich, da ihre Position innerhalb des Begriffs bereits feststeht.

Wortflüssigkeit

Bearbeitungszeit 20 Minuten

Bearbeite bitte die folgenden Aufgaben, indem du den Anfangsbuchstaben des gesuchten Hauptwortes ermittelst und den richtigen Lösungsbuchstaben auf dem Antwortbogen markierst.

132.

L	I	G	K	N	E

A. Anfangsbuchstabe: L
B. Anfangsbuchstabe: G
C. Anfangsbuchstabe: K
D. Anfangsbuchstabe: N
E. Keine Antwort ist richtig.

133.

R	P	J	O	K	T	E

A. Anfangsbuchstabe: T
B. Anfangsbuchstabe: R
C. Anfangsbuchstabe: P
D. Anfangsbuchstabe: O
E. Keine Antwort ist richtig.

134.

R	S	H	T	C	O	T

A. Anfangsbuchstabe: R
B. Anfangsbuchstabe: S
C. Anfangsbuchstabe: H
D. Anfangsbuchstabe: T
E. Keine Antwort ist richtig.

135.

P	S	R	E	H	O	T

A. Anfangsbuchstabe: S
B. Anfangsbuchstabe: R
C. Anfangsbuchstabe: E
D. Anfangsbuchstabe: H
E. Keine Antwort ist richtig.

136.

L	I	L	O	G	A	R

A. Anfangsbuchstabe: L
B. Anfangsbuchstabe: I
C. Anfangsbuchstabe: G
D. Anfangsbuchstabe: A
E. Keine Antwort ist richtig.

137.

K	N	U	S	E	D	E

A. Anfangsbuchstabe: K
B. Anfangsbuchstabe: N
C. Anfangsbuchstabe: U
D. Anfangsbuchstabe: S
E. Keine Antwort ist richtig.

138.

C	H	E	M	S	I	N

A. Anfangsbuchstabe: C
B. Anfangsbuchstabe: H
C. Anfangsbuchstabe: E
D. Anfangsbuchstabe: M
E. Keine Antwort ist richtig.

139.

F	E	L	A	N	I	L

A. Anfangsbuchstabe: F
B. Anfangsbuchstabe: E
C. Anfangsbuchstabe: L
D. Anfangsbuchstabe: A
E. Keine Antwort ist richtig.

140.

M	O	O	S	R	O	C	H	M

A. Anfangsbuchstabe: C
B. Anfangsbuchstabe: M
C. Anfangsbuchstabe: R
D. Anfangsbuchstabe: O
E. Keine Antwort ist richtig.

141.

R	E	R	M	H	M	A	K	E	Z

A. Anfangsbuchstabe: A
B. Anfangsbuchstabe: R
C. Anfangsbuchstabe: K
D. Anfangsbuchstabe: H
E. Keine Antwort ist richtig.

142.

M	E	T	N	I	R	N	S	U	T

A. Anfangsbuchstabe: T
B. Anfangsbuchstabe: E
C. Anfangsbuchstabe: M
D. Anfangsbuchstabe: I
E. Keine Antwort ist richtig.

143.

P	R	A	E	M	T	E	R	U	T

A. Anfangsbuchstabe: M
B. Anfangsbuchstabe: E
C. Anfangsbuchstabe: T
D. Anfangsbuchstabe: A
E. Keine Antwort ist richtig.

144.

Z	R	E	Z	T	T	A	S	O	P	N

A. Anfangsbuchstabe: P
B. Anfangsbuchstabe: S
C. Anfangsbuchstabe: R
D. Anfangsbuchstabe: E
E. Keine Antwort ist richtig.

145.

H	E	G	A	S	I	N	C	E	R	D	L

A. Anfangsbuchstabe: I
B. Anfangsbuchstabe: A
C. Anfangsbuchstabe: G
D. Anfangsbuchstabe: S
E. Keine Antwort ist richtig.

146.

G	N	S	E	H	U	R	N	U	C	T	U

A. Anfangsbuchstabe: G
B. Anfangsbuchstabe: E
C. Anfangsbuchstabe: U
D. Anfangsbuchstabe: R
E. Keine Antwort ist richtig.

MedAT

Merkfähigkeit (Reproduktion)

Bearbeitungszeit 15 Minuten

Vor Kurzem lagen dir acht Allergieausweise vor, die du dir einprägen solltest.

Bearbeite nun bitte die folgenden Aufgaben: Markiere jeweils den richtigen Lösungsbuchstaben auf dem Antwortbogen.

147. Diese Person heißt …?

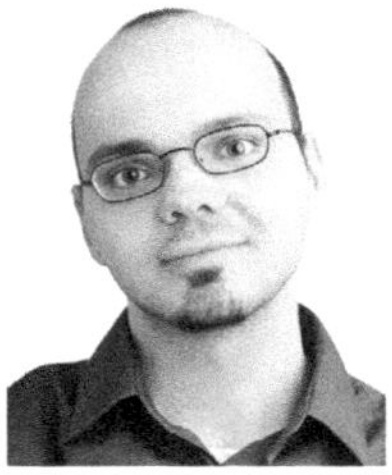

A. Redepft.
B. Lyhrat.
C. Geskit.
D. Tomsa.
E. Keine Antwort ist richtig.

148. Welche Ausweisnummer hat die Person, deren Allergieausweis in Luxemburg ausgestellt wurde?

A. 54803
B. 98579
C. 63943
D. 73501
E. Keine Antwort ist richtig.

149. Wann hat die Person Geburtstag, die gegen Penicillin und Nickel allergisch ist?

A. 7. Mai
B. 26. August
C. 3. November
D. 9. Juni
E. Keine Antwort ist richtig.

150. Welche Blutgruppe hat die Person, deren Allergieausweis in England ausgestellt wurde?

A. A
B. B
C. AB
D. 0
E. Keine Antwort ist richtig.

151. In welchem Land wurde der Allergieausweis der Person Trogj ausgestellt?

A. Luxemburg
B. Schweden
C. Argentinien
D. Niederlande
E. Keine Antwort ist richtig.

152. Wann hat diese Person Geburtstag?

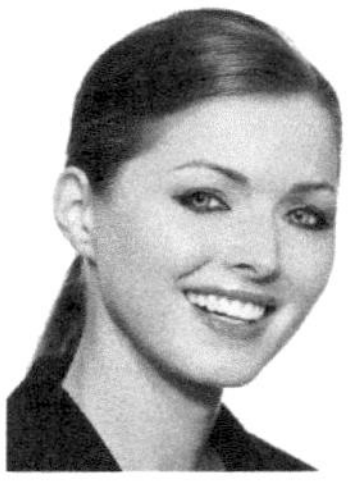

A. 23. September
B. 3. Juli
C. 19. Oktober
D. 10. Januar
E. Keine Antwort ist richtig.

153. Welche Allergien hat die Person Trogj?

A. Buche und Tomaten
B. Hausstaub und Gräser
C. Penicillin und Nickel
D. Pferdehaare
E. Keine Antwort ist richtig.

154. Welche Blutgruppe hat die Person, deren Allergieausweis in Argentinien ausgestellt wurde?

A. A
B. B
C. AB
D. 0
E. Keine Antwort ist richtig.

155. In welchem Land wurde der Allergieausweis dieser Person ausgestellt?

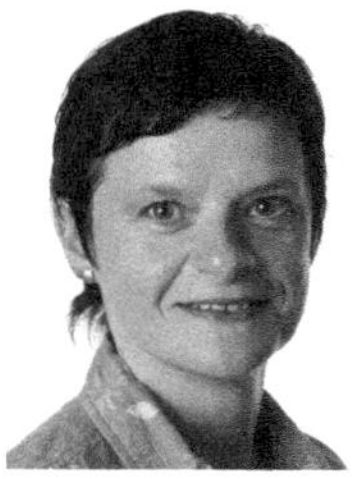

A. Dänemark
B. Niederlande
C. England
D. Russland
E. Keine Antwort ist richtig.

156. Welche Personen haben die Blutgruppe B?

A. Vjdurn und Kinklim
B. Redepft und Tomsa
C. Trogj und Lyhrat
D. Geskit und Saprit
E. Keine Antwort ist richtig.

157. Wogegen ist die Person mit der Ausweisnummer 54803 allergisch?

A. Buche und Tomaten
B. Hausstaub und Gräser
C. Penicillin und Nickel
D. Pferdehaare
E. Keine Antwort ist richtig.

158. Welche Ausweisnummer gehört zur Person, deren Allergieausweis in Schweden ausgestellt wurde?

A. 66309
B. 98579
C. 73501
D. 16395
E. Keine Antwort ist richtig.

159. In welchem Land wurde der Allergieausweis der Person ausgestellt, die am 23. September Geburtstag hat?

A. Niederlande
B. Dänemark
C. Russland
D. Deutschland
E. Keine Antwort ist richtig.

160. Wie viele Personen nehmen Medikamente?

A. 3
B. 4
C. 5
D. 6
E. Keine Antwort ist richtig.

161. In welchen Ländern wurden die Allergieausweise der Personen ausgestellt, die gegen Penicillin allergisch sind?

A. Deutschland, Niederlande
B. Schweden, Argentinien
C. Argentinien, Niederlande
D. Niederlande, Schweden
E. Keine Antwort ist richtig.

162. Welche dieser Personen nimmt Medikamente?

A. Kinklim
B. Vjdurn
C. Redepft
D. Trogj
E. Keine Antwort ist richtig.

163. Welche Person hat im November Geburtstag?

A. Vjdurn
B. Lyhrat
C. Saprit
D. Geskit
E. Keine Antwort ist richtig.

164. Welche Allergien hat die Person Kinklim?

A. Buche und Tomaten
B. Hausstaub und Gräser
C. Penicillin und Nickel
D. Pferdehaare
E. Keine Antwort ist richtig.

165. Die Person mit der Blutgruppe AB ...?

A. ist allergisch gegen Hausstaub und Gräser.
B. nimmt keine Medikamente ein.
C. hat im September Geburtstag.
D. hat die Ausweisnummer 73501.
E. Keine Antwort ist richtig.

166. Die Person mit der Blutgruppe 0, deren Allergieausweis in Russland ausgestellt wurde ...?

A. hat im Januar Geburtstag.
B. hat keine bekannten Allergien.
C. hat die Ausweisnummer 63943.
D. nimmt keine Medikamente ein.
E. Keine Antwort ist richtig.

167. Die Person, deren Allergieausweis in Schweden ausgestellt wurde, heißt ...?

A. Trogj.
B. Saprit.
C. Redepft.
D. Tomsa.
E. Keine Antwort ist richtig.

168. In welchem Monat hat die Person mit Anzug und Krawatte Geburtstag?

A. Juli
B. Juni
C. Mai
D. Januar
E. Keine Antwort ist richtig.

169. Welche Personen sind gegen Tierhaare allergisch?

A. Geskit und Tomsa
B. Saprit und Geskit
C. Tomsa und Vjdurn
D. Saprit und Tomsa
E. Keine Antwort ist richtig.

170. Welche Blutgruppe hat diejenige Person, die gegen Hausstaub und Gräser allergisch ist?

A. A
B. B
C. AB
D. 0
E. Keine Antwort ist richtig.

171. Die Person, deren Allergieausweis in Dänemark ausgestellt wurde, ...?

A. hat im September Geburtstag.
B. hat die Blutgruppe A.
C. ist allergisch gegen Hausstaub und Gräser.
D. hat die Ausweisnummer 54803.
E. Keine Antwort ist richtig.

MedAT

Implikationen erkennen

Aufgabenerklärung

Nun steht dein schlussfolgerndes Denken auf dem Prüfstand.

Jede Aufgabe konfrontiert dich mit mehreren Aussagen. Bitte finde heraus, welche Schlussfolgerung sich daraus ziehen lässt. Ob die Aussagen in einem sinnvollen Bezug zur Realität stehen, ist hierbei vollkommen unerheblich.

Hierzu ein Beispiel

Aufgabe

1. **Kein Satz ist ein Text. Alle Wörter sind Texte.**

   A. Keine Sätze sind Wörter.
   B. Manche Wörter sind Sätze.
   C. Alle Texte sind Wörter.
   D. Manche Texte sind Sätze.
   E. Keine Antwort ist richtig.

Antwort

A. Keine Sätze sind Wörter.

Die richtige Lösung ist A: Wenn die Gruppe der Texte keine Sätze, aber sämtliche Wörter umfasst, dann können Sätze keine Wörter sein. Möglichkeit B lässt sich ausschließen, denn wenn Sätze keine Wörter sein können, kann es im Umkehrschluss keine Wörter geben, die zugleich Sätze sind. Antwort C ist zwar theoretisch möglich, lässt sich aber nicht sicher ableiten: „Alle Wörter sind Texte" bedeutet nicht zwangsläufig, dass die Menge der Texte nur Wörter beinhaltet. Vorschlag D widerspricht der ersten Aussage, wonach kein Satz auch ein Text ist.

Bearbeitungstipps

Die logischen Bezüge lassen sich oft leichter erkennen, wenn man sie skizzenhaft visualisiert.

Beispiel 1

1. **Kein Satz ist ein Text. Alle Wörter sind Texte.**
   - A. Keine Sätze sind Wörter.
   - B. Manche Wörter sind Sätze.
   - C. Alle Texte sind Wörter.
   - D. Manche Texte sind Sätze.
   - E. Keine Antwort ist richtig.

Laut der ersten Aussage „Kein Satz ist ein Text" gibt es zwei getrennte Gruppen, nämlich Sätze und Texte, die keine gemeinsame Schnittmenge haben. Grafisch dargestellt:

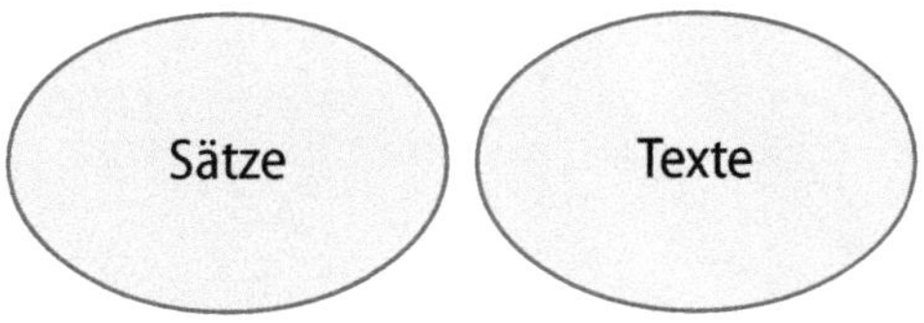

Die zweite Aussage „Alle Wörter sind Texte" erwähnt eine dritte Gruppe, die Wörter. Sie ist vollständig in der Menge der Texte enthalten (eventuell sogar identisch, also deckungsgleich):

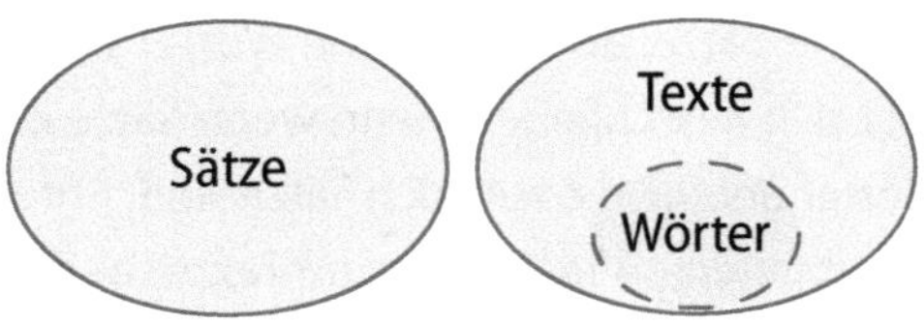

Der Lösungsvorschlag „Keine Sätze sind Wörter" ist offensichtlich richtig, wogegen „Manche Wörter sind Sätze" dem Diagramm ebenso widerspricht wie „Manche Texte sind Sätze". „Alle Texte sind Wörter" ist zwar immerhin möglich, lässt sich aber nicht mit Sicherheit folgern.

Beispiel 2

1. **Alle Bäume sind Steine. Einige Steine sind keine Körner.**
   A. Einige Körner sind Bäume.
   B. Alle Bäume sind Körner.
   C. Einige Bäume sind Körner.
   D. Einige Bäume sind keine Körner.
   E. Keine Antwort ist richtig.

Laut Satz 1 umfasst die Menge der Steine sämtliche Bäume – oder ist damit identisch:

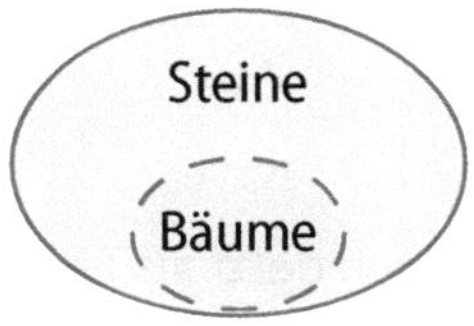

Von der Gruppe der Körner erfährt man im zweiten Satz nur, dass sie mit der Menge der Steine überlappt – wie es mit den Bäumen aussieht, weiß man nicht. Es gibt diverse Möglichkeiten:

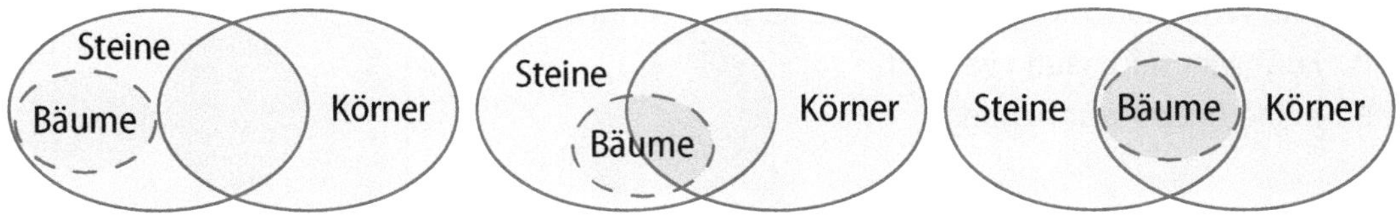

Theoretisch könnten alle Schlussfolgerungen stimmen: „Einige Körner sind Bäume", „Alle Bäume sind Körner", „Einige Bäume sind Körner", „Einige Bäume sind keine Körner." Da keiner der Lösungsvorschläge eindeutig korrekt ist, wäre hier „Keine Antwort ist richtig." Zu markieren.

Implikationen erkennen

Bearbeitungszeit 10 Minuten

Bitte beantworte die folgenden Aufgaben, indem du jeweils den Lösungsbuchstaben der richtigen Schlussfolgerung auf dem Antwortbogen markierst.

172. Alle Löwen sind Fische. Alle Fische können schwimmen.

A. Alle Löwen können nicht schwimmen.
B. Einige Löwen können nicht schwimmen.
C. Nur einige Löwen können schwimmen.
D. Alle Löwen können schwimmen.
E. Keine Antwort ist richtig.

173. Manche Sportler sind Fußballer oder Tennisspieler. Fußballer sind häufiger verletzt als Tennisspieler.

A. Manche Sportler sind seltener verletzt als andere.
B. Verletzte Sportler sind Fußballer.
C. Alle verletzten Sportler sind Fußballer oder Tennisspieler.
D. Fußballer sind häufig verletzt.
E. Keine Antwort ist richtig.

174. Alle Vögel können nicht fliegen. Alle Vögel haben Füße.

A. Alle Vögel, die Füße haben, können fliegen.
B. Alle Vögel, die Füße haben, können nicht fliegen.
C. Alles, was Füße besitzt, ist ein Vogel.
D. Alle Vögel, die keine Füße haben, können fliegen.
E. Keine Antwort ist richtig.

175. Alle Bäume sind Steine. Einige Steine sind keine Körner.

A. Einige Körner sind Bäume.
B. Alle Bäume sind Körner.
C. Einige Bäume sind Körner.
D. Einige Bäume sind keine Körner.
E. Keine Antwort ist richtig.

176. Nur schlechte Schüler bekommen Strafarbeiten. Alle guten Schüler bekommen keine schlechten Noten. Klaus ist ein guter Schüler.

A. Klaus bekommt eine Strafarbeit.
B. Klaus bekommt schlechte Noten.
C. Klaus bekommt keine Strafarbeit.
D. Schlechte Schüler bekommen Strafarbeiten und schlechte Noten.
E. Keine Antwort ist richtig.

177. Alle Seifen sind Bälle. Bälle sind rund. Mit Bällen kann man spielen.

A. Nicht jede Seife ist ein Ball.
B. Jede Seife ist ein Ball und eckig.
C. Alles, was rund ist, ist eine Seife.
D. Seifen sind Bälle und rund.
E. Keine Antwort ist richtig.

178. Alle Kleider können sprechen. Alle Fußbälle können sprechen. Alles, was sprechen kann, ist rot.

A. Nur Kleider sind rot.
B. Alle Kleider sind rot.
C. Alle Fußbälle sind Kleider.
D. Alle Kleider sind Fußbälle.
E. Keine Antwort ist richtig.

179. Alle Gläser sind voll. Was voll ist, wurde aufgefüllt. Was aufgefüllt wurde, ist passiv.

A. Alle Gläser sind passiv.
B. Was passiv ist, ist ein Glas.
C. Was aufgefüllt wurde, ist ein Glas.
D. Alle Gläser sind nicht passiv.
E. Keine Antwort ist richtig.

180. Alle Würfel sind rund. Einige Würfel sind grün. Alle grünen Würfel haben ein Loch.

A. Alle Würfel haben ein Loch.
B. Alle Würfel, die ein Loch haben, sind grün.
C. Einige Würfel sind rund und grün und haben ein Loch.
D. Es gibt Würfel, die weder rund sind noch ein Loch haben.
E. Keine Antwort ist richtig.

181. Alle Bilder sind Gemälde. Alle Gemälde sind schön. Einige Gemälde sind Kunst.

- **A.** Nicht jedes Bild ist ein Gemälde.
- **B.** Jedes Bild ist ein Gemälde und Kunst.
- **C.** Alles, was schön ist, ist ein Bild.
- **D.** Alle Bilder sind Gemälde und schön.
- **E.** Keine Antwort ist richtig.

MedAT

Sozial-emotionale Kompetenzen

Emotionen regulieren

Aufgabenerklärung

Dieser Abschnitt prüft deinen Umgang mit Emotionen in alltäglichen Situationen.

Jede Aufgabe dreht sich um eine Person in einer belastenden Situation. Dazu erhältst du vier aus der Ich-Perspektive beschriebene Handlungsmöglichkeiten A bis D. Welche Vorgehensweise ist für die Person am ratsamsten, um ihre Ziele zu erreichen?

Hierzu ein Beispiel

Aufgabe

1. **Lea ist die stärkste Spielerin in ihrem Fußballteam und sehr ehrgeizig. Ihr Trainer hält große Stücke auf sie. Am Tag vor einem wichtigen Turnier bekommt sie spontan Besuch von ihrer besten Freundin. Eigentlich will Lea sich ausruhen, doch ihre Freundin lässt nicht locker und überredet sie, abends noch auszugehen. Am nächsten Tag ist Lea noch etwas müde, spielt nicht gut und ihr Team scheidet früh aus. Lea ist wütend und enttäuscht. Was soll Lea Ihrer Meinung nach in dieser Situation machen?**

   A. Ich entschuldige mich bei meinem Trainer und dem Team und verspreche, beim nächsten Mal besser in Form zu sein.

   B. Ich nehme mir vor, meiner besten Freundin und anderen aus meinem Freundeskreis bei Gelegenheit von meiner Enttäuschung zu erzählen und ihnen zu erklären, wie wichtig für mich Ruhe und Schlaf vor großen Spielen sind.

   C. Ich beschwere mich bei meinen Team, weil alles an mir hängenbleibt und die anderen bei einem wichtigen Turnier auch einmal mehr Verantwortung übernehmen können.

   D. Ich erzähle meinem Trainer, dass ich schlecht geschlafen habe und deshalb nicht richtig fit war.

Antwort

B. Ich nehme mir vor, meiner besten Freundin und anderen aus meinem Freundeskreis bei Gelegenheit von meiner Enttäuschung zu erzählen und ihnen zu erklären, wie wichtig für mich Ruhe und Schlaf vor großen Spielen sind.

Die erfolgversprechendste Vorgehensweise ist B: Lea kann ihre Emotionen benennen, erkennt den Schlafmangel als Grund ihrer Formschwäche und ergreift eine geeignete Maßnahme, damit ihr Ruhebedürfnis im Freundeskreis künftig stärker respektiert wird. Möglichkeit A ignoriert die Ursache, Vorschlag D verknüpft damit keine problemlösende Handlung, Alternative C verlagert die Verantwortung – und dass Lea generell lieber in einem stärkeren Team spielen würde, geht aus der Situationsbeschreibung nicht hervor.

Bearbeitungstipps

Lies dir die Situationsbeschreibung genau durch: Was möchte die Person erreichen und/oder vermeiden? Anschließend kannst du die Handlungsmöglichkeiten daraufhin abklopfen, wie zielführend sie sind. Die „beste" Strategie verknüpft das Bewusstmachen der Emotionen mit kontrolliertem Handeln und verrät sich oft durch folgende Indizien:

- **Emotionen wahrnehmen.** Bemerkt die Person, was sie fühlt? Ist sie sich ihrer Emotionen bewusst? Das ist eine gute Voraussetzung zur Problemlösung – im Gegensatz zu Verdrängung und Abwehr.
- **Ursachen erkennen.** Im nächsten Schritt sollte der Person klar sein, welcher Vorgang die belastende Situation ursprünglich hervorgerufen hat.
- **Abhilfe schaffen.** Welche Vorgehensweise ist am geeignetsten, um die Situation ins Positive zu wenden? Wie kann die Person verhindern, dass sich Ähnliches in Zukunft wiederholt?

Emotionen regulieren

Bearbeitungszeit 18 Minuten

Beantworte bitte die folgenden Aufgaben, indem du den Lösungsbuchstaben der jeweils zielführendsten Handlungsmöglichkeit auf dem Antwortbogen markierst.

182. Oliver und sein Kollege forschen gemeinsam an einer bahnbrechenden wissenschaftlichen Entdeckung. Die beiden verstehen sich hervorragend und unternehmen oft auch in der Freizeit gemeinsame Aktivitäten. Während der Abgabetermin für ihre Forschungsveröffentlichung näher rückt, versäumt es Olivers Kollege unbeabsichtigt, ein wichtiges Studienergebnis mitzuteilen, was die Fertigstellung der Veröffentlichung erheblich verzögert. Einige Tage später wird Oliver darauf aufmerksam. Er ist frustriert, fühlt sich unter Druck gesetzt und überfordert. Was soll Oliver Ihrer Meinung nach in dieser Situation machen?

A. Ich beschließe, künftig nicht mehr mit dem Kollegen zusammenzuarbeiten.
B. Ich bin wütend und reduziere den Kontakt zu meinem Kollegen auf das Allernötigste.
C. Ich mache meinem Kollegen unverzüglich klar, wie wichtig das Studienergebnis ist, und frage ihn nach Hilfe.
D. Ich arbeite länger, um den Abgabetermin auf jeden Fall einzuhalten.

183. Sarah ist eine hochtalentierte Sängerin, die für ihre musikalische Leidenschaft und Hingabe bekannt ist. Zusammen mit ihrer langjährigen Stammband hat sie sich monatelang auf einen wichtigen Auftritt vorbereitet. Am Abend vorher verletzt sich der Hund ihrer Mutter, um den sich Sarah kümmert, damit seine Besitzerin an dem Tag lange ausgehen kann. Sarah muss zum Tierarzt und kommt erst spät zurück. Eigentlich versteht sie sich gut mit ihrer Mutter, doch jetzt ärgert sie sich darüber, ihr den Hund abgenommen zu haben. Am nächsten Tag fühlt sie sich müde, unkonzentriert und fahrig, und der Auftritt verläuft enttäuschend. Übermüdet stellt sie sich der Kritik ihrer Bandkollegen. Was soll Sarah Ihrer Meinung nach in dieser Situation machen?

A. Ich erzähle von letzter Nacht und rufe später meine Mutter an, um ihr klarzumachen, dass ich mich vor wichtigen Auftritten nicht mehr um ihren Hund kümmern kann.
B. Ich sage meinen Bandkollegen, dass ich schlecht geschlafen habe und jetzt einfach nur Ruhe brauche.
C. Ich verspreche, dass so etwas in Zukunft nicht mehr vorkommt, und beklage mich über meine Mutter.
D. Ich lasse mir nicht einfach die Verantwortung für einen misslungenen Auftritt in die Schuhe schieben und überlege, aus der Band auszusteigen.

184. Elly spielt leidenschaftlich gerne Tennis im Verein. Dieses Jahr wird sie an ihrer ersten nationalen Meisterschaft teilnehmen. Um sich optimal auf den Wettkampf vorzubereiten, hat sie unzählige Stunden trainiert und ist immer wieder an ihre Grenzen gegangen. Zwei Wochen vor der Meisterschaft zerstört ihr Trainer aus Versehen ihren Lieblingsschläger, mit dem sie unbedingt zur Meisterschaft antreten wollte. Elly ist abergläubisch und glaubt, dass dieses Modell ihr Glück bringt. Der Fachhändler, bei dem sie immer ihre Ausrüstung kauft, sichert ihr zu, innerhalb einer Woche identischen Ersatz zu besorgen. Elly vertraut darauf und passt ihren Trainingsplan entsprechend an, damit sie bestimmte Schläge mit dem Schläger trainieren kann, den sie auch im Wettkampf nutzt. Einige Tage vor der Meisterschaft ist der neue Schläger immer noch nicht eingetroffen. Elly wird unsicher. Was soll Elly Ihrer Meinung nach in dieser Situation machen?

A. Ich beschwere mich bei meinem Trainer über seine Ungeschicklichkeit, um Frust abzubauen.
B. Ich erkundige mich bei meinem Fachhändler nach dem aktuellen Stand der Lieferung.
C. Ich überlege mir, welche Schuhe und welche Kleidung ich im Wettkampf anziehe, damit ich nicht ständig an meinen Schläger denken muss.
D. Ich suche mir einen anderen Schläger für den Wettkampf aus.

185. Miro ist Lehrer an einer Grundschule. Letzten Monat hat er die Klasse einer Kollegin übernommen, die vor kurzem Mutter geworden ist und erst in einem Jahr in die Schule zurückkehren wird. Miro ist ein hilfsbereiter und einfühlsamer Mensch, der gut mit Kindern umgehen kann und auch unter Belastung einen ruhigen Kopf behält. Seine Kollegin war sehr beliebt in ihrer Klasse und hat stets die netten Kinder gelobt. Doch Miro gegenüber verhalten sie sich ziemlich unverschämt. Nun ist er traurig. Was soll Miro Ihrer Meinung nach in dieser Situation machen?

A. Ich rede mit meiner Partnerin, die mir in schwierigen Situationen immer Mut macht.
B. Ich mache weiter wie bisher und versuche, das Verhalten der Kinder zu ignorieren.
C. Ich frage meine Direktorin und meine Kollegen, ob jemand anders die Klasse übernehmen kann.
D. Ich verhalte mich den Kindern gegenüber besonders streng.

186. Ilias studiert Medizin und möchte später eine Stelle in einer renommierten Fachklinik antreten. Er weiß, dass er dafür exzellente Noten braucht, und lernt mit großem Ehrgeiz. Seine bisherigen Studienleistungen waren allesamt sehr gut. Heute hat er eine weitere wichtige Prüfung, auf die er sich gründlich vorbereitet hat. Doch als er die ersten Aufgaben vor sich sieht, beginnt er zu zweifeln. Was, wenn er diesmal nicht besteht? Er weiß, dass man die Prüfung noch zweimal wiederholen kann. Trotzdem macht er sich Sorgen um seinen beruflichen Wunschtraum. Was soll Ilias Ihrer Meinung nach in dieser Situation machen?

A. Ich sage mir, dass ich die Prüfung im schlimmsten Fall einfach wiederholen kann.
B. Ich denke daran, nach der Prüfung etwas Schönes zu unternehmen, um mich abzulenken.
C. Ich rufe mir in Erinnerung, dass ich hervorragend vorbereitet bin und deshalb auch diese Prüfung meistern kann.
D. Ich versuche mit aller Kraft, die unproduktiven Gedanken zu vertreiben und mich voll auf die Prüfung zu fokussieren.

187. **Jonathan arbeitet als Softwareentwickler für ein IT-Unternehmen. Bei seinen Kollegen und Vorgesetzten gilt er als aufgeschlossen und abenteuerlustig. Sie wissen nicht, dass er große Angst davor hat, öffentlich zu sprechen. Als er ausgewählt wird, auf einer Fachmesse einen Vortrag über die neue Software zu halten, weiß er nicht, was er tun soll. Es handelt sich um eine große berufliche Chance, und er möchte seine Vorgesetzten nicht enttäuschen. Andererseits plagen ihn wegen seiner Redeangst Nervosität und Selbstzweifel. Was soll Jonathan Ihrer Meinung nach in dieser Situation machen?**

A. Ich lehne unter einem Vorwand ab und schlage einen Kollegen als Vertretung vor.
B. Ich verdränge meine Angst und lasse es einfach auf mich zukommen.
C. Ich nehme den Auftrag dankend an und melde mich am betreffenden Tag krank.
D. Ich vertraue mich meinen Vorgesetzten an und wir suchen gemeinsam nach Strategien zur Angstbewältigung.

188. **Natalia ist eine aufstrebende Architektin. Nach ihrem Urlaub kehrt sie ins Büro zurück und wird direkt mit einigen schwierigen Aufgaben konfrontiert: Sie muss einem wichtigen Kunden mitteilen, dass die lang ersehnte Baugenehmigung wegen einer nicht berücksichtigten Bebauungsvorschrift abgelehnt wurde. Gleichzeitig wird ein gravierender Designfehler in einem ihrer laufenden Projekte entdeckt, der so schnell wie möglich behoben werden muss. Natalia ist überfordert und unsicher, wie sie diese Rückschläge bewältigen soll. Was soll Natalia Ihrer Meinung nach in dieser Situation machen?**

A. Ich atme tief durch und stelle mich den Herausforderungen meines Jobs.
B. Ich denke an etwas Schönes, um mich abzulenken.
C. Ich bitte einen Kollegen, die Aufgaben ausnahmsweise für mich zu übernehmen.
D. Ich gebe vor, wegen eines Notfalls schnell nach Hause zu müssen.

189. **Anna hat sich in den letzten Jahren intensiv auf ihr Jurastudium konzentriert. Dadurch hat sie den Kontakt zu vielen ihrer Freunde verloren. Eines Tages beschließt sie, ein Treffen mit ihrer besten Freundin aus der Schulzeit zu organisieren, die sie seit Jahren nicht gesehen hat. Zu Ihrem Entsetzen erfährt sie, dass die Freundin vor kurzem tödlich verunglückt ist. Anna ist zutiefst erschüttert und macht sich große Vorwürfe, weil sie sich nicht früher gemeldet hat. Was soll Anna Ihrer Meinung nach in dieser Situation tun?**

A. Ich stürze mich ins Nachtleben und betäube den Schmerz mit Alkohol.
B. Ich versuche, mich wieder auf mein Studium zu konzentrieren.
C. Ich lenke mich ab, indem ich eine Affäre mit einem Kommilitonen beginne.
D. Ich nehme Kontakt zu gemeinsamen Freunden auf und spreche mit Ihnen über meine Gefühle.

190. Sophie nimmt an einem Networking-Event teil, bei dem sie berufliche Kontakte knüpfen möchte. Ein Teilnehmer fällt ihr unangenehm auf: In Gesprächsrunden unterbricht er sie mehrmals, und während seiner Ausführungen berührt er sie unentwegt. Sophie empfindet das als Grenzüberschreitung. Sie überlegt, es anzusprechen, will aber zugleich die positive Atmosphäre des Events nicht zerstören. Was soll Sophie ihrer Meinung nach in dieser Situation machen?

A. Ich trete dem Teilnehmer ans Schienbein, wenn er mich das nächste Mal berührt.
B. Ich ignoriere das unangemessen Verhalten des Teilnehmers und verbreite eine positive Stimmung.
C. Ich weise den Teilnehmer darauf hin, dass ich mich durch sein Verhalten unwohl fühle.
D. Ich verlasse die Veranstaltung, um nicht als unentspannt und anstrengend wahrgenommen zu werden.

191. Tom wird von seiner neuen Freundin eingeladen, eine Aufführung zeitgenössischen Tanzes zu besuchen. Obwohl er grundsätzlich offen für neue Erfahrungen ist, sind kulturelle Veranstaltungen dieser Art eher nicht sein Fall. Zu allem Überfluss findet am selben Tag ein wichtiges Fußballspiel seiner Lieblingsmannschaft statt. Tom ist nicht sehr gut darin, seine wahren Gefühle zu verbergen, möchte seine Freundin aber auch nicht enttäuschen. Was soll Tom Ihrer Meinung nach in dieser Situation machen?

A. Ich gebe vor, mich zu freuen, und zeige mich begeistert von der Aufführung.
B. Ich schildere meiner Freundin offen meinen Gewissenskonflikt und warte, wie sie reagiert.
C. Ich lehne die Einladung dankend ab und schaue mir mit Freunden das Fußballspiel an.
D. Ich nehme die Einladung ihr zuliebe an und fordere dafür eine Gegenleistung.

192. Marina arbeitet als Ernährungsberaterin mit einem übergewichtigen Klienten, der gesünder leben möchte. Sie entwirft einen Ernährungsplan und gibt Tipps, wie er mehr Bewegung in seinen Alltag integrieren kann. Doch der Klient weiß es besser: Bewegung spiele für sein Wohlbefinden keine Rolle und er sei nicht bereit, seinen Süßigkeitenverzehr einzuschränken. Wenige Monate später kehrt er in verschlechtertem Zustand zurück. Marina will ihm vermitteln, dass ihr Rat zu seinem Besten ist. Was soll Marina Ihrer Meinung nach in dieser Situation machen?

A. Ich frage den Klienten, ob er denn dieses Mal vorhat, auf mich zu hören.
B. Ich sage dem Klienten, dass er sich anderweitig Hilfe suchen soll.
C. Ich sage dem Klienten, dass sein Verhalten kindisch und nicht sehr intelligent war.
D. Ich frage den Klienten, warum er meine Ratschläge beim letzten Mal nicht annehmen wollte.

193. **Julia ist eine engagierte Lehrerin, der sowohl der schulische Erfolg als auch die psychische Gesundheit ihrer Schüler am Herzen liegt. Heute beaufsichtigt sie zum ersten Mal eine schriftliche Abschlussprüfung und ist deshalb ziemlich angespannt. Während der Prüfung fängt ein Schüler plötzlich an, unkontrolliert zu weinen. Die empathische Lehrerin hat den Impuls, den Schüler zu trösten, muss aber auch für eine angemessene Prüfungsumgebung sorgen. Was soll Julia Ihrer Meinung nach in dieser Situation machen?**

A. Ich sage dem Schüler, er soll sich zusammenreißen.
B. Ich tröste den Schüler auf dem Gang und vertraue auf die Ehrlichkeit der anderen.
C. Ich rufe die Schulsozialarbeiterin an und bitte sie, sich um den Schüler zu kümmern.
D. Ich ignoriere den Schüler und fordere die anderen auf, es mir gleichzutun.

Emotionen erkennen

Aufgabenerklärung

Dieser Abschnitt dreht sich um deine Empathiefähigkeit in sozialen Zusammenhängen.

Zu jeder Aufgabe erhältst du eine kurze Situationsbeschreibung und fünf Möglichkeiten A bis E, wie sich die jeweilige Hauptperson im geschilderten Szenario fühlen könnte. Bitte schätze ein, welche emotionale Reaktion eher wahrscheinlich bzw. eher unwahrscheinlich ist.

Achtung: Auf dem Antwortbogen ist für jede der fünf Reaktionen A bis E eine Markierung zu setzen!

Hierzu ein Beispiel

Aufgabe

1. **Auf einer Studentenparty trifft Ralf auf Simon. Die beiden waren zu Schulzeiten beste Freunde, haben sich nun aber schon seit vielen Jahren nicht mehr gesehen, da Simon in eine andere Stadt gezogen ist. Ursprünglich hatte Simon angekündigt, wegen beruflicher Verpflichtungen nicht zur Party erscheinen zu können. Wie fühlt sich Ralf in dieser Situation?**

   A. Er ist ausgeglichen.
   B. Er ist dankbar.
   C. Er freut sich.
   D. Er ist überrascht.
   E. Er ist zuversichtlich.

Antwort

Eher wahrscheinlich: C, D
Eher unwahrscheinlich: A, B, E

Plausibel sind C und D: Ralf dürfte von Simons unerwartetem Erscheinen überrascht und – angesichts ihrer gemeinsamen Vergangenheit – ebenso erfreut sein. Dankbarkeit (Reaktion B) wäre angebracht, wenn Ralf Simon um seine Anwesenheit gebeten hätte, doch davon ist in der Situationsbeschreibung keine Rede. Die Reaktionen A und E gehen ebenfalls nicht aus der Aufgabenstellung hervor. Als „wahrscheinlich" gilt nur, was sich am Text belegen lässt! Demnach sähe die Lösung auf dem Antwortbogen so aus:

		eher wahr-scheinlich	eher unwahr-scheinlich
1.	A	☐	☒
	B	☐	☒
	C	☒	☐
	D	☒	☐
	E	☐	☒

Bearbeitungstipps

- Keine Spekulationen: Halte dich an die Situationsbeschreibung, stelle keine darüber hinausgehenden Vermutungen an.
- Wenn nicht aus dem Text abgeleitet werden kann, dass eine Reaktion eher wahrscheinlich ist, dann ist sie als eher unwahrscheinlich einzustufen.
- Der MedAT-Untertest „Emotionen erkennen" basiert auf psychologischen Modellen und empirischen Studien. Eine emotionale Reaktion gilt dann als wahrscheinlich, wenn ein Großteil der Menschen in der beschriebenen Situation so empfinden würde. Ausnahmen mögen die Regel bestätigen – hier werden sie als falsch gewertet.
- Du musst alle 5 Reaktionen zutreffend einschätzen, damit die Aufgabe als richtig zählt!

MedAT

Emotionen erkennen

Bearbeitungszeit 21 Minuten

Beantworte bitte die folgenden Aufgaben, indem du für jede emotionale Reaktion jeweils „eher wahrscheinlich“ oder „eher unwahrscheinlich“ auf dem Antwortbogen markierst.

194. Alina kommt in ihrer Schulklasse überhaupt nicht mit Claire zurecht. Die beiden geraten immer wieder aneinander. Darunter leidet Alina sowohl in der Schule als auch in ihrer Freizeit. Nun verlässt Claire die Schule, weil ihre Familie in eine andere Stadt zieht. Die ehemalige Clique um Claire verhält sich Alina gegenüber gleich viel freundlicher. Wie fühlt sich Alina in dieser Situation?

A. Sie ist erleichtert.
B. Sie ist stolz.
C. Sie ist ausgeglichen.
D. Sie ist herausgefordert und motiviert.
E. Sie ist zuversichtlich.

195. Tom und Vanessa haben sich während des Studiums kennengelernt und sind seitdem ein glückliches Paar. Auf einer Party treffen sie auf Vanessas alten Schulkameraden Roy, in den sie früher unsterblich verliebt war. Mittlerweile ist Roy ein erfolgreicher, gutverdienender Anwalt, und Vanessa unterhält sich den ganzen Abend lang mit ihm. Toms Versuche, die Aufmerksamkeit seiner Partnerin zu gewinnen, bleiben unerwidert. Wie fühlt sich Tom in dieser Situation?

A. Er ist neidisch.
B. Er ist eifersüchtig.
C. Er ist überrascht.
D. Er bereut etwas.
E. Er ärgert sich.

196. Mira kümmert sich hingebungsvoll um ihren Sohn Leo, der ihr ein und alles ist. Für ein Schulkonzert bittet ihn seine Musiklehrerin, unter Begleitung des Schulorchesters als Solist ein Stück auf der Bühne zu singen. Leo ist schon Wochen vorher aufgeregt und möchte der Lehrerin eigentlich absagen, doch seine Mutter Mira überredet ihn, es trotzdem zu versuchen. Schließlich wird die Aufführung von allen überschwänglich gelobt, und Mira selbst findet Leos Leistung sogar noch weit besser, als sie es erwartet hatte. Wie fühlt sich Mira in dieser Situation?

A. Sie ist beeindruckt.
B. Sie freut sich.
C. Sie ist stolz.
D. Sie liebt ihren Sohn.
E. Sie ist zuversichtlich.

197. Die Studierenden Anja und Jonas ziehen aus den Wohnungen ihrer Eltern aus und bilden zu zweit eine Wohngemeinschaft. Das Zusammenleben funktioniert gut, die beiden verstehen sich ausgezeichnet. Nach einem Jahr überlegt Anja, die Wohngemeinschaft zu verlassen, um bald mit ihrem Freund Carlo zusammenzuziehen. Ihrem Mitbewohner Jonas erzählt sie davon vorerst jedoch nichts. Kurz darauf erfährt Jonas von Carlos Freunden, dass Anja ihren Auszug plant. In diesem Fall müsste sich Jonas schnell einen neuen Mitbewohner suchen, weil er sich die Wohnung alleine nicht leisten kann. Wie fühlt sich Jonas in dieser Situation?

A. Er ist überrascht.
B. Er ist enttäuscht.
C. Er ärgert sich.
D. Er ist traurig.
E. Er bereut etwas.

198. Eva ist mit ihrem Studium und auch privat sehr glücklich. Nun muss sie eine wichtige Hausarbeit verfassen. Das Thema entpuppt sich als unerwartet schwierig. Obwohl Eva ihr Bestes gibt, befürchtet sie, dass sie die Arbeit nicht pünktlich abschließen kann. Durch Zufall hört ihre Freundin Sara davon und hilft ihr mit Literaturtipps und bei der Textarbeit am Computer. Schließlich kann Eva nicht nur den Abgabetermin einhalten, sondern erhält auch noch eine sehr gute Bewertung. Sie ist sich sicher, dass die Arbeit ohne Saras Hilfe nicht pünktlich fertig geworden wäre. Wie fühlt sich Eva in dieser Situation?

A. Sie ist herausgefordert und motiviert.
B. Sie freut sich.
C. Sie ist dankbar.
D. Sie ist überrascht.
E. Sie ist mit ihrem Leben zufrieden.

199. Selim arbeitet in einer kleinen Werbeagentur. Zu seinen Aufgaben gehört es, Unternehmen vom Nutzen einer Zusammenarbeit zu überzeugen und Vertragsabschlüsse vorzubereiten. Doch die Konkurrenz ist groß, auf dem Markt gibt es etliche andere Agenturen mit mehr Personal und Erfahrung. Aktuell verhandelt Selim mit einem Großkonzern, der mit vielen weiteren Agenturen im Gespräch ist. Selim vertraut auf seine Argumente und seine Überzeugungskraft. Am Ende entscheidet sich der Konzern tatsächlich für Selims Agentur, für die der Vertragsabschluss einen großen Erfolg bedeutet. Wie fühlt sich Selim in dieser Situation?

A. Er ist erleichtert.
B. Er ist stolz.
C. Er ist überrascht.
D. Er ist zufrieden.
E. Er ist dankbar.

200. **Jans achtjähriger Sohn Liam hat sich in der Schule danebenbenommen. Er hat im Unterricht gestört, die Mitarbeit verweigert und zuletzt sogar einen Stift nach der Lehrerin geworfen. Als Jan davon erfährt, fordert er seinen Sohn auf, sich am nächsten Tag bei der Lehrerin zu entschuldigen. Liam verspricht, es zu tun, und Jan glaubt ihm. Einige Tage später erfährt Jan im Gespräch mit der Lehrerin, dass sich Liam nicht bei ihr entschuldigt hat. Wie fühlt sich Jan in dieser Situation?**

A. Er ist enttäuscht.
B. Er bereut etwas.
C. Er empfindet Mitleid.
D. Er fühlt sich schuldig.
E. Er ärgert sich.

201. **Lina leiht sich von ihrer Freundin Hannah eine teure Designerjacke. Sie beteuert, gut darauf aufzupassen und die Jacke in einwandfreiem Zustand zurückzugeben. Als Lina bei einer Feier im Übermut nicht gut aufpasst, streift sie mit der Jacke eine Wand und es entsteht ein kleiner Riss. Lina hofft, dass ihre Freundin nichts bemerkt, und erzählt ihr bei der Rückgabe, es sei alles in Ordnung. Doch Hannah fällt der Schaden sofort auf. Sofort stellt sie Lina zur Rede, der das Ganze sichtlich unangenehm ist. Wie fühlt sich Lina in dieser Situation?**

A. Sie schämt sich.
B. Sie ist enttäuscht.
C. Sie fühlt sich schuldig.
D. Sie bereut etwas.
E. Sie hat Angst.

202. **Emily möchte Medizin studieren und muss dafür einen speziellen Auswahltest bestehen. Ärztin zu werden ist ihr Wunschtraum, und sie setzt alles daran, ihn zu verwirklichen. Schon Wochen vorher ist sie beim Gedanken an die Prüfung angespannt. Generell fällt es ihr schwer, mit Stress umzugehen und ihr Leistungsvermögen unter Druck abzurufen. Die Prüfung empfindet sie als schwierig und sie ist sie sehr aufgeregt. Nach dem Test kann sie nicht einschätzen, ob sie wahrscheinlich bestanden hat oder nicht. Wie fühlt sich Emily in dieser Situation?**

A. Sie hat Angst.
B. Sie ist enttäuscht.
C. Sie ärgert sich.
D. Sie bereut etwas.
E. Sie ist herausgefordert und motiviert.

203. Die Freunde Oliver und Kristin bewerben sich beide auf eine attraktive Werkstudenten-Stelle bei demselben Unternehmen. Oliver rechnet sich gute Chancen aus. Er hat bessere Schulnoten, bessere Studienleistungen und bessere berufliche Qualifikationen vorzuweisen als Kristin. Dennoch erhält Oliver direkt eine Absage, während Kristin zum Vorstellungsgespräch eingeladen wird. Oliver findet das nicht fair. Wie fühlt sich Oliver in dieser Situation?

A. Er ist enttäuscht.
B. Er ist neidisch.
C. Er ist eifersüchtig.
D. Er ärgert sich.
E. Er ist herausgefordert und motiviert.

204. Jakobs größter Wunsch ist ein eigener Motorroller. Allerdings hat er die Hoffnung darauf schon lange aufgegeben, denn seine Eltern hielten es immer für zu riskant und waren strikt dagegen. Als er nun an seinem Geburtstag das Haus verlässt, steht davor ein nagelneuer Motorroller mit dem Schild „Für Jakob, von Mama + Papa". Wie fühlt sich Jakob in dieser Situation?

A. Er ist besorgt.
B. Er ist gelassen.
C. Er ist erschüttert.
D. Er ist überrascht.
E. Er freut sich.

205. Lea wünscht sich zu Weihnachten ein Smartphone von ihren Eltern. Fast alle in ihrer Klasse besitzen bereits eines. Als sie an Heiligabend ihre Geschenke auspackt, ist die Enttäuschung riesengroß, denn das ersehnte Smartphone ist nicht dabei. Ihre Eltern sprechen stattdessen von den Gefahren der Sozialen Medien und davon, dass die Smartphone-Nutzung Leas Schulleistungen beeinträchtigen könnte. Am Boden zerstört geht sie ohne etwas zu essen in ihr Zimmer. Auch in den nächsten Tagen bessert sich ihre Stimmung nicht, sie würdigt ihre Eltern keines Blickes. Ihre Mutter und ihren Vater trifft diese Reaktion vollkommen unerwartet. Sie haben es nur gut gemeint und wollen stets das Beste für ihre Tochter. Sie fangen an sich zu fragen, ob ihre Entscheidung richtig war. Wie fühlen sich Leas Eltern in dieser Situation?

A. Sie sind hin- und hergerissen.
B. Sie stehen zu ihrer Entscheidung.
C. Sie bereuen ihre Entscheidung.
D. Sie fühlen sich schuldig.
E. Sie sind überrascht.

206. Erik ist ein erfolgreicher Schauspieler und blickt auf eine lange Karriere zurück. Aufgrund seiner zahlreichen Termine und Kontakte hatte er kaum Zeit für seine Familie, obwohl er immer schon ein stolzer Vater zweier Töchter und glücklicher Ehemann war. Als er im Alter von 65 Jahren schwer erkrankt, denkt er an die Zeit zurück, als seine mittlerweile volljährigen Kinder noch jung waren. Zweifellos hätte er beruflich etwas zurückzustecken können, um mehr Zeit mit seiner Frau und seinen heranwachsenden Töchtern zu verbringen. Erik glaubt nun, es mit seinem beruflichen Ehrgeiz damals übertrieben zu haben. Wie fühlt sich Erik in dieser Situation?

A. Er liebt seine Frau.
B. Er bereut etwas.
C. Er ist einsam.
D. Er ist zuversichtlich.
E. Er ist neidisch.

207. Aylin ist Sängerin in der Schulband, singt für ihr Leben gern und freut sich immer über Auftritte vor Publikum. Insgeheim träumt sie davon, einmal im großen Rampenlicht zu stehen. Abseits der Bühne ist sie allerdings auch etwas schüchtern. Um sie zu überraschen, haben ihre besten Freundinnen sie zu einem Vorsingen für eine Castingshow angemeldet. Nachdem sie davon erfahren hat, kann sie es kaum noch erwarten. Gleichzeitig hat sie großen Respekt. Sie weiß nicht, was sie erwartet. Wie fühlt sich Aylin in dieser Situation?

A. Sie ist zielstrebig.
B. Sie ist nervös.
C. Sie ist sehr selbstsicher.
D. Sie ist unentschlossen.
E. Sie ist besorgt.

MedAT

Soziales Entscheiden

Aufgabenerklärung

In diesem Abschnitt geht es um grundlegende moralisch-ethische Orientierungen.

Jede Aufgabe dreht sich um eine alltägliche soziale Situation, in der eine Person eine Entscheidung treffen muss. Dazu erhältst du fünf Überlegungen A bis E, welche die Person bei ihrer Entscheidungsfindung beeinflussen könnten. Dein Auftrag lautet, die Überlegungen der Reihe nach von 1 (wichtig) bis 5 (unwichtig) zu sortieren – je nachdem, für wie relevant du die Aspekte hältst.

Achtung: Pro Aufgabe muss jede Relevanz-Stufe 1 bis 5 genau einmal vergeben werden!

Hierzu ein Beispiel

Aufgabe

1. **Paula besucht alleine ein neues Restaurant. Das Essen schmeckt ihr jedoch nicht und ist ihrer Meinung nach viel zu teuer. Als sie die Rechnung bezahlt, fällt dem Kellner unbemerkt ein 20-Euro-Schein aus der Geldbörse. Er landet direkt neben Paulas Tasche. Paula ist unsicher, wie sie sich verhalten soll. Wie relevant sollten Ihrer Meinung nach folgende Überlegungen sein, die Paula bei ihrer Entscheidung anstellen könnte?**

   A. „Würde ich nicht vor allem dem Kellner schaden, wenn ich das Geld einstecke?"

   B. „Würde es nicht grundsätzlich meine Pflicht sein, ein Missgeschick anderer Leute nicht auszunutzen?"

   C. „Würden andere an meiner Stelle das Geld einstecken?"

   D. „Würde ich mit dem Geld nützliche Dinge kaufen können?"

   E. „Würde es jemand bemerken und mich darauf ansprechen, wenn ich das Geld einstecke?"

Antwort

A1 | B2 | C3 | D4 | E5

Am wichtigsten ist Überlegung A: Sie berücksichtigt allgemeingültige Konventionen (füge anderen keinen Schaden zu) und zugleich konkrete Auswirkungen auf andere Menschen (Konsequenzen für den Kellner). Dahinter folgen Überlegung B, die ein abstraktes moralisches Prinzip fokussiert, und Überlegung C, die gesellschaftlich verbreitetes Verhalten reflektiert. Überlegung D konzentriert sich auf den eigenen Vorteil und landet damit auf Platz 4. Überlegung E gründet in der Angst vor Strafe bzw. sozialer Ächtung – dem am niedrigsten eingeschätzten Handlungsmotiv.

		1	2	3	4	5
1.	A	☒	☐	☐	☐	☐
	B	☐	☒	☐	☐	☐
	C	☐	☐	☒	☐	☐
	D	☐	☐	☐	☒	☐
	E	☐	☐	☐	☐	☒

Bearbeitungstipps

Der Untertest „Soziales Entscheiden" ist eine spezielle Form von „Situational Judgement Test" (SJT). Eine Aufgabe zählt dann als korrekt gelöst, wenn die von dir aufgestellte Reihenfolge der Überlegungen einer festgelegten Hierarchie der Entscheidungsstrategien entspricht. Aufgelistet von unwichtig nach wichtig:

- **Nachteile vermeiden.** Auf der niedrigsten Stufe anzusiedeln sind Überlegungen, ob ein Verhalten zu persönlichen Nachteilen führen oder sogar Strafen nach sich ziehen könnte. Beispiel-Formulierungen: „Würde es jemand bemerken …", „Würde mir jemand Vorwürfe machen …", „Würde sich jemand über mich ärgern …"
- **Vorteile maximieren.** Auf dieser Ebene geht es vor allem darum, die eigenen Interessen zu verfolgen und den unmittelbar größten Nutzen für sich selbst zu erzielen. Beispiel-Formulierungen: „Würde ich etwas davon haben …", „Würde man mich dafür loben …", „Würde ich einen Gefallen einfordern können …"
- **An anderen orientieren.** Hier ist maßgeblich, welches Verhalten im näheren sozialen Umfeld oder gesellschaftlich akzeptiert und praktiziert wird. Beispiel-Formulierungen: „Würden andere an meiner Stelle …", „Würde die Person XY in dieser Situation …"
- **Allgemeinen Prinzipien folgen.** In den Mittelpunkt rücken allgemeingültige moralisch-ethische Leitlinien. Allerdings wird nicht mitbedacht, welche Konsequenzen die Einhaltung einer Regel in einer bestimmten Situation haben kann. Beispiel-Formulierungen: „Würde es grundsätzlich meine Pflicht sein …", „Würde ich nicht immer die Verpflichtung haben …"
- **Verantwortungsvoll abwägen.** Auf der höchsten Relevanz-Stufe stehen Überlegungen, die universale Verhaltensgrundsätze mit konkreten Auswirkungen im zwischenmenschlichen Alltag verbinden. Beispiel-Formulierungen: „Würde ich nicht der Person XY schaden …", „Würde ich nicht Rücksicht auf die Person XY nehmen müssen …"

Soziales Entscheiden

Bearbeitungszeit 21 Minuten

Beantworte bitte die folgenden Aufgaben, indem du für jede Überlegung die entsprechende Relevanz-Stufe von 1 (wichtig) bis 5 (unwichtig) auf dem Antwortbogen markierst.

208. In einem kleinen Gemischtwarenladen entscheidet sich Pia spontan, einen neuen Regenschirm zu kaufen. Sie nimmt einen der ausliegenden Schirme in die Hand. An der Kasse vergisst sie völlig in Gedanken, den Schirm zusammen mit ihren anderen Einkäufen aufs Band zu legen. Die Verkäuferin bemerkt nichts. Erst als Pia das Geschäft verlässt, fällt ihr auf, dass sie den Schirm nicht bezahlt hat. Pia ist unsicher, wie sie sich verhalten soll. Wie relevant sollten Ihrer Meinung nach folgende Überlegungen sein, die Pia bei ihrer Entscheidung anstellen könnte?

A. „Würde ich einen früheren Bus erwischen und schneller zuhause sein, wenn ich nicht zurückgehe und den Schirm bezahle?"

B. „Würden andere an meiner Stelle zurückgehen und den Schirm bezahlen?"

C. „Würde es nicht grundsätzlich meine Pflicht sein, das Eigentum anderer zu respektieren?"

D. „Würde ich nicht dem Ladenbesitzer oder der Verkäuferin schaden, wenn ich den Schirm ohne zu zahlen mitnehme?"

E. „Würde mich jemand darauf ansprechen, wenn ich ohne zu zahlen weitergehe?"

209. Emre arbeitet neben der Schule als Regalauffüller in einem Supermarkt. Seine Vorgesetzte ist sehr streng. Beim Einräumen ist Emre kurz unaufmerksam und stößt gegen mehrere Eierkartons, sodass einige davon beschädigt werden. Emre ist unsicher, wie er reagieren soll. Wie relevant sollten Ihrer Meinung nach folgende Überlegungen sein, die Emre bei seiner Entscheidung anstellen könnte?

A. „Würde ich nicht grundsätzlich verpflichtet sein, Bescheid zu sagen, wenn ich fremdes Eigentum beschädige?"

B. „Würde ich nicht schneller fertig sein, wenn ich die beschädigten Kartons einfach ins Regal einräume?"

C. „Würde es jemandem auffallen, wenn ich die beschädigten Kartons einfach ins Regal einräume?"

D. „Würden andere an meiner Stelle Bescheid sagen, dass sie die Kartons beschädigt haben?"

E. „Würden sich die Kunden nicht ärgern, wenn sie beschädigte Kartons erhalten?"

210. Lara hat für ihre Freundin Nele einen ganz besonderen Schal als Geburtstagsgeschenk besorgt. Als Nele den Schal bei ihrer Geburtstagsfeier auspackt, stellt sie fest, dass er ihr überhaupt nicht gefällt. Nun fragt Lara, wie sie den Schal findet. Nele ist unsicher, wie sie reagieren soll. Wie relevant sollten Ihrer Meinung nach folgende Überlegungen sein, die Nele bei ihrer Entscheidung anstellen könnte?

A. „Würden andere an meiner Stelle sagen, dass ihnen der Schal nicht gefällt?"
B. „Würde ich eine schönere Geburtstagsfeier haben, wenn ich es für mich behalte, dass mir der Schal nicht gefällt?"
C. „Würde es meine Freundin kränken, wenn ich ihr sage, dass mir der Schal nicht gefällt?"
D. „Würde meine Freundin böse auf mich sein, wenn ich ihr sage, dass mir der Schal nicht gefällt?"
E. „Würde ich nicht grundsätzlich immer ehrlich sein müssen, erst recht gegenüber meinen Freunden?"

211. Hannes hat eingewilligt, seiner Großmutter nachmittags bei einem Computerproblem zu helfen. Allerdings sind ihm noch einige Dinge dazwischengekommen, die er ungern aufschieben möchte. Nun ruft ihn seine Großmutter an: Sie freue sich, dass er bald vorbeischaue und sie ihren Computer dann wieder nutzen könne. Hannes ist unsicher, wie er sich verhalten soll. Wie relevant sollten Ihrer Meinung nach folgende Überlegungen sein, die Hannes bei seiner Entscheidung anstellen könnte?

A. „Würde meine Großmutter enttäuscht von mir sein, wenn ich ihr nicht helfe?"
B. „Würde mir meine Großmutter sehr dankbar sein, wenn ich ihr helfe?"
C. „Würde meine Schwester meiner Großmutter helfen, wenn sie selbst noch andere Dinge zu erledigen hätte?"
D. „Würde ich nicht grundsätzlich verpflichtet sein, meiner Großmutter zu helfen?"
E. „Würde es meiner Großmutter größere Probleme machen, wenn sie ihren Computer nicht so schnell wieder nutzen könnte?"

212. Jana fährt mit dem Bus von der Schule nach Hause. Plötzlich bemerkt sie, wie zwei Jungen weiter vorne eine Sitzreihe mit Taschenmessern zerkratzen. Einer der beiden ist der beste Freund ihres Bruders. Jana ist unsicher, wie sie sich verhalten soll. Wie relevant sollten Ihrer Meinung nach folgende Überlegungen sein, die Jana bei ihrer Entscheidung anstellen könnte?

A. „Würde es nicht für alle Fahrgäste am angenehmsten sein, wenn die Sitze im Bus unbeschädigt wären?"
B. „Würden andere Leute im Bus etwas gegen das Zerkratzen der Sitze tun?"
C. „Würde ich Ärger bekommen, wenn ich etwas gegen das Zerkratzen der Sitze tue?"
D. „Würde es nicht grundsätzlich meine Pflicht sein, etwas gegen Vandalismus zu tun?"
E. „Würden mich andere dafür loben, wenn ich etwas gegen das Zerkratzen der Sitze tue?"

213. Zur Belohnung für ihr gutes Benehmen haben Luises Eltern ihr erlaubt, sich eine Tüte Gummibärchen zu nehmen. Ihr kleiner Bruder dagegen war zuletzt ziemlich frech und hat deswegen Süßigkeitenverbot. Als ihre Eltern anderweitig beschäftigt sind, fragt Luises Bruder sie, ob sie ihm nicht ein paar Gummibärchen abgeben kann. Luise weiß, wie sehr er Gummibärchen mag. Sie ist unsicher, wie sie sich verhalten soll. Wie relevant sollten Ihrer Meinung nach folgende Überlegungen sein, die Luise bei ihrer Entscheidung anstellen könnte?

A. „Würde ich das Verbot meiner Eltern nicht grundsätzlich einhalten müssen?"
B. „Würden es unsere Eltern bemerken, wenn ich meinem Bruder ein paar Gummibärchen abgebe?"
C. „Würde es meinen kleinen Bruder nicht sehr freuen, wenn ich ihm ein paar Gummibärchen abgebe?"
D. „Würde mein Bruder mir in einer solchen Situation auch etwas von seinen Süßigkeiten abgeben?"
E. „Würde ich die Gummibärchen nicht lieber ganz alleine essen?"

214. Für eine Familienfeier hat Klaus individuelle Einladungskarten gestaltet, die er in möglichst guter Qualität und in Farbe ausdrucken möchte. Das Versicherungsbüro, in dem er arbeitet, ist mit sehr leistungsfähigen Geräten ausgestattet, darunter auch ein Farbdrucker. Die private Nutzung der Geräte ist aber eigentlich nicht gestattet. Wie relevant sollten Ihrer Meinung nach folgende Überlegungen sein, die Klaus bei seiner Entscheidung anstellen könnte?

A. „Würden meine Kollegen an meiner Stelle den Drucker für private Zwecke nutzen?"
B. „Würde ich nicht verpflichtet sein, mich an das Verbot der privaten Nutzung zu halten?"
C. „Würde es jemand mitbekommen, wenn ich den Drucker für private Zwecke nutze?"
D. „Würde ich nicht Zeit und Geld sparen, wenn ich den Drucker im Büro nutze, statt in einen Copy-Shop zu gehen?"
E. „Würde ich meine Vorgesetzten fragen müssen, weil man in einem Arbeitsverhältnis fair miteinander umgehen sollte?"

215. Tanja hat Ihrem Bruder Ben versprochen, ihm am Wochenende bei der Vorbereitung auf eine wichtige Mathe-Klausur zu helfen. Doch eigentlich bräuchte sie die Zeit, um selbst zu lernen. Am Freitag erkundigt sich ihr Bruder, ob er immer noch mit ihrer Unterstützung rechnen kann. Tanja ist unsicher, wie sie reagieren soll. Wie relevant sollten Ihrer Meinung nach folgende Überlegungen sein, die Tanja bei ihrer Entscheidung anstellen könnte?

A. „Würde mein Bruder in einer solchen Situation sein Versprechen auch halten?"
B. „Würde ich meinem Bruder helfen müssen, weil er sich auf mich verlässt?"
C. „Würde ich gegebene Versprechen nicht grundsätzlich einhalten müssen?"
D. „Würde mein Bruder sauer auf mich sein, wenn ich mein Versprechen nicht halte?"
E. „Würde mein Bruder mir einen Gefallen schulden, wenn ich mein Versprechen halte?"

216. Gina lädt ihren Freund ins Kino ein. Vor der Kasse hat sich bereits eine lange Schlange gebildet. Eine Gruppe Jugendlicher hat keine Lust, sich hinten anzustellen, und drängelt sich von der Seite direkt in die vorderen Plätze der Warteschlange. Gina ist unsicher, wie sie reagieren soll. Wie relevant sollten Ihrer Meinung nach folgende Überlegungen sein, die Gina bei ihrer Entscheidung anstellen könnte?

A. „Würde es mein Freund gut finden, wenn ich etwas zu den Jugendlichen sage?"
B. „Würden andere in der Warteschlange etwas zu den Jugendlichen sagen?"
C. „Würde es mein Freund peinlich finden, wenn ich etwas zu den Jugendlichen sage?"
D. „Würde ich etwas zu den Jugendlichen sagen sollen, weil Vordrängeln ungerecht gegenüber allen anderen Wartenden ist?"
E. „Würde ich nicht immer etwas sagen müssen, wenn Leute sich rücksichtslos Vorteile verschaffen wollen?"

217. Lars hat eine ansteckende Erkältung, fühlt sich aber allgemein ganz gut. Auf der Arbeit sollte er heute eigentlich ein Meeting leiten und der Geschäftsführung ein wichtiges Projekt vorstellen. Die Geschäftsführer haben viele Termine, und eine Verschiebung des Meetings würde das Projekt verzögern. Lars ist unsicher, wie er sich verhalten soll. Wie relevant sollten Ihrer Meinung nach folgende Überlegungen sein, die Lars bei seiner Entscheidung anstellen könnte?

A. „Würde ich vielleicht jemanden anstecken, wenn ich heute zur Arbeit gehe?"
B. „Würden es meine Kollegen schlecht finden, wenn ich heute zur Arbeit gehe?"
C. „Würde es mich beruflich voranbringen, wenn ich heute zur Arbeit gehe?"
D. „Würde ich nicht verpflichtet sein, heute zur Arbeit zu gehen?"
E. „Würden andere an meiner Stelle heute zur Arbeit gehen?"

218. Svenja ist zu Fuß auf dem Weg zu einem Arzttermin. Sie hat es sehr eilig, denn danach muss sie noch einkaufen und ihre Tochter vom Kindergarten abholen. Plötzlich sieht sie, wie direkt neben ihr ein Pkw-Fahrer beim Ausparken ein anderes Autos beschädigt und einfach weiterfährt. Svenja ist unsicher, wie sie sich verhalten soll. Wie relevant sollten Ihrer Meinung nach folgende Überlegungen sein, die Svenja bei ihrer Entscheidung anstellen könnte?

A. „Würde ich vielleicht Ärger bekommen, wenn mich jemand hier sieht und ich den Vorfall nicht bei der Polizei melde?"
B. „Würde ich dem Besitzer des beschädigten Fahrzeugs helfen, wenn ich den Vorfall bei der Polizei melde?"
C. „Würde mir der Besitzer des beschädigten Fahrzeugs eine Belohnung geben, wenn ich den Vorfall bei der Polizei melde?"
D. „Wäre es nicht meine Pflicht, den Vorfall bei der Polizei zu melden?"
E. „Würden andere an meiner Stelle den Vorfall bei der Polizei melden?"

219. Timo hat bei der letzten Klassenarbeit von seinem Tischnachbarn abgeschrieben. Dem Lehrer ist es aufgefallen, allerdings hat er dafür nicht Timo, sondern seinem Klassenkameraden eine schlechtere Note gegeben. Timo weiß nicht, ob er es dem Lehrer sagen soll. Wie relevant sollten Ihrer Meinung nach folgende Überlegungen sein, die Timo bei seiner Entscheidung anstellen könnte?

A. „Wäre es nicht meine Pflicht zuzugeben, dass ich der Schuldige bin?"
B. „Würden meine Freunde mich auslachen, wenn ich zugebe, abgeschrieben zu haben?"
C. „Würde ich im Ansehen des Lehrers steigen, wenn ich meine Schuld zugebe?"
D. „Würde mein Tischnachbar nicht unfair bewertet, wenn ich meine Schuld verheimliche?"
E. „Würde mein Tischnachbar an meiner Stelle zugeben, abgeschrieben zu haben?"

220. Jens steht in der Warteschlange bei der Post. Am Schalter redet ein junger Mann seit einer Minute wütend auf einen Mitarbeiter ein und beschimpft ihn. Jens ist unsicher, wie er sich verhalten soll. Wie relevant sollten Ihrer Meinung nach folgende Überlegungen sein, die Jens bei seiner Entscheidung anstellen könnte?

A. „Würde ich schneller an die Reihe kommen, wenn ich mich einmische?"
B. „Wäre es nicht eine Frage des Anstands, dass ich mich einmische?"
C. „Würde ich dem Mitarbeiter nicht helfen müssen, indem ich mich einmische?"
D. „Würde ich vielleicht auch beleidigt werden, wenn ich mich einmische?"
E. „Würden sich andere Leute an meiner Stelle einmischen?"

221. Maria hat morgen eine wichtige Prüfung. Allerdings hat sie auch ihrer besten Freundin versprochen, sie heute Abend zu einer Party zu begleiten. Sie ist sich unsicher, ob sie ihrer Freundin absagen oder zur Party mitkommen soll. Wie relevant sollten Ihrer Meinung nach folgende Überlegungen sein, die Maria bei ihrer Entscheidung anstellen könnte?

A. „Würde meine Freundin mir nicht sehr dankbar sein, wenn ich mitkomme?"
B. „Wäre meine Freundin nicht traurig, wenn ich ihr so kurzfristig absage?"
C. „Wäre es nicht grundsätzlich korrekt, eine Verabredung einzuhalten?"
D. „Würde meine Freundin an meiner Stelle auch zu der Party mitkommen?"
E. „Wäre meine Freundin mir sehr böse, wenn ich nicht mitkomme?"

Geschafft – du hast die Prüfung abgeschlossen!

Alle Lösungen findest du auf den folgenden Seiten.

Lösungen • MedAT

Lösungen • MedAT

Lösungstabelle

1.	A	46.	E	91.	C	136.	C	181.	D
2.	B	47.	C	92.	E	137.	D	182.	C
3.	A	48.	D	93.	C	138.	D	183.	A
4.	A	49.	B	94.	E	139.	B	184.	B
5.	C	50.	E	95.	B	140.	A	185.	C
6.	B	51.	B	96.	E	141.	D	186.	C
7.	A	52.	D	97.	D	142.	D	187.	D
8.	E	53.	A	98.	A	143.	C	188.	A
9.	C	54.	C	99.	C	144.	A	189.	D
10.	E	55.	A	100.	B	145.	E	190.	C
11.	D	56.	E	101.	E	146.	C	191.	B
12.	D	57.	A	102.	A	147.	C	192.	D
13.	C	58.	D	103.	C	148.	A	193.	C
14.	A	59.	B	104.	C	149.	D	194.	
15.	E	60.	A	105.	C	150.	B	195.	
16.	E	61.	E	106.	D	151.	D	196.	
17.	E	62.	C	107.	C	152.	C	197.	
18.	D	63.	E	108.	C	153.	C	198.	
19.	E	64.	D	109.	E	154.	A	199.	
20.	C	65.	B	110.	E	155.	D	200.	siehe
21.	C	66.	E	111.	B	156.	B	201.	Erklärung
22.	E	67.	D	112.	C	157.	D	202.	
23.	E	68.	D	113.	D	158.	B	203.	
24.	D	69.	D	114.	B	159.	D	204.	
25.	B	70.	A	115.	E	160.	B	205.	
26.	B	71.	C	116.	D	161.	A	206.	
27.	E	72.	C	117.	B	162.	A	207.	
28.	E	73.	C	118.	A	163.	D	208.	A4 B3 C2 D1 E5
29.	D	74.	D	119.	A	164.	E	209.	A2 B4 C5 D3 E1
30.	C	75.	D	120.	A	165.	A	210.	A3 B4 C1 D5 E2
31.	A	76.	D	121.	D	166.	A	211.	A5 B4 C3 D2 E1
32.	E	77.	E	122.	C	167.	E	212.	A1 B3 C5 D2 E4
33.	D	78.	E	123.	C	168.	B	213.	A2 B5 C1 D3 E4
34.	C	79.	B	124.	D	169.	D	214.	A3 B2 C5 D4 E1
35.	A	80.	E	125.	C	170.	C	215.	A3 B1 C2 D5 E4
36.	A	81.	E	126.	B	171.	B	216.	A4 B3 C5 D1 E2
37.	E	82.	A	127.	B	172.	D	217.	A1 B5 C4 D2 E3
38.	C	83.	A	128.	A	173.	A	218.	A5 B1 C4 D2 E3
39.	A	84.	D	129.	C	174.	B	219.	A2 B5 C4 D1 E3
40.	E	85.	D	130.	B	175.	E	220.	A4 B2 C1 D5 E3
41.	D	86.	B	131.	A	176.	C	221.	A4 B1 C2 D3 E5
42.	B	87.	A	132.	C	177.	D		
43.	D	88.	C	133.	C	178.	B		
44.	C	89.	C	134.	B	179.	A		
45.	C	90.	D	135.	A	180.	C		

Lösungen • MedAT

Auswertung

Jede richtig beantwortete Aufgabe zählt einen Punkt. In den Untertests „Soziales Entscheiden" und „Emotionen erkennen" gilt eine Aufgabe nur dann als richtig beantwortet, wenn alle Teilaufgaben korrekt gelöst wurden. Für falsch gelöste oder unbearbeitete Aufgaben gibt es keine Abzüge. Die Auswertung verläuft in zwei Schritten.

Schritt 1: Zwischenwerte berechnen

Zuerst bestimmst du für jeden Testteil die Gesamtpunktzahl: Du addierst die Punkte der enthaltenen Aufgabengruppen und teilst diese Summe durch die Aufgabenanzahl des betreffenden Testteils. Das Ergebnis – das den Anteil der richtig gelösten Aufgaben widerspiegelt – trägst du als Zwischenwert in der rechten Spalte ein.

Testteil / Aufgabengruppe	Punktzahl	Zwischenwert
Basiskenntnistest für Medizinische Studien (BMS)	______ *÷ 94*	= ______
Biologie	______ (von 40)	
Chemie	______ (von 24)	
Physik	______ (von 18)	
Mathematik	______ (von 12)	
Textverständnis (TV)	______ *÷ 12*	= ______
Kognitive Fähigkeiten und Fertigkeiten (KFF)	______ *÷ 75*	= ______
Figuren zusammensetzen	______ (von 15)	
Zahlenfolgen	______ (von 10)	
Wortflüssigkeit	______ (von 15)	
Merkfähigkeit (Reproduktion)	______ (von 25)	
Implikationen erkennen	______ (von 10)	
Sozial-emotionale Kompetenzen (SEK)	______ *÷ 40*	= ______
Emotionen regulieren	______ (von 12)	
Emotionen erkennen	______ (von 14)	
Soziales Entscheiden	______ (von 14)	

Schritt 2: Dein Endergebnis

Im nächsten Schritt multiplizierst du die Zwischenwerte mit dem angegebenen Gewichtungs-Faktor und addierst die gewichteten Werte, um dein Endergebnis (in Prozent) zu erhalten.

Testteil	**Zwischenwert**	
Basiskenntnistest für Medizinische Studien (BMS)	______ × 40	= ______
Textverständnis (TV)	______ × 10	= ______
Kognitive Fähigkeiten und Fertigkeiten (KFF)	______ × 40	= ______
Sozial-emotionale Kompetenzen (SEK)	______ × 10	= ______
Gesamt:		______ %

Hierzu ein paar Richtwerte: In den letzten Jahren brauchten Teilnehmer in Wien mindestens 75 bis 81 Prozent für eine Studienplatz-Zusage, in Graz 72 bis 80 Prozent, in Innsbruck 70 bis 76 Prozent und in Linz 72 bis 77 Prozent (in einem Jahr genügten 60 Prozent).

Lösungen • MedAT

Biologie

Zu 1.

A. Die Selektionstheorie

Charles Robert Darwin (1809–1882) gilt wegen seiner Beiträge zur Evolutionstheorie als einer der bedeutendsten Naturwissenschaftler. Inspiriert von den Erkenntnissen einer Forschungsreise auf dem Vermessungsschiff „Beagle" entwarf er 1838 die Theorie der Anpassung an den Lebensraum durch Variation und natürliche Selektion: Individuen, die am besten angepasst seien, hätten die größten Chancen zu überleben und ihr Erbgut weiterzugeben. Somit verändern und entwickeln sich die Arten im Verlauf der Zeit.

Zu 2.

B. Pulmo – Riechen

An der Sinneswahrnehmung sind jeweils verschiedene Organe und Körperteile beteiligt. Im Gegensatz zu Auge, Ohr, Zunge (Lingua) und Vestibularorgan hat die Lunge (Pulmo) jedoch keinen direkten Anteil an der Wahrnehmung und Verarbeitung von Geruchsreizen.

Zu 3.

A. 10 %

Die Nukleinbasen Adenin, Cytosin, Guanin und Thymin bilden die Grundbausteine der DNA. Dabei sind Adenin und Thymin sowie Cytosin und Guanin jeweils paarweise komplementär – und komplementäre Basen liegen zu gleichen Anteilen vor. Richtig ist demnach Vorschlag A: Bei einem Thymin-Anteil von 40 % ist auch Adenin zu 40 % vorhanden, und die restlichen 20 % verteilen sich hälftig auf Cytosin und Guanin.

Zu 4.

A. Konkurrenz

Der Begriff „abiotisch" bezeichnet Zustände und Vorgänge, an denen Lebewesen nicht direkt beteiligt sind. Demgegenüber handelt es sich bei der Konkurrenz um das genaue Gegenteil, nämlich um einen biotischen Umweltfaktor (wie auch bei der Symbiose oder dem Parasitismus).

Zu 5.

C. Klasse: Primaten

Die taxonomische Systematik des Menschen: Reich „Vielzellige Tiere" – Stamm „Chordatiere" – Klasse „Säugetiere" – Ordnung „Primaten" – Familie „Menschenaffen" – Gattung „Menschen" – Art „Sapiens".

Zu 6.

B. Jede Zelle hat genau einen Zellkern.

Aussage B ist falsch: Es gibt auch kernlose Zellen, nämlich reifere rote Blutkörperchen (Erythrozyten). Mehrere Kerne wiederum finden sich zum Beispiel in Skelettmuskelzellen oder manchen Leberzellen.

Die Zelle ist der Grundbaustein aller Lebewesen. Einzeller bestehen aus einer einzigen Zelle, bei Mehrzellern bilden mehrere Zellen eine funktionelle Einheit. Weiterhin unterscheidet man in Lebewesen mit Zellen ohne Zellkern (Prokaryoten, z. B. Bakterien) sowie mit Zellkern (Eukaryoten, z. B. Tiere und Pflanzen). Im menschlichen Körper gibt es rund 220 verschiedene Zell- und Gewebetypen und mehrere Milliarden Zellen. Jede Zelle stellt ein strukturell abgrenzbares, eigenständiges und selbsterhaltendes System dar. Sie ist in der Lage, Nährstoffe aufzunehmen, diese in Energie umzuwandeln, verschiedene Funktionen zu übernehmen und vor allem sich zu reproduzieren.

Umschlossen und geschützt werden Zellen von der Zellmembran. Sie besteht hauptsächlich aus einer Doppellipidschicht, die den Austausch von Nährstoffen zwischen der Zelle und ihrer Umgebung ermöglicht. Die Mitochondrien werden oft als „Kraftwerke der Zelle" bezeichnet, denn hier oxidieren organische Stoffe mit molekularem Sauerstoff, wobei die energiereiche Verbindung Adenosintriphosphat (ATP) synthetisiert wird. Die Hauptaufgabe der Ribosomen ist die Translation während der Proteinbiosynthese: Bei der Übersetzung der mRNA bilden sie aus Aminosäuren Proteine. Der Golgi-Apparat ist ein

Reaktionsraum, in dem unter anderem Proteine aus dem Endoplasmatischen Retikulum modifiziert werden.

Zu 7.

A. Lebewesen

Wenn Viren eine Wirtszelle befallen, können sie dort als Pathogene (Krankheitserreger) wirken, sich mittels lytischem und lysogenem Zyklus vermehren und sind dann Teil eines Lebewesens – für sich allein sind sie das jedoch nicht: Viren besitzen keinen eigenen Stoffwechsel und können sich nicht selbstständig reproduzieren.

Zu 8.

E. Blut-Nieren-Schranke

Jede Schranke im menschlichen Körper trennt zwei Systeme voneinander: Auf der einen Seite steht meist das Blut, auf der anderen eine weitere Flüssigkeit oder ein Raum, der dem Blut zumindest teilweise verschlossen bleiben soll. So hält die Blut-Hirn-Schranke zum Beispiel Toxine oder Bakterien vom Gehirn fern, die Plazentaschranke trennt mütterliches von kindlichem Blut und die Blut-Liquor-Schranke lässt nur bestimmte Stoffe aus dem Blut in den Liquor (eine Flüssigkeit im zentralen Nervensystem). Die Blut-Hoden-Schranke schützt die Spermien vor dem körpereigenen Immunsystem, das diese aufgrund ihres haploiden Chromosomensatzes – die meisten menschlichen Zellen haben einen diploiden Satz – als Fremdkörper einstufen und angreifen würde. Eine „Blut-Nieren-Schranke" gibt es im menschlichen Körper nicht.

Zu 9.

C. Die Aussagen I, II und V sind richtig.

Das Licht fällt zunächst durch die Pupille, wird dann von der Augenlinse gebündelt und auf die Netzhaut geworfen. Dort werden die Lichtsignale in Nervenreize umgewandelt, die der Sehnerv zum Gehirn leitet, das aus den Informationen schließlich ein Bild unserer Umwelt erzeugt.

Als Sammellinse ist die Linse im menschlichen Auge nach außen gebogen: Nur so kann sie das einfallende Licht auf einen Brennpunkt fokussieren. Im Brennpunkt sind alle einfallenden Strahlen gebündelt – läge er auf der Netzhaut, wäre nur ein heller Lichtpunkt zu erkennen. Ein scharfes Bild entsteht erst in einer bestimmten Entfernung hinter dem Brennpunkt: Hier fächern die Lichtstrahlen wieder auf, sodass die unten durch die Linse gelaufenen Strahlen oben auf der Netzhaut auftreffen und die oberen unten – das Bild steht auf dem Kopf. Im Gehirn wird es wieder richtig herum gedreht.

Zu 10.

E. Homologie

Die Evolution beschreibt den Prozess der Veränderung von Organismen im Zeitverlauf. Evolutionsfaktoren, die zur Veränderung des Erbguts beitragen, sind: die klassische Rekombination (Neukombination von Erbgut im Rahmen der Fortpflanzung), Mutationen (Abweichungen in der Abfolge des Erbguts), Gendrift (Veränderung des Genpools aufgrund externer Ereignisse), Selektion (Durchsetzen überlebensförderlicher Merkmale). „Homologie" bedeutet, dass zwei Individuen aufgrund ihrer gemeinsamen Abstammung ähnliche biologische Strukturen aufweisen.

Zu 11.

D. Die Aussagen I, II, V und VIII sind richtig.

Ein Mensch mit der Blutgruppe A+ kann selbstverständlich dieselbe Blutgruppe empfangen und verträgt dank seines positiven Rhesusfaktors auch einen negativen Rhesus (umgekehrt gilt dies nicht). Da gegen die Blutgruppe 0 keine Antikörper existieren, kann diese ebenfalls pro-blemlos transfundiert werden.

Zu 12.

D. Pyrophosphat

Die DNA setzt sich zusammen aus den vier Basen Adenin, Cytosin, Thymin und Guanin, dem Zucker 2'-Desoxyribose und einem Phosphatrest. Zwischen den Basenpaaren der Doppelhelix entstehen Wasserstoffbrückenbindungen, das „Rückgrat" der DNA bilden der Zucker und der Phosphatrest. Pyrophosphat hingegen wird bei der Bildung des DNA-Strangs abgespalten.

Zu 13.

C. Eine von acht Familien der beschriebenen Konstellation hat drei erkrankte Kinder.

Die Wahrscheinlichkeit, dass ein Kind die autosomal dominant vererbte Krankheit hat, beträgt 50 %. Die Wahrscheinlichkeit, dass alle drei Kinder erkranken, ergibt sich aus dem Produkt der Einzelwahrscheinlichkeiten: $\frac{1}{2} \times \frac{1}{2} \times \frac{1}{2} = \frac{1}{8}$. Rein statistisch betrachtet gibt es unter acht Familien mit der beschriebenen Konstellation also eine Familie mit drei erkrankten Kindern.

Zu 14.

A. Atrium dextrum, Atrium sinistrum, Ventriculus dexter, Ventriculus sinister

Das Herz (lat. „Cor") verfügt über vier Binnenräume: einen rechten und linken Vorhof (Atrium dextrum/sinistrum) sowie eine rechte und linke Herzkammer (Ventriculus dexter/sinister). Auf der linken Seite liegt zwischen Vorhof und Kammer die Mitralklappe und zwischen Kammer und Aorta die Aortenklappe. Rechts befindet sich zwischen Vorhof und Kammer die Trikuspidalklappe und zwischen Kammer und Pulmonalarterie die Pulmonalklappe. Die Mitralklappe wird umgeben vom Anulus fibrosum sinister, die Trikuspidalklappe vom Anulus fibrosum dexter. Das Trigonum fibrosum dexter liegt zwischen Aorten-, Mitral- und Trikuspidalklappe und das Trigonum fibrosum sinister zwischen Aorten-, Mitral- und Pulmonalklappe. Der Herzbeutel (Pericardium) teilt sich in ein äußeres Blatt (Pericardium fibrosum) und ein inneres Blatt (Pericardium serosum). Der Sinus transversus pericardii und der Sinus obliquus pericardii sind Einstülpungen im Herzbeutel, durch die Gefäße verlaufen, die im Herzen münden. Vorschlag E nennt Fachbegriffe für den Verdauungstrakt (Gaster = Magen; Duodenum = Zwölffingerdarm; Jejunum = Leerdarm; Ileum = Krummdarm).

Zu 15.

E. Eine Mismatch-Reparatur macht die Fehlpaarung eines Basenpaars rückgängig.

Mutagene sind Faktoren, die dauerhafte DNA-Schädigungen (Mutationen) in den Zellen verursachen. Teilweise kann der Organismus Veränderungen der DNA ausgleichen oder reparieren, sodass der genetische Code unbeschädigt bleibt. Falls dies misslingt – und zu häufig Fehler auftreten – kann eine Mutation, schlimmstenfalls ein Karzinom entstehen. Basenexzisionsreparaturen helfen bei Einzelstrangbrüchen oder im genannten Fall der Umwandlung von Cytosin in Uracil – die fehlerhafte Deletion würde dadurch nicht behoben.

Zu 16.

E. Die befruchtete Eizelle durchläuft zuerst das Stadium der Blastozyste, dann jenes der Morula.

Nach ihrer Befruchtung durch das Spermium entsteht aus der Eizelle eine Zygote, eine eukaryotische diploide Zelle. Diese entwickelt sich infolge von Zellteilungen und strukturellen Veränderungen über die Morula zur Blastozyste, welche sich zwischen dem 6. und 10. Tag nach der Befruchtung in der Gebärmutterschleimhaut einnistet (Nidation). Nach der Ausbildung der inneren Organe, zwischen der 8. und 9. Entwicklungswoche, geht die Embryonal- in die Fetalperiode über.

Zu 17.

E. Plasmide

Eukaryoten sind Lebewesen, deren Zellen (im Gegensatz zu Prokaryoten) über einen Zellkern verfügen, welcher die DNA beinhaltet. Bei Prokaryoten liegt die Erbinformation als Plasmid im Cytoplasma vor.

Zu 18.

D. Aktinfilamente sind als Teil des Zytoskeletts in der ganzen Zelle vorzufinden.

Das Zytoskelett einer Zelle besteht aus Mikrotubuli, Aktinfilamenten und Myosinfilamenten. Mikrotubuli bilden den zur Zellteilung wichtigen Spindelapparat, welcher die zwei Chromatide eines Chromosoms auf die vorhandene und die neu entstehende Zelle aufteilt. Sie lagern sich typischerweise zu Triplets zusammen. Jeder Mikrotubulus bildet eine hohlzylindrische 9×3-Struktur. Die Aktinfilamente (Mikrofilamente) liegen an den Zellwänden und verstärken diese, wogegen die Intermediärfilamente sich im Zellinneren befinden. Die Fasern des Zytoskeletts nach Größe angeordnet: Aktinfilamente < Intermediärfilamente < Mikrotubuli.

Zu 19.

E. „Neoplasie" bezeichnet die Neubildung von Gewebe und Zellen.

Die zelluläre Atrophie beschreibt die Verkleinerung einer Zelle (Gegenteil: Hypertrophie), die numerische Atrophie die sinkende Anzahl von Zellen in einem Gewebe (Gegenteil: Hyperplasie). „Metaplasie" bedeutet, dass bereits differenziertes Gewebe in ein anderes Gewebe umgewandelt wird; im Fall der Neoplasie – etwa bei der Bildung bösartiger Tumore – ist dieser Vorgang irreversibel.

Zu 20.

C. Die Aussagen II, III, IV und VI treffen zu.

Kinozilien sind zuständig für den Flüssigkeitstransport (z. B. in der Lunge) und auch zur Fortbewegung von Zellen (wie etwa Spermien). Sie sind durch Mikrotubuli in einer $9 \times 2 + 2$-Struktur aufgebaut, mit nur ca. 10 µm Länge deutlich kürzer als Geißeln (150 µm), an den Kinetosomen im Zytoplasma verankert und sie bewegen sich mithilfe der „Motorproteine" Dynein und Kinesin. Mikrovilli werden durch Aktinfilamente gebildet und vergrößern als Bürstensaum die Oberfläche von Darmzellen, was die Nährstoffaufnahme erleichtert.

Zu 21.

C. Hemidesmosomen stellen Zell-Matrix-Kontakte dar, befinden sich an der Basalmembran und verankern über Integrine und Intermediärfilamente ein Epithel an der Basallamina.

Vorschlag A scheidet aus, Zell-Zell-Kontakte sind sowohl mechanische Verbindungen als auch Kommunikationswege wie etwa zum Ionenaustausch über Gap Junctions. Auch Behauptung B entfällt: Desmosome bezeichnen Plaques, die Zellen miteinander verbinden, wobei sich die Intermediärfilamente jeweils im Zellinneren befinden. Zonula adhaerens sind gürtelförmige Zellkontakte, die über Aktinfilamente (im Zytoskelett) und Cadherine (im Interzellularraum) Verbindungen bilden. Zonula occludens stellen Diffusionsbarrieren dar, die keine Moleküle hindurchlassen.

Zu 22.

E. Der Solvent Drag erfolgt bei der Filtration immer passiv.

Möglichkeit A scheidet aus: Nur beim aktiven Transport von Ionen und Molekülen kann der ATP-Verbrauch ein Ionengleichgewicht bewirken, das nachfolgende Ionentransporte entlang eines Konzentrationsgradienten auslöst. Carrier (Aussage B) kommen nicht nur beim passiven Vorgang der Diffusion zum Zuge, sondern auch aktiv unter Verbrauch von ATP. Eine Sättigung (Vorschlag D) kann auch beim aktiven Transport eintreten. Von „Solvent Drag" spricht man, wenn Ionen bei Filtrationsvorgängen (wie der Resorption) passiv von Wasser mitgerissen werden (Transport ohne Energieaufwand).

Zu 23.

E. Anaphase

Das „2n" in 2n2C steht für den diploiden Chromosomensatz, das „2C" für die Anzahl der Chromatiden in der Zelle. Während der G_1-Phase, in der sich die Zelle nicht auf ihre Teilung vorbereitet, ist sie diploid mit jeweils zwei Chromatiden: Ihr Erbgut liegt als 2n2C vor. Im Verlauf der S-Phase verdoppelt es sich – nun liegen immer noch zwei Chromosomensätze vor, aber pro Chromosomensatz zwei Chromatiden (2n4C). Gleiches gilt für die Prophase, Prometaphase und Metaphase, wenn es zur Aufteilung des Erbguts kommt. In der Anaphase liegen die Chromosomen in einer Zelle gespalten vor, sodass sich hier zweimal zwei Chromosomensätze mit je zwei Chromatiden befinden ($2 \times$ 2n2c). In der Telophase kommt es zur abschließenden Trennung in zwei Zellen und Herausbildung der Zellkerne.

Zu 24.

D. Die Aussagen III, V und VI sind richtig.

Die Kondensierung der DNA findet in der Prometaphase statt. Zuvor muss die DNA jedoch in der Prophase spiralisiert werden, damit sich die Chromatinfäden verdichten. In dieser Phase bildet sich auch bereits der Spindelapparat, der für die Aufteilung der Zwei-Chromatid-Chromosomen auf zwei Zellen wichtig ist; am Prozess der Kondensierung ist er nicht beteiligt. Ein Chromosom bildet sich aus zwei Schwesterchromatiden, die auf Histonen (Oktamere) gewunden sind. Zur Bildung eines kondensierten Chromosoms muss das Erbgut also nicht in 2n4C-Form vorliegen.

Zu 25.

B. Die Nachkommen einer heterozygoten Parentalgeneration sind bei dominant-rezessivem Erbgang zu 50 % homozygot.

Die Aussagen A und E beziehen sich auf die 1. Mendelsche Regel. Aus der 2. Mendelschen Regel folgt Lösung B: Bei einer heterozygoten Parentalgeneration (Elterngeneration) und dominant-rezessivem Erbgang – ein Merkmal wird dominant vererbt und das andere rezessiv – ist die F1-Generation zu 25 % homozygot dominant, zu 25 % homozygot rezessiv und zu 50 % heterozygot. Das phänotypische Merkmal setzt sich somit bei 75 % der Nachkommen durch (im Gegensatz zu Behauptung D). Die 3. Mendelsche Regel findet sich in Vorschlag C.

Zu 26.

B. Die Telomerase ist eine Reverse Transkriptase.

Die DNA-Polymerase läuft ab dem Primer von 3′ nach 5′ und synthetisiert den komplementären DNA-Strang demnach von 5′ nach 3′. Die Telomerase – auch Reverse Transkriptase genannt – ist eine RNA-abhängige DNA-Polymerase: Sie füllt die entstehenden Primer-Lücken am 5′-Ende der DNA auf und verhindert so, dass sich die DNA verkürzt und der Alterungsprozess voranschreitet.

Zu 27.

E. RNA-Primer

Vor Beginn des eigentlichen Transkriptionsprozesses bildet sich eine Transkriptionsblase in der Nähe einer TATA-Box. Dort startet dann ohne Primer die Transkription am codogenen oder nicht-codogenen DNA-Strang. Die RNA-Polymerase sorgt für das Zusammensetzen der komplementär zum DNA-Strang passenden RNA-Bausteine (Ribonukleosidtriphosphate). Die Topoisomerase bewirkt die Entwindung der DNA-Helix, damit die Transkription nicht durch Torsionsspannungen behindert wird.

Zu 28.

E. Methionin

Es gibt nur ein allgemein anerkanntes Startcodon, nämlich AUG (nach den drei Bestandteilen, den Basen Adenin, Uracil und Guanin). AUG wird in Methionin translatiert (mRNA $\rightarrow$ Aminosäure), das den Beginn der Translation (mRNA $\rightarrow$ Aminosäuren) eines Gens darstellt.

Zu 29.

D. Ein Protein wird erst im Proteasom zerkleinert und dann an das Lysosom weitergegeben.

Im Lysosom werden Proteine auf ihrer Qualität hin kontrolliert und recycelt, im Proteasom werden sie mithilfe von Proteasen unter ATP-Verbrauch zu Peptiden zerlegt. Dafür müssen die Peptidbindungen gespalten werden, welche Proteine miteinander verbinden.

Zu 30.

C. Die Lehre der in der Gesamtheit aller Zellen eines Individuums vorhandenen Proteine

Die Proteomik beschäftigt sich mit Proteinen in Zellen, in ihrer Gesamtheit im Organismus auch als „Proteom" bezeichnet. Untersucht werden insbesondere Veränderungen im Aufbau, in der Konzentration und in der Funktion der Proteine, da hier viele pathologische Veränderungen stattfinden können (z. B. bei der Creutzfeldt-Jakob-Krankheit oder der Sichelzellanämie).

Zu 31.

A. Mitochondrien stammen von aeroben Prokaryoten ab.

Mitochondrien sind Zellorganellen in Eukaryoten, die die Energieversorgung der Zelle gewährleisten. Die Mitochondrien gewährleisten mit dem Citratzyklus und der Atmungskette die aerobe Energiegewinnung. Sie stammen von aeroben Prokaryoten ab, die eine Symbiose mit einem Vorgänger der Eukaryoten eingingen und darin einverleibt wurden (Endosymbiontentheorie). So erklärt sich nicht nur die Ringform der Mitochondrien-DNA, sondern auch deren unabhängige Vererbung (ausschließlich von Mutter zu Kind). Mitochondrien haben eigene mitochondriale Proteine wie z. B. Ribosomen, und ihre DNA verfügt – da sie nicht eukaryotisch ist – weder über Histone noch über Introns.

Zu 32.

E. wird in der Nebenniere synthetisiert.

Das Hormon Progesteron wird in der Lutealphase von der reifen Eizelle ausgeschüttet, die sich zum Corpus luteum (Gelbkörper) entwickelt. Es bewirkt die Vorbereitung auf eine mögliche bzw. den Erhalt einer vorhandenen Schwangerschaft und wird von Schwangeren daher in großen Mengen gebildet. Das Hormon kommt allerdings nicht nur bei Frauen, sondern auch bei Männern vor und wird in der Nebenniere synthetisiert.

Zu 33.

D. Graaf-Follikel

Während der Entwicklung des weiblichen Embryos entstehen in den Eierstöcken die Primärfollikel. Einige von ihnen entwickeln sich im Zyklus der Frau zu Sekundär- und Tertiärfollikeln, von denen meist nur einer zum Graaf-Follikel heranreift, der für die Ovulation bereit ist. Im Anschluss bleiben die übrigen gereiften Follikel zurück, die dann zusammen mit den Abbauprodukten als Corpus luteum bezeichnet werden. Sie schütten die Hormone Östrogen und vor allem Progesteron aus.

Zu 34.

C. Die Aussagen II, III, IV, V, VI und VII sind richtig.

Die Sertoli-Zellen sind Schauplatz der Spermatogenese, unterteilt in Mitose, Meiose I und Meiose II. Die Abfolge der einzelnen Teilphasen: Spermatogonium → primäre Spermatozyte → sekundäre Spermatozyte → Spermatid → differenzierendes Spermatid → Spermium. Im letzten Schritt tritt das Spermatid aus der Sertoli-Zelle in das Lumen aus.

Zu 35.

A. Neuralrohr

Das Rückenmark verläuft in der Wirbelsäule durch den Wirbelkanal, der sich aus dem Neuralrohr des Embryos entwickelt. Die Chorda dorsalis liegt unterhalb des Neuralrohrs, das Oberflächenektoderm oberhalb. Die Neuralleistenzellen wandern nach Entstehung der Neuralleiste aus und differenzieren sich zu verschiedenen Zellen und Geweben. Aus der Neuralleiste entstehen die verschiedenen primären Hirnbläschen, zu denen auch das Prosencephalon-Bläschen gehört.

Zu 36.

A. Ab dem Übergang vom 1. zum 2. Trimester

Am Ende des 1. Trimesters beginnt die Plazenta mit der Progesteron- und Östrogensynthese, die in den 12 Wochen zuvor – seit der letzten Blutung vor der Befruchtung – der Synzytiotrophoblast induziert hatte: Das von ihm sezernierte hCG (humanes Choriongonadotropin) erhielt bis dahin den Gelbkörper, der Progesteron und in geringen Mengen Östrogen synthetisiert. Ab der 12. Woche sinkt die hCG-Konzentration, sodass der Gelbkörper nicht mehr erhalten werden kann.

Zu 37.

E. Im Ösophagus werden Nahrungsbestandteile resorbiert.

Der Gastrointestinaltrakt besteht aus dem Mund, der Speiseröhre (Ösophagus), dem Magen (Gaster), dem Dünndarm mit den drei Abschnitten Zwölffingerdarm (Duodenum), Leerdarm (Jejunum) und Krummdarm (Ileum) sowie schließlich dem Dickdarm (Interstitium crassum), der aus dem Colon, Rektum und Analkanal besteht. Die Nahrung wird im Mund mit Speichel vermischt und grob zerkleinert. Der entstandene Nahrungsbolus gelangt über den Ösophagus in den Magen, wo er durch Magensäure zersetzt und durchmengt wird. Im Duodenum wird Gallen- und Pankreassekret hinzugegeben, im Dünndarm wird Wasser sezerniert und die Aufnahme der Nahrungsbestandteile beginnt. Das Colon resorbiert Wasser und Elektrolyte, sodass die unverdaulichen Nahrungsreste ausgeschieden werden können.

Zu 38.

C. 3

Die rechte Lunge wird in den Ober-, Mittel- und Unterlappen unterteilt. Die linke Lunge besitzt nur einen Ober- und einen Unterlappen – aufgrund der Nähe zum Herzen bietet diese Brustkorbseite weniger Platz. Die Lungenlappen lassen sich makroskopisch erkennen.

Zu 39.

A. Pelvis renalis

Die Niere besteht aus der Nierenrinde (Cortex renalis) und dem Nierenmark (Medulla renalis), in dem das Blut filtriert wird. Die filtrierte Flüssigkeit wird über die Harnwege als Urin ausgeschieden. Der Primärharn wird in der Rinde gebildet, im Mark konzentriert und gelangt über die Nierenpyramiden (Pyramides renales) und Nierenkelche (Calices renales) in das Nierenbecken (Pelvis renalis). Dort sammelt sich das Filtrat, um anschließend über den Harnleiter (Ureter) in Richtung Harnblase zu gelangen.

Zu 40.

E. Hormone sind Signalstoffe, die aus höheren Zentren ausgeschüttet werden und über die Blutbahn zum Zielorgan gelangen.

Hormone werden aus endokrinen Organen oder Zellen ausgeschüttet. Die Signalstoffe gelangen nicht immer über die Blutbahn zum Ziel, sondern können auch unmittelbar auf die eigene oder benachbarte Zellen wirken. Die in höheren Zentren wie dem Hypothalamus freigesetzten Liberine und Statine hemmen (Statine) bzw. fördern (Liberine) die Hormonausschüttung in anderen endokrinen Organen oder Zellen. Das Hormonelle System wird durch viele Regelkreise bestimmt, die auf Feedbackhemmungen, Potenzierungen und anderen Mechanismen beruhen.

Lösungen • MedAT

Chemie

Zu 41.

D. Ag

Das chemische Symbol für Silber ist „Ag", nach seiner lateinischen Bezeichnung „argentum". Das Übergangsmetall trägt im Periodensystem die Ordnungszahl 47, es gehört zur 1. Nebengruppe und findet sich in der 5. Periode. „S" steht für Schwefel, „Si" für Silicium, „Cu" für Kupfer und „Au" für Gold.

Zu 42.

B. H_2SO_3

Schwefeldioxid (SO_2) und Wasser (H_2O) reagieren unter bestimmten Bedingungen zu schwefliger Säure (H_2SO_3).

Zu 43.

D. Temperatur und Druck

Die drei klassischen Aggregatzustände sind fest, flüssig und gasförmig. Verändert man den Umgebungsdruck und/oder die Temperatur, kann man die Aggregatzustände ineinander umwandeln. Erhitzt man zum Beispiel Wasser, verdampft es in den gasförmigen Zustand, kühlt man es ab, wird es zu festem Eis.

Zu 44.

C. Der Tripelpunkt bezeichnet den Übergang zwischen Wasser und Wasserdampf bei 100 °C.

Der Tripelpunkt bezeichnet den Punkt eines Phasendiagramms, in dem sich Siedepunkts-, Sublimations- und Schmelzpunktkurve treffen. Hier können alle drei Aggregatszustände existieren. Der Tripelpunkt von Wasser liegt bei 0 °C und 6 mbar. Vom Tripelpunkt aus verläuft die Siedepunktskurve – zwischen den Aggregatszuständen flüssig und gasförmig – zum kritischen Punkt hin, ab dem (im überkritischen Zustand) Moleküle keine Bindungen mehr eingehen können. In diesem Bereich ist der Stoff eigentlich ein Gas, hat aber die Dichte einer Flüssigkeit. Im Gegensatz zu anderen Stoffen geht Wasser infolge höheren Drucks nicht vom flüssigen in den festen Zustand über – im Gegenteil, durch eine Druckerhöhung lässt sich Eis unterhalb von 0 °C sogar schmelzen (Dichteanomalie des Wassers).

Zu 45.

C. Ein Heliumkern verfügt über zwei Protonen und zwei Elektronen.

Antwort C ist falsch, da der Heliumkern nur Protonen und Neutronen enthält. Elektronen befinden sich in der Atomhülle in Elektronenwolken um den Kern herum. Im Periodensystem steht Helium in der ersten Periode und in der letzten Hauptgruppe (Edelgase). Das Element hat die Ordnungszahl 2 und dementsprechend zwei Protonen im Kern. Da die Zahl der Protonen und Elektronen im ungeladenen Zustand gleich ist, beinhaltet elementares Helium auch zwei Elektronen, die das s-Orbital der ersten Schale besetzen, was der Elektronenkonfiguration $1s^2$ entspricht.

Zu 46.

E. Protonen und Neutronen

Abgesehen von Wasserstoff – mit nur einem Proton im Kern – bestehen Atomkerne aus Neutronen und Protonen (Oberbegriff „Nukleone"). Elektronen finden sich nur in der Atomhülle. Bei ungeladenen Atomen ist die Zahl der vorhandenen Protonen und Elektronen gleich, bei geladenen Atomen (Ionen) ist sie unterschiedlich.

Zu 47.

C. Die Ordnungszahl definiert sich durch die Anzahl der Protonen eines Atoms.

Antwort A verwechselt die Ordnungs- mit der Massenzahl, die sich aus der Summe der Nukleonen (Protonen und Neutronen) eines Atoms ergibt. Die Ordnungszahl hängt allein von der Protonenanzahl ab und steht im Periodensystem links oben am Elementsymbol; rechts oben findet sich die Massenzahl. Zur Kurzbezeichnung eines Nuklids wiederum notiert man die Ordnungszahl links unten und die Massenzahl links oben.

Zu 48.

D. Die Hauptquantenzahl 2 steht für die Schale M.

Die Hauptquantenzahl beschreibt nach dem Schalenmodell, auf welcher Atomschale sich ein Elektron befindet. Je energieärmer das Elektron, desto geringer die Distanz zum Atomkern. Die vom Kern aus gesehen nächstgelegene Atomschale K trägt die Hauptquantenzahl 1, es folgen die Schalen L (2), M (3), N (4), O (5) und P (6).

Zu 49.

B. $e = -1{,}6 \times 10^{-19}$ C

Die Elementarladung bezeichnet die Ladung der Elementarteilchen, angegeben in Coulomb (C), der Einheit der elektrischen Ladung. Bei Protonen beträgt die Elementarladung (positiv) $e = 1{,}6 \times 10^{-19}$ C und bei Elektronen (negativ) $e = -1{,}6 \times 10^{-19}$ C. Vorschlag C ähnelt dem Wert der absoluten Masseneinheit (1 u $= 1{,}6605 \times 10^{-27}$ kg).

Zu 50.

E. Innerhalb einer Gruppe des PSE nimmt die benötigte Ionisierungsenergie zu.

Als Ionisierungsenergie bezeichnet man die Energiemenge, die nötig ist, um ein Elektron aus einem Atom oder Molekül zu lösen, welches somit zu einem positiv geladenen Kation wird. Diese Energiemenge wächst mit den Gruppen im Periodensystem, denn von Gruppe zu Gruppe steigt die Zahl der Protonen und Elektronen und infolgedessen die Bindungskraft des Atomkerns zu den Elektronen. Bei zunehmender Periode sinkt die Energiemenge wiederum, da die äußeren Elektronen immer weiter vom Atomkern entfernt sind und sich leichter herauslösen lassen.

Zu 51.

B. Der Atomradius nimmt innerhalb einer Gruppe von oben nach unten zu.

Der Atomradius der Elemente wächst innerhalb einer Haupt- oder Nebengruppe von oben nach unten, was sich nach dem Schalenmodell durch die je Periode hinzukommende Schale erklären lässt. Innerhalb einer Periode nimmt der Atomradius von links nach rechts ab, während die Anzahl der Protonen und Elektronen steigt: Die wachsende Menge der Protonen im Kern übt eine stärkere Anziehung auf die Elektronen aus, die sich in der Folge dem Kern annähern.

Zu 52.

D. $FeSO_4$

Bei Vorschlag A handelt es sich um Eisen(II)-oxid, bei Möglichkeit B um Eisen(III)-oxid, bei Formel C um Eisen(III)-thiocytan und bei Antwort E um Eisen(III)-chloridsulfat. Der Name „Eisen(II)-sulfat" liefert mehrere Informationen: Das Eisen(II) hat die Oxidationszahl +2, das „Sulfat" weist auf vorhandenen Stickstoff hin und die Endung „-at" besagt, dass mehrere Atome eines Anions (in diesem Fall Sauerstoff) enthalten sind.

Zu 53.

A. H: +1, P: +5, O: −2

In der Regel hat Wasserstoff die Oxidationszahl +1 und Sauerstoff −2. HPO_4^{2-} enthält ein Wasserstoffatom und vier Sauerstoffatome; als Zwischenergebnis erhält man $+1 + 4 \times (-2) = -7$. Da das Molekül HPO_4^{2-} zweifach negativ geladen ist, muss das Phosphatatom eine Oxidationszahl von +5 haben: $+1 + 4 \times (-2) + 5 = -2$.

Zu 54.

C. Zeit

Zwänge wie Änderungen des Drucks, der Temperatur oder der Konzentration der Ausgangsstoffe führen dazu, dass sich das Reaktionsgleichgewicht nach dem „Prinzip des kleinsten Zwangs" auf die günstigste Weise (geringste Wirkung des Zwangs) anpasst.

Zu 55.

A. $K = [NaCl]^2 / [Na]^2 \times [Cl_2]^1$

Die Reaktionsgleichung für NaCl lautet $2\,Na + Cl_2 \rightarrow 2\,NaCl$, das entsprechende Massenwirkungsgesetz liefert Antwort A. Ohne Ausgangsstoffe und Endprodukte hat das Massenwirkungsgesetz die allgemeine Formel:

$K = [C]^c \times [D]^d / [A]^a \times [B]^b$

Analog dazu lässt sich die Reaktionsgleichung schematisch darstellen als:

a A + b B ⟶ c C + d D (die Großbuchstaben stehen für das jeweilige Molekül, Kleinbuchstaben für dessen Anzahl)

Zu 56.

E. Eine Edelgaskonfiguration durch Abgabe oder Aufnahme von Elektronen

Eine Ionenbindung bildet sich zwischen zwei unterschiedlich geladenen Atomen und führt zum Erreichen der Edelgaskonfiguration. Beteiligt sind meist ein (positiv geladenes) Metall und ein (negativ geladenes) Nichtmetall, wodurch ein Salz entsteht – aber nicht immer: Werden in einer Ionenverbindung die Kationen (positiv geladen) nur aus H+ oder die Anionen (negativ geladen) nur noch aus OH– gebildet, entsteht stattdessen eine Säure oder Base.

Zu 57.

A. HCl

Es handelt sich um eine Säure-Basen-Reaktion mit Salzsäure (HCl) als Protonendonator (lat. donare = geben): Die Säure überträgt ihr Proton (H) auf die Base Ammoniak (NH_3), sodass ein negativ geladenes Chloridion (Cl^-) und ein positiv geladenes Ammoniumion ($NH^+{}_4$) entstehen.

Zu 58.

D. Zur Berechnung der relativen Atommasse eines Moleküls ist die molare Masse ungeeignet.

Aussage A stimmt: Die molare Masse ist die Masse von 1 Mol (= $6{,}02 \times 10^{23}$) Teilchen (Avogadro-Konstante). Die Vorschläge B, C und E stehen im Einklang miteinander und sind ebenfalls korrekt. Behauptung D ist falsch: Der Zahlenwert der molaren Masse eines Elements (in g/mol) entspricht dem Zahlenwert seiner relativen Atommasse (in der Einheit u), und dieser Zusammenhang besteht folglich auch bei Molekülen.

Zu 59.

B. Eine Reaktionsenthalpie < 0 kennzeichnet eine endotherme Reaktion, eine Entropieänderung < 0 beschreibt die abnehmende Unordnung eines Systems.

Die Enthalpie ist eine thermodynamische Größe, die sich aus der inneren Energie und der Volumenarbeit eines Systems zusammensetzt und nicht für einen konkreten Zustand, sondern nur als Differenz zwischen zwei Zuständen messbar ist.

Die Reaktionsenthalpie bezeichnet die Wärmeenergie, die bei einer Reaktion in einem geschlossenen System mit konstantem Druck freigesetzt oder aufgenommen wird. Sie lässt sich berechnen als Differenz der Wärmeenergie zu Reaktionsbeginn und -ende: Exotherme Reaktionen setzen Wärmeenergie frei (Reaktionsenthalpie > 0), endotherme Reaktionen benötigen die Zufuhr von Wärmeenergie (Reaktionsenthalpie < 0).

Die Entropie beschreibt das Maß an Unordnung eines Systems und ist nicht absolut messbar. Feststellbar sind allerdings Entropieänderungen: Wachsende Unordnung bedeutet eine positive, abnehmende Unordnung eine negative Entropieänderung. Beispiel Wasser: Im festen Zustand Eis sind Wassermoleküle starr angeordnet, im gasförmigen Wasserdampf bewegen sie sich frei im Raum, der Übergang von Eis zu Wasserdampf bedeutet somit eine positive Entropieänderung. Grundsätzlich gilt, dass ein System stets zum größten Grad an Unordnung strebt.

Zu 60.

A. Exergone Reaktionen laufen spontan ab und haben eine negative freie Enthalpie.

Die freie Enthalpie bezeichnet, wie viel Energie im Reaktionsverlauf im betreffenden System nutzbar ist. Davon kann abgeleitet werden, wie reaktiv ein System ist. Die Änderung der freien Enthalpie (ΔG) lässt sich mithilfe der Gibbs-Helmholtz-Gleichung in Abhängigkeit von der Änderung der Reaktionsenthalpie (ΔH), der Entropieänderung (ΔS) und der konstanten Temperatur (T) berechnen: ($\Delta G = \Delta H - T \times \Delta S$). Die Änderung der Reaktionsenthalpie entspricht der Differenz der Wärmeenergie zwischen Reaktionsbeginn und -ende, die Entropieänderung bezeichnet den Unterschied der Unordnung.

Ist das Ergebnis der angegebenen Gleichung > 0, handelt es sich um eine endergone Reaktion, bei der die freie Enthalpie im Reaktionsverlauf zunimmt. Bei einem negativen Ergebnis ist die Reaktion exergon (und kann spontan ablaufen), bei einem Ergebnis = 0 befindet sich das System im Gleichgewicht.

Zu 61.

E. Eine Reaktion, bei der Aktivierungsenergie hinzugeführt wird, gilt als endotherm.

Als Aktivierungsenergie bezeichnet man die Energiemenge, die nötig ist, damit eine Reaktion stattfinden kann. Sie sorgt für das Erreichen des Übergangszustandes, in dem die Edukte (Ausgangsstoffe) zu Produkten umgesetzt werden. Anders gesagt: Die Aktivierungsenergie überwindet die Differenz der freien Enthalpie von Grund- und Übergangszustand. Bewirkt werden kann dies z. B. durch Wärmezufuhr; mithilfe von Katalysatoren wie Enzymen lässt sich die benötigte Energiemenge verringern. Die Zuführung von Aktivierungsenergie erlaubt keinen Rückschluss darauf, ob eine Reaktion exergon, endergon, exotherm oder endotherm ist.

Zu 62.

C. Wasser kann sich bei einer Protolysereaktion als Ampholyt verhalten und demnach mit sich selbst als Säure und Base reagieren.

Bei der Protolyse von reinem Wasser (Autoprotolyse) kann H_2O zugleich als Säure und als Base mit anderen Wassermolekülen reagieren – die Produkte sind zu gleichen Teilen H_3O^+ und OH^-. Der Dissoziationsgrad von Wasser beträgt bei Raumtemperatur $1{,}8 \times 10^{-7}$ %, es können also nur $1{,}8 \times 10^{-7}$ % des Wassers reagieren.

Zu 63.

E. Der Äquivalenzpunkt von schwachen Säuren und starken Basen liegt im sauren Bereich.

Titrationskurven charakterisieren sich unter anderem über ihren Äquivalenzpunkt (gekennzeichnet durch einen Wendepunkt), ihren Halbäquivalenzpunkt (gekennzeichnet durch einen Sattelpunkt) oder ihren Neutralpunkt. Die Titration von starken Säuren und starken Basen unterscheidet sich von der Titration mit schwachen Säuren oder Basen: Bei starker Säure und starker Base entspricht der Neutralpunkt des pH-Werts dem Äquivalenzpunkt. Bei schwachen Säuren und starken Basen liegt der Äquivalenzpunkt im alkalischen Bereich (pH-Wert über 7) – Aussage E ist falsch.

Zu 64.

D. Als funktionelle Gruppe besitzen alle Lipide die hydrophile Carboxygruppe ($-COO^-$).

Aussage D ist falsch: Die hydrophile Carboxygruppe ist die funktionelle Gruppe bei Fettsäurederivaten, aber nicht bei anderen Lipidarten wie Steroiden oder Terpenen. Lipide dienen im menschlichen Körper zur Energiegewinnung, zum Bau von Membranen und zur Synthese von Signalmolekülen. Sie sind hydrophob und lipophil – somit lassen sie sich nicht in Wasser und anderen polaren Lösungsmitteln lösen.

Lösungen • MedAT

Physik

Zu 65.

B. Die Aussagen II und IV stimmen.

Die Tonhöhe hängt von der Schwingungsfrequenz ab, die in Hertz gemessen wird: Bei einem Hertz findet eine vollkommene Schwingung in einer Sekunde statt, eine Zwei-Hertz-Schwingung schwingt pro Sekunde zweimal auf und ab usw. Das menschliche Gehör nimmt Töne von ungefähr 16 bis 20.000 Hertz wahr. Die Stärke des Ausschlags nach oben und unten nennt man „Amplitude" – sie gibt Aufschluss über die Lautstärke eines Geräusches. Die Töne 1 und 2 sind also gleich laut, und eine gleiche Tonhöhe beschreiben die Diagramme 2 und 3.

Zu 66.

E. Tesla

Die Einheit der magnetischen Flussdichte heißt Tesla, nach dem serbischstämmigen Physiker Nikola Tesla (1856–1943). Das zugehörige Formelzeichen ist das „T". Bei Farad handelt es sich um die SI-Einheit der elektrischen Kapazität, in Hertz misst man Frequenzen, in Coulomb elektrische Ladung und Curie ist eine veraltete Einheit der Radioaktivität.

Zu 67.

D. Resublimieren

Den Übergang von gasförmig zu fest bezeichnet man als resublimieren, umgekehrt spricht man von sublimieren. Schmelzen bezeichnet den Übergang von fest zu flüssig (umgekehrt: erstarren), verdampfen jenen von flüssig zu gasförmig (umgekehrt: kondensieren).

Zu 68.

D. Lichtwellen im Medium Luft gehen ohne Brechung in ein anderes Medium wie etwa Wasser über.

Aussage D ist falsch – beim Übergang vom Medium Luft in das Medium Wasser werden die Lichtwellen gebrochen. Was wir als Licht wahrnehmen, ist physikalisch eine sichtbare elektromagnetische Strahlung in Form von Wellen. Diese schwingen bei unpolarisiertem Licht in verschiedenen und bei polarisiertem Licht in derselben Ebene. Polarisiertes Licht kann durch Polarisationsfilter erzeugt werden, die nur Wellen derselben Schwingungsrichtung hindurchlassen.

Zu 69.

D. 40 V

Es gilt das ohmsche Gesetz:

U (elektrische Spannung) = R (elektrischer Widerstand) × I (elektrischer Strom)

Laut Aufgabenstellung also:

$U_1 = 10\,\Omega \times I_1$

$U_2 = 20\,\Omega \times I_2$

Da es sich in dieser Aufgabe um eine Reihenschaltung handelt, bei der durch alle Widerstände derselbe Strom fließt ($I_1 = I_2$), verdoppelt sich mit dem Widerstand auch die Spannung. Am zweiten Widerstand liegen also 40 Volt an.

Zu 70.

A. 10.000.000.000 bar

1 bar entspricht 10^5 Pascal (Pa). Somit sind 10^{15} Pa umgerechnet 10^{10} bar. Nach den Potenzgesetzen gilt:

$$x^a \div x^b = \frac{x^a}{x^b} = x^{a-b}$$

$$10^{15}\,\text{Pa} \div 10^5\,\frac{\text{Pa}}{\text{bar}} = 10^{15-5}\,\text{bar} = 10^{10}\,\text{bar}$$

Zu 71.

C. einen ruhenden Körper der Masse 1 kg innerhalb 1 Sekunde auf eine Geschwindigkeit von 1 m/s zu beschleunigen.

Ein Newton ist definiert als die Kraft, die benötigt wird, um einen Körper der Masse 1 kg innerhalb 1 Sekunde auf eine Geschwindigkeit von 1 m/s zu beschleunigen:

$$1\,\text{N} = 1\,\frac{\text{kg} \times \text{m}}{\text{s}^2}$$

Zu 72.

C. 16 h

Die Halbwertszeit beziffert, in welchem Zeitraum sich die Menge eines Stoffes jeweils halbiert. Bis nur noch gut 6 % der Substanz vorhanden sind, dauert es bei einer Halbwertszeit von 4 Stunden rund 16 Stunden – das entspricht vier Zyklen: $1/2 \times 1/2 \times 1/2 \times 1/2 = 1/16$ = 0,625 = 6,25 %.

Zu 73.

C. Alle Isotope eines Elements haben gleich viele Elektronen und Protonen.

Isotope sind Atome eines Elements, die sich in ihrer Neutronenanzahl unterscheiden. Somit variiert ihre Massenzahl, während die Zahl ihrer Protonen und Elektronen gleich ist – Vorschlag C stimmt. In der Diagnostik werden Isotope häufig als Marker genutzt und dafür synthetisch produziert.

Zu 74.

D. Die Durchflussgeschwindigkeit vervierfacht sich.

Wird der Durchmesser der Rohrleitung von 20 cm auf 10 cm halbiert, verkleinert sich der Rohrquerschnitt um drei Viertel, wie sich anhand der Formel zur Berechnung von Kreisflächen erkennen lässt:

$$A_{Rohr1} = \pi \times r^2 = \pi \times \left(\frac{d}{2}\right)^2 = \pi \times \left(\frac{20\,cm}{2}\right)^2 = \pi \times 100\,cm^2$$

$$A_{Rohr2} = \pi \times r^2 = \pi \times \left(\frac{d}{2}\right)^2 = \pi \times \left(\frac{10\,cm}{2}\right)^2 = \pi \times 25\,cm^2$$

Damit der Wasserdurchsatz (d. h. die in einem Zeitraum durch das Rohr geleitete Wassermenge) gleich bleibt, muss sich die Durchflussgeschwindigkeit des Wassers zum Ausgleich des schmaleren Rohrquerschnitts vervierfachen.

Zu 75.

D. Alle Pendel haben die gleiche Schwingungsdauer.

Die Schwingungsdauer (T) eines Fadenpendels hängt ab von der Fallbeschleunigung (g) und der Pendellänge (l) – die Masse spielt dabei keine Rolle:

$$T = 2\pi \times \sqrt{\frac{l}{g}}$$

Die Größen l und g sind für alle drei Pendel gleich, also unterscheidet sich auch ihre Schwingungsdauer nicht und sie schwingen gleich schnell.

Zu 76.

D. Adiabatische Zustandsänderungen lassen keinen Wärmeaustausch mit der Umgebung zu.

Die richtige Lösung ist D, adiabatische Zustandsänderungen verlaufen in einem thermisch isolierten System ohne Wärmeaustausch mit der Umgebung. Die Aussagen A, B und C scheiden aus: Isotherme Zustandsänderungen charakterisieren sich durch konstante Temperatur, isobare Zustandsänderungen durch konstanten Druck und isochore Zustandsänderungen durch konstantes Volumen. Im Gegensatz zu Vorschlag E verläuft der Funktionsgraph einer isobaren Zustandsänderung linear – Hyperbeln ergeben sich für isotherme Zustandsänderungen.

Zu 77.

E. 45 kJ

Die Formel der Hubarbeit lautet:

$W = m \times g \times h$

Setzt man die angegebenen Werte ein, erhält man:

$$W = m \times g \times h = 90\,kg \times 10\,\frac{m}{s^2} \times 50\,m = 45.000\,\frac{m^2 \times kg}{s^2}$$

$$= 45\,kJ$$

Der Radfahrer verrichtet eine Hubarbeit von 45 Kilojoule.

Zu 78.

E. Violett – Blau – Grün – Gelb – Orange – Rot

Im elektromagnetischen Spektrum liegt der Bereich des für den Menschen sichtbaren Lichts bei einer Wellenlänge von ungefähr 380 bis 780 Nanometern. Von kurzwellig nach langwellig: Violett, Blau, Grün, Gelb, Orange, Rot.

Zu 79.

B. Die Konvektion beschreibt die Anpassung der Temperatur zweier unterschiedlich temperierter verbundener Körper.

Aussage B verwechselt Konvektion und Konduktion: Konvektion ist die Übertragung von Wärme durch den Transport von Masse.

Zu 80.

E. Wellen können sich in einer, zwei oder drei Dimensionen ausbreiten.

Aussage A ist falsch: Elektromagnetische Wellen können sich auch im Vakuum ausbreiten – im Gegensatz zu mechanischen Wellen, die dafür ein Medium benötigen. Vorschlag B scheidet aus, da die Lichtgeschwindigkeit 300.000 km/s beträgt. Die Beschreibung in Möglichkeit C gilt für Transversalwellen; bei Longitudinalwellen stimmt die Schwingungs- und Ausbreitungsrichtung überein, somit sind sie auch nicht polarisierbar (Behauptung D entfällt). Somit kommt nur Lösung E infrage.

Zu 81.

E. Die Teilchenemission beim Zerfall eines instabilen Atomkerns wird als radioaktive Strahlung bezeichnet.

α-Teilchen sind Heliumkerne aus zwei Neutronen und zwei Protonen, die bei einem α-Zerfall emittiert werden. Beim β^--Zerfall wird ein Neutronenüberschuss im Atomkern durch die Umwandlung von Neutronen in Protonen ausgeglichen, wobei ein Elektron den Kern verlässt. Beim β^+-Zerfall ist es umgekehrt: Hier wird ein Neutronenmangel durch Umwandlung von Protonen in Neutronen ausgeglichen und ein Positron wird emittiert. Nach der Emission von α-und β-Teilchen befindet sich das Atom kurzzeitig in einem sehr energiereichen Zustand, der durch die Emission von Photonen oder Quanten – die sogenannte γ-Strahlung – energetisch gesenkt und stabilisiert werden kann. Bei allen beschriebenen Emissionsvorgängen handelt es sich um Formen radioaktiver Strahlung.

Zu 82.

A. Ca. +16 dpt

Die Brechkraft des menschlichen Auges wird durch drei Komponenten bestimmt: Die Linse trägt mit +19,5 Dioptrien (dpt) dazu bei, die Hornhaut mit +43 dpt und das Kammerwasser mit –3,7 dpt. Somit ergibt sich eine Brechkraft von insgesamt +58,8 dpt, die nach Entfernung der Hornhaut um 43 dpt auf +15,8 dpt zurückgehen würde.

Lösungen • MedAT

Mathematik

Zu 83.

A. 10^{-9}

Das im Internationalen Einheitensystem (SI) definierte Dezimalpräfix „nano" repräsentiert den Wert 0,000000001 oder kurz 10^{-9}. Ein Nanometer zum Beispiel entspricht einem Milliardstel Meter.

Geläufige Dezimalpräfixe:

Symbol	Name	Wert
P	Peta	10^{15} (Billiarde)
T	Tera	10^{12} (Billion)
G	Giga	10^{9} (Milliarde)
M	Mega	10^{6} (Million)
k	Kilo	10^{3} (Tausend)
h	Hekto	10^{2} (Hundert)
da	Deka	10^{1} (Zehn)
d	Dezi	10^{-1} (Zehntel)
c	Zenti	10^{-2} (Hunderts-
m	Milli	10^{-3} (Tausends-
µ	Mikro	10^{-6} (Millionstel)
n	Nano	10^{-9} (Milliardstel)
p	Piko	10^{-12} (Billionstel)
f	Femto	10^{-15} (Billiardstel)

Zu 84.

D. $0{,}01\ t = 10^7\ mg$

Antwort D stimmt: Eine Tonne (t) entspricht einer Milliarde Milligramm (mg), also ergeben 0,01 Tonnen 10 Millionen (oder kurz 10^7) Milligramm. In Vorschlag A stimmen die Bezüge nicht: Bei einer Geschwindigkeit von einem Meter (m) pro Sekunde (s) legt man pro Stunde – also in 3.600 Sekunden – 3.600 Meter zurück, demnach gilt 1 m/s = 3,6 km/h. Die Möglichkeiten B und E liegen jeweils um eine Zehnerpotenz daneben: „ppm" steht für „parts per million" („Anteile pro Million") und entspricht folglich einem Millionstel (10^{-6}), und 3 Minuten (min) sind ein Zwanzigstel einer Stunde (h), sodass die korrekte Gleichung 3 min = 5×10^{-2} h lautet. Vorschlag C ignoriert, dass die Einheiten Kubikdezimeter (dm^3) und Liter (l) dasselbe Volumen beschreiben.

Zu 85.

D. –4

Gesucht wird der Logarithmus des Bruchs $\frac{1}{16}$ zur Basis 2. Oder anders ausgedrückt: Gesucht wird derjenige Exponent, der mit der Basis 2 zum Ergebnis $\frac{1}{16}$ führt.

$\log_2 (\frac{1}{16}) = x$

$2^x = \frac{1}{16}$

Klar ist: x muss negativ sein, um bei positiver Basis ein Ergebnis zu erhalten, das kleiner ist als die Basis. Denn bei negativem Exponenten potenziert man den Kehrwert der Basis mit dem Betrag des Exponenten. Die richtige Lösung ist –4:

$2^{-4} = (\frac{1}{2})^4 = \frac{1}{2} \times \frac{1}{2} \times \frac{1}{2} \times \frac{1}{2} = \frac{1}{16}$

$\log_2 (\frac{1}{16}) = -4$

Zu 86.

B. 21 %

Die Getränke werden zu ungleichen Teilen vermengt. Das erste Getränk macht drei Fünftel (60 %) des Endprodukts aus, das zweite folglich zwei Fünftel (40 %). Die Anteile lassen sich direkt auf den Alkoholgehalt anrechnen:

$15\,\% \times \frac{3}{5} + 30\,\% \times \frac{2}{5} = 9\,\% + 12\,\% = 21\,\%$

Der Cocktail enthält 21 % Alkohol. Die Mengenangabe „100 ml" ist für die Aufgabe nicht relevant.

Zu 87.

A. $x_1 = 1; x_2 = -11$

Bringen Sie die Gleichung zuerst in die Normalform:

$-3x^2 - 30x + 43 = 10 \quad | -10$

$-3x^2 - 30x + 33 = 0 \quad | \div(-3)$

$x^2 + 10x - 11 = 0$

Nun können Sie die pq-Formel anwenden:

$$x_{1,2} = -\frac{p}{2} \pm \sqrt{\left(\frac{p}{2}\right)^2 - q}$$

$$x_{1,2} = -\frac{10}{2} \pm \sqrt{\left(\frac{10}{2}\right)^2 - (-11)}$$

$$= -5 \pm \sqrt{25+11}$$

$$= -5 \pm \sqrt{36}$$

$$= -5 \pm 6$$

Für x ergeben sich die Lösungen:

$x_1 = -5 + 6 = 1$

$x_2 = -5 - 6 = -11$

Zu 88.

C. 0,7 l

Ein Millimeter entspricht 0,001 Metern. Auf einen Quadratmeter gingen demnach pro Stunde 0,042 Kubikmeter Wasser nieder:

$42 \times 0{,}001\ m \times 1\ m^2 = 0{,}042\ m^3$

Pro Minute sind das im Schnitt:

$0{,}042\ m^3 \div 60\ min = 0{,}0007\ m^3/min$

Ein Kubikmeter entspricht 1.000 Kubikdezimetern bzw. 1.000 Litern, also ergeben 0,0007 Kubikmeter 0,7 Liter:

$0{,}0007 \times 1.000\ l = 0{,}7\ l$

Bei dem Gewitter gingen pro Minute durchschnittlich 0,7 Liter Wasser je Quadratmeter nieder.

Zu 89.

C. Die Aussagen III, IV und VI sind richtig.

Die Eigenschaften eines Zylinders berechnen sich nach folgenden Formeln:

Umfang der Grundfläche: $U = 2 \times \pi \times r$

Grundfläche / Deckfläche: $G = \pi \times r^2$

Mantelfläche: $M = U \times h = 2 \times \pi \times r \times h$

Oberfläche: $O = 2 \times G + M = 2 \times \pi \times r^2 + 2 \times \pi \times r \times h = 2 \times \pi \times r \times (r + h)$

Volumen: $V = G \times h = \pi \times r^2 \times h$

Wenn die Grundfläche des Zylinders um drei Viertel auf ein Viertel ihrer ursprünglichen Größe schrumpft, bedeutet das, dass der Radius nur noch halb so groß ist:

$\frac{1}{4} \times G = \frac{1}{4} \times \pi \times r^2 = \pi \times \frac{1}{4}r^2 = \pi \times (\frac{1}{2}r)^2$

Wie sich die weiteren Eigenschaften des Zylinders verändern, lässt sich nun ableiten:

$U_{neu} = 2 \times \pi \times \frac{1}{2}r = \frac{1}{2} \times (2 \times \pi \times r) = \frac{1}{2} \times U_{alt}$

$G_{neu} = \pi \times (\frac{1}{2}r)^2 = \pi \times \frac{1}{4}r^2 = \frac{1}{4} \times (\pi \times r^2) = \frac{1}{4} \times G_{alt}$

$M_{neu} = 2 \times \pi \times \frac{1}{2}r \times h = \frac{1}{2} \times (2 \times \pi \times r \times h) = \frac{1}{2} \times M_{alt}$

$O_{neu} = 2 \times \pi \times \frac{1}{2}r \times (\frac{1}{2}r + h)$

$V_{neu} = \pi \times (\frac{1}{2}r)^2 \times h = \pi \times \frac{1}{4}r^2 \times h = \frac{1}{4} \times (\pi \times r^2 \times h) = \frac{1}{4} \times V_{alt}$

Richtig sind demnach die Aussagen III, IV und VI, und falsch die Aussagen I, II und V: Die Änderung der Oberfläche lässt sich wegen der unbekannten Höhe nicht genauer beziffern, die Grundfläche schrumpft um den Faktor ¼, und die Mantelfläche halbiert sich lediglich.

Zu 90.

D. $f'(x) = e^x \times (2x - 1)$

Im ersten Schritt wenden Sie die Produktregel an:

$f(x) = (2x - 3) \times e^x$

$f'(x) = 2 \times e^x + (2x - 3) \times e^x$

Nun können Sie bei dieser Art von Funktion e^x wieder ausklammern und die Rechnung vereinfachen:

$$f'(x) = 2 \times e^x + (2x - 3) \times e^x$$

$$= e^x \times (2 + 2x - 3)$$

$$= e^x \times (2x - 1)$$

Zu 91.

C. Die Aussagen II und V sind falsch.

Aussage I stimmt: Setzt man in der Funktionsgleichung $y = 2^x$ für x probeweise die Werte 0, 1, 2 und 3 ein, dann erhält man für y die Werte 1, 2, 4 und 8. Dies entspricht dem Graphen B im Koordinatensystem. Aussage II ist falsch: Hyperbeln sind Kurven aus zwei getrennten, zueinander symmetrischen Ästen. Aussage III stimmt wiederum, da im vorliegenden Ausschnitt des Koordinatensystems bei Graph D mit steigenden Werten für x auch der Funktionswert kontinuierlich zunimmt. Auch Aussage IV ist richtig, der Scheitelpunkt der Parabel liegt auf der y-Achse, sodass die erste Ableitung der Funktion durch den Ursprung im Punkt (0 | 0) verläuft. Aussage V ist falsch, weil Graph D die y-Achse bereits im Punkt $(0\,|\,-1)$ schneidet und rechtsseitig weiter ansteigt.

Zu 92.

E. Ca. 24 dm^3

Für das Volumen einer Kugel gilt:

$$V=\frac{4}{3}\pi\times r^3$$

Der Radius entspricht dem halben Durchmesser und beträgt laut Aufgabenstellung 30 Zentimeter oder 0,3 Meter. Durch Einsetzen erhält man:

$$V=\frac{4}{3}\pi\times r^3=\frac{4}{3}\pi\times(0{,}3\,m)^3=\frac{4}{3}\pi\times 0{,}027\,m^3$$

$$\approx 0{,}113\,m^3$$

Die Sauerstoffmenge im Ballon – bei einem Anteil von 21 Prozent – berechnet sich nun nach folgender Formel:

$$\text{Prozentwert}=\frac{\text{Grundwert}\times\text{Prozentsatz}}{100}$$

$$\text{Prozentwert}=\frac{0{,}113\,m^3\times 21}{100}\approx 0{,}024\,m^3$$

Der Ballon enthält rund 0,024 Kubikmeter – umgerechnet 24 Kubikdezimeter – Sauerstoff.

Zu 93.

C. 40 min

In einer Minute bewältigen die Mitarbeiter zusammen 1/40 der Datenmenge:

$$\frac{1}{60}+\frac{1}{180}+\frac{1}{360}=\frac{6}{360}+\frac{2}{360}+\frac{1}{360}=\frac{9}{360}=\frac{1}{40}$$

Um alle Daten einzugeben, brauchen die Mitarbeiter also 40 Minuten.

Zu 94.

E. 1

Das Skalarprodukt mit kartesischen Koordinaten berechnet sich wie folgt:

$$\vec{a}\times\vec{b}=\begin{pmatrix}a_1\\a_2\end{pmatrix}\times\begin{pmatrix}b_1\\b_2\end{pmatrix}=a_1b_1+a_2b_2$$

Vektoren stehen dann senkrecht zueinander, wenn ihr Skalarprodukt 0 ergibt. Setzt man die angegebenen Werte ein, erhält man:

$$4\times x+2\times -2=0$$

$$4\times x-4=0 \qquad |\ +4$$

$$4\times x=4 \qquad |\ \div 4$$

$$x=1$$

Damit beide Vektoren senkrecht zueinander stehen, muss x den Wert 1 annehmen.

Lösungen • MedAT

Textverständnis

Zu 95.

B. Brasilianische Landwirte profitieren vom Erhalt der Wälder, da diese durch Verdunstung für Abkühlung sorgen.

Die richtige Antwort B ergibt sich aus dem Ende des vierten Absatzes: Zwar verhelfen Brandrodungen manchen Landwirten zu neuen Ackerflächen, aber die Verdunstungsleistung des Waldes nutzt der lokalen Landwirtschaft bei den hohen Temperaturen vor Ort ebenfalls. Aussage A widerspricht dem vorletzten, Vorschlag C dem letzten und Behauptung E dem zweiten Absatz. Möglichkeit D verlegt den Beginn der Industriellen Revolution fälschlicherweise an den Anfang des 20. Jahrhunderts.

Zu 96.

E. Der Stoffaustausch zwischen Wald und Atmosphäre kann im ATTO-Gebiet dank besonders reiner Luft genau gemessen werden.

Anders als in Antwort A behauptet, werden im Text Landwirte und Rinderbarone für die Brandrodungen verantwortlich gemacht. Aussage B ist falsch, da im fünften Absatz auf den Einfluss der Importnationen hingewiesen wird. Auch Möglichkeit C liegt daneben: Für die Erholung des Waldes stellt nicht Feuchtigkeit, sondern Trockenheit ein Hindernis dar. Und im Gegensatz zu Vorschlag D versorgt der Regenwald zwar große Teile Südamerikas mit Niederschlägen, aber nicht den ganzen Kontinent. Lösung E stimmt: Im dritten Absatz ist sogar von der reinsten Luft auf dem Planeten die Rede.

Zu 97.

D. II. und III. sind richtig.

Das Gegenteil von Aussage I ist wahr: Die WHO empfiehlt eine gesundheitspolitische Stärkung von TCM-Methoden. Von einer mehrheitlichen Ablehnung der Alternativmedizin in Österreich (Aussage IV) ist im Text keine Rede, und in Aussage V stimmen die Zahlen nicht: Tatsächlich halten 65 Prozent der Frauen und 50 Prozent der Männer TCM für wissenschaftlich fundiert. Aussage II bezieht sich korrekt auf die Angabe im vierten Absatz, wonach 40 Prozent der befragten Männer TCM aus Erfahrung kennen, und Aussage III lässt sich dem fünften Absatzes entnehmen.

Zu 98.

A. Verlässliche Informationen über TCM sind in Studien aus asiatischen Ländern und chinesischen Regierungsberichten verfügbar.

Den in Antwort B angesprochenen ethischen Problemen durch tierische Bestandteile ist der gesamte sechste Absatz gewidmet. Vorschlag C ergibt sich aus dem letzten Absatz, und Option D gibt das Ergebnis der Wiener Studie korrekt wieder. Eine Korrelation von Vertrauen und empfundener Wissenschaftlichkeit (Aussage E) wird im vierten Absatz festgestellt. Antwort A ergibt sich nicht aus dem Text: Die genannten Regierungsberichte und Studien werden an keiner Stelle als verlässlich bezeichnet.

Zu 99.

C. Die zur Beschleunigung der Wasserstoffkerne notwendige Energie entsteht im Fusionsreaktor durch die Erhitzung des Plasmas.

Behauptung A widerspricht dem letzten Absatz und Aussage B dem ersten – Fusionskraftwerke produzieren ebenfalls radioaktiven Müll, nur in geringeren Mengen. Option D macht aus der im sechsten Absatz erwähnten Möglichkeit eine Tatsache, und Vorschlag E verwechselt Protonen- mit Neutronenstrahlung. Antwort C bezieht sich korrekt auf die Beschreibung der Fusionsreaktion im dritten Absatz.

Zu 100.

B. IV. und V. sind richtig.

Aussage I ist falsch: Fusionskraftwerke liefern potenziell doppelt so viel Strom wie Kernkraftwerke. Mit der Entwicklung neuer Materialien (Aussage II) sind laut Text keine Physiker, sondern Ingenieure beschäftigt, und vor 2035 wird es keine Fusionskraftwerke geben, weshalb Aussage III nicht stimmen kann. Aussage IV bezieht sich korrekt auf den vierten Absatz, und Aussage V lässt sich aus dem Ende des zweiten Absatzes ableiten.

Zu 101.

E. von den Wissenschaftlern des ITER um das Jahr 2035 geplant.

Die Lösung ist E – das Datum wird am Ende des dritten Absatzes genannt. Antwort A liegt daneben: Der Spezialstahl wird laut Text für den Bau von Fusionskraftwerken entwickelt. Während Option B im Text nicht vorkommt, übersieht Antwort C, dass im dritten Absatz von weiteren Energiequellen die Rede ist. Entgegen Vorschlag D räumt der Text ein, dass andere Energiequellen sich als günstiger erweisen könnten.

Zu 102.

A. II., IV. und V. sind richtig.

Die Aussagen II und IV stimmen: RUNX1 kann krebsfördernd sein oder die Entartung von Zellen verhindern – entscheidend ist, um welche Genvariante es sich handelt. Die Möglichkeit der Behandlung ohne Chemotherapie wird im fünften Absatz erwähnt und in Aussage V korrekt wiedergegeben. In Aussage I und III gehen die Begriffe durcheinander: Das Gen RUNX1 wird zuerst als Protein, dann als Transkriptionsfaktor bezeichnet – dass beides nicht stimmt, ergibt sich aus dem vierten Absatz.

Zu 103.

C. Trisomie 21 erhöht die Wahrscheinlichkeit, an Akuter Myeloischer Leukämie zu erkranken.

Richtig ist Lösung C: Mit Trisomie 21 steigt das Risiko, an AML zu erkranken. Vorschlag A spricht fälschlicherweise von Knochenkrebs. Ist im Text von einem von 700 Neugeborenen die Rede, wird in Antwort B ein Prozent daraus. Auch die Antworten D und E scheiden aus: Mit der Entstehung von Trisomie 21 hat RUNX1 nichts zu tun.

Zu 104.

C. Polyethylen-Phosphat-Polymere haben für viele praktische Anwendungen ein zu geringes Molekulargewicht.

Die richtige Lösung C ergibt sich aus Absatz 4: Das derzeit in der Industrie verwendete Polyethylen besteht aus längeren Molekülketten und ist deshalb schwerer. Option A widerspricht der Aussage im vierten Absatz, dass reines Polyethylen im Vergleich günstiger ist. Und anders als Antwort B behauptet, verhalten sich Polyethylen-Phosphat-Polymere mechanisch genauso wie Polyethylen. Aussage D widerspricht dem zweiten Absatz, wo Gesteine als chemischer Ursprung abbaubarer Polymere genannt werden, und Behauptung E ist falsch, weil die ersten abbaubaren Polymere für medizinische Anwendungen entwickelt wurden.

Zu 105.

C. Polyethylenglykol umhüllt in Polymer-Wirkstoff-Konjugaten die zuvor in Nanopartikel eingebetteten Wirkstoffe.

Polymere dienen als Bestandteil von Konjugaten dazu, einen schnellen Wirkstoffabbau zu verhindern – Vorschlag A scheidet also aus. Aussage B verwechselt Polymere mit den Wirkstoffen, die sie umhüllen, und Möglichkeit D ergibt keinen Sinn: In PEG-Wirkstoff-Konjugaten sind Polymere enthalten. Der in Option E behauptete Zusammenhang kommt im Text nicht vor. Nur Lösung C ist korrekt und ergibt sich aus dem vierten Absatz.

Zu 106.

D. Nicht abgebautes Polyethylenglykol könnte unerwünschte Auswirkungen auf den menschlichen Körper haben.

Für Aussage A findet sich im Text kein Beleg, und Antwort B behauptet fälschlich, Zucker sei ein Bestandteil von PEEP. Ob Immunzellen eine Bedrohung für PEEP-Wirkstoff-Konjugate sind, muss die Forschung erst noch zeigen – Vorschlag C ist also weder ableitbar noch sachlich korrekt. Behauptung E verwechselt PEG und PEEP. Die richtige Lösung D stammt aus dem fünften Absatz, in dem potenzielle Probleme mit längeren PEG-Ketten thematisiert werden.

Lösungen • MedAT

Figuren zusammensetzen

Zu 107.

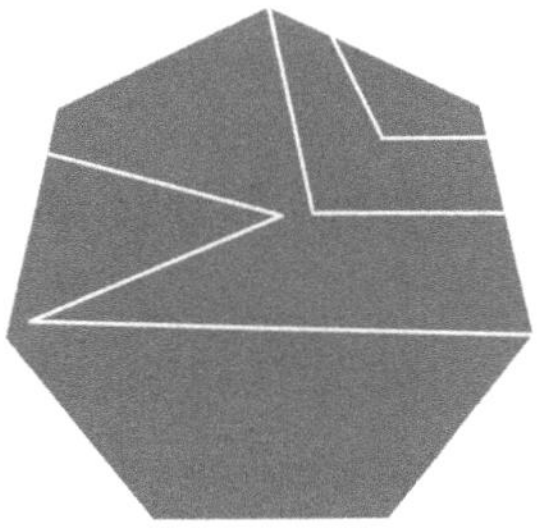

C

Zu 108.

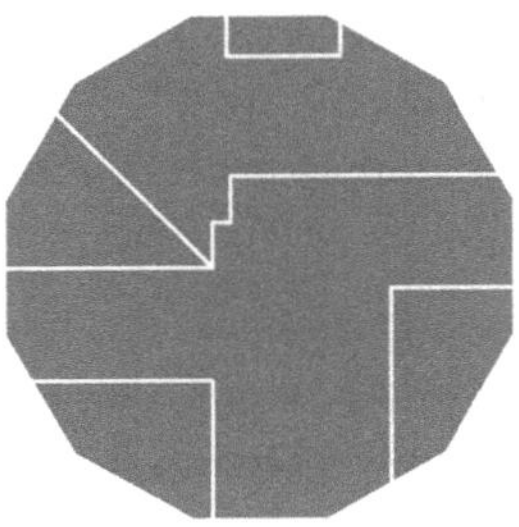

C

Zu 109.

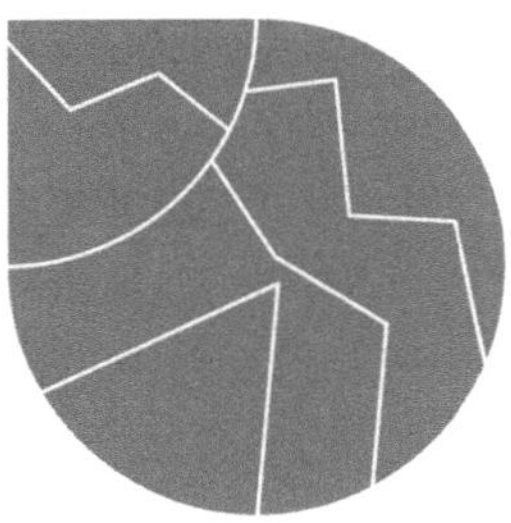

E

Zu 110.

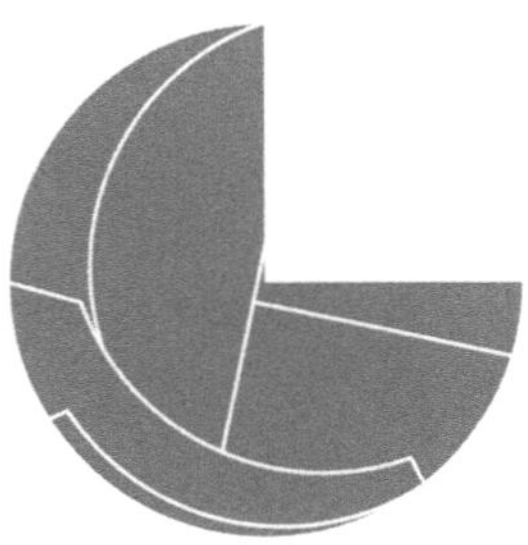

E

Zu 111.

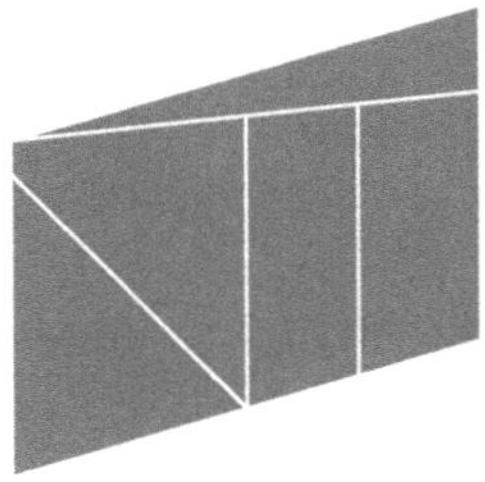

B

Zu 112.

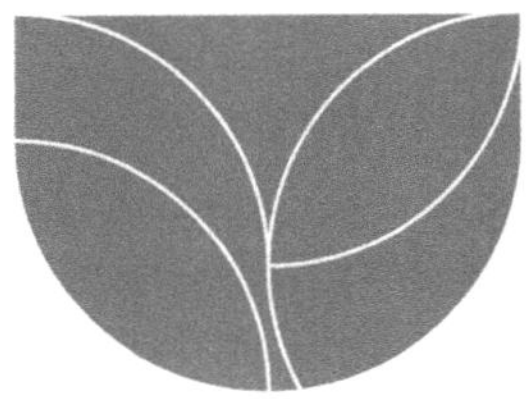

C

Zu 113.

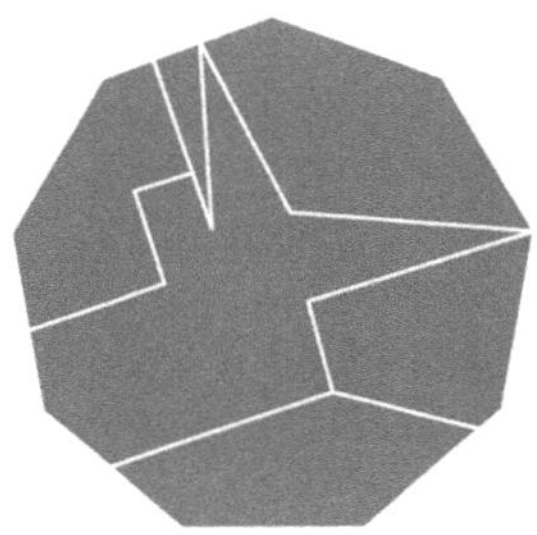

D

Zu 114.

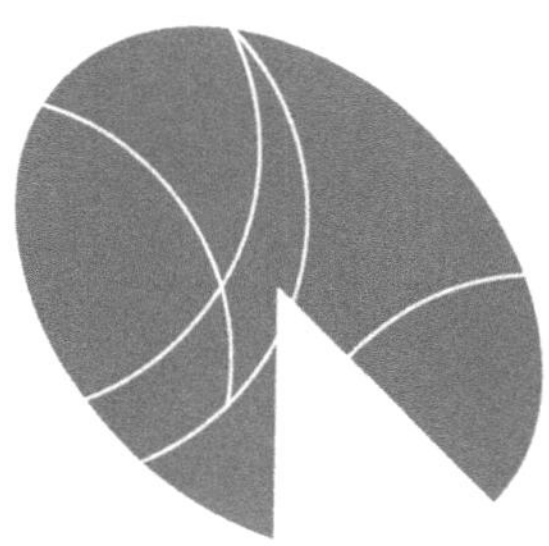

B

Zu 115.

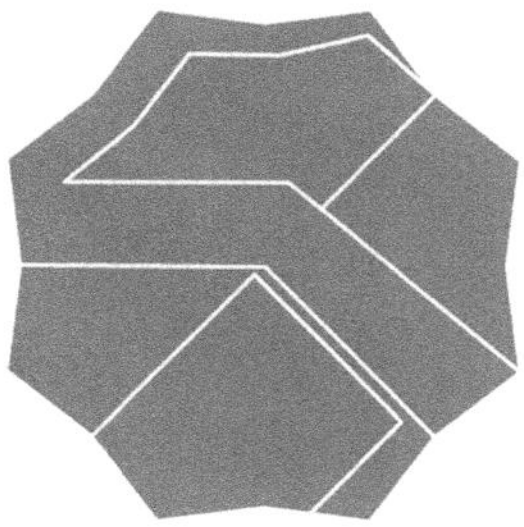

E

Zu 116.

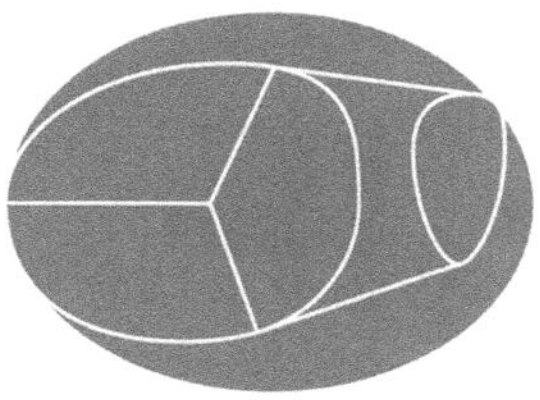

D

Zu 117.

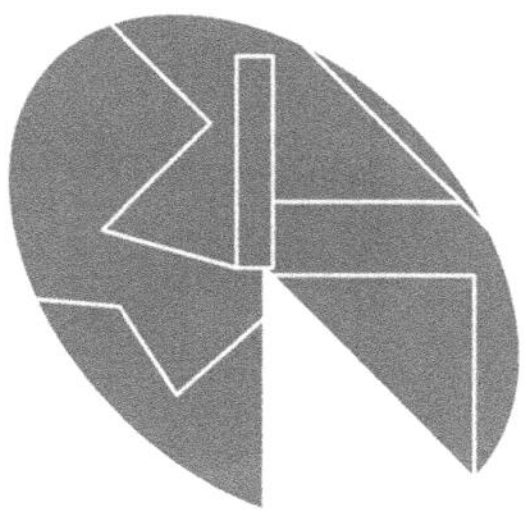

B

Zu 118.

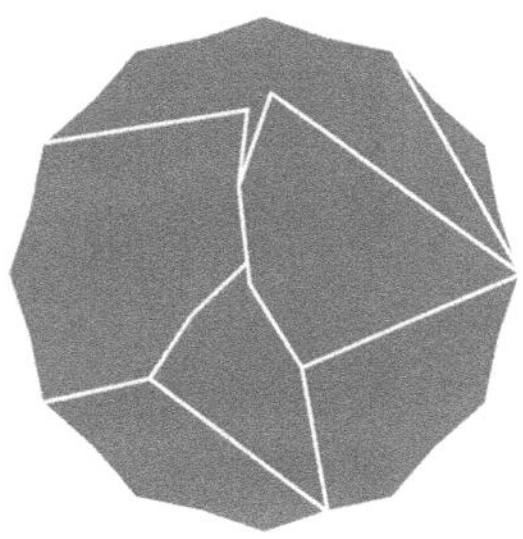

A

Zu 119.

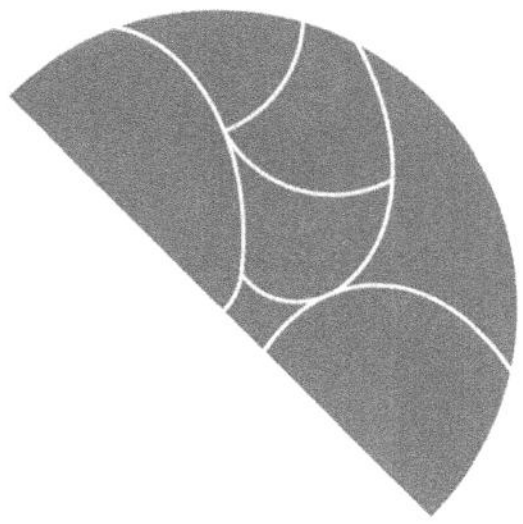

A

Zu 120.

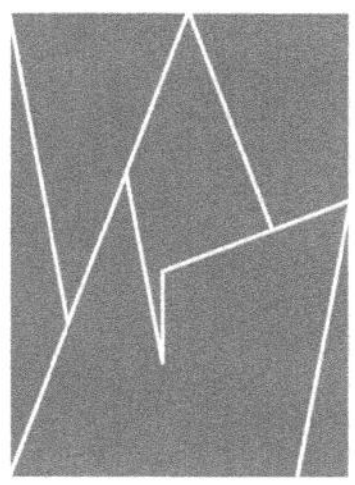

A

Zu 121.

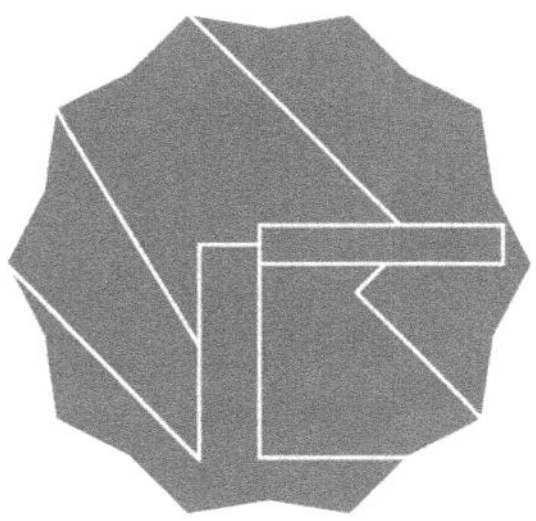

D

Lösungen • MedAT

Zahlenfolgen

Zu 122.

C. 676 | 666

x^2 | −10 | x^2 | −10 | x^2 | −10

Zu 123.

C. 2 | 9

÷7 | +7 | ÷7 | +7 | ÷7 | +7

Zu 124.

D. 62 | 126

+4 | +8 | +16 | +32 | +64

Zu 125.

C. 245 | 155

Behalten Sie die 155 bei und erhöhen Sie die folgende Zahl mit jedem Schritt um 30.

155 | y | 155 | y + 30 | 155 | y + 30 + 30 | 155

Zu 126.

B. $^1/_8$ | $^1/_{32}$

×2 | ÷4 | ×2 | ÷4 | ×2 | ÷4

Zu 127.

B. 5 | 1

÷1 | ÷2 | ÷3 | ÷4 | ÷5

Zu 128.

A. 8 | 13

Die jeweils nächste Zahl ergibt sich aus der Addition ihrer beiden Vorläuferinnen.

1 + 1 = 2; 1 + 2 = 3; 2 + 3 = 5; 3 + 5 = 8; 5 + 8 = 13

Zu 129.

C. 32 | 20

x | y | x + 4 | y × 2 | x + 4 + 4 | y × 2 × 2 | x + 4 + 4 + 4 | y × 2 × 2 × 2 | x + 4 + 4 + 4 + 4

Zu 130.

B. 29 | 31

Es handelt sich um Primzahlen in aufsteigender Folge. Primzahlen sind nur durch sich selbst und 1 teilbar.

Zu 131.

A. 14 | 1

−1 | +3 | −5 | +7 | −9 | +11 | −13

Lösungen • MedAT

Wortflüssigkeit

Zu 132.

C. Anfangsbuchstabe: K

Klinge

Zu 133.

C. Anfangsbuchstabe: P

Projekt

Zu 134.

B. Anfangsbuchstabe: S

Schrott

Zu 135.

A. Anfangsbuchstabe: S

Strophe

Zu 136.

C. Anfangsbuchstabe: G

Gorilla

Zu 137.

D. Anfangsbuchstabe: S

Sekunde

Zu 138.

D. Anfangsbuchstabe: M

Mischen

Zu 139.

B. Anfangsbuchstabe: E

Einfall

Zu 140.

A. Anfangsbuchstabe: C

Chromosom

Zu 141.

D. Anfangsbuchstabe: H

Herzkammer

Zu 142.

D. Anfangsbuchstabe: I

Instrument

Zu 143.

C. Anfangsbuchstabe: T

Temperatur

Zu 144.

A. Anfangsbuchstabe: P

Prozentsatz

Zu 145.

E. Keine Antwort ist richtig.

Das fragliche Wort lautet „Niederschlag".

Zu 146.

C. Anfangsbuchstabe: U

Untersuchung

Lösungen • MedAT

Merkfähigkeit

Zu 147.

C. Geskit

Die Person auf dem Foto heißt Geskit.

Zu 148.

A. 54803

Die Person, deren Allergieausweis in Luxemburg ausgestellt wurde, heißt Tomsa und hat die Ausweisnummer 54803.

Zu 149.

D. 9. Juni

Die Person, die gegen Penicillin und Nickel allergisch ist, heißt Trogj und hat am 9. Juni Geburtstag.

Zu 150.

B. B

Die Person, deren Allergieausweis in England ausgestellt wurde, heißt Redepft und hat die Blutgruppe B.

Zu 151.

D. Niederlande

Der Allergieausweis der Person Trogj wurde in den Niederlanden ausgestellt.

Zu 152.

C. 19. Oktober

Die Person auf dem Foto heißt Redepft und hat am 19. Oktober Geburtstag.

Zu 153.

C. Penicillin und Nickel

Die Person Trogj ist allergisch gegen Penicillin und Nickel.

Zu 154.

A. A

Die Person, deren Allergieausweis in Argentinien ausgestellt wurde, heißt Geskit und hat die Blutgruppe A.

Zu 155.

D. Russland

Die Person auf dem Foto heißt Saprit. Ihr Allergieausweis wurde in Russland ausgestellt.

Zu 156.

B. Redepft und Tomsa

Die Personen mit der Blutgruppe 0 heißen Redepft und Tomsa.

Zu 157.

D. Pferdehaare

Die Person mit der Ausweisnummer 54803 heißt Tomsa und ist allergisch gegen Pferdehaare.

Zu 158.

B. 98597

Die Person, deren Allergieausweis in Schweden ausgestellt wurde, heißt Lyhrat und hat die Ausweisnummer 98597.

Zu 159.

D. Deutschland

Die Person, die am 23. September Geburtstag hat, heißt Vjdurn. Ihr Allergieausweis wurde in Deutschland ausgestellt.

Zu 160.

B. 4

Vier Personen nehmen Medikamente: Kinklim, Lyhrat, Tomsa und Saprit.

Zu 161.

A. Deutschland, Niederlande

Die Personen mit einer Penicillin-Allergie heißen Vjdurn und Trogj. Ihre Allergieausweise wurden in Deutschland bzw. den Niederlanden ausgestellt.

Zu 162.

A. Kinklim

Als einzige aufgeführte Person nimmt Kinklim Medikamente.

Zu 163.

D. Geskit

Die Person Geskit hat am 3. November Geburtstag.

Zu 164.

E. Keine Antwort ist richtig.

Die Person Kinklim hat keine bekannten Allergien.

Zu 165.

A. ist allergisch gegen Hausstaub und Gräser.

Die Person mit der Blutgruppe AB heißt Lyhrat und ist allergisch gegen Hausstaub und Gräser. Alle anderen Lösungsvorschläge sind falsch.

Zu 166.

A. hat im Januar Geburtstag.

Die Person mit der Blutgruppe 0, deren Allergieausweis in Russland ausgestellt wurde, heißt Saprit und hat am 10. Januar Geburtstag. Alle anderen Lösungsvorschläge sind falsch.

Zu 167.

E. Keine Antwort ist richtig.

Die Person, deren Allergieausweis in Schweden ausgestellt wurde, heißt Lyhrat.

Zu 168.

B. Juni

Die Person, die auf dem Foto Anzug und Krawatte trägt, heißt Trogj und hat am 9. Juni Geburtstag.

Zu 169.

D. Saprit und Tomsa

Eine Allergie gegen Tierhaare besteht bei den Personen Saprit (Katzenhaare) und Tomsa (Pferdehaare).

Zu 170.

C. AB

Die Person, die gegen Hausstaub und Gräser allergisch ist, heißt Lyhrat und hat die Blutgruppe AB.

Zu 171.

B. hat die Blutgruppe A.

Die Person, deren Allergieausweis in Schweden ausgestellt wurde, heißt Kinklim und hat die Blutgruppe A.

Lösungen • MedAT

Implikationen erkennen

Zu 172.

D. Alle Löwen können schwimmen.

Wenn alle Löwen Fische sind und alle Fische schwimmen können, dann können alle Löwen schwimmen – Antwort D stimmt. Die Vorschläge A, B und C bestreiten die Schwimmfähigkeit der Großkatzen zumindest teilweise und sind deswegen falsch.

Zu 173.

A. Manche Sportler sind seltener verletzt als andere.

Die Antworten B und C scheiden aus: Nicht zwingend sind es nur Fußballer oder Tennisspieler, die sich Blessuren zuziehen. Wie das Signalwort „manche" mitteilt, gibt es auch in anderen Disziplinen Sportler, die sich verletzen könnten. Möglichkeit D entfällt, da die Aussage „Fußballer sind häufiger verletzt als Tennisspieler" keinen Rückschluss darauf zulässt, ob Fußballer auch im Vergleich zu anderen Sportlern häufig verletzt sind.

Zu 174.

B. Alle Vögel, die Füße haben, können nicht fliegen.

Beide vorgestellten Aussagen – „Alle Vögel können nicht fliegen" und „Alle Vögel haben Füße" – beziehen sich auf die gleiche Gruppe, nämlich die Gesamtheit der Vögel. Somit lässt sich ableiten: Alle Vögel, die Füße haben – also sämtliche Vögel –, können nicht fliegen.

Zu 175.

E. Keine Antwort ist richtig.

Wie sich Bäume und Körner zueinander verhalten, bleibt unklar. „Einige Steine sind keine Körner" bedeutet im Umkehrschluss, dass manche Steine zugleich Körner sind. Und aus der ersten Aussage folgt, dass wenigstens ein paar Steine auch Bäume sind. Doch ob die Menge der Körner nun alle, einige oder gar keine Bäume umfasst – oder umgekehrt –, lässt sich nicht sagen.

Zu 176.

C. Klaus bekommt keine Strafarbeit.

Die Antworten A und B sind falsch. Klaus ist ein guter Schüler und bekommt weder Strafarbeiten noch schlechte Noten, da diese nur für schlechte Schüler gedacht sind. Antwort D ist falsch, da in den Prämissen nicht gesagt wird, dass schlechte Schüler schlechte Noten bekommen. Antwort C ist korrekt – da ausschließlich schlechte Schüler Strafarbeiten bekommen, ist Klaus davon nicht betroffen.

Zu 177.

D. Seifen sind Bälle und rund.

Antwort D entspricht den Vorgaben: Seifen sind Bälle und rund. Antwort A ist falsch; da alle Seifen Bälle sind, kann es keine Seife geben, die kein Ball ist. Antwort B ist falsch, da Bälle nicht eckig, sondern rund sind. Auch Antwort C ist falsch: Laut den Prämissen sind zwar alle Seifen rund, daraus lässt sich aber nicht umgekehrt folgern, dass alles, was rund ist, auch eine Seife ist.

Zu 178.

B. Alle Kleider sind rot.

Antwort B „Alle Kleider sind rot" stimmt, da Kleider sprechen können und alles, was sprechen kann, rot ist. Antwort A ist falsch – zwar sind alle Kleider rot, aber andere Dinge könnten ebenfalls rot sein. Auch die Vorschläge C und D stimmen nicht. Zwar teilen Kleider und Fußbälle eine Eigenschaft (sie sind rot), doch das bedeutet nicht, dass beide identisch sind, also in allen Eigenschaften übereinstimmen.

Zu 179.

A. Alle Gläser sind passiv.

Antwort A ist korrekt: Alle Gläser sind voll, wurden also aufgefüllt und sind somit auch passiv. Antwort D besagt fälschlicherweise das Gegenteil („Alle Gläser sind nicht passiv"). Antwort C ist falsch, da sich zum einen aus der Prämisse „Was voll ist, wurde aufgefüllt" nicht der Umkehrschluss „Was aufgefüllt wurde, ist voll" ziehen lässt. Zum anderen müsste irrigerweise angenommen werden, dass alles, was voll ist, ein Glas ist. Auch Vorschlag B entfällt: Er nimmt neben den erwähnten Fehlschlüssen zu Antwort C auch noch an, dass alles Passive aufgefüllt wurde.

Zu 180.

C. Einige Würfel sind rund und grün und haben ein Loch.

Antwort A ist falsch. Laut den Prämissen gilt nur, dass alle grünen Würfel ein Loch haben – was mit den anderen Würfeln ist, weiß man nicht. Vorschlag B entfällt, da sich aus der Aussage „Alle grünen Würfel haben ein Loch" nicht umgekehrt schließen lässt, dass alle Würfel, die ein Loch haben, grün sind. Antwort D stimmt nicht: Wenn alle Würfel rund sind, kann es keinen unrunden Würfel geben. Antwort C ist korrekt: Es gibt Würfel, die rund und grün sind und ein Loch haben.

Zu 181.

D. Alle Bilder sind Gemälde und schön.

Antwort D entspricht den Vorgaben: Wenn alle Bilder Gemälde und alle Gemälde schön sind, dann müssen alle Bilder schön sein. Antwort A ist falsch: Da alle Bilder Gemälde sind, kann es kein Bild geben, das kein Gemälde ist. Antwort B ist falsch, da nicht alle, sondern nur einige Gemälde in den Prämissen als Kunst definiert sind. Antwort C ist falsch. Laut den Prämissen sind zwar alle Bilder schön, daraus lässt sich aber nicht umgekehrt folgern, dass alles, was schön ist, auch ein Bild ist.

Lösungen • MedAT

Emotionen regulieren

Zu 182.

C. Ich mache meinem Kollegen unverzüglich klar, wie wichtig das Studienergebnis ist, und frage ihn nach Hilfe.

Die Ursache für Olivers Misere ist klar: Sein Kollege hat vergessen, ihm das Studienergebnis weiterzuleiten. Damit die Veröffentlichung pünktlich fertig wird, sind eine rasche Reaktion Olivers und gute Teamarbeit nötig – wie es Vorschlag C beschreibt. Den Patzer durch eigene Mehrarbeit wettzumachen (Möglichkeit D), würde Olivers Gefühl der Überforderung nicht mindern. Ebenso wäre es unklug, den Kontakt auf das Minimum zurückzufahren oder abzubrechen (Alternativen A und B), zumal Oliver mit seinem Kollegen normalerweise gut klarkommt.

Zu 183.

A. Ich erzähle von letzter Nacht und rufe später meine Mutter an, um ihr klarzumachen, dass ich mich vor wichtigen Auftritten nicht mehr um ihren Hund kümmern kann.

Vorschlag A gelangt aus der Einsicht, dass sich der Schlafmangel negativ ausgewirkt hat, zu einer geeigneten Maßnahme, um ihn künftig zu vermeiden. Die Möglichkeiten B und C ziehen diese Konsequenz nicht, und Alternative D – Sarahs unvermittelte Trennung von ihrer langjährigen Stammband – beschreibt eine impulsive, unüberlegte Kurzschlusshandlung.

Zu 184.

B. Ich erkundige mich bei meinem Fachhändler nach dem aktuellen Stand der Lieferung.

Ellys Ziel ist klar – sie möchte die Meisterschaft so erfolgreich wie möglich bestreiten. Durch die Beschwerde bei ihrem Trainer (Möglichkeit A) könnte sie zwar kurzfristig „Dampf ablassen", doch das grundsätzliche Problem bliebe bestehen. Das gleiche gilt für die in Alternative C beschriebene Ablenkungsstrategie. Der kurzfristige Umstieg auf einen anderen Schläger (Vorschlag D) dürfte der abergläubischen Elly auch nicht mehr Sicherheit geben. Und womöglich trifft der Ersatz-Schläger ja doch bald ein? Die ratsamste Vorgehensweise ist es, zunächst einmal den Fachhändler nach dem aktuellen Stand der Lieferung zu fragen.

Zu 185.

C. Ich frage meine Direktorin und meine Kollegen, ob jemand anders die Klasse übernehmen kann.

Weder das Gespräch mit seiner Partnerin (Vorschlag A) noch der Verdrängungsversuch (Möglichkeit B) wird Miros Problem dauerhaft lösen. Und dass ein empathischer Mensch wie Miro in besonderer Strenge einen emotionalen Ausgleich findet, ist unplausibel. Die beste Handlungsmöglichkeit in dieser Siutation ist C: Vielleicht gibt es einen Kollegen oder eine Kollegin, die diese für Miro so schwierige Klasse übernehmen kann.

Zu 186.

C. Ich rufe mir in Erinnerung, dass ich hervorragend vorbereitet bin und deshalb auch diese Prüfung meistern kann.

Die Reaktionen B und D sind Versuche, die unangenehmen Emotionen zu verdrängen. Vorschlag A hingegen wirkt negativ, fast schon resignierend. Am ratsamsten ist Möglichkeit C: Ilias nimmt seinen Zweifel wahr und begegnet ihm mit triftigen Argumenten, um sein Ziel zu erreichen, die Prüfung mit möglichst guten Leistungen zu bestehen.

Zu 187.

D. Ich vertraue mich meinen Vorgesetzten an und wir suchen gemeinsam nach Strategien zur Angstbewältigung.

Mit der Ablehnung (Vorschlag A) und der Krankmeldung (Option C) bringt Jonathan sich vorschnell um die Chance, beruflich weiterzukommen. Das Problem zu verdrängen (Reaktion B) ist allerdings auch keine erfolgversprechende Strategie. Besser ist es, wenn Jonathan seine Ängste offen thematisiert und mit seinen Vorgesetzten überlegt, wie er die Aufgabe trotzdem bewältigen kann.

Zu 188.

A. Ich atme tief durch und stelle mich den Herausforderungen meines Jobs.

Natalia hat einen anspruchsvollen Beruf, mit dem auch schwierige Aufgaben einhergehen. Um erfolgreich zu sein, wird sie sich den Herausforderungen stellen müssen – Vorschlag A beschreibt das richtige Vorgehen. Ablenkung durch schöne Gedanken (Möglichkeit B) mag entlastend sein, löst aber das Problem nicht. Die Reaktionen C und D sind als bloße Vermeidungsstrategien ebenfalls nicht ratsam.

Zu 189.

D. Ich nehme Kontakt zu gemeinsamen Freunden auf und spreche mit Ihnen über meine Gefühle.

Die Schuldgefühle werden durch exzessives Verhalten nicht verschwinden, und Reaktion A wird die Situation wahrscheinlich eher verschlechtern. Auch der Rückfall in alte Verhaltensweisen (Reaktion B) ist nicht empfehlenswert – sie sind schließlich der Grund dafür, dass Anna sich Vorwürfe macht. Eine Liebesaffäre zur Ablenkung (Reaktion C) würde am grundsätzlichen Problem nichts ändern.

Zu 190.

C. Ich weise den Teilnehmer darauf hin, dass ich mich durch sein Verhalten unwohl fühle.

Gewaltanwendung (Vorschlag A) ist selten eine gute Idee und bringt Sophie in dieser Situation nicht weiter. Allerdings sollte sie die Grenzüberschreitungen auch nicht einfach über sich ergehen lassen (Option B). Das Verlassen der Veranstaltung (Reaktion D) würde Sophie um die erhofften Vorteile des Networkings bringen. Ein sachlicher Hinweis (Möglichkeit C) ist die ratsamste Strategie.

Zu 191.

B. Ich schildere meiner Freundin offen meinen Gewissenskonflikt und warte, wie sie reagiert.

Da es Tom schwerfällt, sich zu verstellen, wird er mit Reaktion A wenig Erfolg haben. Bei der unsensiblen Priorisierung des Fußballspiels (Reaktion C) ist hingegen mit der Enttäuschung und Wut seiner Freundin zu rechnen – ebenso wie beim Einfordern einer Gegenleistung (Reaktion D). Die beste Herangehensweise ist Reaktion B: In einem ehrlichen Gespräch lässt sich wahrscheinlich eine Lösung finden.

Zu 192.

D. Ich frage den Klienten, warum er meine Ratschläge beim letzten Mal nicht annehmen wollte.

Mit einer passiv-aggressiven Gesprächseröffnung (Reaktion A) wird Marina ihren Klienten vermutlich abschrecken. Auch die Reaktionen B und C sind wenig professionell und zeigen nur, dass sie das Verhalten des Klienten persönlich nimmt. Mit aufrichtigem Interesse an den Ursachen (Reaktion D) ist Marina gut beraten: Ihr Klient fühlt sich ernst genommen und sie erhält Hinweise, wie sie ihm besser helfen kann.

Zu 193.

C. Ich rufe die Schulsozialarbeiterin an und bitte sie, sich um den Schüler zu kümmern.

Weder die Aufforderung, sich zusammenzureißen (Reaktion A), noch das Ignorieren des Problems (Vorschlag D) ist in dieser Situation zielführend. Den Schüler selbst zu trösten (Möglichkeit B) entspricht zwar Julias einfühlsamer Art, lässt sich aber nicht mit ihrer Aufsichtspflicht vereinbaren. Darum ist C die beste Option: Julia sorgt durch das Kontaktieren der Sozialarbeiterin dafür, dass der Schüler angemessene Betreuung erhält – und stellt zugleich sicher, dass die Prüfung fortgesetzt werden kann.

Lösungen • MedAT

Emotionen erkennen

Zu 194.

Eher wahrscheinlich: **A, E**
Eher unwahrscheinlich: **B, C, D**

Mit Claires Schulabgang verschwindet der Auslöser für Konflikte, die Alina stark belastet haben. Somit dürfte Alina erleichtert sein (Reaktion A). Dass sich darüber hinaus auch Claires (ehemalige) Clique Alina gegenüber positiver verhält, gibt Anlass zu optimistischen Zukunftserwartungen (Reaktion E). Ein Gefühl des Stolzes auf eine erbrachte Leistung (Reaktion B) oder eine ausgeglichene Gemütsverfassung (Reaktion C) lässt sich dagegen nicht an der Situationsbeschreibung festmachen. Ebenso wenig erfährt man, ob Alina aktuell bestimmte Ziele anstrebt und Aufgaben meistern möchte (Reaktion D).

Zu 195.

Eher wahrscheinlich: **B, E**
Eher unwahrscheinlich: **A, C, D**

Reaktion A ist unwahrscheinlich: Die Aufgabenstellung deutet nicht darauf hin, dass Tom beruflich gerne so erfolgreich wäre wie Roy bzw. diesem den Erfolg missgönnt. Für Eifersucht (Reaktion B) – die aus dem unerfüllten Wunsch nach Aufmerksamkeit und Zuneigung entsteht – enthält die Situationsbeschreibung dagegen deutliche Anzeichen. Dass Tom von der Situation überrascht ist (Reaktion C), lässt sich zwar nicht ausschließen, wird aber durch den Text nicht belegt und ist daher als „eher unwahrscheinlich" einzustufen. Verärgerung (Reaktion E) wiederum ist eine typische Emotion in einer Situation, die man erstens als unangenehm empfindet und zweitens zumindest vorübergehend nicht zum Positiven wenden kann. Reue (Reaktion D) lässt sich umschreiben als das Bedauern einer im Nachhinein als falsch beurteilten Handlung – dafür gibt es keine Anhaltspunkte.

Zu 196.

Eher wahrscheinlich: **A, B, C, D**
Eher unwahrscheinlich: **E**

Dass Leo Miras Erwartungen weit übertrifft, dürfte einen starken Eindruck auf sie hinterlassen (Reaktion A). Grundsätzlich ist der Eintritt eines positiven Ereignisses auch ein Anlass zur Freude (Reaktion B). Leos Leistung und die Reaktionen des Publikums machen zudem einen gewissen Stolz plausibel (Reaktion C), und Emotion D wird zu Beginn der Aufgabenstellung deutlich. Die einzige unwahrscheinliche Reaktion ist E: Das Adjektiv „zuversichtlich" bezieht sich auf Ereignisse in der Zukunft, von denen in der Situationsbeschreibung keine Rede ist.

Zu 197.

Eher wahrscheinlich: **A, B, C**
Eher unwahrscheinlich: **D, E**

Da Jonas nichts von Anjas Plänen ahnt, dürfte ihn die Entwicklung überraschen (Reaktion A). Die gemeinsame WG-Zeit lässt auf ein enges Vertrauensverhältnis schließen, das durch Anjas Geheimniskrämerei beschädigt wird, was eine gewisse Enttäuschung nahelegt (Reaktion B). Dass sich Jonas' Wohnsituation durch äußere Einflüsse negativ verändert, dürfte ihn zudem verärgern (Reaktion C). Traurigkeit (Reaktion D) wiederum impliziert eine gewisse Passivität, die sich nicht aus der Situationsbeschreibung ableiten lässt. Keinen Anhaltspunkt liefert der Text dafür, dass es Jonas bereut, mit Anja eine Wohngemeinschaft gebildet zu haben (Reaktion E).

Zu 198.

Eher wahrscheinlich: **B, C, E**
Eher unwahrscheinlich: **A, D**

Dass Eva nun direkt die nächste Herausforderung in Angriff nehmen möchte (Reaktion A), lässt sich nicht belegen. Unmittelbar einleuchtend ist dagegen die Freude über die Fertigstellung der Arbeit und die gute Bewertung (Reaktion B). Aus der Einsicht, dieses Ergebnis nur mithilfe ihrer Freundin erreicht haben zu können, lässt sich Dankbarkeit folgern (Reaktion C). Wenn Eva jedoch von der guten Bewertung überrascht sein sollte (Reaktion D), hätte sie vom Gegenteil ausgehen müssen, wofür es keine Anhaltspunkte gibt. Für Reaktion E spricht die im ersten Satz beschriebene Haltung, die durch das jüngste Erfolgserlebnis noch verstärkt wird.

Zu 199.

Eher wahrscheinlich: **B, D**
Eher unwahrscheinlich: **A, C, E**

Die Adjektive „erleichtert" und vor allem „überrascht" suggerieren, dass Selim mit dem Erfolg nicht gerechnet hätte. Doch im Text heißt es, er „vertraut auf seine Argumente und seine Überzeugungskraft" – somit scheint er den positiven Ausgang immerhin für möglich gehalten zu haben. Folglich sind die Reaktionen A und C unwahrscheinlich. Auch Reaktion E fällt in diese Kategorie, denn die Entscheidung des Kunden wird nicht als Akt der Großmütigkeit dargestellt, sondern als Konsequenz aus Selims Arbeit. Das wiederum spricht für Stolz und Zufriedenheit seinerseits – die Reaktionen B und D sind wahrscheinlich.

Zu 200.

Eher wahrscheinlich: **A, E**
Eher unwahrscheinlich: **B, C, D**

Da Liam sein Versprechen bricht, entstehen für Jan unerwartet negative Umstände – das spricht für Enttäuschung und Verärgerung (Reaktionen A und E). Reue oder Schuld (Reaktionen B und D) sind allerdings unwahrscheinlich, denn der Text legt nirgends nahe, dass Jan glaubt, sich selbst falsch verhalten zu haben. Für Mitleid (Reaktion C) gibt es ebenfalls keinen Hinweis im Text.

Zu 201.

Eher wahrscheinlich: **A, C, D**
Eher unwahrscheinlich: **B, E**

Für die Reaktionen A, C und D – Scham, Reue und Schuldgefühle – besteht gleich doppelt Anlass: Zum einen hat Lina leichtfertig die Jacke beschädigt, zum anderen hat sie ihre Freundin bei der Rückgabe belogen; die Situation ist Lina wie beschrieben im Nachhinein „sichtlich unangenehm". Ob Lina jedoch eine Strafe befürchtet (Reaktion E), bleibt unklar, und enttäuscht (Reaktion B) könnte sie höchstens von sich selber sein – dafür allerdings fehlt der Beleg im Text.

Zu 202.

Eher wahrscheinlich: **A**
Eher unwahrscheinlich: **B, C, D, E**

Enttäuschung und Ärger (Reaktionen B und C) wären verständlich, wenn Emily wüsste, dass sie schlecht abgeschnitten hat – dies ist jedoch nicht der Fall. Die Angst vor einem schlechten Ergebnis (Reaktion A) ist in Anbetracht von Emilys charakterlichen Voraussetzungen naheliegend. Dass sie etwas bereut (Reaktion D) – beispielsweise eine ungenügende Vorbereitung –, geht ebenso wenig aus dem Text hervor wie ein Motivationsschub (Reaktion E).

Zu 203.

Eher wahrscheinlich: **A, B, D**
Eher unwahrscheinlich: **C, E**

Da Olivers Bewerbung entgegen seiner Erwartungen nicht erfolgreich war, sind Enttäuschung und Ärger (Reaktionen A und D) wahrscheinlich. Zudem lässt sich ein gewisser Neid (Reaktion B) daraus ableiten, dass er die Situation als „nicht fair" empfindet – offensichtlich gönnt er Kristin die Stellenzusage nicht unbedingt. Eifersucht (Reaktion C) entsteht in sozialen Beziehungen und richtet sich auf eine konkrete Person, von der man sich mehr Zuwendung wünscht – dies ist hier nicht der Fall. Keinen Grund gibt es zu der Annahme, dass sich Oliver durch die Absage erst recht angespornt fühlt (Reaktion E).

Zu 204.

Eher wahrscheinlich: **D, E**
Eher unwahrscheinlich: **A, B, C**

Dass sich sein lange gehegter Wunsch schließlich völlig unerwartet doch noch erfüllt, dürfte Jakob ebenso überraschen wie erfreuen (Reaktionen D und E). Unwahrscheinlich ist es hingegen, dass ihn das Geschenk unberührt lässt (Reaktion B) oder beunruhigt (Reaktionen A und C).

Zu 205.

Eher wahrscheinlich: **A, D, E**
Eher unwahrscheinlich: **B, C**

Leas Reaktion kam für ihre Eltern laut der Situationsbeschreibung aus heiterem Himmel und somit überraschend (Reaktion E). Gleichzeitig fühlen sie eine Verantwortung (Reaktion D) für Leas Frust, die sie zum Überdenken der Smartphone-Frage veranlasst. Zu welchem Schluss Leas Eltern gelangen, ist jedoch offen: Ob sie ihre Entscheidung bereuen (Reaktion C) oder schließlich doch richtig finden (Reaktion B), lässt sich zum fraglichen Zeitpunkt nicht sagen – sicher ist nur, dass sie Zweifel haben (Reaktion A).

Zu 206.

Eher wahrscheinlich: **A, B**
Eher unwahrscheinlich: **C, D, E**

Eriks Charakterisierung als „glücklicher Ehemann" spricht für die Zuneigung zu seiner Frau (Reaktion A). Und die Einsicht, in der Vergangenheit Fehler gemacht zu haben, ist nichts anderes als Reue. Dass Erik im Alter keine sozialen Kontakte mehr hat und womöglich sogar seine Familie auf Distanz geht (Reaktion C), geht aus der Beschreibung nicht hervor – für Zuversicht und Neid (Reaktionen D und E) gibt es erst recht keine Anzeichen.

Zu 207.

Eher wahrscheinlich: **B**
Eher unwahrscheinlich: **A, C, D, E**

Aylins Schüchternheit lässt sie nicht außergewöhnlich selbstsicher erscheinen (Reaktion C) und macht, angesichts der Ungewissheit über das Kommende, eine gewisse Aufregung wahrscheinlich (Reaktion B). Auf ihre Zielstrebigkeit (Reaktion A) lassen sich aus der Situationsbeschreibung keine Rückschlüsse ziehen. Dass Aylin Respekt vor der Aufgabe hat, bedeutet nicht, dass sie damit negative Befürchtungen verbindet (Reaktion E). Und ihr Entschluss, zum Vorsingen zu gehen, steht außer Zweifel (Reaktion D).

Lösungen • MedAT

Soziales Entscheiden

Zu 208.

A4 | B3 | C2 | D1 | E5

Aus der Hierarchie der Entscheidungsstrategien (vgl. die Bearbeitungstipps auf Seite 402) ergibt sich folgende Reihenfolge der Überlegungen von wichtig nach unwichtig:

D. „Würde ich nicht dem Ladenbesitzer oder der Verkäuferin schaden, wenn ich den Schirm ohne zu zahlen mitnehme?" – Abwägung universaler Grundsätze und konkreter Folgen für andere

C. „Würde es nicht grundsätzlich meine Pflicht sein, das Eigentum anderer zu respektieren?" – Ausrichtung an allgemeinen Prinzipien

B. „Würden andere an meiner Stelle zurückgehen und den Schirm bezahlen?" – Orientierung an anderen

A. „Würde ich einen früheren Bus erwischen und schneller zuhause sein, wenn ich nicht zurückgehe und den Schirm bezahle?" – Maximierung persönlicher Vorteile

E. „Würde mich jemand darauf ansprechen, wenn ich ohne zu zahlen weitergehe?" – Vermeidung persönlicher Nachteile

Zu 209.

A2 | B4 | C5 | D3 | E1

Die Reihenfolge der Überlegungen von wichtig nach unwichtig:

E. „Würden sich die Kunden nicht ärgern, wenn sie beschädigte Kartons erhalten?" – Abwägung universaler Grundsätze und konkreter Folgen für andere

A. „Würde ich nicht grundsätzlich verpflichtet sein, Bescheid zu sagen, wenn ich fremdes Eigentum beschädige?" – Ausrichtung an allgemeinen Prinzipien

D. „Würden andere an meiner Stelle Bescheid sagen, dass sie die Kartons beschädigt haben?" – Orientierung an anderen

B. „Würde ich nicht schneller fertig sein, wenn ich die beschädigten Kartons einfach ins Regal einräume?" – Maximierung persönlicher Vorteile

C. „Würde es jemandem auffallen, wenn ich die beschädigten Kartons einfach ins Regal einräume?" – Vermeidung persönlicher Nachteile

Zu 210.

A3 | B4 | C1 | D5 | E2

Die Reihenfolge der Überlegungen von wichtig nach unwichtig:

C. „Würde es meine Freundin kränken, wenn ich ihr sage, dass mir der Schal nicht gefällt?" – Abwägung universaler Grundsätze und konkreter Folgen für andere

E. „Würde ich nicht grundsätzlich immer ehrlich sein müssen, erst recht gegenüber meinen Freunden?" – Ausrichtung an allgemeinen Prinzipien

A. „Würden andere an meiner Stelle sagen, dass ihnen der Schal nicht gefällt?" – Orientierung an anderen

B. „Würde ich eine schönere Geburtstagsfeier haben, wenn ich es für mich behalte, dass mir der Schal nicht gefällt?" – Maximierung persönlicher Vorteile

D. „Würde meine Freundin böse auf mich sein, wenn ich ihr sage, dass mir der Schal nicht gefällt?" – Vermeidung persönlicher Nachteile

Zu 211.

A5 | B4 | C3 | D2 | E1

Die Reihenfolge der Überlegungen von wichtig nach unwichtig:

E. „Würde es meiner Großmutter größere Probleme machen, wenn sie ihren Computer nicht so schnell wieder nutzen kann?" – Abwägung universaler Grundsätze und konkreter Folgen für andere

D. „Würde ich nicht grundsätzlich verpflichtet sein, meiner Großmutter zu helfen?" – Ausrichtung an allgemeinen Prinzipien

C. „Würde meine Schwester meiner Großmutter auch helfen, wenn sie noch andere Dinge zu erledigen hätte?" – Orientierung an anderen

B. „Würde mir meine Großmutter sehr dankbar sein, wenn ich ihr helfe?" – Maximierung persönlicher Vorteile

A. „Würde meine Großmutter enttäuscht von mir sein, wenn ich ihr nicht helfe?" – Vermeidung persönlicher Nachteile

Zu 212.

A1 | B3 | C5 | D2 | E4

Die Reihenfolge der Überlegungen von wichtig nach unwichtig:

A. „Würde es nicht für alle Fahrgäste am angenehmsten sein, wenn die Sitze im Bus unbeschädigt wären?" – Abwägung universaler Grundsätze und konkreter Folgen für andere

D. „Würde es nicht grundsätzlich meine Pflicht sein, etwas gegen Vandalismus zu tun?" – Ausrichtung an allgemeinen Prinzipien

B. „Würden andere Leute im Bus etwas gegen das Zerkratzen der Sitze tun?" – Orientierung an anderen

E. „Würden mich andere dafür loben, wenn ich etwas gegen das Zerkratzen der Sitze tue?" – Maximierung persönlicher Vorteile

C. „Würde ich Ärger bekommen, wenn ich etwas gegen das Zerkratzen der Sitze tue?" – Vermeidung persönlicher Nachteile

Zu 213.

A2 | B5 | C1 | D3 | E4

Die Reihenfolge der Überlegungen von wichtig nach unwichtig:

C. „Würde es meinen kleinen Bruder nicht sehr freuen, wenn ich ihm ein paar Gummibärchen abgebe?" – Abwägung universaler Grundsätze und konkreter Folgen für andere

A. „Würde ich das Verbot meiner Eltern nicht grundsätzlich einhalten müssen?" – Ausrichtung an allgemeinen Prinzipien

D. „Würde mein Bruder mir in einer solchen Situation auch etwas von seinen Süßigkeiten abgeben?" – Orientierung an anderen

E. „Würde ich die Gummibärchen nicht lieber ganz alleine essen?" – Maximierung persönlicher Vorteile

B. „Würden es unsere Eltern bemerken, wenn ich meinem Bruder ein paar Gummibärchen abgebe?" – Vermeidung persönlicher Nachteile

Zu 214.

A3 | B2 | C5 | D4 | E1

Die Reihenfolge der Überlegungen von wichtig nach unwichtig:

E. „Würde ich meine Vorgesetzten fragen müssen, weil man in einem Arbeitsverhältnis fair miteinander umgehen sollte?" – Abwägung universaler Grundsätze und konkreter Folgen für andere

B. „Würde ich nicht verpflichtet sein, mich an das Verbot der privaten Nutzung zu halten?" – Ausrichtung an allgemeinen Prinzipien

A. „Würden meine Kollegen an meiner Stelle den Drucker für private Zwecke nutzen?" – Orientierung an anderen

D. „Würde ich nicht Zeit und Geld sparen, wenn ich den Drucker im Büro nutze, statt in einen Copy-Shop zu gehen?" – Maximierung persönlicher Vorteile

C. „Würde es jemand mitbekommen, wenn ich den Drucker für private Zwecke nutze?" – Vermeidung persönlicher Nachteile

Zu 215.

A3 | B1 | C2 | D5 | E4

Die Reihenfolge der Überlegungen von wichtig nach unwichtig:

B. „Würde ich meinem Bruder helfen müssen, weil er sich auf mich verlässt?" – Abwägung universaler Grundsätze und konkreter Folgen für andere

C. „Würde ich ein gegebenes Versprechen nicht grundsätzlich einhalten müssen?" – Ausrichtung an allgemeinen Prinzipien

A. „Würde mein Bruder in einer solchen Situation sein Versprechen auch halten?" – Orientierung an anderen

E. „Würde mein Bruder mir einen Gefallen schulden, wenn ich mein Versprechen halte?" – Maximierung persönlicher Vorteile

D. „Würde mein Bruder sauer auf mich sein, wenn ich mein Versprechen nicht halte?" – Vermeidung persönlicher Nachteile

Zu 216.

A4 | B3 | C5 | D1 | E2

Die Reihenfolge der Überlegungen von wichtig nach unwichtig:

D. „Würde ich etwas zu den Jugendlichen sagen sollen, weil Vordrängeln ungerecht gegenüber allen anderen Wartenden ist?" – Abwägung universaler Grundsätze und konkreter Folgen für andere

E. „Würde ich nicht immer etwas sagen müssen, wenn Leute sich rücksichtslos Vorteile verschaffen wollen?" – Ausrichtung an allgemeinen Prinzipien

B. „Würden andere in der Warteschlange etwas zu den Jugendlichen sagen?" – Orientierung an anderen

A. „Würde es mein Freund gut finden, wenn ich etwas zu den Jugendlichen sage?" – Maximierung persönlicher Vorteile

C. „Würde es mein Freund peinlich finden, wenn ich etwas zu den Jugendlichen sage?" – Vermeidung persönlicher Nachteile

Zu 217.

A1 | B5 | C4 | D2 | E3

Die Reihenfolge der Überlegungen von wichtig nach unwichtig:

A. „Würde ich vielleicht jemanden anstecken, wenn ich heute zur Arbeit gehe?" – Abwägung universaler Grundsätze und konkreter Folgen für andere

D. „Würde ich nicht verpflichtet sein, heute zur Arbeit zu gehen?" – Ausrichtung an allgemeinen Prinzipien

E. „Würden andere an meiner Stelle heute zur Arbeit gehen?" – Orientierung an anderen

C. „Würde es mich beruflich voranbringen, wenn ich heute zur Arbeit gehe?" – Maximierung persönlicher Vorteile

B. „Würden es meine Kollegen schlecht finden, wenn ich heute zur Arbeit gehe?" – Vermeidung persönlicher Nachteile

Zu 218.

A5 | B1 | C4 | D2 | E3

Die Reihenfolge der Überlegungen von wichtig nach unwichtig:

B. „Würde ich dem Besitzer des beschädigten Fahrzeugs helfen, wenn ich den Vorfall bei der Polizei melde?" – Abwägung universaler Grundsätze und konkreter Folgen für andere

D. „Wäre es nicht meine Pflicht, den Vorfall bei der Polizei zu melden?" – Ausrichtung an allgemeinen Prinzipien

E. „Würden andere an meiner Stelle den Vorfall bei der Polizei melden?" – Orientierung an anderen

C. „Würde mir der Besitzer des beschädigten Fahrzeugs eine Belohnung geben, wenn ich den Vorfall bei der Polizei melde?" – Maximierung persönlicher Vorteile

A. „Würde ich vielleicht Ärger bekommen, wenn mich jemand hier sieht und ich den Vorfall nicht bei der Polizei melde?" – Vermeidung persönlicher Nachteile

Zu 219.

A2 | B5 | C4 | D1 | E3

Die Reihenfolge der Überlegungen von wichtig nach unwichtig:

D. „Würde mein Tischnachbar nicht unfair bewertet, wenn ich meine Schuld verheimliche?" – Abwägung universaler Grundsätze und konkreter Folgen für andere

A. „Würde es nicht meine Pflicht sein zuzugeben, dass ich der Schuldige bin?" – Ausrichtung an allgemeinen Prinzipien

E. „Würde mein Tischnachbar an meiner Stelle zugeben, abgeschrieben zu haben?" – Orientierung an anderen

C. „Würde ich im Ansehen des Lehrers steigen, wenn ich meine Schuld zugebe?" – Maximierung persönlicher Vorteile

B. „Würden meine Freunde mich auslachen, wenn ich zugebe, abgeschrieben zu haben?" – Vermeidung persönlicher Nachteile

Zu 220.

A4 | B2 | C1 | D5 | E3

Die Reihenfolge der Überlegungen von wichtig nach unwichtig:

C. „Würde ich dem Mitarbeiter nicht helfen müssen, indem ich mich einmische?" – Abwägung universaler Grundsätze und konkreter Folgen für andere

B. „Wäre es nicht eine Frage des Anstands, dass ich mich einmische?" – Ausrichtung an allgemeinen Prinzipien

E. „Würden sich andere Leute an meiner Stelle einmischen?" – Orientierung an anderen

A. „Würde ich schneller an die Reihe kommen, wenn ich mich einmische?" – Maximierung persönlicher Vorteile

D. „Würde ich vielleicht auch beleidigt werden, wenn ich mich einmische?" – Vermeidung persönlicher Nachteile

Zu 221.

A4 | B1 | C2 | D3 | E5

Die Reihenfolge der Überlegungen von wichtig nach unwichtig:

B. „Wäre meine Freundin nicht traurig, wenn ich ihr so kurzfristig absage?" – Abwägung universaler Grundsätze und konkreter Folgen für andere

C. „Wäre es nicht grundsätzlich korrekt, eine Verabredung einzuhalten?" – Ausrichtung an allgemeinen Prinzipien

D. „Würde meine Freundin an meiner Stelle auch zu der Party mitkommen?" – Orientierung an anderen

A. „Würde meine Freundin mir nicht sehr dankbar sein, wenn ich mitkomme?" – Maximierung persönlicher Vorteile

E. „Wäre meine Freundin mir sehr böse, wenn ich nicht mitkomme?" – Vermeidung persönlicher Nachteile

Notizen

Notizen

Notizen

Notizen

Notizen

Notizen

Notizen

Notizen

Notizen

Notizen

Ausbildungspark Verlag GmbH

Bettinastraße 69 • 63067 Offenbach am Main
Tel. (069) 40 56 49 73 • Fax (069) 43 05 86 02
E-Mail: kontakt@ausbildungspark.com
Internet: www.ausbildungspark.com